科学出版社"十四五"普通高等教育研究生规划教材

中西医结合消化病研究

主 编 季 光 唐旭东

U0230734

科 学 出 版 社

北 京

内 容 简 介

本教材为科学出版社"十四五"普通高等教育研究生规划教材之一。本教材紧扣中西医结合消化病诊疗主题,分上、下两个篇章。上篇强调基础性、前沿性,突出中西医"为何结合,如何结合,结合效应"理论基础。下篇强调应用性、启发性,以近年来中西医结合代表性成果为例,着重培养学生的实际操作能力。

本教材适合中医、中西医结合专业研究生、规培生使用,培养医学生跨学科解决消化病临床问题的能力。

图书在版编目(CIP)数据

中西医结合消化病研究 / 季光,唐旭东主编. —北京:科学出版社,2024.1
科学出版社"十四五"普通高等教育研究生规划教材
ISBN 978-7-03-078067-6

Ⅰ. ①中⋯ Ⅱ. ①季⋯ ②唐⋯ Ⅲ. ①消化系统疾病–中西医结合疗法–高等学校–教材 Ⅳ. ①R570.5

中国国家版本馆 CIP 数据核字(2024)第 016492 号

责任编辑:鲍 燕 / 责任校对:刘 芳
责任印制:徐晓晨 / 封面设计:陈 敬

科 学 出 版 社 出版
北京东黄城根北街 16 号
邮政编码:100717
http://www.sciencep.com

固安县铭成印刷有限公司 印刷
科学出版社发行 各地新华书店经销

*

2024 年 1 月第 一 版 开本:787×1092 1/16
2024 年 1 月第一次印刷 印张:17 1/4
字数:442 000

定价:98.00 元
(如有印装质量问题,我社负责调换)

中西医结合消化病研究
编委会

前　言

　　中西医结合是我国医药卫生事业的重要组成部分，是将传统中医中药知识和方法与西医西药知识和方法结合起来，在提高临床疗效的基础上，阐明机制进而获得新的医学认识的过程。通过中西医优势互补，许多疾病尤其是一些疑难疾病的诊治取得了突破性进展，中西医结合已成为我国乃至世界临床医学中不可替代的重要力量。消化系统疾病是中西医结合诊疗的优势领域，近年来，消化病学研究随着现代科技的发展和应用，在发病学、诊断学和治疗学领域不断深入，中西医结合消化病学在吸取现代医学和中医药学优势的基础上，融会贯通，交叉渗透，提升了中西医协同诊治消化病的能力和水平，为现代消化病学发展提供了新视角、新认识和新手段。

　　当前，我国正在全面实施健康中国行动计划，党的二十大提出"推进健康中国建设"，面向人民生命健康成为医疗卫生工作者共同的行动指南，人们越来越认识到中西医结合治疗的优势，越来越倾向于中西医结合诊疗疾病，全社会对中西医结合高层次人才的需求越来越迫切。不少高等医药院校（包括高等中医药院校和高等医学院校）为适应社会需求，开设了中西医结合临床医学专业、中西医结合专业、中西医结合系、中西医结合学院，使中西医结合高等教育尤其是研究生教育迅速在全国展开，再加上住院医师规范化培训政策的实施，编制高水平的中西医结合专门教材已成为中西医结合专业亟待解决的大问题。

　　科学出版社组织编写的《中西医结合消化病研究》是首部应用于中西医结合消化病领域的全国高等中医药院校研究生教材，本教材组织全国 18 所高等院校和科研院所的 22 位著名中西医结合消化病学专家和从事中西医结合消化病研究的医学科学和生命科学领域专家共同编写，紧扣中西医结合消化病诊疗思路和方法，以前沿性、启发性为教材编写导向，是在本科教材知识性、系统性基础上的进一步提高。教材分上、下两篇，上篇强调基础性、前沿性，在介绍常见消化病中西医结合前沿研究成果的基础上，以科学问题为导向，讲清楚中西医"为何结合，如何结合，结合效应"三个关键问题。下篇强调应用性、启发性，以消化系统常见疾病为主线，突出中医经典理论指导和临床应用经验在中西医结合消化病诊疗中的地位和作用。其中对近年来中西医结合消化病领域代表性研究成果的介绍是本教材的特色。

　　本教材旨在强化研究生、规培生临床诊疗思路和科研能力培养和训练，培养中医、中西医专业研究生的中西医结合知识和技能，让大家了解消化病中西医结合诊断和治疗发展现状和趋势，培养医学生的跨学科临床思维方式，开拓研究生、规培生跨学科解决消化病临床问题的能力。

  本教材填补了我国中西医结合消化病研究生医学教育的空白，将推动我国高等院校复合型人才培养的发展。

2023 年 8 月

目　录

上　篇

第一章　中西医结合消化病学的发展

第一节　中医学对消化病病因病机的认识和发展

中医学的病因是探讨疾病发生的原因，病机是探索探讨疾病发生机转的过程；病因病机是中医学对疾病发生发展的基本认识。

一、中医学对消化病的病因认识

中医学对病因、病机的探讨由来已久。早在《黄帝内经》中就提出"夫邪之生也，或生于阴，或生于阳。其生于阳者，得之风雨寒暑；其生于阴者，得之饮食居处，阴阳喜怒"(《素问·调经论》)；张仲景在《金匮要略》中将病因分成三类，其言："千般疢难，不越三条：一者经络受邪，入脏腑，为内所因也；二者，四肢九窍，血脉相传，壅塞不通，为外皮肤所中也；三者，房室、金刃、虫兽所伤。"陈无择《三因极一病证方论》进一步提出六淫邪气为外因，七情所伤为内因，饮食、劳倦、虫兽、金刃等为不内外因的分类法。

中医对消化病常见致病因素的认识包括外感六淫、饮食所伤、情志失调、劳逸失度、禀赋强弱以及其他原因。病理产物如痰饮、瘀血、食滞等是继发病因，但其本身亦是脏腑功能失调的表现，属于病机的内容。

（一）外感六淫

自然界气候变化与人的生理活动和病理反应密切相关，如李东垣在《脾胃论》中所说："肠胃为市，无物不受，无物不入，若风、寒、暑、湿、燥一气偏胜，亦能伤脾损胃。"六淫包含风、寒、暑、湿、燥、火，具有明显的季节性和区域性。六淫可单独致病，也可以数邪兼夹致病。

1. 风邪

《素问·风论》云"风者善行而数变"，指出风邪的主要特点是善动多变。风性轻扬，致病急骤多变。凡机体受病时与风有关，或临床症状符合风邪特征者，均称为风邪致病；且风为百病之长，常与其他邪气相兼为病。

风邪可直接侵袭脾胃、大小肠而致病。风邪犯脾，《黄帝内经》称为脾风证；风邪犯胃，则称为胃风证，《素问·风论》云"脾风之状，多汗恶风，身体怠堕，四肢不欲动，色薄微黄，不嗜食""胃风之状，颈多汗，恶风，食饮不下，鬲塞不通"。

2. 寒邪

寒为阴邪，易伤人阳气。凡临床表现具有寒冷、凝滞、收引、清澈等特点者，即为寒邪致病。①寒性凝滞：如饮食生冷、受寒着冷等，能使人气血凝滞，经脉流行不利而呕吐。②寒性收引：寒邪所伤可出现一系列收引现象，是疼痛的主要原因。《素问·痹论》言"痛者，寒气多也，有寒故痛也"，《素问·举痛论》提到"寒气客于肠胃，厥逆上出，故痛而呕也"。临床上所见疝气腹痛，痛引少腹者，多为阴寒引起，称为"寒疝"。③寒性清澈：《素问·至真要大论》说："诸病水液，澄澈清冷，皆属于寒。"临床可表现为排泄物清稀、泛吐清水等。

3. 暑邪

暑病多见于夏季。暑为阳邪，其性炎热，多夹湿邪。其既可侵袭肺卫，从表入里，亦可直接损伤脾胃。暑湿之邪下注肠间则泄泻，胃气上逆则呕吐。

4. 湿邪

湿邪以长夏最为突出。湿邪有潮湿、黏滞、重浊等特性。凡受病与潮湿环境有关及临床表现出湿的特性者，均为感受湿邪。①湿性潮湿："湿胜则濡泄"而表现为腹泻；水饮停留胃肠则表现为泛吐清水，肠间水声。②湿性黏滞：湿邪致病，一般病程较长，缠绵胶结，难以速愈。③湿性重浊：湿邪阻碍气机，多表现为舌苔厚腻。

湿邪侵袭，易伤脾气，"土湿受邪，脾病生焉"（《素问·至真要大论》）。湿邪入侵后，影响脾的运化功能，常由外湿引动内湿。外内合邪，出现胃脘痞满、恶心呕吐、不思饮食、大便溏泻、四肢困倦等表现。

5. 燥邪

燥与湿是相对的，为秋令主气。《素问·阴阳应象大论》云"燥胜则干"，燥邪的主要特点为干燥。

秋燥之邪，最易犯肺，然《素问·咳论》有"此皆聚于胃，关于肺"之说。胃为燥土，亦易病燥，胃为燥邪所伤，耗伤胃阴，出现咽干口燥、食少纳呆，甚则干呕呃逆，伴见小便少、大便秘、舌红少津、脉细数等症。

6. 火邪

火、热性质相同，程度不同，二者常混称。热多外感，如外感风热、暑热、湿热之邪等。《素问·至真要大论》曰："诸逆冲上，皆属于火。"感受风、寒、暑、湿、燥等邪气均可入里转化为火邪，而火热易耗气伤津，入于阳明胃腑，消烁津液。

（二）饮食所伤

人的生长发育，有赖于饮食营养，饮食应以适度为宜。饮食失宜可以引起疾病，《素问·痹论》指出："饮食自倍，肠胃乃伤。"严用和《济生方·宿食门》对此论述如下："善摄生者，谨于和调，一饮一食，使入于胃中，随消随化，则无滞留之患；若禀受怯弱，饥饱失时，或过餐五味，鱼腥乳酪，强食生冷果菜，停蓄胃脘，遂成宿滞，轻则吞酸呕恶，胸满噎噫，或泄或痢；久则积聚，结为癥瘕，面黄羸瘦，此皆宿食不消而主病焉。"饮食所伤包括饥饱失常、饮食偏嗜和饮食不洁。

1. 饥饱失常

饮食应当按时、适量。若过饥、过饱，或进食不规律，均可导致消化病的发生。过饥则营养不足，气血生化乏源，脾胃的受纳功能减弱，出现面黄肌瘦、神疲乏力、餐后腹胀等表现，如《灵枢·五味》言："谷不入，半日则气衰，一日则气少矣。"过饱可致脾胃损伤，脾失运化，宿食积滞，出现脘腹胀痛、恶闻食气、嗳腐泛酸、呕吐或泻下臭秽等表现。此外，饥饱失时，饮食规律紊乱，失其节制，亦可使脾胃气机升降失调而发病。

2. 饮食偏嗜

饮食偏嗜是指饮食内容有所偏颇，或偏食过冷、过热食物而言。饮食种类应当和调搭配，冷热适宜。若饮食偏嗜或寒热失常，易引起机体阴阳的偏盛偏衰以及脾胃功能的损伤而发病。

（1）五味偏嗜：饮食五味对于人体的五脏及其功能有不同的影响，如《素问·至真要大论》曰："五味入胃，各归所喜，故酸先入肝、苦先入心、甘先入脾、辛先入肺、咸先入肾。"若五味偏嗜，则可影响脏腑正常功能，导致脏气偏胜，诸病丛生。《素问·生气通天论》亦云："味过于酸，肝气以津，脾气乃绝……味过于苦，脾气不濡，胃气乃厚……"饮食五味偏嗜、过食肥甘厚味或过食煎炸之品，可损伤脾胃，或湿热内生，阻滞气机，或耗伤胃阴，胃体失养。此外，长期嗜酒过度，易酿生湿热。

（2）寒热失宜：过食生冷，则易损伤脾阳，导致脾胃虚寒，寒湿内生，可发生腹痛、泄泻等症；过食辛辣或进食热烫食品，则易胃热，或伤胃阴，可出现口干、口臭、消谷善饥等症。

3. 饮食不洁

饮食不洁是重要的致病因素之一，如进食腐败变质食物或长期喜食腌制霉变食物，引起脾胃功能失调，纳化腐熟传导失司，可出现脘腹胀痛、恶心呕吐、肠鸣腹泻或腹痛、里急后重等症。

（三）情志失调

喜、怒、忧、思、悲、恐、惊七种情志活动，是人体精神活动的外在表现。若外界精神刺激程度过重或持续时间过长，造成情志的过度兴奋或抑制，则可导致人体的阴阳失调，气血不和，脏腑功能紊乱而发病，正如《灵枢·寿夭刚柔》所言："忧恐忿怒伤气，气伤脏，乃病脏。"

情志对气机的影响，一般表现为"怒则气上，喜则气缓，悲则气消，恐则气下，思则气结"；情志对脏腑的影响一般表现为"喜伤心，怒伤肝，思伤脾，忧伤肺，恐伤肾"。

《素问·阴阳应象大论》云："思伤脾。"思为脾之志，如过度深思远虑，犹疑不决，可使脾气郁结，胃纳减少，水谷之精微无从产生，而造成脾气虚衰，运化无能，导致一系列疾病的发生。忧乃思虑之过度也，忧思往往并论，其病理机制是一致的。

一方面，肝气郁结，木不疏土，影响脾气的升清和运化，易出现胸胁脘腹饱胀、饮食无味等症。另一方面，郁怒伤肝，肝郁化火，也可犯胃，或致胃气郁滞，或致胃火上炎，或灼伤胃液，而成胃阴亏虚。正如《血证论》所言："木之性主于疏泄。食气入胃，全赖肝木之气以疏泄之，而水谷乃化。设肝之清阳不升，则不能疏泄水谷，渗泻中满之证在所不免。"

（四）劳逸失度

《素问·宣明五气》云："五劳所伤，久视伤血，久卧伤气，久坐伤肉，久立伤骨，久行伤筋，是谓五劳所伤。"指出劳逸过度可影响脏腑气血而发生疾病。劳逸失度包括过度劳累和过度安逸两个方面。

1. 过度劳累

过度劳累可损伤脾胃之气，出现神疲体倦，少气懒言，恹恹欲睡等症，李东垣在《脾胃论》中即有"形体劳役则脾病……脾既病，则胃不能独行其津液，故亦从而病焉"之论。另有房劳者，纵欲过度，房事过频，则耗伤肾精，损伤中气，使脾肾两虚，中气不足，气机郁滞。

2. 过度安逸

与过劳相反，贪图安乐享受，不事劳作，或久坐嗜卧，则使脾胃气机呆滞，运化无力。脾胃气滞，则升降失常，日久致气血运行不畅，胃之脉络痹阻，形成胃痞，可出现食少、精神不振、肢体软弱等。

（五）禀赋强弱

禀赋强弱主要决定于先天，但与后天的营养、锻炼、起居、环境等也有关联。禀赋强弱在很大程度上决定正气的强弱，禀赋强则正气旺盛，禀赋弱则正气不足。同时，禀赋的特异性还决定发病的差异性。

禀赋的特殊性，往往导致对某种致病因子或疾病的易感性。一方面，禀赋不足，尤其是脾胃虚弱、脾肾亏虚、素体阴虚等导致脏腑失养，增加了对疾病的易感性；另一方面，禀赋差异性，导致疾病发展的倾向性，如《医宗金鉴》言："人感受邪气虽一，因其形脏不同，或从寒化，或从热化，或从虚化，或从实化，故多端不齐也。"

（六）其他原因

1. 疫毒

疫毒是一种具有一定季节性和强烈传染性的致病因素。疫毒之为病"非风、非寒、非暑、非湿，乃天地间别有一种异气所感"，此气"无形可求，无象可见，况无声复无臭"（《温疫论》），故又称"异气""疠气"等。其临床特点为起病急、传变快、致病酷烈，如疫毒痢、黄疸疫毒发黄等。

2. 虫毒

中医病因学将一部分生物性致病因素称为虫毒。虫毒耗伤人体精血，导致患者出现气血亏虚、瘀血阻滞、水饮内留的症状。如《东医宝鉴》曰："寸白虫色白形扁居肠胃中，时或自下，乏人筋力，耗人精气。"其他如虫石内积可致腹痛，水蛊导致臌胀等。

3. 医源性因素

（1）药害：服用某些药物如非甾体抗炎药、二甲双胍，或误服有毒物品等均可损伤胃黏膜，或影响脾胃气机而胃气失降，导致呕吐、反胃、腹泻、便血等；阿片类药物导致便秘等。

（2）失治误治：如邪在肌表，医者反攻其里，以致误卜伤中，邪气乘虚结于心下，而成痞满；或汗吐下太过，损伤胃津，致使胃中阴液不足，失于濡润，发为呃逆；或黄疸、胁痛、积聚失治误治可发展成臌胀；或胃痛失治误治发生便血、呕吐，甚至于积聚、虚劳等。

（3）治疗后遗症：如腹部手术后肠道粘连导致腹痛等。

二、中医学对消化病的病机认识

中医学对消化病的基本病机认识在宏观层面包括邪正相争、阴阳失调、脏腑乖违、气血不和、津液失调、寒热异常、升降失司、纳运不济等。

（一）邪正相争

邪正的斗争过程始终存在，多数为正能胜邪的健康状态。正气的强弱决定疾病的发生发展，是人体内部的条件。正气不足是多数疾病发生的前提，如《灵枢·百病始生》所说："风雨寒热不得虚，邪不能独伤人……此必因虚邪之风，与其身形，两虚相得，乃客其形。"正气强盛则抗邪能力和自我恢复能力较强，如《伤寒论》言："凡病若发汗，若吐，若下，若亡血，亡津液，阴阳自和者，必自愈。"

外邪入侵，正不胜邪，导致疾病的发生。邪气损伤与邪气的属性有关。如寒、湿为阴邪，易收敛、阻滞气机，耗伤阳气；火（热）、暑为阳邪，常迫津外泄，易伤阴耗气；情志失调、饮食不节、劳倦内伤等，可直接影响脏腑气血，气血津液化生受阻，正气来源匮乏，渐致气血阴阳不足；或使气血暗耗，伤阴损阳，或产生痰饮、水湿和瘀血等病理产物，成为继发病因，使正气受损。

（二）阴阳失调

阴阳失调的表现为阴阳的偏胜或偏衰。外邪、饮食、情志等因素影响人体，导致阴阳的偏胜或偏衰，进而导致疾病的发生。大致而言，"阳胜则热"多见于正气未虚，有一定抗病能力者，故病情虽急但较轻，预后较好；或见于阴虚不足，虚火上炎；"阴胜则寒"或见于感受外邪，或见于正气不足者，阳气衰退，抗病力较差。

（三）脏腑乖违

五脏的病理变化由其自身生理特性所决定，主要取决于它们所主的气、血、津、液、精等的生化关系。

心藏神，主血脉且司血液的运行，故神明失司、血脉不利，是心的基本病理变化，临床上表现为神志思维活动的异常和血脉运行的障碍。肝体阴而用阳，主疏泄及藏血，其性升发，故肝的病变以疏泄失职、血失所藏和升发异常为主；肝病可以导致情志活动的变化，郁怒等情志因素也是引起肝病的常见原因。脾主运化及统血，失调则运化障碍，血液失统；脾喜燥而恶湿，湿邪易伤脾，脾虚易生湿。肺主气、司呼吸、通调水道，为水之上源，病理上表现为宣肃失司，通调受阻。肾藏精、主生殖、司开阖而主水，并主纳气，病理变化主要为藏精不足，封藏失职，开阖失度与不能纳气等。

传化水谷是六腑的主要生理功能，它们的病理变化与此功能失常密切相关。在水谷的传化过程中，胃主受纳，腐熟水谷，其气下行；小肠"受盛"经脾胃作用后的水谷，泌别清浊；大肠传导糟粕；膀胱排泄尿液；而胆属"奇恒之腑"，中藏胆汁，并主决断。所以，胃的受纳、腐熟异常，小肠的泌别失职，大肠的传导异常，以及胆的胆汁排泄异常和疏泄无权等，构成六腑在消化病中的主要基本病理变化。

同一病证除原发脏腑外，还可由其他脏腑引起，或引起其他脏腑的病变，在临床上反映为两个或两个以上脏腑的证候。例如，在肝与脾的关系上，肝气横逆，乘克脾土，而致脾气不畅，出现纳呆、脘痞胀痛、嗳气矢气频作的表现；或是肝气郁结，失其条达之性，影响脾气的升发，出现精神抑郁，胸胁满闷，食少腹胀，大便异常等肝脾不和证候。脾为气血生化之源，而肺主气，心主血，肝藏血，故脾虚不能运化水谷精微，气血化源不足，可导致肺气虚、心血虚与肝血虚。肺虚日久，脾失肺气之资助，或心肝之血不足，脾失濡养，均可影响脾的运化功能，发生脾虚。临床上分别表现为肺脾气虚，心脾两虚，肝（血）虚脾弱等证候。脾阳需肾阳温煦，方可运化水谷，化生气血，而肾阳亦赖脾所化生的气血，如脾气虚弱，水谷不化精微以生气血，则肾精失养；而肾阳不足，不能温煦脾土，也可使气血不足。

脏与腑病变的相互影响主要表现在表里相合的脏腑之间，如肝与胆、脾与胃、肺与大肠等。脏腑相合意味着彼此在某些生理功能上密切配合，当脏或腑的功能发生障碍时，会互相影响。如胃主受纳，宜通降，脾主运化，宜升发，共同完成水谷的消化吸收和精微的输布。当脾为湿困，运化失职，清气不升时，可影响胃的受纳与通降，出现纳呆脘胀、呕恶等症；若饮食过量，停积于胃，胃气不降，亦会发生腹胀、泄泻等脾失健运，清气不升的证候。

腑与腑病变亦相互影响。《素问·五脏别论》中提到"六腑者，传化物而不藏"，传化失常是腑与腑病变相互影响的基本形式，如食滞胃脘，胃不消谷，可致粪臭如败卵的腹泻；大肠传导失职，腑气不通，胃气上逆，可致恶心呕吐。

（四）气血不和

气血是人体生命活动的重要物质基础。一方面，气主煦之，血主濡之，两者共同发挥着营养、濡润、推动、温煦等功能；另一方面，气血运行的异常，也影响自身功能的发挥，引起相应的病变。气血与脏腑的关系十分密切，气血病变是脏腑病变的一个组成部分。气血的营运障碍是气血病证的基本病理变化。

1. 气虚

气虚是因气的不足而使人体的功能活动衰退，多与肺、脾、肾虚损有关，如饮食不节，饥饱劳倦可伤脾，脾虚无以运化水谷。

气虚的病机主要有：①卫外失固：气虚则卫外功能减弱，六淫邪气易于入侵。②生化不及：气属阳,血、津液与精属阴。气能生血,气能化津,气能养精;气虚日久,或血无气以生,或气不化津,或精气不足。③失于固摄:气虚不能固摄阴液,如气不摄津的自汗、气不摄血的出血、气虚下陷的脱肛等。④推动无力:气有推动血液循行、输布津液等作用,气虚则推动乏力,可以发生血液停滞、水液潴留的病变。

2. 血虚、瘀血

血虚或由化源不足,或由出血所致。化源不足多因脾胃受损,水谷精微不足以生血,以及肾气不足,精气不足以化血。由于津血同源,热邪、吐泻等伤津,也可导致血量的不足。

血虚的病机主要有:①机体失于濡养,致脏腑虚损;②血不载气,气随血脱。

瘀血是血行失度或血脉运行不通而形成的一种病理产物。瘀血一旦形成,又可作为一种致病的因子,引起各种病证。脾胃病之瘀血多为气机郁滞进而波及血分所致,即所谓"初病在气,久必入络"(《临证指南医案》),"气结则血凝"(《血证论》)。同时,热邪内积肠胃,亦能引起瘀血,如《医林改错》所说:"血受热则煎熬成块。"此外,脾胃病之瘀血的形成常与脾胃功能受损有关。

(五)津液失调

津液是人体正常水液的总称,也是维持人体生理活动的重要物质。津液的生成、输布、排泄任何一个代谢环节失常,都会引起相应的病变,而出现种种证候。津液代谢失常多继发于脏腑病变,是脏腑病变的结果,又反过来加重脏腑病变,促使病情进一步恶化。津液不足和水不化津,潴留体内,是津液代谢失常的两种基本病理变化。

1. 津液不足

津液化源不足和耗损过多,是造成津液不足的两个方面。前者如缺乏饮水,化源不足;后者常见的原因有热邪伤津、大量汗出、剧烈吐泻、误治利尿等。津液不足的主要病理变化有:①体失濡养:津液不足,则脏腑器官失于充养,如胃阴不足则每有纳差、口渴、小便短少等表现;肠燥津亏则大便干结、口渴等。②伤及阳气:如吐泻频繁,津液大量丧失,往往气随液脱,出现口干舌燥、心烦神疲、尿少或闭、舌质干红、脉细数无力等,进而表现出气阴两伤的证候。严重者可伤及阳气,出现四肢厥冷、汗出身凉、呼吸微弱、语声低怯、脉微欲绝等亡阳危象。③血流瘀滞:津液亏虚则血容不足,容易导致血行瘀滞。

2. 水液停蓄

体内非生理性的水液(如饮、湿邪)及其凝结物(痰),它们同属津液代谢失常的病理产物。水液停蓄与五脏功能失调相关,但脾胃功能失调占主要地位。脾为后天之本,主运化;脾运正常,则能够运化水谷精微布散周身;若脾胃虚弱,升降失常,运化不健,气化无力,水谷不归正化,则水湿聚而为饮为痰。其病理表现有:①阻滞气机:如痰阻于胃,则为痞满、恶心呕吐;痰结咽喉,则咽部梗塞不舒;饮在肠间,则腹满食少、肠鸣辘辘等。②伤及阳气:水邪属阴,最易伤人阳气,易损害脾胃。

(六)寒热异常

外感寒邪为病,可直中于胃肠,形成胃肠之实寒证。邪内客于胃,清气不升,浊气不降,则阳气被寒邪所遏而不得舒展,可致胃痛、呕吐、呃逆等症。《素问·举痛论》曰:"寒气客于肠胃之间,膜原之下,血不得散,小络急引,故痛。"饮食劳倦、过食生冷,寒邪直中大小肠,阴寒内盛,凉遏冰伏,肠管拘急,或脾胃受损,运化无权,小肠虚寒,其化物、分清泌浊功能发生障碍,水谷不得聚集、变化吸收,而出现腹满而痛,或泄泻清稀,或暴注水泻,兼呕吐不止等症。故《金匮要略》亦云:"大肠有寒者,多鹜溏……小肠有寒者,其人下重,便血。"

胃肠之热的形成,既可因热邪入里,也可因胃阳素盛,或恣食辛辣厚味,或寒邪郁久化热,或与情志之火相兼为病。邪热郁结中焦，胃热过盛，灼伤津液，大肠失其濡润；同时也可造成气机阻滞，胃肠失于通降之性，胃火随气机上逆，出现消谷善饥、脘痛、吞酸、嘈杂、烧心、呕吐、呃逆等症状。

《灵枢·师传》指出胃肠寒热导致的病证，不同脏腑之间的寒热可以并存："胃中热则消谷，令人悬心善饥，脐以上皮热；肠中热，则出黄如糜，脐以下皮寒。胃中寒则腹胀，肠中寒则肠鸣飧泄。胃中寒肠中热则胀而且泄；胃中热肠中寒则疾饥，小腹痛胀。"同时，虚实寒热之间可相互转化，如"始传热中，末传寒中"，热则多实，寒则多虚。

（七）升降失司

升降是指人体脏腑气机运行的一种形式。如肝气的升发与疏泄，脾气的升清与胃气的降浊等。人体脏腑、经络功能的发挥及其相互之间的联系，以及物质的受纳、糟粕的排泄等，无不依赖气机的升降活动来完成，故《素问·六微旨大论》曰："非升降则无以生长化收藏。"升降失常的基本病理变化包括升降不及、升降太过和升降反常三类。

1. 升降不及

升降不及是脏腑虚弱，运行无力，或气机阻滞，运行不畅的表现，如脾气主升，脾虚则清气不升，而头昏、便溏；大肠以通降为顺，如腑气虚弱，失其传导，则糟粕停滞而为便秘等。

2. 升降太过

升降太过是指脏腑气机的升降运行程度已超出正常生理范围的病理现象。如胃、小肠、大肠均以通降下行为顺，若通降太过，就会出现腹泻稀便、排气过多等症状，甚者滑脱不禁；肝气升发太过则肝气上逆、肝阳上亢、肝火上炎，而表现为有余之证。

3. 升降反常

升降反常是指脏腑气机的升降运行与正常相反，即当升不升，而反下陷；当降不降，而反上逆。如脾气不升，中气下陷，发生泄泻、脱肛、阴挺；胃气不降，反而上逆，而为嗳气呕恶等。

（八）纳运不济

脾属阴土，位居中焦，一方面，脾将饮食水谷转化为精微，另一方面负责把精微物质传输到全身。若脾气充旺，则健运斡旋，交通上下，灌溉四旁而生气不竭。胃与脾相表里，具有受纳腐熟之功，促进和协助脾之运化、大肠之传化。胃受纳水谷，既是脾运化水谷的前提条件，又为脾的运化做准备；脾的运化"为胃行其津液"，为胃继续受纳与腐熟提供气血。如果胃不能腐熟，必将影响脾的运化。脾不能正常健运，也会影响胃的受纳。

在病机上，两者常相互影响，相互转化。若脾胃虚弱，不能受纳水谷和运化精微，水谷停滞，清浊不分，混杂而下，遂成泄泻之症，《灵枢·口问》称之为"中气不足，溲便为之变，肠为之苦鸣"；或中焦虚而不受，饮食停留，终致呕吐而出，发为呕吐、反胃、呃逆之症；或中焦虚寒，气血失于濡养，不荣则痛，发为胃脘痛。

三、中医学对消化病病因病机认识的发展

（一）病因

传统中医对消化病的病因认识多从外感、饮食、情志、禀赋等方面立论，较为宏观。现代医学对病因的认识更加精细化，中医学对消化病病因认识的进展从宏观框架上而言并无突出的变化，但针对具体的疾病，在特定病因的认识方面更有侧重。

外感方面，传统上审证求因，归纳为六淫的范畴。在一些疾病方面，现代医学认识得更为具体，如幽门螺杆菌感染，多数认为与湿热相关。饮食因素是传统消化病关注的核心之一，现代医

学认为暴饮暴食、长期过食肥厚油腻之品对急性胰腺炎的发作更具有意义；长期饮酒是酒精性脂肪性肝病诊断的必要条件；进食油腻食物是急性胆囊炎的发作诱因等；其他特定种类食物的摄入与胃食管反流病和功能性胃肠病的发作、缓解密切相关。情志因素在不同疾病中的作用，尤其是功能性胃肠病中的作用得到强调。禀赋因素在对溃疡性结肠炎、白塞综合征、大肠息肉的作用方面得到关注。

医源性、药源性因素越来越引起重视，中草药、西药造成的肝肾功能损伤，或是引发的不良事件亦成为病因的重要组成部分。其他医源性因素，尤其是术后引起的并发症正成为某些疾病的病因。

（二）病机

中医对消化病的病机认识多数从宏观、整体层面着手，以中医固有的术语来建构。近几十年来，部分医家将现代胃肠病学理论与中医学认识相结合，提出了一些新的理论，如脾胃通降理论、胃痛理论、脾胃湿热理论、浊毒理论等，从本质上来讲，是对某类疾病或某种疾病病机认识的一种延伸。脾胃通降理论是其中影响较大的一种，由董建华教授及其门人提出并完善。该理论以脾胃生理功能正常为核心，以脾胃通降失常病理表现为关键，提出"生理上以降为顺，病理上因滞为病，治疗上以通祛疾"的脾胃病认识三要素，在当代消化系统疾病尤其是胃肠疾病的诊疗中有着重大的现实意义和理论指导价值。唐旭东教授在传承脾胃通降理论的基础上，创立脾胃病辨证新八纲和脾胃调中复衡学术思想，是对脾胃通降理论进一步临床实践的总结和升华，也是对传统脾胃学说的充实和丰富。

（唐旭东　卞立群）

第二节　现代医学对消化病发病学的认识和发展

消化病涵盖了食管、胃肠道、肝胆、胰腺等脏器的众多疾病，疾病种类繁多，且多为常见病。现代医学对消化病的认识逐渐深入，已从细胞学、基因和分子水平认识消化病的发生和发展，且随着医学模式的变更，社会心理因素也作为消化病发病的重要因素。

一、病　因

很多消化病的发病病因不明，也有很多消化病的发病原因本身就是消化病。如消化道出血的常见病因有消化性溃疡等。消化病的常见发病原因有以下几个方面：

（1）感染性因素：如幽门螺杆菌感染导致胃炎、消化性溃疡、胃癌的发生；如细菌感染导致感染性腹泻；如病毒感染导致的病毒性肝炎；结核分枝杆菌引起肠结核、结核性腹膜炎。

（2）化学性损伤：如药物、酒精、胆汁、胰液等引起的急慢性胃炎、消化性溃疡、酒精性肝病、急慢性胰腺炎等。

（3）急性应激：严重的创伤、手术等也会引起急性胃炎、应激性溃疡。

（4）环境因素：不同环境的饮食成分、饮食习惯不同，杀虫剂及除草剂的使用，不同地域等，也会导致消化病发病的不同。如缺乏新鲜蔬果、经常食用腌制、熏烤食物的地区，胃癌、结肠癌的发病率明显增加；东亚的胃癌发病率高于其他国家和地区，北美、北欧炎症性肠病发病率高于其他地区。

（5）遗传因素：遗传因素在胃癌、结直肠癌、炎症性肠病中有很重要的作用；也有一些家族性遗传性息肉病与遗传直接相关。

（6）免疫因素：如肠道黏膜免疫系统在炎症性肠病肠道炎症发生、发展、转归过程中始终发挥重要作用。

（7）精神心理因素：如精神心理障碍是功能性胃肠病发病的重要因素。

二、发 病 机 制

消化系统疾病有器质性疾病和功能性疾病，其发病均是个复杂的过程，可能的发病机制与胃肠道激素和神经递质、肠道的免疫和炎症、胃肠道微生态、代谢因素、肠-肝轴以及社会心理因素有关。

（一）胃肠道激素和神经递质

1902 年，人们首先发现了由肠黏膜分泌的激素——促胰液素，并将其注入犬的血液后，发现其能够促使胰腺分泌。我们将这种由胃肠道分泌的激素定义为胃肠肽。如今越来越多的胃肠肽被发现，它们贯穿整个消化道，在消化中发挥重要作用。如 YY 肽（peptide YY，PYY）是一种广泛分布于脑-肠轴的内分泌激素，在消化道主要由末段回肠及结肠 L 细胞分泌。大量证据表明，PYY 的功能、分布异常与焦虑及抑郁状态等应激相关障碍明确相关。缩胆囊素（cholecystokinin，CCK）是最早发现的胃肠内分泌激素之一，广泛分布于小肠及中枢边缘系统。在机体应激反应时，CCK 能系统活化，边缘系统表达上调，然而下丘脑区 CCK 表达水平下降。5-羟色胺（5-hydroxytryptamine，5-HT）是与内脏高敏感性关系最为密切的胃肠内分泌信号因子。中枢 5-HT 异常在焦虑、抑郁发病中的作用已相对明确，肠道 5-HT 表达异常可能影响到肠黏膜的炎症水平，参与炎症性肠病、肠易激综合征的发病。

胃肠道细胞接收信息有多种形式，其中包括通过化学递质如胃肠肽，接收由其他细胞发出的信号。例如，人体对于食物的摄取、消化及吸收是个复杂的过程，充满了各种化学信息的传递。食物可作为引起激素分泌的原始刺激，它既可以通过联想和视觉冲击对胃肠道上皮细胞产生中枢刺激，也可以通过嗅觉和味觉产生化学刺激，此外食物还可对胃肠道上皮细胞进行营养刺激及机械刺激。这些过程都可以刺激肽类及其他相关递质从黏膜释放到邻近部位产生局部作用，或者释放入血，通过血液循环作用于远端靶器官或组织。胃肠道激素对胃肠道运动功能的调控形式表现为促进和（或）抑制作用。因此，胃肠道的激素和神经递质能对人体消化产生广泛的影响。

宏观上，组织器官在各种刺激协同作用下的结果取决于对各种复杂过程的综合调控。胃和胰腺的分泌功能、胃肠道的动力、化学信使的释放或靶细胞对信使的反应中的任何一步出错都会导致疾病的发生。例如，化学信使的释放或降解异常、受体失调，或信号转导出错都可能导致胃酸分泌过多、肠梗阻、肿瘤、炎症性肠病等消化系统疾病的发生。

微观上，组织和细胞需要对化学递质刺激产生的反应在多个水平进行协同调控，如放大和整合。在分子水平，组织和细胞可对其合成、细胞外的释放及转运进行调节。例如，对于生物活性多肽来说，其蛋白翻译后加工，组装为分泌性颗粒向胞外释放及在细胞外的酶解清除都受到严密的调控。在受体水平则有更加严密的调控，受体必须有适当的定位才能达到较好的亲和状态以结合细胞外介质，并且需要与信号转导机制较好地耦合才能发挥作用。一旦信号经受体传至胞内通道，受体则需失活以终止信号继续转导。在信号转导水平，存在着信号的放大和整合效应，放大效应源自信号通路的级联放大效应。整合效应的产生则是因为许多信息分子能触发相似的信号转导通路，故细胞必须权衡所有的正面和负面信号以做出最终的反应。

由于肠神经系统与中枢神经系统间的双向联系共同维持内环境稳态，20 世纪 80 年代"脑-肠轴"的概念应运而生。脑-肠间的相互作用以自主神经及内分泌功能为基础。消化道的部分信息通过胃肠内分泌激素穿过血-脑屏障可以直接作用于中枢神经系统核团,或激活局部的迷走传入神经传递至脑干孤束核,部分信息通过脊髓传入神经传递至脑干核团及中脑结构最终投射至大脑皮质。激活的自主神经系统将来自中枢的信息传递至胃肠内分泌细胞,调节激素的分泌及特定脏器的激素敏感性。

机体受到心理或者生理的刺激,应激源作用于脑-肠轴,打破自主神经功能及下丘脑-垂体-肾上腺轴(hypothalamic–pituitary–adrenal axis,HPA axis)调节的稳态,进而影响消化道动力、增加内脏敏感性;同时调节黏膜免疫细胞分化、募集,进而改变黏膜免疫功能及黏膜屏障通透性,可能导致一系列消化道疾病,如肠易激综合征及其他功能性胃肠病、炎症性肠病、消化性溃疡及胃食管反流病等。

(二)肠道的免疫和炎症

肠道天然免疫又称固有免疫(innate immunity),是机体在长期进化过程中逐渐建立起来的一套先天性的防御系统,可针对体外或体内抗原刺激迅速或数小时内做出的防御反应。天然免疫的一个典型特征即通过受体识别模式识别潜在的病原菌和无害抗原。适应性免疫(adaptive immunity)是机体后天形成的一套抗原特异性防御机制,机体经特定抗原刺激后免疫应答清除该抗原并留"记忆",并且可根据"记忆"迅速做出防御反应,应对该抗原的再次刺激。

肠道的天然免疫由肠道生理性屏障(黏液、上皮屏障等)、各种细胞(肥大细胞、中性粒细胞、单核巨噬细胞、树突状细胞、NK细胞等),以及细胞因子和趋化因子组成。近年来,固有淋巴样细胞(innate lymphoid cell,ILC)被认为在肠道天然免疫中起重要作用。尽管ILC仅代表极少数肠道造血淋巴细胞,但也可产生大量细胞因子参与调节肠道稳态。T细胞是适应性免疫应答中的重要参与者。适应性免疫与天然免疫相辅相成,形成有效的免疫应答反应,维持肠黏膜内环境稳定。

分布于肠道黏膜的上皮层淋巴细胞、固有层淋巴细胞、派尔集合淋巴结及肠系膜淋巴统称为肠道相关的淋巴组织(gut-associated lymphatic tissue,GALT),构成了肠道的免疫屏障。肠道黏膜免疫防御主要由免疫排斥、免疫消除和免疫调节三部分组成。保持肠道内的动态平衡,是GALT的最重要的任务之一,能区分肠道内潜在的有害抗原(如致病性细菌或毒素)或可能有利于身体的物质(如从食物或共生细菌中而来的衍生物)。GALT亦可使有益或有害的抗原产生免疫反应,如过敏反应或炎症反应,拒绝有害的抗原,但相对于遇到外来抗原在数秒内产生效应的全身免疫系统,GALT的主要表现是耐受。GALT功能异常会导致肠道过敏或炎症性疾病。

肠道免疫调节异常参与肠黏膜炎症发生,天然免疫和适应性免疫应答均依赖着丰富多样的细胞因子来维持细胞间的"通信",以达到整个机体内环境稳定。然而,肠黏膜组织内各种免疫细胞异常激活,可释放大量的促炎细胞因子和趋化因子等,引起肠黏膜炎症发生,如消化道肿瘤、炎症性肠病。

(三)胃肠道微生态

胃由于其低pH(0.9～1.5)环境曾被认为无菌,自马歇尔(Marshall)和沃伦(Warren)于1983年从胃黏膜活体组织中成功分离出幽门螺杆菌,人们才逐渐认识到胃内有大量微生物定植的可能性。微生物组学观察到一个非幽门螺杆菌的微生物群落,即人类胃微生物群,其与胃黏膜、胃液等生活环境构成胃微生态,包含细菌、真菌、病毒等多种微生物。研究发现胃溃疡患者胃黏膜菌群多样性较患其他上消化道疾病的患者降低。幽门螺杆菌是消化病的重要致病菌,它是一种螺旋形弯曲细菌,是微需氧菌,它黏附定植于胃黏膜小凹及其邻近表面上皮而繁衍。这些年对它的研究越来越多,争议也持续存在。多数学者认为幽门螺杆菌与慢性胃炎、消化性溃疡、胃癌、胃黏膜相关性淋巴组织淋巴瘤密切相关。此外,不明原因的缺铁性贫血、不明原因的血小板减少性紫癜、肥胖、帕金森病、慢性荨麻疹和酒渣鼻等也与该细菌感染有关。幽门螺杆菌的致病机制可能有：其呈螺旋形状，这种形状为幽门螺杆菌在黏稠的胃液中运动提供了基础；具有鞭毛结构，鞭毛的摆动为幽门螺杆菌的运动提供了足够的动力；尿素酶对胃上皮和黏液有直接毒性作用；具有黏附活性；感染后机体发生免疫反应。总之，多种致病因素的作用，使黏液屏障受损，黏膜细胞变性坏死，大量中性粒细胞炎症性浸润，从而使腺体的再生受到极大影响。

肠道微生物包括细菌、古细菌、病毒（含噬菌体）、真菌等，主要作用是维持机体功能平衡。肠微生物中研究的最早和最多的是肠道细菌，即通常所说的肠道菌群。肠微生态包括肠微生物及其代谢产物。肠稳态指宿主肠黏膜屏障和肠微生态相互作用所构成的动态平衡状态，其在消化病发病中的作用更加突出。

肠道正常微生物与黏膜结合形成的机械屏障、免疫屏障与生物屏障可维护机体内环境稳定并有效阻止有害物质的入侵。人类肠道中含有 800 种以上菌属，而菌株多达 7000 多种，数目更是达到惊人的 100 万亿个（人体细胞总数的 10 倍），总重为 1.0～1.5kg，形成了复杂的肠道微生物组。在正常的机体内，共生菌（指与生物体共同生存的细菌）主要分布于肠腔内、黏膜表面以及潜在的肠道相关的淋巴组织（黏膜固有层、集合淋巴结以及肠系膜淋巴结）内。肠道菌群的屏障保护功能机制包括营养竞争、上皮细胞黏附位点竞争和产生抗菌物质等。肠共生菌可通过与宿主的信号通路而调节肠内环境用于代谢营养物质，而在较大程度上降低利用同一种营养物质的病原菌的入侵和定植。肠菌还可通过产生抗菌物质细菌素抑制病原菌生长。

肠道生理状态下，共生菌群与宿主的免疫系统具有良好的互作关系。完整、平衡的肠道菌群可维持人体肠道内的免疫应答，并使宿主免于疾病。当肠稳态因抗生素的应用、饮食干预、感染、外科手术、肿瘤、免疫功能低下等因素而被打破，表现为菌构成种类、数量、比例、共生部位和代谢特征发生改变，导致其与肠道免疫反应之间的平衡被打破，肠道黏膜组织对肠道菌群免疫反应异常时，人体内失控的 $CD4^+T$ 细胞等免疫细胞针对肠道菌群异常反应，引发长期的、缓解与复发交替为表现的慢性肠道炎症。这与大肠肿瘤、炎症性肠病、肠易激综合征的发生及发展具有密切的联系。炎症性肠病患者的肠道菌群变化非常常见。多项肠黏膜菌群或粪便菌群研究提示，炎症性肠病患者的肠菌构成及代谢产物与正常人明显不同，表现为乳杆菌和双歧杆菌等的减少，而放线菌、拟杆菌及变形菌等增加，特别是菌群多样性减少，稳定性降低。肠菌等微生物及其代谢物紊乱参与大肠肿瘤的发生。越来越多的证据表明，复杂的肠菌在大肠肿瘤的发生及发展中起着重要作用。大规模流行病学调查显示，大肠癌高发地区与低发地区人群的肠菌组成差异显著，其菌群的结构和特性在大肠癌及其癌前疾病和高危人群中也明显不同。

（四）代谢因素

代谢指生物体内所发生的，用于维持生命的，一系列有序的化学反应的总称。它包括物质代谢和能量代谢两个方面。代谢综合征（metabolic syndrome，MS）是由胰岛素抵抗（insulin resistance，IR）引起的一系列代谢紊乱综合征，包括肥胖、血脂代谢异常、高血糖、高血压等。IR 是指机体对胰岛素敏感性下降，引起胰岛素降血糖的能力降低，身体组织对葡萄糖的利用障碍。IR 是 MS 的中心环节。

MS 目前认为是多基因和多种环境相互作用的结果，与遗传、免疫等均有密切关系。高脂、高糖的膳食结构，增加 IR 发生，劳动强度低，运动量少造成 MS 的发生和发展。MS 患者存在多种代谢紊乱，与消化病发病密切相关，包括非酒精性脂肪性肝病（non-alcoholic fatty liver disease，NAFLD）、结直肠腺瘤（colorectal adenoma，CRA）及腺癌、胆石症、急性胰腺炎、反流性食管炎、慢性便秘、胆囊癌、胰腺癌等。其中 MS 与 NAFLD 和 CRA 发病关系最密切。

NAFLD 是一种与 IR 和遗传易感密切相关的慢性代谢应激性肝病，疾病谱包括非酒精性单纯性脂肪肝（non-alcoholic simple fatty liver，NASFL）、非酒精性脂肪性肝炎（non-alcoholic steatohepatitis，

NASH）及其相关肝硬化和肝细胞癌（hepatocellular carcinoma，HCC）。随着肥胖、糖尿病等发病率的不断增高，NAFLD 已成为包括我国在内的全球一大慢性肝脏疾病，并且是普通成人健康体检肝功能酶学异常的首要原因。IR 及慢性炎症是 MS 及 NAFLD 的共同发病机制。

CRA 是起源于结直肠黏膜上皮、突出于肠道黏膜的赘生物，是结肠息肉的一种，属于结直肠癌（colorectal cancer，CRC）的癌前病变。肥胖、高脂血症、糖尿病都可以导致患 CRA 的风险增加。目前研究认为，MS 促进 CRA 发病的可能机制包括：胰岛素分泌增加，导致高胰岛素血症 IR，进一步促进细胞增殖、抗细胞凋亡途径从而促进癌变过程；内脏脂肪组织具有内分泌功能，可分泌一系列炎性因子及激素，影响细胞的凋亡及增殖；高血糖和血脂紊乱可促进活性氧类形成，通过调节基因表达、突变、重排的方式损伤 DNA，促进肿瘤形成。研究发现，MS 患者患 CRC 的风险要明显高于非 MS 患者，CRC 与糖脂代谢紊乱具有显著的相关性。

（五）肠-肝轴

肠-肝轴是马歇尔（Marshall）于 1998 年提出的概念，阐述了肝脏与肠道之间物质、细胞、细胞因子等可通过门静脉系统等相互调节、相互影响。同时，肝脏与肠道除了具有解剖的同源性外，也存在代谢的互动性、免疫的关联性。肠-肝轴逐渐成为消化学者关注的热点。

从胚胎发育方面来讲，肠道和肝脏的胚芽均起源于内胚层，部分肠道及肝脏均由前肠发育而来。从解剖学方面来讲，肠道和肝脏通过门静脉血流循环、肝肠淋巴系统以及胆道系统的胆汁循环等多条途径相互联系。肠黏膜屏障是由机械屏障、化学屏障、免疫屏障及微生物屏障等构成的一个庞大而又精密的立体防御体系，可阻挡肠道内多种细菌、内毒素及有害代谢产物向肠腔外移位，是人体接触外源性物质的第一道防线。一旦肠黏膜屏障受损，如出现萎缩、损伤、肠道菌群失调等，则可导致细菌和内毒素移位入血，进而损伤肝脏及加重全身炎症反应和多器官功能障碍等。

近年来，在针对肠-肝轴的研究中，肝肠免疫间的密切关系成为焦点。肝肠免疫的基础是肝肠间淋巴细胞归巢/再循环，肠道来源淋巴细胞可在肝、肠两脏器间迁移。研究显示，通过细胞示踪技术证实来自 NAFLD 小鼠肠系膜淋巴结的淋巴细胞可以向肝脏迁移，具有明显的肝脏聚集现象，这些聚集在肝脏的免疫细胞存在明显的活化，可分泌干扰素等促炎细胞因子。原发性硬化性胆管炎（primary sclerosing cholangitis，PSC）与炎症性肠病（inflammatory bowel disease，IBD），尤其是溃疡性结肠炎（ulcerative colitis，UC）的伴发能够代表肠肝之间免疫的相互调节情况。越来越多的临床研究显示，PSC 患者罹患 UC 的概率远高于正常人群，当肝脏病变严重时，肠道损伤趋于缓解，而肠道炎症加重时，肝脏病变则处于静止状态。有研究发现，PSC 合并 UC 患者肠道和肝脏特异表达的黏附素出现交叉表达，导致患者肠黏膜中被肠道抗原活化的淋巴细胞迁移至肝脏，进而引起肝脏炎症和胆管炎症，引起肠肝共病的发生。

肠道菌群也参与了与肝脏代谢和肝脏免疫相关疾病的发生发展。NAFLD、酒精性肝病、肝硬化、肝癌等疾病状态下，这个巨大的"肠道细菌器官"通过影响营养吸收、物质代谢、自身分泌大量的无机物（如丁酸、乙醇）和有机物（如多种细菌降解产物肽段等）影响着肠道局部的黏膜完整性、免疫激活水平，从而参与疾病的发生。

（六）社会心理因素

20 世纪中叶以前，人类的疾病谱主要集中在传染病、营养不良性疾病、生物化学性地方病等。这种诊治疾病的思维模式即为生物-医学模式。这种模式至今仍然占主导地位，但不能用以解释和处理目前所知疾病，因为这种模式它忽略了社会心理因素。1977 年，美国医学家恩格尔（Engel）提出生物-心理-社会医学模式。在生活水平不断提高的社会，与社会心理因素密切相关的身心疾病迅速增加。

临床上很多患者虽有明显的消化道症状，如恶心、食欲不振等，但经多种检查、化验后，却无阳性发现，这类患者的症状往往是由消化系统的功能障碍引起的，且症状的出现和消失，常常和心理状态相关。例如，精神紧张、情绪压抑等会诱发功能性消化不良、肠易激综合征。反之，精神状态良好，这些疾病可能会减轻或康复。社会心理刺激主要通过中枢神经-内分泌-免疫系统对机体产生作用，对人体的健康产生影响，长期的负性情绪作用可导致心身疾病产生，发生功能性胃肠病或器质性疾病，如功能性消化不良、肠易激综合征、消化性溃疡、恶性肿瘤等。国内外研究均已表明：负性生活事件、性格内向、焦虑或抑郁状态等均与肠易激综合征有高度相关性，心理因素是功能性消化不良的独立危险因子。环境和心理因素可以影响胃肠感觉、运动功能，反过来胃肠功能变化也可影响心理功能。应激也称为刺激，是机体在各种内外环境因素与社会、心理因素刺激时所做出的全身性非特异性适应反应。比如人在紧张的应激状态下出现应激性溃疡，即由应激引起的消化性溃疡，表现为黏膜缺损、多发糜烂，或表现为单个或多个溃疡，机制为黏膜缺血缺氧，胃腔内 H^+ 的逆向弥散等。

机体受到各种刺激，发生应激反应，主要通过交感-肾上腺髓质系统及 HPA 轴调节实现。在消化系统的应激反应中，自主神经系统同样发挥重要作用，通过交感及副交感神经传导刺激外周组织脏器神经元（肠神经系统）释放神经递质，从而影响胃肠道动力、胃肠内分泌激素分泌、肠黏膜屏障功能。同时，胃肠内分泌激素还可通过内分泌及肠-迷走神经等机制反馈性调节机体应激反应，避免过度活化。目前认为，应激状态下胃肠神经-内分泌功能紊乱在功能性胃肠病中发挥重要作用。

（唐旭东　张丽颖）

第三节　中西医结合消化病学的发展概况

中医药治疗消化系统疾病历史悠久，自李东垣《脾胃论》而后，脾胃病名家辈出，积累了丰富的理论及经验。中医药在消化系统疾病治疗中具有特色及优势，尤其在发病率较高的功能性胃肠病领域，如功能性消化不良、肠易激综合征、慢性便秘等，中医药治疗优势突出；在胃癌前疾病、慢性肝炎肝纤维化逆转治疗中，中医药有望形成该领域的一线治疗方案；在其他消化系统疾病的辅助治疗中，中医药包括外治法也发挥了重要的作用。诸多特点决定了中西医结合消化医学是中西医结合临床医学中的优势学科。近年来，国家进一步加大了对中医、中西医结合领域的支持力度，中西医结合消化医学研究领域不断扩展，研究水平不断提高，中西医结合消化系统疾病临床及科研人员不断增加，取得了一批在国内外有着广泛影响的研究成果，中西医结合消化医学事业不断发展。

一、中西医结合消化病学临床研究进展

（一）疾病证候规律及证候与疾病相关性研究取得进展

第一，证候与疾病相关性研究工作开展。不同的幽门螺杆菌（*Helicobacter pylori*，Hp）感染相关疾病中医证候分布不相同。Hp 感染相关性消化性溃疡脾胃湿热证比例较高，Hp 感染相关性慢性胃炎尤其慢性非萎缩性胃炎肝胃不和证比例较高，而 Hp 感染相关性慢性萎缩性胃炎脾胃虚弱证比例最高，胃络瘀阻证出现比例也增高。胃镜下黏膜辨证是中医望诊的延伸，通过辨析黏膜色泽、表面形态、皱襞、分泌物、蠕动、黏膜血管等判断病机证候，通过局部识别 Hp 根除前后黏膜变化以及其他病变，指导制定合理的局部用药方案，是对整体辨证的重要补充。第二，疾病

证候规律研究工作进一步开展。临床流行病学和数据挖掘技术的应用推动了疾病证候规律研究工作。NAFLD证候病机研究表明，"脾虚""痰湿""血瘀"是NAFLD中医病理三要素已基本形成共识，这三个病理要素之间相互影响、相互作用构成患者不同的证候表型，临床辨治针对患者的证候表型结合病理要素辨证加减，形成NAFLD中医药治疗比较独特的"精准医学"模式，临床疗效明显提高。第三，纳入中医证候对疾病进行风险评估和管理。慢性萎缩性胃炎（chronic atrophic gastritis，CAG）或胃癌前病变（precancerous lesions of gastric cancer，PLGC）中医证候与癌变风险有一定相关性。采用内镜下木村-竹本（Kimura-Takmoto）分型对胃黏膜萎缩范围进行分级，其中开放型胃癌风险较高。胃阴不足证、肝胃郁热证、胃络瘀阻证和脾胃虚弱证慢性萎缩性胃炎患者开放型比例较高。胃黏膜重度萎缩和胃癌前病变患者均以胃络瘀阻证和脾胃虚弱证最为多见，二者被认为是临床癌变高危证候类型。

（二）临床研究设计更加科学

中西医结合临床研究水平和质量不断提升，随着临床流行病学、循证医学及统计学知识的不断深入，中医临床研究设计更加科学规范。胃癌前病变临床研究存在很多瓶颈问题，如病理疗效评价的标准化问题、治疗前后取材部位的一致性问题，都是临床研究中涉及疗效评价的关键性技术问题。虽然有荟萃分析（meta-analysis）显示中医中药在改善症状、提高生活质量及病理组织学改善上有疗效，但纳入文献总体质量偏低，在研究设计、诊断标准、对照选择、疗程、研究过程质量控制等方面还存在明显的缺陷，影响了研究证据的强度以及研究成果的认可度。疗效仍需多中心、大样本、高质量的随机对照试验（randomized controlled trial，RCT）来进一步证实。"胃癌前病变早期诊断早期治疗的关键技术研究"课题首次将"体腔定标活检技术钳"技术应用到胃癌前病变干预研究中，并且国内权威消化病理、临床专家就标本处理流程、病理诊断评价规范、质量控制等进行反复讨论并达成共识，解决了制约胃癌前病变临床研究的两个关键技术问题，即胃黏膜活检取材准确性和前后一致性差、病理诊断和评价的质量问题。在此基础上，通过多中心随机对照研究，从症状、胃镜、病理组织学及患者报告结局（patient reported outcome，PRO）四个方面，对中药辨证方及摩罗丹治疗萎缩性胃炎伴轻、中度异型增生疗效进行科学评价。结果肯定了中药辨证方及摩罗丹在改善患者症状、提高生活质量方面的优势，在胃镜和病理组织学病变改善方面也显示出了较好疗效，为中医药干预胃癌前病变疗效提供了可靠的循证医学证据，形成以辨证加活血为主要治则的有效的中药干预方案，搭建了中西医协作、临床、胃镜、病理、数据管理等人才齐备的研究团队和科研协作平台，为今后深入开展相关研究奠定了基础。

（三）临床研究质量不断提高

开展高质量的临床研究，提供高循证级别证据是目前中医药发展的重要问题。近年来中医药的疗效评价研究逐渐注重研究质量，在研究设计、结局指标、研究过程的质控等方面有了长足的进步，逐渐形成了一些高级别证据。如2018年陈旻湖教授牵头开展了枳术宽中胶囊干预功能性消化不良（functional dyspepsia，FD）餐后不适综合征的多中心、随机、双盲、安慰剂对照临床研究，结果显示枳术宽中胶囊的综合症状评分、缓解早饱及餐后饱胀的临床疗效均优于安慰剂。2019年唐旭东教授牵头开展了多中心、随机、双盲、双模拟、阳性药对照研究，进行痛泻宁治疗腹泻型肠易激综合征（diarrhea-predominant irritable bowel syndrome，IBS-D）的上市后再评价研究，结果显示痛泻宁治疗6周可显著改善肠易激综合征症状严重程度量表（irritable bowel syndrome symptom severity scale，IBS-SSS）评分和总有效率。2020年刘志顺教授等开展非劣效性、多中心、随机对照试验，纳入560例严重慢性便秘患者，分别接受电针和普芦卡必利治疗，结果显示电针治疗严重慢性便秘疗效不劣于阳性药物普芦卡必利，且电针治疗停止后，疗效可持续24周。对于严重慢性便秘，电针成为一项颇具潜力的治疗方法。

（四）中西医结合治疗消化系统疾病优势不断凸显

中西医结合治疗是我国独有的一种治疗模式，中医药以辨证论治和整体观念为特色，且治疗手段丰富，在功能性疾病、慢性感染性疾病及部分西医难治病种领域具有独特优势。中西医结合治疗模式的推广，必将为更多患者带来福音。譬如中西医结合治疗可提高 Hp 根除率，更好地改善患者症状，提高消化性溃疡愈合质量或用于西药根除失败治疗之后的补救治疗。中成药对提高 Hp 根除率、缓解消化不良症状及改善胃黏膜病变有积极的作用，可结合现有循证医学证据，根据不同的治疗目的辨证选用。多中心随机对照临床研究显示荆花胃康胶丸同三联疗法组成的方案根除率与铋剂四联相当；荆花胃康胶丸联合三联疗法治疗 Hp 感染的 1 年随访研究提示荆花胃康胶丸联合三联疗法治疗 Hp 感染与标准铋剂四联疗法相比，患者远期症状改善明显，根除治疗 1 年后 Hp 复发率相对较低。

（五）理论创新促进临床疗效的提高

通降理论是唐旭东教授总结提炼董建华院士诊治脾胃病学术思想的成果，该理论以中医脾胃藏象为核心，融合现代医学有关消化系统生理与病理的知识，强调胃病认识的三原则，即"生理上以降为顺，病理上以滞为病，治则上以通祛疾"；治疗上坚持"两点观"，即"脾胃分治"与"脾胃合治"。例如临床运用通降理论诊治非糜烂性反流病，关注治疗后易复发、部分患者对质子泵抑制剂（proton pump inhibitor，PPI）应答差或产生依赖等亟待解决的临床问题，紧扣胃失和降这一核心病机，针对肝胃郁热证、脾虚湿热证和寒热错杂证等主要证候，创制通降颗粒、健脾清化颗粒和温脾清胃颗粒。三方经过长期临床验证有效，目前正在国家重点研发计划支持下开展多种大样本的临床试验，并从胃肠动力和微生态的角度阐释方药效应机制，以期取得高等级证据。在传承应用通降理论的过程中，除掌握通降理论的基本观点外，将通降理论的思维落实在对胃肠疾病的辨证过程中，从而快速准确地抓住脾胃病的中医病机特点，也是脾胃理论传承创新的重要内容。唐旭东教授经过长期临床实践、思考和总结所提出的脾胃病辨证"新八纲"和"调中复衡"学术思想即是这一传承创新方法的重要体现。脾胃病辨证"新八纲"与八纲辨证不同，是辨脏腑、虚实、寒热和气血；其中，辨脏腑重点关注病位，辨虚实重点关注机体状态，辨气血重点关注病之新旧深浅，辨寒热重在明确病证特性，"新八纲"更能针对脾胃病特点进行诊查，是对脾胃理论诊法方面的重要创新。而"调中复衡"学术思想是在强调升降相因而降在先，通降是升的前提，纳化相协而诊疗有侧重，须处理好脾胃分治与合治，以及脾土为中枢、调中与他脏的关系，从而恢复脾胃功能、五脏安和的平衡。

脾虚理论是中医脾藏象理论的重要组成部分，其源于脾胃学说，理论核心为脾主运化，生理上脾主运化中焦，病理上脾失健运则生湿，治疗以健脾为主。随着现代研究进展，"脾虚"成为一个功能与结构的综合性概念，相当于消化功能不全、营养吸收不足、能量代谢低下、抗病能力下降和各组织功能衰退的一组比较集中反映"脾主运化、升清、统血"等各种生理功能不足的综合证候群。近年来，众学者对脾虚理论进行了广泛深入研究，主要集中在脾虚证诊断标准的研究、脾虚证本质研究和脾虚理论的基础研究等方面，先后制定了脾虚和脾气虚证的诊断与程度分级，唾液淀粉酶负荷试验和 D-木糖排泄率成为脾气虚证的辅助诊断指标，同时对于脾虚动物模型建立的探索和健脾复方疗效作用机制的研究也逐步深入。

脾胃湿热理论也是中医脾胃理论的重要内容。随着地球气候的转暖、生活水平的提高、饮食结构的变化等，脾胃湿热的发生已呈上升趋势，不仅东南之地罹患者众，西北之域也渐增多。它可出现于各个系统的许多疾病，包括常见病、疑难病和恶性病，而与消化系统疾病密切相关。1949 年后以杨春波、劳绍贤等一批脾胃病名家为核心的学者，先后对历代脾胃湿热理论及应用方药进行了整理，创造了一系列卓有疗效的方剂，并开展了一系列的临床和实验研究，推动了脾胃湿热证诊断共识的形成，建立起系统完备的脾胃湿热理论。劳绍贤教授对脾胃湿热的源流进行了梳理，提出：萌芽于秦汉时期，奠基于金元时期，形成于明清时期，发展完善于 1949 年后。杨春波教授对肝胆、膀胱、皮肤等身体不同部位湿热证进行了剖析，提出内伤湿热的产生只与脾胃相关，其病位居中焦，能上蒸扰窍、蒙神、熏肺；可旁达肝胆、筋节、肌肤；亦可下注膀胱、二阴、胞宫等，导致多系统、多器官疾病的发生，但其本源皆在脾胃，从而构建了完整的脾胃湿热理论系统。对于脾胃湿热的诊断，杨春波教授最早提出"黄腻苔是诊断湿热证的金标准"。全国范围内先后建立了福建标准、广州标准、行业标准、卫生部标准、国家标准。2007 年全国首届脾胃湿热大会（福州）上，初步形成了脾胃湿热证诊断共识。2017 年中华中医药学会脾胃病分会发表了"脾胃湿热证中医诊疗专家共识意见"。对于脾胃湿热的现代研究：吴仕九、吕文亮、慕澜等教授先后构建外湿型、里湿阻型、胃病湿热型、肠病湿热型四种湿热证动物模型；柯晓、胡玲等教授对脾胃湿热的现代生理病理基础进行了探讨；葛振华、李灿东等教授对脾胃湿热证舌象进行了研究；杨雪梅、翁晓红、杨春波等教授对唐明清代脾胃湿热的方药应用规律进行了计算机数据挖掘；文小敏教授对三仁汤、王氏连朴饮的现代药理机制做了深入研究；杨春波、劳绍贤、吴仕九、王小娟分别对治疗湿热证的现代经验方清化饮、清浊安中汤、清香散、灭幽汤的现代作用机制做了深入的研究。

（六）疾病诊疗的标准化、规范化提高诊治水平

第一，病名规范化工作不断开展。如关于溃疡性结肠炎的中医对应病名，国家中医药管理局"十一五"脾胃病重点专科溃疡性结肠炎协作组将其规范为"久痢"，在中华中医药学会脾胃病分会《溃疡性结肠炎中医诊疗共识意见》和国家中医药管理局《22 个专业 95 个病种中医诊疗方案》中正式发布。第二，共识与指南的制定与修订工作有序进行。近年来，中医、中西医结合治疗消化系统疾病标准与指南的发布呈现繁荣景象。如中华中医药学会脾胃病分会、中华医学会消化病学分会分别于 2017 年、2020 年发表了胃食管反流病的专家共识意见，推进了胃食管反流病中医及中西医结合诊疗标准化、规范化的进程。第三，脾胃病中医临床路径有序发布。2011 年，国家中医药管理局发布《关于印发脾胃科 7 个病种中医临床路径的通知》，发布的临床路径供中医药机构开展脾胃病科疾病临床诊疗工作时参照执行，涉及的 7 个病种包括胃痞病（功能性消化不良）、久痢（溃疡性结肠炎）、吐酸病（胃食管反流病）、胃疡（消化性溃疡）、泄泻病（腹泻型肠易激综合征）、胃脘痛（慢性胃炎）、臌胀病（肝硬化腹水），临床路径的发布可在一定程度上规范临床诊疗行为，提高疾病诊治水平，降低医疗花费。

二、中西医结合消化病学基础研究进展

基础研究是人类认识自然现象、揭示自然规律，获取新知识、新原理、新方法的研究活动。加强基础研究是提高我国原始性创新能力的重要途径，是建设创新型国家的根本动力和源泉。中西医结合消化医学基础研究工作的开展，是阐明中医药疗效物质基础、作用机制的重要途径，是促进两种学科更好融合、取长补短和优势互补的重要措施。

（一）病证结合动物模型研究成为趋势

中医药的精髓在于辨证论治，而中医药发展目前面临的瓶颈问题之一是疗效作用机制及物质基础尚不明确。动物模型作为基础研究的重要支撑具有其独特优点，可以在一定程度上弥补由临床研究涉及的伦理问题带来的研究不足。证候动物模型研究可以为阐明中医药作用机制的物质基础提供帮助。其中，病证结合动物模型可在疾病模型基础上系统动态观察模型动物的宏观表征和微观指标，体现中医对疾病发生、发展规律的认识以及中医"证候"动态性、阶段性的特征，更加贴近临床，对病证结合动物模型的探讨已成为中医证候动物模型研究的必然趋势。自 1991 年国内首次报道病

证结合动物模型开始，探讨病证结合动物模型的文献逐年增加，总体来说，其基本思路是在中医药基础理论指导下，借助现代科学技术、现代医学理论及实验动物科学知识，构建出重复性良好的消化系统疾病病证结合动物模型。

如 IBS 病证结合动物模型研究是消化系统疾病病证结合动物模型研究中的热点领域，IBS-D 是 IBS 中的主要亚型，肝郁脾虚证是 IBS 的主要证型，主要采用联合造模法进行。文献分析显示，单因素造模方法的运用多于多因素造模方法。采用较多的单因素造模方法是避水应激法、母婴分离法、乙酸刺激法。采用较多的多因素造模方法是慢性不可预见性刺激法、物理应激刺激联合早期生活事件法、物理应激刺激联合化学因素刺激法。肝郁脾虚型 IBS 动物模型应同时具备情志改变、腹痛及排便功能异常的症状。若使用单独注射乙酸、三硝基苯磺酸和病原体感染造模方法可成功复制脾虚证型，引起腹泻、体质量下降，但均缺少情志方面的改变的报道。使用避水应激法、母婴分离法均可造出复杂症状模型，可模拟产生痛觉过敏、情志抑郁、肠道运动功能亢进的症状，较为契合肝郁脾虚的证型，但是模型特点因方法不同而有所侧重，整体效果不如复合因素造模明显，故目前病证结合模型逐渐使用复合因素造模方法。复合因素造模方法强调整体影响因素，从各个方面模仿疾病及证型形成的自然状态。近 5 年常用的方法是使用慢性不可预见性应激或两种方法结合。慢性不可预见性应激是多项应激随机结合使用，通过束缚夹尾刺激等激惹动物使动物表现出内脏高敏感性和抑郁心态，造成肝郁状态；又通过禁食禁水、日夜颠倒方式刺激动物，改变胃肠动力，造成脾虚状态，此种方法是目前制备 IBS 肝郁脾虚型的主要造模方法。近 5 年来，母婴分离法结合物理应激或化学应激也是肝郁脾虚型模型的热门造模方法。单用物理、化学应激可造出胃肠动力异常即脾虚型模型，但难以诱导抑郁心理即肝郁证型，故结合母婴分离法以弥补该方面的空缺。多法联合造模虽然操作难度较单因素造模方法更大、不可控因素更多，但可从病因病机上完善病证结合。此外，还有一些新颖的造模方法可用来完善肝郁脾虚型模型。如：通过外周或中枢注射促肾上腺皮质素释放因子（corticotropin releasing factor，CRF）联合物理应激。此方法是通过注射 CRF 来影响脑-肠轴造成心理、胃肠功能异常，注射 CRF 剂量统一，可复制性强，安全性高，造模周期短。此外，心理应激如电击法、睡眠剥夺法可从病因方面诱导 IBS 相关症状，侧重于对肝郁证型的影响，可结合其他方法综合应用。成模指标方面，应同时观测情志方面和胃肠道的异常。腹部回撤反射（abdominal withdrawal reflex，AWR）评分可判断内脏高敏感性程度，迷宫试验、蔗糖摄取量可判断焦虑抑郁状态，Bristol 评分和碳粉试验可判断肠道运动功能的改变等。动物模型是探索疾病发病机制、研制新的治疗方法的重要基础。因此，建立高度吻合中西医临床病证的动物模型是后续研究的目标，以期能够较好地模拟临床症状。

（二）肠道微生态研究成为热点

我国微生态学奠基人魏曦教授认为：微生态的研究有可能成为打开中医奥秘大门的一把金钥匙。肠道菌群与消化系统疾病关系非常密切，主要表现在：肠道菌群与中医证候具有相关性；肠道菌群是中药药效发挥的重要介质，中药可以通过影响肠道菌群结构和数量，纠正和改善肠道菌群失调发挥治疗疾病作用，以肠道菌群为靶点探索中医药作用机制正逐渐成为研究热点。目前，针对肠道菌群与中医药相关性研究主要体现在以下几点：第一，消化道正常菌群与中医证候具有相关性。例如脾虚证与肠道菌群失调具有密切的关系，脾虚使机体出现消化吸收障碍，出现纳差、便溏、消瘦等症状，机体各脏器间的平衡遭到破坏进而导致菌群失调，而肠道菌群失调又加重脾虚症状。在治疗泄泻脾虚湿困证方面，健脾化湿与补充益生元可以取得相当效果，且有协同作用，均可改善机体内外环境，恢复肠道菌群构成比、数量及多样性，从而使机体达到"阴平阳秘、阴阳平衡"的状态；反之，脾不健运加之湿邪侵袭，则易导致体内水液代谢紊乱，水谷不能运化，造成肠道菌群失调。第二，肠道菌群是中药药效发挥的重要介质。随着中医药与肠道微生态相关研究的不断深入，已经证实具有健脾、补益、清热、化湿、泻下、消食、理气等作用的中药对肠道微生态有不同程度的调节作用。近年来的研究发现，健脾疏肝药可增加双歧杆菌、乳酸杆菌数量，降低肠杆菌数量；消食药可增加双歧杆菌、厌氧菌丹毒科、副拟杆菌等物种的丰度，降低阿克曼氏菌的物种丰度；健脾祛湿药可增加厚壁菌门的丰度，降低拟杆菌门的丰度；苦寒清热药可提升乳酸杆菌丰度，降低脱硫弧菌丰度；温阳药可增加双歧杆菌与乳酸杆菌等物种数量，减少有害菌如肠杆菌、肠球菌等物种数量。中药作用于正常肠道菌群，不仅影响其种类与数量，还影响其比例与定位；作用于病理性肠道菌群，通过调节其种类、数量、比例、定位来纠正紊乱的菌群结构，从而调节其宿主的肠道生物学功能，对相关疾病有一定的辅助治疗作用。第三，以肠道菌群为靶点探索中医药的作用机制研究正逐渐成为热点。中药复方尤其是经典方剂是中医药体系核心之一，其疗效经历代医家验证而传承至今，过去研究认为中药复方对于肠道菌群的影响仅仅是增加有益菌同时减少有害菌，例如有学者采用盐酸林可霉素导致的肠道紊乱模型小鼠评价四君子汤对肠道菌群失调的影响，结果表明四君子汤可增加模型小鼠双歧杆菌和乳酸杆菌菌量，且四君子汤对正常菌群影响无显著性差异。临床研究表明四君子汤加减治疗可调节肝硬化患者肠道菌群失调，这些结果均提示中医辨证治疗对肠道菌群的调节有良好的应用前景。此外，研究肠道菌群与宿主整体代谢及其慢性代谢性疾病的相关性，寻找影响宿主代谢变化的重要功能菌群，能够更好地认识肠道菌群对人体健康和疾病的重要作用。有研究采用代谢组学技术分析阳虚患者粪便上清液中的代谢物组成谱，鉴定生物标志物；通过对肠道菌群的 16sRNA 基因的测序，分析肠道菌群结构特征；结合主成分分析（PCA）、正交偏最小二乘判别分析（OPLS-DA）等多变量统计学方法，将反映肠道菌群结构的 DNA 指纹图谱数据与反映不同证型代谢变化的核磁共振（NMR）代谢物组成谱数据加以关联，寻找肠道菌群结构与宿主代谢的共变化特征，鉴定具有调节中医证型代谢的重要功能菌群。该研究初步奠定了肠道菌群与中医理论整体观的联系，为中医药在疾病的预防和治疗上，以及科学化、现代化研究，提供新的结合点和突破口。

（三）基础研究领域不断扩展和深化，多学科技术相互融合

临床基础研究的开展不仅能丰富基础理论内涵，最重要的是可以最终促进临床诊疗水平的提高。近年来，中西医结合消化医学临床基础研究不断深入开展，逐步受到国内现代医学界及世界医学界的重视。

第一，单味药作用机制不断阐明。如单味中药枳实对功能性消化不良（FD）作用的研究较为深入。枳实为芸香科植物酸橙及其栽培变种或甜橙的干燥幼果，具有破气消积、化痰散痞之功效，是治疗 FD 常用药材。现代药理研究显示，枳实有良好的促胃肠动力作用。有网络药理学研究显示枳实活性成分有 19 个，包括木犀草素、柚皮素、川陈皮素等核心成分，作用于 AKT1、TNF、IL-6、VEGFA、PTGS2、CASP3 等 54 个关键靶点；参与 RNA 聚合酶 Ⅱ 启动子转录和凋亡、药物的反应等生物过程；主要调控 PI3K-AKT、TNF、T 细胞受体、雌激素、甲状腺激素、神经营养因子等 35 条信号通路。枳实可通过多成分、多靶点、多通路，从调控细胞凋亡、抑制炎症反应等多方面发挥对 FD 的治疗作用。

第二，复方作用机制研究稳步开展。如痛泻要方可减少 IBS 大鼠排便频率，恢复肠黏膜屏障功能，其可能的机制与抑制 NF-κB 和 Notch 信号通路，增加紧密连接蛋白 OCLN 和 ZO-1 的表达，下调 IL-6、IL-1β、TNF-α 等炎症相关因子相关。痛泻要方可缓解 IBS 大鼠腹泻症状，降低内脏高敏感，可能与其能够调节肠道菌群和 5-HT 的表达，通过 PI3K-AKT 通路诱导细胞自噬等途径相关。

第三，常见消化系统疾病中医治法机制研究逐步开展。如通降法代表方大承气汤对大鼠重症急性胰腺炎模型肠黏膜血流量影响的研究发现，大承气汤能增加肠黏膜血流量，改善肠道血流状况及肠道微循环；增加急腹症时大部分腹腔脏器的血流；调节胃肠道平滑肌舒缩，促进胃肠功能恢复；调节机体免疫功能等。

第四，证候物质基础研究工作持续推进。证候是有规律的病理表现，有其特定的物质基础支配机制，而证候的物质基础不会集中在某一脏器，所以不可能是单一的特异性物质。那么是否可以通过综合指标来检测或描述这些物质，代谢组学能够较全面地反映某一阶段物质的变化。因此利用代

谢组学开展证候物质基础研究,不仅有助于明确证候的现代科学内涵,还可实现证候的客观化诊断。如对 NAFLD 肝郁脾虚证大鼠的尿液进行分析,发现了乙酸、肌酐、二甲胺、甘油、甘氨酸、异亮氨酸、乳酸、亮氨酸、琥珀酸、牛磺酸等 12 种代谢标志物,这些标志物为 NAFLD 肝郁脾虚证的临床诊断提供可靠的理论依据。

第五,传统理论借助现代科学技术得以部分阐明。如"肺与大肠相表里"的理论是中医学藏象学说的基本内容之一,其基础研究主要涉及气机升降机制研究、水液代谢机制研究、肺与大肠表里关系的同源性研究、肺与大肠表里关系的神经-内分泌-免疫网络相关性研究、黏膜免疫系统研究、证候关联性研究等。现代药理研究表明,肺、肠黏膜中的趋化因子,归巢受体,分泌型免疫球蛋白 A（sIgA）、CD4[+]、CD8[+]T 淋巴细胞及肺、肠道微生物等可能为"肺与大肠相表里"的物质基础,而肺、肠黏膜间固有淋巴样细胞及树突状细胞等免疫细胞的迁移、归巢及其介导的炎症反应是肺-肠之间病理传变的主要机制。现有研究已证实补益类、清热解毒类中药复方及其有效部位和活性成分可通过增加黏膜上皮淋巴细胞和杯状细胞数使黏膜屏障结构趋于完整、促进黏膜 sIgA 分泌及淋巴细胞归巢等,对肺、肠黏膜免疫功能异常介导的相关疾病具有较好疗效。

第六,中医外治法疗效机制不断阐明。针刺治疗是功能性胃肠病中常用的有效治疗方法,也是目前外治法机制研究中的重点。如当前研究显示针刺治疗 FD 的作用机制是多途径的。实验证明：①针刺可以调节中枢神经系统的状态和脑肠肽的分泌,中枢神经系统可以通过自主神经系统和神经-内分泌系统影响肠神经系统,中枢神经核团参与脑肠肽的分泌调节,因此可以推断针刺是通过调控中枢神经系统调节脑肠轴功能活动,影响脑肠肽的分泌起到调节胃肠功能活动的作用的,进而改善 FD 症状,这是针刺治疗 FD 的一个重要机制。②"脑干网状结构和边缘系统在针刺引起的神经冲动的信息整合中发挥重要作用"已得到了很多学者的认同。针刺胃经特定穴治疗 FD 可引起边缘系统-大脑的协同响应,唤起情绪、认知、内脏感觉运动三大脑功能网络,对与病情相关的重点脑区具有更强的靶向性调节作用。③电生理胃电波的研究,能够客观地反映胃肠运动的频率,为 FD 主要病理机制胃动力障碍提供了理论支持,同时明确了针刺可以促进胃肠运动。④针刺可以通过调节机体中的大分子代谢物起到改善胃肠功能的作用,而针刺对于血浆小分子代谢物的研究鲜有文献报道,可以采用气质联用的代谢组学技术进一步研究针刺对血浆小分子代谢物的影响。⑤通过基因组学的研究,发现针刺可以调节基因表达,很可能与 FD 症状的改善有关联性。基因组学已将针刺机制研究带入了更加微观的层次。

第七,多学科交叉研究模式成为主流。近年来组学技术、高通量测序技术等为中西医结合消化医学基础研究提供了更多研究可能。现有研究表明疾病存在基因表达变化,作为基因组学的发展,蛋白质组是在空间和时间上动态变化的整体,其多样性和分子间的复杂网络关系呈现出细胞之间的各种功能活性。蛋白质组学的改变可能是中医证型的物质基础之一,如有研究显示利用蛋白质组学共筛选出大肠癌术后肝肾阴虚证患者 9 个典型的差异表达蛋白,肝癌术后肝肾阴虚证组也筛选出 9 个典型差异表达蛋白,两组共同的差异蛋白有 8 个：激肽原 1、血红蛋白 α$_2$、血红蛋白 β、α$_1$-微球蛋白/bikunin 前体、性激素结合球蛋白、羧肽酶 N 催化链、血浆蛋白酶 C1 抑制剂、间 α 胰蛋白酶抑制剂重链 H1。这些共同的差异蛋白可能是大肠癌和肝癌"异病同证"的物质基础之一。此外,利用蛋白质组学方法研究慢性乙型肝炎肝郁脾虚、湿热中阻同病异证病人外周血总蛋白表达谱的变化,结果显示健康组蛋白点为（278±16）个,肝郁脾虚证组为（320±14）个,湿热中阻证组为（343±19）个；通过对差异蛋白质点进行质谱鉴定,共发现 7 个差异表达蛋白,主要包括免疫相关蛋白、炎症蛋白以及脂质代谢相关蛋白,提示不同的蛋白质表达谱可能是同病异证的分子标签和证候基础。

三、中西医结合消化医学发展的策略和建议

（一）中西医结合消化医学发展的对策建议

第一,进一步明确中西医结合治疗消化系统疾病的优势领域,找准研究定位和研究点。中西医

结合医学是我国独有的学科，中医学及西医学两种不同学科具有各自的优势和特色，应进一步明确中西医结合治疗消化系统疾病的优势领域，以此为切入点，开展深入具体的研究，多出高质量成果并加以推广应用，以期为提高人民健康生活水平贡献力量。以西医难治性病种为突破点，遴选中西医结合治疗优势领域。在明确优势病种的基础上，深入开展理论、基础、临床及应用研究，促进中西医结合消化医学的发展。

第二，传统理论研究进一步深化。中医药学是巨大的宝库，应进一步深化传统中医理论研究，包括进一步挖掘名老中医学术经验，做好学术传承，以期为中西医结合消化医学发展提供源头活水。名老中医学术经验是中医学术和临床发展的杰出代表，是将中医理论、前人经验与当今临床实践相结合的典范。总结和传承名老中医经验不仅能丰富中医学的理论体系，还能推动中医药学术的进步。如对《脾胃论》所蕴含的学术思想进行深入研究，系统挖掘名老中医如董建华、步玉茹治疗脾胃病学术经验。

第三，完善中西医结合诊疗模式。目前西医学仍为主流医学，推进中医、中西医结合诊疗方案融入综合诊疗模式的方法主要包括将中医、中西医结合诊疗方案加入西医学制定的诊疗指南、共识意见中进行推广，但其关键在于采用被现代医学认可的方法、技术，阐明中医、中西医结合诊疗方案的作用机制，验证中医、中西医结合诊疗方案的临床有效性及安全性，从而使中医、中西医结合诊疗方案被现代医学接受和认可，进而纳入综合诊疗模式中进行推广。

第四，开展高质量大规模随机对照试验，完善中西医结合疗效评价方法及体系。中医药获得现代医学及国际医学界认可的途径主要包括两个方面：一是借助现代化研究技术阐明疗效作用机制；二是通过大样本、多中心、随机双盲对照试验的开展，验证中医药、中西医结合治疗消化系统疾病的临床疗效，规范设计与实施，严格质量控制，提高中医药、中西医结合治疗消化系统疾病循证医学证据等级。此外，创新疗效评价指标并获得公认，也是推进中医药疗效评价的重要方面，如患者报告临床结局量表、生存质量量表的使用等。中医药的临床疗效特色，多体现在患者主观症状及生活质量的改善上，开展能体现中医临床特色的患者报告临床结局量表研究和中医证候量表研究对丰富中医药的疗效评价体系有重要的意义。

第五，充分应用生命科学高新技术，从临床验证到机制阐明。在验证临床疗效的基础上，推进中医药治疗消化系统疾病的疗效机制研究，从临床到基础，不断开展相关研究，进一步阐明研究机制。现代最新研究技术包括分子生物学技术、组学技术、现代信息技术在内的新技术，以不断促进中医药临床与基础的研究。

第六，进一步深化中医外治法的研究。中医外治法在中西医结合治疗消化系统疾病中可以发挥巨大作用，如针灸治疗 IBS、FD 等。但存在的问题是中医外治法缺少相关标准，包括证候标准、标准化操作流程等，影响了中医外治法治疗消化统疾病的推广；此外，其疗效作用机制尚未阐明也是目前存在的问题。因而，下一步的研究方向主要包括：开展中医外治法治疗消化系统疾病的临床验证研究，制定中医外治法治疗消化系统疾病的系列标准，形成相关操作手册及治疗方案；开展中医外治法治疗消化系统疾病的疗效机制研究，研究中医外治法治疗消化系统疾病的机制；拓展治疗消化系统疾病的外治方法等。

第七，加强中西医结合消化医学医教研机构的建设。应继续加强中西医结合消化系统疾病的医教研机构的建设工作，包括加强消化系统疾病中西医结合专科（专病）及医院建设；建设中西医结合消化系统疾病重点学科；建立中西医结合消化系统疾病研究所、研究中心等。

第八，强化中西医结合消化医学的人才培养。中西医结合消化医学人才培养属于专科人才培养，属于高层次人才培养，应注重培养具有多学科综合能力，包括临床能力、科研能力、英语水平及良好科研思维和素养的高层次综合性人才，加强促进中西医结合消化医学发展的原动力的人才培养。

第九，整合资源，重点投入。针对目前我国消化学科实际需求大、导向不明确、研究散等现状，应加大对专业、专病的资金投入，加强消化学科的基础及临床研究，逐步加强和建立消化学科的优势地位。促进公益事业支持的国家级重大疾病防治中心和研究技术平台建设，实现消化学科重大疾病基础研究，一级、二级预防方案和指南研究，关键诊治技术研发，推广覆盖全国的临床和科研协作网络，推动消化病诊治重要技术的推广和普及，发挥大的社会效益。以技术研究、转化为导向，促进跨行业跨领域的多学科交叉合作，建立多学科、医疗器械和医药研发及上游基础实验室的紧密合作，瞄准和重点投入分子诊断、靶向治疗、分子影像、干细胞技术、细胞移植、内镜微创、机器人技术等前沿新兴技术和领域，实现消化系统重大疾病、重要新技术的研发创新体系的建立。

第十，加强国际交流与合作。随着现代科技的快速进步，任何学科的发展都不再是孤立的，不同国家、不同学科之间的交流更加重要。结合医学的发展更需要借鉴不同学科和不同国家的研究经验，在开放、科学的氛围中更快发展。

（二）中西医结合消化医学的发展展望

近年来，中西医结合消化医学取得了长足的发展，主要表现在学科建设不断成熟，相关学术交流日益活跃，学术成果不断产出，国际交流与合作日益增多。随着国家对于中医学及中西医结合学科的重视与支持，中西医结合消化医学必将取得更大的发展和进步。主要体现在以下几个方面：

第一，中西医结合消化医学理论体系不断完善和发展。脾胃病学自《黄帝内经》而下，经过李东垣的丰富和发展及叶天士的发挥，逐步形成一定的理论体系。后世医家不断总结及创新，丰富了脾胃病学理论体系。随着中西医结合学科的发展及现代最新研究技术的不断涌现，在辨证论治及整体观的指导下，结合最新研究成果，包括中医药、中西医结合治疗消化系统疾病物质基础及作用机制研究等，中西医结合消化理论体系必将不断完善和发展，不断融入新的科学内涵。

第二，中西医结合消化系统疾病诊断和疗效评价体系逐步建立。目前中西医结合治疗消化系统疾病的主流模式为辨病与辨证相结合，中西医结合消化系统疾病诊断标准主要是指在确立疾病下的辨证论治。近年来，中国中西医结合学会消化病专业委员会、中华中医药学会脾胃病分会逐年发布了常见消化系统疾病中医、中西医结合诊疗方案，随着相关研究工作的不断开展，中西医结合消化系统疾病诊断标准涉及的病种将会越来越广泛，逐步涵盖所有常见消化系统疾病，陆续涉及消化系统少见疾病，形成中西医结合消化系统疾病诊断评价体系，且建立的疾病诊断标准将不断完善和应用推广。现代医学的客观疗效评价指标结合中医药特色性疗效评价指标，形成中西医结合消化系统疾病特有的疗效评价指标体系，通过不断验证，指标体系不断完善，各指标权重更加合理，指标框架不断明晰，指标体系不断获得公认，以便更好评价中西医结合治疗消化系统疾病的疗效。

第三，中西医结合治疗消化系统疾病的医疗模式将会被更加普遍地采用。消化系统疾病是中西医结合学科的特色领域，中西医结合治疗消化系统疾病的医疗模式被普遍采用将是大势所趋。随着大规模随机对照临床试验的开展，中西医结合治疗消化系统疾病的临床优势的不断验证和被认可，中西医结合治疗方案将被写入现代医学最新诊疗指南中被不断推广应用。

第四，中西医结合治疗消化系统疾病的临床疗效将会显著提高。中西医结合消化医学发展的重要目标在于提高临床疗效，取中医学和西医学两个学科各自之长，针对单独应用中医或西医治疗疗效不佳的病种，开展临床研究确定诊疗方案，提高临床疗效。

第五，中西医结合学科将在消化病重点领域取得突破。酸相关疾病（消化性溃疡及胃食管反流病等）：新药物研发，特别是结合利用我国的中医特色进行研发，微创治疗技术及相关附件的开发应用。胃肠功能动力性疾病：重点研究我国的流行病学特征、发病机制、新药研发、微创治疗、生物反馈治疗、身心医学、中西医结合研发新的方法等。肠道微生态：应用宏基因组学技术、蛋白质组学技术等研究胃肠道微生态分布、种群、功能、与疾病的关系，认识疾病发生发展，对于微生态制剂、新药物研发等具有潜在的重要意义。

　　中西医结合消化医学作为中西医结合学科的一部分，作为中西医结合医学的一部分，通过其理论体系的不断完善和发展，通过其疾病诊断和疗效评价体系逐步建立，通过其医疗模式的成熟和完善，通过其临床疗效的显著提高，将会推动整个医学领域的进步和发展，最终提高全民体质及健康水平，为全社会的健康事业贡献力量，为社会进步谋福祉。

（唐旭东　马祥雪）

参 考 文 献

陈旻湖，杨云生，唐承薇，2019. 消化病学[M]. 北京：人民卫生出版社.

陈小林，任宏宇，2014. 肠道微生物群组与肠道免疫的关系[J]. 胃肠病学和肝病学杂志，23（11）：1245-1248.

李杲，2005. 脾胃论[M]. 北京：人民卫生出版社.

林璋，祖先鹏，谢海胜，等，2016. 肠道菌群与人体疾病发病机制的研究进展[J]. 药学学报，51（6）：843-844.

秦新裕，雷勇，2001. 胃肠肽类激素与胃肠动力[J]. 中国实用外科杂志，21（6）：329-331.

孙广仁，郑洪新，2012. 中医基础理论[M]. 北京：中国中医药出版社.

唐容川，2005. 血证论[M]. 北京：人民卫生出版社.

唐旭东，马祥雪，2018. 传承董建华"通降论"学术思想，创建脾胃病辨证新八纲[J]. 中国中西医结合消化杂志，26（11）：893-896.

王永炎，鲁兆麟，2005. 中医内科学[M]. 北京：人民卫生出版社.

吴谦，2006. 医宗金鉴[M]. 北京：人民卫生出版社.

吴有性，2007. 温疫论[M]. 北京：人民卫生出版社.

香钰婷，梅林，2013. 炎症性肠病发病机制中肠道菌群作用的研究进展[J]. 生理科学进展，44（4）：247-252.

肖梦丽，赵迎盼，应佳珂，等，2021. 基于功能性胃肠病的量表疗效评价研究进展[J]. 中国中西医结合消化杂志，29（2）：154-160.

许浚，2014. 东医宝鉴[M]. 太原：山西科学技术出版社.

张声生，沈洪，王垂杰，等，2016. 中华脾胃病学[M]. 北京：人民卫生出版社.

张声生，唐旭东，黄穗平，等，2017. 慢性胃炎中医诊疗专家共识意见（2017）[J]. 中华中医药杂志，32（7）：3060-3064.

张学智，魏玮，蓝宇，2020. 成人幽门螺杆菌引起的胃炎中西医协作诊疗专家共识（2020，北京）[J]. 中医杂志，61（22）：2016-2024.

张仲景，2005. 金匮要略[M]. 北京：人民卫生出版社.

张仲景，2005. 伤寒论[M]. 北京：人民卫生出版社.

中国科学技术协会，中国中西医结合学会，2016. 2014—2015 中西医结合消化医学学科发展报告[R]. 北京：中国科学技术出版社.

周澄蓓，房静远，2018. 胃微生态组成及其影响因素的研究进展[J]. 中华内科杂志，57（9）：693-696.

朱文锋，1995. 中医诊断学[M]. 上海：上海科学技术出版社.

Bayliss W M，Starling E H，1902. The mechanism of pancreatic secretion[J]. J Physiol，28（5）：325-353.

Marshall B J，Warren J R，1984. Unidentified curved bacilli in the stomach of patients with gastritis and peptic ulceration[J]. Lancet，1（8390）：1311-1315.

Tang X D，Zhou L Y，Zhang S T，et al，2016. Randomized double-blind clinical trial of Moluodan for the treatment of chronic atrophic gastritis with dysplasia[J]. Chin J Integr Med，22（1）：9-18.

第二章 消化系统疾病的诊断

第一节 消化系统疾病的内镜诊断进展

消化内镜是胃肠病学领域的特色技术及重要诊疗手段。内镜技术发展突飞猛进，19 世纪 70 年代起出现原始的内镜设计，从无镜头的开放管，到配备镜头的硬质管式内镜，再到逐步配备光学系统、配备柔性橡胶远端，直至 20 世纪 30 年代半曲式内镜的发明，20 世纪中后期柔性内镜、光导纤维内镜、高清电子内镜的问世，伴随图像采集系统的开发及完善，消化内镜技术逐步在临床中广泛应用，术者可通过高清胃肠镜探查食管、胃十二指肠、小肠、结直肠黏膜层的微小病灶。为进一步满足临床需要，内镜技术不断更新迭代：超声内镜技术实现了从黏膜表层到深层、黏膜层以下甚至管腔外病变的诊断；色素内镜及电子染色内镜通过增强组织间对比，提高了病灶的辨识度；放大内镜、共聚焦内镜、细胞内镜则实现了不同程度的放大，实现"无创光学活检"。随着新技术和创新思维的融合，内镜技术的持续发展是必然的，掌握各项内镜技术原理及诊断要点始终是消化科医师的必修功课。

1. 胃镜检查

胃镜检查是上消化道疾病的首选检查方法，其利用一条直径约 1cm，长 70～140cm 的黑色塑胶包裹导光纤维的细长管子，前端装有内视镜，由受检者口腔进入食管、胃、十二指肠，借由光源器所发出之强光，经导光纤维传导，直接观察受检者上消化道黏膜的病变，必要时可获取组织行病理学检查。

胃镜检查的适应证/人群包括：①基于健康体检、早期消化道癌筛查目的，主动接受胃镜检查者；②呕血、黑便，不明原因上腹痛、呕吐，吞咽困难，胸骨后疼痛及烧灼感等怀疑有上消化道病变者；③消化道肿瘤报警症状，如不明原因体重减轻、纳差、贫血，以及其他系统疾病累及上消化道者；④内镜下各种治疗，如内镜下止血、取异物、扩张及支架置入、内镜黏膜下层剥离术、内镜下黏膜切除术、经自然腔道内镜手术等；⑤需要定期随访的病变如巴雷特（Barrett）食管、萎缩性胃炎、胃癌前病变、胃恶性肿瘤术后等。

胃镜操作容易上手，但规范化操作、提高早期癌症的鉴别能力、避免漏诊误诊是难点重点。普通白光胃镜易识别炎症性、溃疡性病变及隆起性病变，但对于微小病灶、扁平隆起病灶、黏膜下病灶不易检出，需辅助超声内镜、放大染色等图像增强技术进一步判断评估。

2. 结肠镜检查

结肠镜检查在肠道疾病诊断中发挥着举足轻重的作用，广泛用于结直肠癌及癌前病变、结直肠息肉及良性肿瘤、炎症性肠病、下消化道出血等多种肠道疾病的诊断。

结肠镜检查的适应证/人群包括：①行大肠疾病普查并愿意接受消化内镜诊疗的患者；②有下消化道症状，如原因不明的下消化道出血，包括便血或持续粪便隐血试验阳性者，慢性腹泻、慢性便秘、大便习惯改变、腹痛、腹胀、腹部包块等诊断不明确者；③不明原因的消瘦、贫血等报警症状，以及其他系统疾病可能累及下消化道者；④需行结肠镜治疗者，如大肠息肉和早期癌在内镜下摘除或切除治疗、止血、乙状结肠扭转或肠套叠复位、肠道疾病手术中需结肠镜协助探查和治疗者等；⑤肠炎症性疾病或肠道肿瘤等做鉴别诊断或需要确定病变范围、病期、严重程度、追踪疾病的自然发展史等；⑥结肠癌术后、息肉切除术后及炎症性肠病药物治疗后需定期结肠镜随访者。

近几年新兴的结肠镜检查技术大大提高了疾病的检出率和检查效率。相较于普通白光内镜，高清结肠镜能显著提高息肉和腺瘤的检出率，尤其是对于平坦型病变、直径小于 5mm 的息肉、右半结肠息肉。全频谱内镜（full-spectrum endoscopy，FUSE）有前方及两侧的镜头连续传输图像，其视野角度相较于普通结肠镜从 170° 扩增到 330° 从而能够拥有更广的视野，一项国际多中心研究结果显示 FUSE 的腺瘤漏检率为 7%，相较于普通结肠镜已显著降低。"第三只眼"全景结肠镜（Third Eye Retroscope，TER）是在普通结肠镜的活检孔道内送入一根细光纤内镜，可自动翻转 180°，从而可以降低皱襞后病变的漏诊率，其对于息肉和腺瘤的检出率比普通结肠镜高出15%～25%。结肠镜反转技术现广泛应用于右半结肠检查，其在右半结肠直视镜检查后进行右侧反转，可分别提高息肉和腺瘤检出率达 4%和 6%。帽辅助式结肠镜，包括透明帽辅助结肠镜（cap-assisted colonoscopy，CAC）、Endocuff 辅助结肠镜（Endocuff-assisted colonoscopy，EAC）、Endorings 结肠镜（Endorings colonoscopy，ERC）、G-EYE 结肠镜（G-EYE colonoscopy）等能够辅助推平肠黏膜褶皱部位而提高疾病检出率。注水结肠镜通过注水代替空气扩张肠管，水交换结肠镜通过注水及回抽循环，使肠道清洁度更高且具有一定的放大作用，另外，其可降低疼痛感，提高患者的依从性，也可以提高检出率。螺旋 CT 仿真结肠镜(computed tomographic colonography，CTC）不仅能通过对肠腔各层面进行三维重建模拟肠镜显示肠腔，准确显示肠隆起性病变的位置及数目，更能多模式重建成像显示淋巴结、肠壁增厚及外侵征象，对于直径大于 6mm 的隆起性病变尤为适用，作为结肠直肠癌（colorectal cancer，CRC）和晚期肿瘤的筛选方法已得到很好的证实，其晚期肿瘤检出率可与普通结肠镜相当。

3. 小肠镜检查

小肠位于消化道中段，是人体最长的消化管道，随着小肠镜技术的开发和临床应用，全消化道的内镜直视检查得以实现。小肠镜技术不断发展，从推进式小肠镜到气囊辅助小肠镜（balloon assisted enteroscopy，BAE），包括双气囊电子小肠镜（double-balloon electronic enteroscopy，DBE）和单气囊电子小肠镜（single-balloon electronic enteroscopy，SBE），再到螺旋小肠镜（spiral enteroscopy，SE），这些技术统称为"设备辅助小肠镜检查"（device-assisted enteroscopy，DAE）。小肠镜技术既可观察小肠病变又可进行活组织检查，弥补了之前漏诊和误诊率高的短板，在很大程度上解决了小肠疾病诊断的问题。

小肠镜检查（图 1-2-1、图 1-2-2）分为经口进镜和经肛进镜，怀疑空肠病变者建议首次选择经口进镜途径；怀疑回肠病变者建议首次选择经肛进镜途径。无论何种进镜途径，原理都是通过内镜前端的气囊和外套管的充放气，使得镜身不断向前滑行，最终到达小肠深部。SBE 与 DBE 的操作流程大致相同，区别在于 DBE 有前端气囊，无需调节内镜角度钮至前端弯曲最大钩住小肠以固定防滑脱。当发现阳性病变时，可以获取组织行病理学检查，也可经操作孔道插入小肠镜专用注射针进行黏膜或黏膜下注射标记。近些年，纳米碳作为新型染色剂，其安全性和有效性得到认证。

小肠镜是诊断小肠疾病的金标准。研究显示，DBE 对小肠疾病的总体诊断率高于 SBE，BAE 对怀疑小肠出血患者的诊断阳性率达 92.4%，对不明原因腹痛的诊断阳性率为 61.5%，对不明原因腹泻、腹胀或营养不良者的诊断阳性率为 69.6%。DBE 是迄今为止研究最多和最成熟的深部小肠镜（deep enteroscopy，DE）技术。相关研究显示，相较于 SBE，DBE 在检测小肠息肉方面更具优势。小肠出血仍是 DAE 的主要适应证之一，一项 Meta 分析显示，DBE 对小肠出血的诊断率优于 SBE，但在检测腹胀和腹痛方面的诊断率与 SBE 大致相同。在小肠憩室类疾病的诊断上，另一项 Meta 分析显示，小肠镜的有效诊断率达 87.5%，远高于胶囊内镜。小肠狭窄是常见的小肠疾病，有研究显示，BAE 对良性小肠狭窄病因诊断的准确率为 80.3%，对狭窄型小肠克罗恩病（Crohn disease，CD）诊断的敏感度、特异度分别为 97.4%、82.6%，可见 BAE 对 CD 和其他良性小肠狭窄的病因鉴别有重要价值。相较于其他检查，DBE 在小肠肿瘤的诊断中具有最高的准确率，检出率为 92.0%。除此之外，小肠镜还能够辅助内镜逆行胰胆管造影（endoscopic retrograde cholangiopancreatography，ERCP）进行一些解剖结构改变患者的治疗。一项包括 945 例患者的系统评价显示，对于手术改变解剖结构的患者，DAE 辅助可使 ERCP 成功率达到 74%。近些年，螺旋式小肠镜（spiral enteroscopy，SE）和新型电动螺旋小肠镜受到人们的关注。SE 是在 DBE 的基础上改进而来的，可以更快、更容易地进入小肠，且成功率、诊断率明显提高。SE 可以减少总手术时间，具有与 DBE 相似的诊断和治疗效果以及相当的最大插入深度，但急性胰腺炎风险明显低于 DBE 和 SBE。

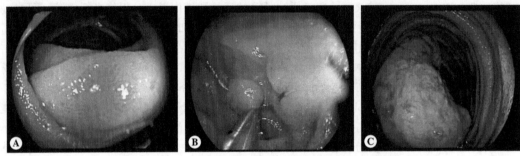

图 1-2-1　小肠镜下血管性病变与小肠间质瘤的内镜表现

A、B. 小肠毛细血管扩张及血管畸形；C. 小肠间质瘤

图片来源：武汉市第一医院消化内镜中心

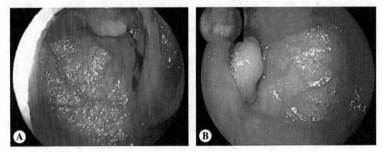

图 1-2-2　小肠镜下小肠憩室并出血

图片来源：武汉市第一医院消化内镜中心

4. 胶囊内镜检查

胶囊内镜检查是用一种一次性胶囊状的无线检查工具，借助胃肠动力作用向前推进，自动拍摄肠道黏膜情况，拍摄的图像通过无线传输方式传输到患者佩戴的数据记录仪中，再通过数字处理系统将全部影像录入电脑进行判读分析，从而实现对消化系统疾病进行诊断的一种检查。胶囊内镜检查分为磁控胶囊胃镜检查（图 1-2-3）、小肠胶囊内镜检查、结肠胶囊内镜检查等。经历 20 余年的发展，其已经成为消化道疾病的重要检查手段。

磁控胶囊胃镜（magnetically controlled capsule gastroscopy，MCCG）是近些年发展迅速的一项新型内镜检查技术，MCCG 根据体外磁场不同，可分为手柄式、MRI 式和机械臂式。胃部空间较大，传统胶囊内镜难以全面清晰地观察胃黏膜，MCCG 实现了体内胶囊空间和时间的主动控制，能够延长检查时间，提高疾病的诊断准确性。可分离式系线磁控胶囊胃镜可增强食管可视化，提高食管静脉曲张、反流性食管炎、Barrett 食管等食管疾病的诊断效能，线囊分离可做进一步检查。胶囊滞留是磁控胶囊内镜最常见的并发症，普通人 2 周内滞留发生率为 0.2%～0.8%，可行小肠镜取出。

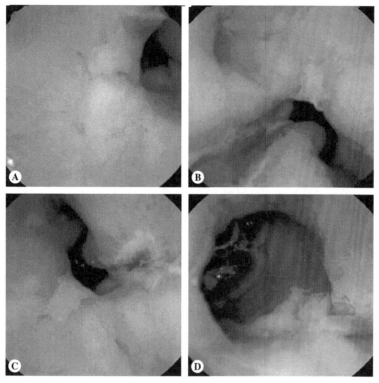

图 1-2-3　胃溃疡在胶囊胃镜下的表现

图片来源：武汉市第一医院消化内镜中心

　　小肠胶囊内镜（small bowel capsule endoscopy，SBCE）利用肠道蠕动推动胶囊内镜通过小肠，简便、安全、无创，是诊断小肠疾病的一线工具。SBCE 最常用于评估和管理小肠出血，检出率为 60%～78%，且二次检查可以进一步提高诊断率。多项研究表明，SBCE 对小肠克罗恩病的诊断效率优于小肠 X 线摄影、计算机体层摄影和推进式电子小肠镜及磁共振肠造影。小肠肿瘤在消化系统疾病中发生率低，在 SBCE 下多表现为单发或多发的肿块，可伴有溃疡形成及活动性出血（图 1-2-4），SBCE 提高了肿瘤检出率和分类准确率。目前 SBCE 仅有观察功能，无法进行病灶活检、局部给药等操作，而磁性活性剂释放系统、磁控选择性切割刀、计算机辅助定位系统等技术的进步，有望推动 SBCE 成为小肠疾病治疗的新方法。

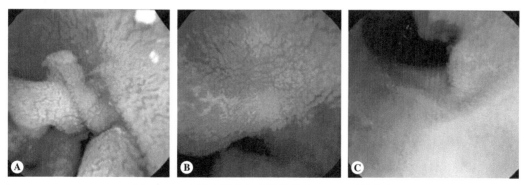

图 1-2-4　小肠血管瘤与小肠肿物在 SBCE 下的表现

A、B. 小肠血管畸形；C. 小肠肿物

图片来源：武汉市第一医院消化内镜中心

结肠胶囊内镜（colon capsule endoscopy，CCE）的出现，推动全消化道胶囊检查的进程。结肠癌是全球癌症死亡的第二大原因，多发生于老年人（＞65岁），而对年轻人健康的威胁主要是炎症性肠病。CCE目前被认为是结肠镜的重要补充诊断方法。

胶囊内镜充分拓展了医生的视野，解决了多年来对小肠疾病和胃肠道隐血诊断方面的难题。它对消化领域已经产生了深远的影响，不足之处在于无法进行组织活检，图像质量和定位技术有待提高及费用远高于传统胃镜。随着科技和临床研究的进步及磁控胶囊内镜的发展，未来的胶囊内镜必将在临床上发挥出更大的价值。

5. 色素内镜检查

色素内镜又称染色内镜（chromoendoscopy，CE），是在内镜下黏膜表面应用染色剂，增强正常与病变组织对比度。根据染色剂和着色原理不同，染色方法可分为对比法、染色法、反应法、复合染色法。对比法应用对比染色剂，如靛胭脂，其可沉积于病灶异常凹陷内，使胃小沟、肠黏膜表面腺管开口形态被强调。染色法应用吸收性染料，其或只被病灶黏膜吸收着色（如亚甲基蓝），或只被正常黏膜吸收着色（如碘剂），或能使上皮细胞的细胞质染色而不着色于细胞核（如结晶紫），最终形成颜色对比以区分不同组织。反应法如应用刚果红，其与不同浓度胃酸反应表现不同颜色，酚红则在Hp感染部位反应变黄，故病变处胃黏膜分别因泌酸量不同和Hp感染而被区分；乙酸可与黏膜蛋白反应而使黏膜变白，正常黏膜发白时间较癌组织长，从而可被区分。

CE下食管黏膜异常鳞状上皮细胞遇碘后表现为淡染或不染色及特征性"粉色征"，疾病诊断敏感度达88%，特异度达95%；CE下采用亚甲基蓝或靛胭脂染色以显示胃癌前状态和癌前病变范围，诊断敏感度达90%，特异度达82%；CE下应用冰醋酸可增强显示结肠黏膜微小、平坦、不易发现的病变部位，已广泛应用于扁平及锯齿状腺瘤的检出（图1-2-5）。

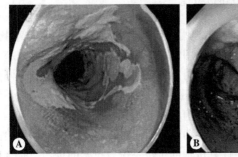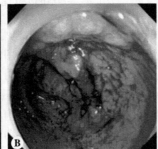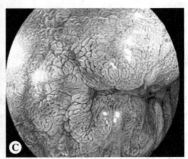

图1-2-5　CE喷洒后内镜表现

A. 早期食管癌碘剂染色，局部可见粉色征；B. 早期胃癌靛胭脂染色；C. 早期胃癌冰醋酸染色

图片来源：武汉市第一医院消化内镜中心

临床上往往将CE与电子染色放大内镜联用来帮助诊断，称为复合染色法。如乙酸染色联合电子染色可增强显示早期胃癌黏膜的绒毛和隐窝区域，放大内镜联合CE可有效诊断大肠非瘤性息肉、腺瘤、癌及UC异型增生，多种方法联合应用各取所长，提高疾病检出率。

6. 电子染色放大内镜检查

近年来，随着计算机和图像处理技术的不断进步，多种电子染色内镜技术应运而生，其主要通过滤光技术和图像处理技术，来突出黏膜微细结构和表浅血管，达到CE的效果，同时可随时与白光视野进行切换，更好地满足临床需求。主流技术包括窄带成像技术（narrow band imaging，NBI）、蓝激光成像（blue laser imaging，BLI）、新型的联动成像（linked color imaging，LCI）及高清智能电子染色（i-scanopticalenhancement，I-Scan）等。在电子染色检查的基础上再结合放大内镜（magnification endoscopy，ME）观察，可在一定程度上提高黏膜细微病变的检出率和诊断率，尤适用于早期消化道癌及癌前病变的筛查。

　　NBI 在普通白光内镜的基础上，通过红-绿-蓝光波滤过器只留下窄带光谱，由于光波对消化道黏膜的穿透能力与其波长成正比，以 415nm 为中心的蓝光波段波长较短，对黏膜穿透性差，只能到达黏膜浅层，被黏膜表面的毛细血管反射，可以清楚地显示组织的表面构造，由于血红蛋白的主吸收峰谱在 415nm 左右，所以蓝光可以很好地被血红蛋白吸收，可以突出显示组织的微血管结构。而以 540nm 为中心的绿光穿透较深，可见黏膜深层和黏膜下层的血管结构。故黏膜表面腺体、绒毛等结构及浅层毛细血管以吸收 415nm 蓝光为重点，镜下呈褐色，而较深的黏膜下血管在 540nm 绿光下可见，镜下呈青色。NBI 使得消化道黏膜和浅表血管的对比增强，能更清晰地显示病变部位的范围、表面结构等情况。

　　BLI 是一种使用激光进行图像增强内镜检查的新系统，使用两个单色激光[白光用激光（波长 450nm）和 BLI 用激光（波长 410nm）]代替氙灯。410nm 激光可显示血管微结构，类似于窄带成像，450nm 激光通过激发提供白光。其原理基于黏膜对光的吸收和反射、血红蛋白对波长为 410nm 的激光的吸收特性，形成用以观察和诊断表层和深部血管的内镜成像技术。

　　BLI 观察模式，通过调节 BLI 激光和白光激光的发光强度，有 BLI、BLI-bright、白光三种观察模式。BLI 模式（图 1-2-6）提高黏膜表层微细血管的对比度，适用于近景观察。BLI-bright 模式适用于在亮度较低不易显现对比度或观察部位条件较差的中远景观察。白光模式可以穿透黏膜深层及深层血管，以便于观察到病变的外部结构，但对黏膜表面的微细结构变化难以清楚显现。

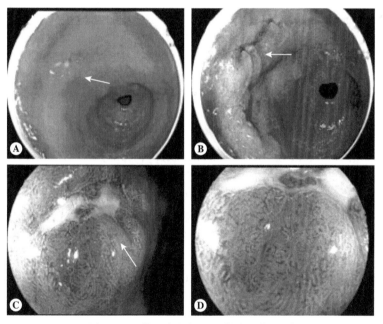

图 1-2-6　普通白光与 BLI 模式图像区别

A. 病灶普通白光远景；B. 病灶 BLI 近景；C. 病灶 BLI 近景放大；D. BLI+放大观察

图片来源：武汉市第一医院消化内镜中心

　　LCI 是日本富士公司在首款激光内镜系统 LASEREO 基础上，改良得到的一种新型的图像增强技术，旨在更好地识别黏膜颜色的细微差别。LCI 类似于在 BLI-bright 模式下，将特定的短波长窄带光和白光同时平衡照射到黏膜表面，通过进一步的图像后处理技术，使得黏膜红色的部分更红，白色的部分更白，因而提高了对消化道黏膜细微病变的识别性，有利于消化道早期微小病变的诊断（图 1-2-7）。早期胃癌和肠化生在 LCI 上分别呈现橘红色和紫色。

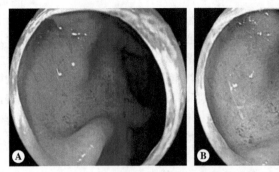

图 1-2-7　LCI 镜下表现

A. 病灶普通白光表现；B. 病灶 LCI 镜下表现：层次及边界更清晰，病灶呈紫黄色色差改变，红色色泽对比度更高

图片来源：武汉市第一医院消化内镜中心

I-Scan 技术通过使用带有软件算法的后处理滤光技术来增强上皮表面的清晰度，并强调黏膜表面和血管的对比；其包含有表面增强、对比增强及色调增强 3 种图像增强模式，不同模式之间可自由转换。

放大内镜（ME）可通过调节镜头将病变放大数十倍至上百倍，其原理与普通内镜无本质区别，只是可通过不同倍数的放大镜头重点观察隐窝、腺管开口或黏膜下血管形态。

相较于白光内镜，电子染色结合放大能突出显示病变位置、范围、排列方式、黏膜细小改变，在早期消化道癌和癌前病变的定位和诊断方面尤具优势。电子染色结合 ME 下观察采用早期食管鳞癌放大内镜日本食管学会分型（JES 分型），诊断准确率可达 90%。染色结合 ME 在胃镜下见亮蓝嵴，被认为是胃黏膜发生肠上皮化生时的特征性表现，当黏膜出现癌变倾向时，常出现不规则的腺管结构和（或）不规则的微血管结构，且与正常组织存在明显分界。染色结合 ME 可以观察肠上皮表面腺管开口形态，以工藤分型（pit pattern 分型）鉴别增生性息肉、腺瘤和结肠癌的浸润深度，敏感度达 73.3%，诊断准确性达 96.7%。

7. 共聚焦内镜检查

激光共聚焦显微内镜（confocal laser endomicroscopy，CLE）简称共聚焦内镜，是共聚焦激光显微镜与传统内镜的有机结合，除了能做标准电子内镜检查外，还能进行共聚焦显微镜检查，CLE 通过使用静脉注射或局部荧光剂，突出了某些黏膜成分，有助于实时光学活检。

CLE 将激光扫描共聚焦显微镜与传统电子内镜相结合，分为微探头式（probe-based CLE，pCLE）和整合式（endoscope-based CLE，eCLE）两种类型，其工作原理是以光栅模式扫描某点，由光纤介导经内镜头端的物镜聚焦并射向被观察组织，荧光剂被激光束激发所产生的信号被探头检测到并送回主机，以 0.8 幅/秒（1024×1024 像素）或 1.6 幅/秒（1024×512 像素）的速率生成图像。扫描厚度可薄至 7μm，空间解析度达 0.7μm，扫描纵深 0～250μm，足以涵盖整个黏膜层，共聚焦图像可与内镜图像同时生成。

共聚焦内镜作为一类将形态学与组织学相结合的诊断工具，已被证明与传统组织学检查相符率甚高。目前较多用于胃食管反流病、Barrett 食管、胃癌及癌前病变、炎症性肠病、胃表浅病变、幽门螺杆菌感染、结直肠癌的诊断。

2009 年 pCLE 工作者于迈阿密召开会议制定了关于 pCLE 的分级标准（迈阿密标准），以指导临床实践和科学研究。其中诊断食管腺癌的标准为：绒毛状结构或隐窝紊乱或消失；黑色柱状细胞；肿瘤血管扭曲、扩张。

CLE 可以通过评估肠上皮屏障和血管通透性的功能，识别看似正常黏膜上的病变，包括异常增生等，辅助 IBD 的内镜评估，还可通过检测到的细胞脱落和屏障丢失发现 IBD 的复发。常规内镜下溃疡性结肠炎（UC）和克罗恩病（CD）常常难以区分，CLE 可通过隐窝形态、血管和结肠黏膜荧光的

CLE 形态学变化区分二者。亦有研究发现 CLE 可能是判断 UC 炎症活动的有效工具，融合隐窝似乎是 UC 的 CLE 标记，而微血管病变和荧光素渗漏（图 1-2-8）是 IBD 黏膜愈合的特征性表现。

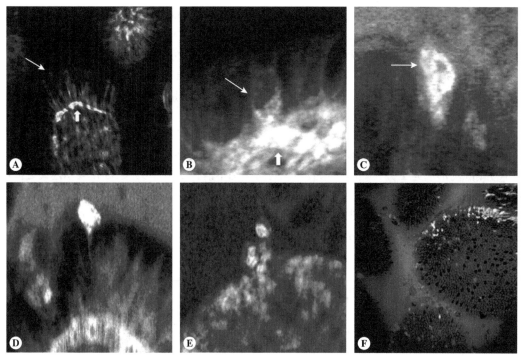

图 1-2-8 荧光素渗漏

图片来源：DOI：10.1136/gutjnl-2011-300695

Li W B 等将共聚焦内镜诊断胃表浅病变时，内镜下表现分为两类：非癌性病变，癌变/高级别上皮内瘤变。两者共聚焦内镜下的特点见表 1-2-1。以此分类表现为诊断标准，CLE 对胃表浅性癌变/高级别上皮内瘤变诊断的敏感度（88.9%）、特异度（99.3%）和准确度（98.8%）显著高于白光内镜。此项研究建立了一种诊断胃表浅病变简单、有效的 CLE 诊断标准，对胃癌的早期诊断、胃癌高危人群的筛查和监测具有重要的临床应用价值。

表 1-2-1 共聚焦内镜下胃表浅病变的诊断标准

结构	非癌性病变	癌变/高级别上皮内瘤变
腺体	规则的胃小凹，有序排列的腺体；或腺体排列分布轻度改变	腺体形态、结构不规则，小凹和腺体排列紊乱或破坏
细胞	形状、大小规则；上皮分层轻度增加；细胞极性正常	细胞形态不规整；上皮分层严重；细胞极性消失
微血管	正常管径，蜂窝状或线圈样	形状、管径不规整

8. 细胞内镜检查

细胞内镜（endocytoscopy，EC）是在放大内镜的基础上发展来的一种具有超高分辨率、超高放大能力的接触型内镜。2003 年日本学者首次成功地利用一种用于胃肠道检查的柔性接触内镜观察到活体正常鳞状细胞和食管鳞状细胞癌（esophageal squamous cell carcinoma，ESCC）细胞，即第一代细胞内镜系统，经过 10 多年的发展，至今已陆续开发出了四代 EC 系统，2015 年开发出的第四代 EC（新型连续变焦细胞内镜），可放大 500 倍，采用数字放大可实现 900 倍放大，不仅能够观察到微小血管、腺泡腔等微结构，还能够对细胞核的异型性进行评价。

　　EC 可通过识别细胞密度及排列、细胞核形态及大小，根据细胞结构和细胞核的特殊不规则性，判定异型增生，以鉴别正常细胞与癌变细胞，临床常用于识别早期消化道癌。Yuto Shimamura 等人运用第四代 EC 对食管病变进行组织学预测，发现 EC 在专家和非专家中都提供了较好的诊断准确性和可靠性，尤其在诊断食管鳞状细胞癌方面，并依据细胞结构和细胞核形态提出食管 EC 分类法（表 1-2-2、图 1-2-9）。Mitsuru Kaise 开展了一项前瞻性的临床研究，使用单电荷耦合器件集成 EC，结合结晶紫和亚甲基蓝双染色检测早期胃癌，发现 EC 诊断胃癌的敏感度为 86%，特异度为 100%，阳性预测值为 100%，阴性预测值为 94%，并提出胃腺癌的典型 EC 表现是细胞排列致密且不规则，细胞核肿胀、紊乱或形状不均一，腺腔缺失、变窄或融合，或腺体结构消失（图 1-2-10）。Bessho 等制定了 EC 检查评分系统（endocytoscopy scoring system，ECSS），对 UC 的组织病理学活性有很好的预测价值。UC 的组织病理学活动指数为 0~6 分，其分值高低与炎症严重程度呈正相关，由 3 个指标构成：①ECSS-A 表示隐窝的形状指数（1~3 分）：正常隐窝为 0 分；圆形、椭圆形隐窝为 1 分；不规则隐窝形成为 2 分；黏膜严重破坏、隐窝识别不清为 3 分。②ECSS-B 表示隐窝之间的距离（0~2 分）：在视野内可见 3 个或更多隐窝为 0 分；视野中隐窝为 2 个，且固有层中有细胞浸润、隐窝拉长变形等为 1 分；隐窝数少于 2 个为 2 分。③ECSS-C 表示微血管的可视性（0~1 分）：血管不可见为 0 分；血管可见为 1 分。

表 1-2-2　食管的 EC 分类

	组织结构	细胞核	组织预测
EC1	富含细胞质的细胞，细胞大而呈菱形	细胞核位于中心，核小而圆、均匀	正常的炎性或反应性改变
EC2	与 EC1 相比，细胞密度略高，有分界线	细胞核位于中心，圆形，核小或轻度增大	食管临界病变
EC3	细胞密度明显增加，细胞结构随着分界线消失	细胞核明显增大，大小和形状不均匀	食管鳞状细胞癌

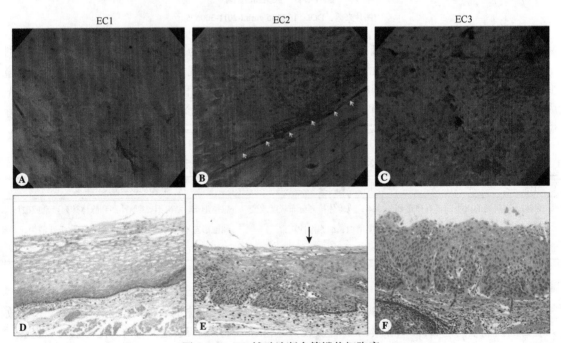

图 1-2-9　EC 辅助诊断食管鳞状细胞癌

上排为细胞内镜图像，下排为相应的苏木精和伊红染色。A、D 显示了富含细胞质的细胞，具有大的菱形细胞和均匀的小核和圆形核模式。B、E 的细胞密度略高于 A、D，细胞核较小或轻度增大。C、F 显示细胞密度显著增加，细胞结构丧失，并沿分界线形成，细胞核增大，大小和形状呈异质性

图片来源：DOI：10.1111/den.13914

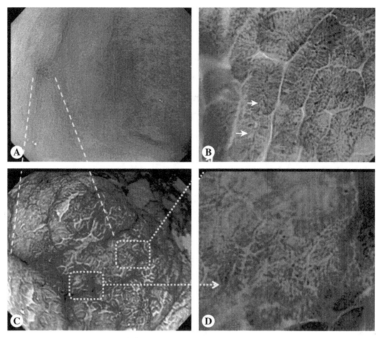

图 1-2-10　早期胃癌的 EC 表现

微小的凹陷中，观察到管腔的缺失或融合

图片来源：DOI：10.1016/j.gie.2021.05.014

9. 超声内镜检查

超声内镜（endoscopic ultrasonography，EUS）技术通过将微型高频超声探头置于内镜前端，实现内镜插入体腔后直接观察腔内形态的同时，进行超声扫描，以获得管壁各层次的组织学特征及邻近脏器的超声图像，广泛用于胆胰病变、消化道占位性病变及黏膜下病变的诊断，随着 EUS 技术不断发展，其对疾病的诊断和鉴别诊断能力不断提高。

EUS 按扫描方式可分为环形扫描式和线阵扫描式两种，环形扫描式 EUS 可对消化道管壁层次进行 360°旋转扫描，操作简便，在胆胰系统疾病的诊断中具有不可替代的价值；线阵扫描式 EUS 可提供平行于镜身长轴的内镜图像，其可对准特定方位显示病灶和监测穿刺部位，适用于 EUS 引导下的穿刺诊疗。对于直径 1cm 以下的管壁内病变以超声小探头扫查为主，其可通过内镜钳道进入体腔进行连续旋转环扫探查，在诊断消化道黏膜下病变方面具有重要的临床价值。另外，胰胆管腔内超声（intraductal ultrasonography，IDUS）借助十二指肠镜进行操作，通过插入超声小探头对胆总管与主胰管进行扫描，可准确区分胆道梗阻狭窄良恶性，且可与 ERCP 同时进行，以获得胆管癌的最佳诊断效果。

内镜超声引导下细针穿刺抽吸/活检术（endoscopic ultrasonography guided fine needle aspiration/biopsy，EUS-FNA/B）已发展成为超声内镜领域重要的介入诊断技术，EUS-FNA 可在 EUS 实时引导下对病变部位穿刺抽吸取得细胞和组织，进行病理学评估，已广泛用于胆胰、肝脏和淋巴结病变，判断占位性质、分期及预后，但 FNA 提供的组织样本较少，而 EUS-FNB 其针尖处有一个反向斜角，在针逆行运动期间，可将组织剪切到针通道中，故推荐应用 FNB 对实性病变或淋巴结进行穿刺以获取组织标本。近年来，EUS 逐渐应用于评估门静脉高压及侧支循环建立情况，还有报道指出应用 22G FNA 针进行门静脉测压（EUS-guided portal pressure gradient，EUS-PPG），有望成为门静脉高压患者肝静脉压力梯度测量的重要补充。

造影增强超声内镜（contrast-enhanced endoscopic ultrasonography，CE-EUS）通过应用微泡造影剂使被扫查界面回声的声阻抗差改变，增强显示病灶血管分布及血流情况，主要适用于胰腺实质内占位病变，还可用于提高 EUS-FNA 的准确率及治疗评估，研究显示，CE-EUS 诊断胰腺癌的敏感度和特异度均为 93%。超声内镜弹性成像技术（endoscopic ultrasonography elastography，EUS-EG）可使局部组织受压发生弹性形变，通过对前后回声信号分析转化后获得不同图像，主要应用于病灶的良恶性鉴别，其对于胰腺癌和炎性肿块的鉴别诊断的敏感度和特异度分别为 95%～99% 和 67%～76%，且基于 EUS-EG 的肿瘤弹性应变率检测可辅助判断胰腺癌间质含量，指导药物选择。EUS 引导下共聚焦激光检查术（EUS guided needle-base confocal laser endomicroscopy，EUS-nCLE）和 SpyGlass 检查术（EUS-SpyGlass）可分别在 EUS 检查基础上通过 19G 穿刺针孔插入共聚焦探头或专用活检钳和 SpyGlass 光导纤维，可实现内镜与病理检查或抽吸细胞学检查同时进行，但临床报道较少，有待未来进一步研究。

10. 人工智能辅助内镜诊断

人工智能（artificial intelligence，AI）是研究开发用于模拟、延伸和扩展人类智能的理论、方法、技术与应用系统的交叉学科，旨在让机器能够像人一样学习、推理和自我修整，其基本原理是机器学习（machine learning，ML）。20 世纪 40 年代，研究人员开始尝试运用 AI 辅助临床医师的诊疗工作尤其是医学的图像识别、分类工作，如今已广泛用于辅助消化系统胃肠道内镜、胰胆道内镜检查。然而 AI 辅助内镜技术的伦理问题，包括计算机辅助检测（CAD）系统是否将扮演第二、并发或独立观察员的角色，以及如何处理 AI 的误诊等，在广泛实施之前还需进一步讨论。

研究显示，AI 辅助胃镜检查能显著降低胃镜的盲点率，提高胃息肉检出准确率；AI 辅助胃镜检查对于 Hp 的检测较为可靠，C-R Huang 及 Shichijo 等运用 AI 建立胃镜下 Hp 检测模型，报告检测 Hp 的敏感度为 85.4%～88.9%，特异度为 87.4%～90.9%，高于内镜医生组，同时 AI 辅助检测 Hp 感染能缩短诊断时间（194s vs. 230s）、提高准确率（87.7% vs. 82.4%）。AI 辅助胃镜在上消化道肿瘤的检测中作用突出。Huiyan Luo 团队通过分析临床 84 424 人的 1 036 496 张内镜资料，开发出用于上消化道肿瘤诊断的胃肠道人工智能诊断系统（gastrointestinal artificial intelligence diagnostic system，GRAIDS），并通过多中心随机对照研究验证得出：该系统已达到与内镜专家相似的诊断敏感度；另一项多中心研究利用深度卷积神经网络和深度学习研发出 ENDOANGEL 系统，也显示出其在胃镜下实时检测胃癌的潜力。

欧洲胃肠内镜学会（ESGE）推荐运用 AI 技术辅助结肠息肉的检出，普通结肠镜下小于 5mm 的腺瘤、无蒂息肉、左侧结肠息肉容易漏诊，AI 技术可通过深度学习，运用计算机辅助检测（computer aided detection，CADe）和计算机辅助诊断（computer aided diagnosis，CADx）两种模式，辅助医师快速准确地检出息肉并鉴别息肉的组织学特性。Meta 分析显示，AI 辅助可显著提高结肠镜的腺瘤检出率（adenoma detection rate，ADR）（32.9% vs. 20.8%）。

AI 阅片极大地提高了视频胶囊内镜（video capsule endoscopy，VCE）的工作效率和病灶的检出率。AI 辅助 VCE 已被广泛用于血管发育不良、息肉、乳糜泻、肠钩虫的检测，Romain Leenhardt 等采用一种结合卷积神经网络（convolutional neural network，CNN）的图像语义分割方法进行深度特征提取和分类，开发一种诊断胃肠道血管扩张的 AI 诊断工具，其敏感度为 100%，特异度为 96%。Teng Zhou 等利用深度学习方法进行计算机辅助定量分析，辅助 VCE 诊断乳糜泻患者，其敏感度和特异度均为 100%。

AI 技术近年来逐渐用于辅助胰胆道内镜的诊断，包括 ERCP、EUS 和数字单操作者胆管镜（digital single-operator cholangioscopy，DSOC）等，并已实现协助自身免疫性胰腺炎、胰腺癌、胆道结石、胆道狭窄、胰腺囊性肿瘤等胰胆道疾病的诊断。有研究开发并验证了一种基于卷积神经网络的新型 AI 辅助系统，可以预测壶腹的位置和壶腹插管的难度，从而提高 ERCP 检测效率。多中心临床研究发现，AI 能从取石次数、碎石次数、取石时间等多个方面对 ERCP 胆总管取石术进行评估打分及分类，有效识别 ERCP 时内镜取石的技术难度，并辅助对胆总管结石进行定量评估，从而最大程度地减少内镜下取石的风险；Jun Zhang 等创建的 BP master 系统通过分割血管及胰腺在缩短胰腺 EUS 学习曲线和提高 EUS 质量控制方面具有重要的潜力；另有多项研究显示 AI 技术可辅助 DSOC 识别恶性病变、增加活检产量，以协助临床管理，AI 在胰胆道内镜中的运用前景十分广阔。

（时昭红 张曼玲）

第二节　消化系统疾病的影像学诊断进展

消化系统疾病涵盖胃肠道及肝胆胰等脏器的器质性和功能性疾病，疾病谱广，发病率高，影像学检查主要包括超声检查（ultrasonography，US）、X 线、计算机断层扫描（computed tomographic，CT）、磁共振成像（magnetic resonance imaging，MRI）和核医学，在临床疾病诊断中起着关键性作用。US 易行、无创、无辐射，是消化系统疾病的首选检查方式，尤其多能敏感检出实质脏器中存在的病变，多普勒超声、声学造影及超微血管成像等还能反映病变血流情况，进一步提高了病变定性诊断能力，另外超声胃肠道造影检查还能反映病变对胃肠壁的侵犯程度，有利于确定病变范围和肿瘤性病变的局部分期，然而 US 容易受到肠气干扰以及穿透距离有限的影响，在一定程度上限制了其应用。X 线平片除能发现高密度钙化性病变（如胆结石），以及检查肠梗阻和胃肠道穿孔外，对其余大多数消化系统病变应用价值一般不大；食管和胃肠道钡剂造影检查目前仍然是消化系统疾病最佳的 X 线检查方法，可直观、全面地显示胃肠道黏膜病变，尤其对于较小的局灶性病变（如小溃疡）的检出具有较高敏感性，此外还可评估消化道的功能性改变，但其无法评估疾病的肠外表现，具有一定的局限性；其他一些造影检查，如经肝胆管造影（percutaneous transhepatic cholangiography，PTC）、内镜逆行性胰胆管造影（endoscopic retrograde cholangio-pancreatography，ERCP）对于病变的检出及治疗也有一定价值。CT 是目前消化系统疾病最主要的影像检查方法，平扫检查能发现大多数病变，多期增强检查不但能进一步提高病变检出能力，还可根据病变强化程度及方式对大多数疾病做出准确定性诊断，另外多平面重建等后处理技术还能全方位观察病变及其与周围组织的关系，对于病变分期、严重程度的评估等具有重要意义。然而 CT 检查具有较高的辐射剂量，应该严格掌握其适应证。MRI 软组织分辨率高，对于病变检出和定性更有优势，应用 MRI 增强检查（包括一些特异性对比剂的增强检查）、脂肪抑制技术和弥散加权成像（diffusion weighted imaging，DWI）检查等，能进一步提高对病变的诊断及评估能力，常作为超声和（或）CT 检查后的补充检查技术。近年来新兴影像技术的出现使影像学的地位有了极大的提升。能谱 CT 能提高组织间对比度，有助于显示细小结构和检出早期病变；灌注成像通过测量局部组织血液灌注，了解血流动力学及功能变化，有助于早期发现病变；功能 MRI 能量化肿瘤内部微结构特征，为病变诊断、分期及临床治疗等提供有价值的定量指标；核医学从放射性核素分子水平观察和研究消化系统疾病发生的分子机制，能从体外显示消化系统疾病病理生理变化和代谢、功能改变，是早期诊断和治疗消化系统疾病的重要手段，其靶向显像诊断、靶向治疗在消化系统疾病的诊断及治疗中也发挥着重要作用。总之，影像技术已逐渐从既往单一的形态诊断过渡到形态兼顾功能的精准诊断和疗效评估方面，有望实现对病变的定量/半定量的分析和转归预测，在消化系统常见疾病的诊治中具有极大的应用前景。

一、非酒精性脂肪性肝病的影像学研究进展

非酒精性脂肪性肝病（non-alcoholic fatty liver disease，NAFLD）是指除外酒精和其他明确的损肝因素所致的以肝细胞内脂肪过度沉积为主要特征的临床病理综合征，是与胰岛素抵抗和遗传易感性密切相关的代谢应激性肝损伤。随着代谢综合征、糖尿病和肥胖症的人群逐年增加，NAFLD 的发病率也在急剧上升，约 10%～20%可发展为更严重的非酒精性脂肪性肝炎（non-alcoholic steatohepatitis，NASH），极少数 NASH 还可进一步发展为隐源性肝硬化和肝癌。NAFLD 活动度积分（NAFLD activity score，NAS）是由肝细胞脂肪变性（1～3 分）、小叶内炎症（0～3 分）和肝细胞气球样变（0～2 分）的加权总和计算得出的。NAS<3 分排除 NASH，NAS 3～4 分为 NASH 可能，NAS≥5 分可诊断 NASH。肝脏脂肪变性，抑或是肝细胞内脂肪的过度沉积，是所有脂肪性肝病（包括 NAFLD）的最重要的病理学特征，脂肪的过度沉积在影像学中可看到异常表现，影像学在 NAFLD 的诊断中扮演着越来越重要的角色。

（一）US

NAFLD 的声像学特征主要包括肝实质回声增强（亮肝征）、肝内血管和胆管显示模糊、深层结构的可视化效果不佳和皮下组织厚度增加，传统的超声检查通常基于以上声像学特征来判断肝内脂肪沉积程度。然而此种方法存在对超声图像判断的主观性强、超声科医师间的一致性较差等问题，为了克服这些问题，已有学者提出几种定量声像学参数：①反向散射系数及衰减值；②肝肾皮质回声比值，即肝肾脂肪变性指数；③速度与波长的比值。

在上述定量声像学参数的应用中，反向散射系数的估算非常烦琐，需要利用模型来控制所有变量，因此更多地利用衰减值来判断 NAFLD 的分期及分级。受控衰减参数（controlled attenuation parameter，CAP）是通过肝脏瞬时弹性硬度检查（FibroScan）获得的一种技术，是一种定量的评估肝脏脂肪沉积的技术，并且可以通过振动控制瞬时弹性成像（vibration-controlled transient elastography，VCTE）、肝脏硬度测量（liver stiffness measurement，LSM）同时获得。依据肝小叶内脂肪变性的肝细胞数目将 NAFLD 肝脂肪变性分为 4 级：S0 级，无脂肪变性（<5%的肝细胞有脂肪变性）；S1 级，轻度脂肪变性（5%～33%的肝细胞有脂肪变性）；S2 级，中度脂肪变性（34%～66%的肝细胞有脂肪变性）；S3 级，重度脂肪变性（>66%的肝细胞有脂肪变性）（图 1-2-11）。依据肝纤维化的程度将肝硬度分为五个等级，分别是：①F0（无肝纤维化）-F1（轻度肝纤维化）：<7.3kPa；②F2（中度肝纤维化）：7.3～9.7kPa；③F2-F3（中度肝纤维化）：9.7～12.4kPa；④F3-F4（重度肝纤维化）：12.4～17.5kPa；⑤>F4（肝硬化）：>17.5kPa。有研究指出利用 FibroScan 检查的 CAP 和 LSM 可分别评估肝脏脂肪变性和纤维化，曲线下面积（AUC）值范围为 0.70～0.89。利用 FibroScan 检查获得的 CAP 和 LSM 与评价肝细胞损伤程度的临床指标，例如丙氨酸氨基转移酶（alanine aminotransferase，ALT）、天冬氨酸氨基转移酶（aspartate aminotransferase，AST），以及 AST 与 ALT 的比值构建的评估肝脏脂肪变性和肝纤维化的联合模型预测性能优秀。

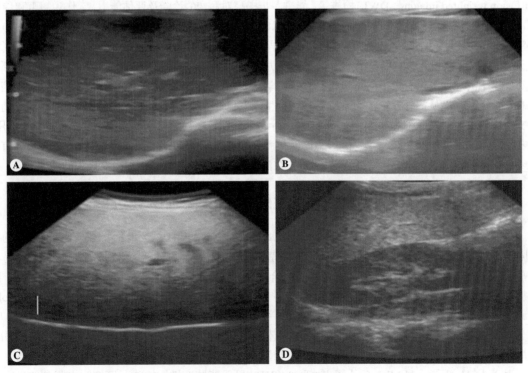

图 1-2-11 分析脂肪肝分级

A. S0 级：超声图像显示肝脏回声正常；B. S1 级，肝脏回声增强；C. S2 级，回声遮蔽门静脉分支回声壁；D. S3 级，膈轮廓模糊

（二）CT

在平扫 CT 上，正常肝实质 CT 值约为 60HU，高于脾脏。早期就已经有学者提出了在平扫 CT 下诊断肝脏脂肪变性的各种标准，然而肝脏密度受铁、糖原等物质的存在以及血细胞比容、铜和其他金属离子等因素的影响，而且衡量 CT 值的 HU 的校准因仪器和制造商而异，因此一些学者主张将肝脏与脾脏进行比较，即肝脏的绝对 CT 值小于 40HU 或肝脏 CT 值与脾脏 CT 值之差小于−10HU 作为诊断肝脂肪变性的一个标准。双能 CT（Dual-Energy CT，DECT）可以区分不同的组织，量化肝组织中的脂肪含量，较传统图像诊断能更精准评估肝脏中的脂肪含量。

（三）MRI

MRI 是评估 NAFLD 最敏感和最具有特异性的检查方法。传统的 MRI 检查可得出包括 T_1WI 和 T_2WI 以及脂肪抑制序列的图像，对于肝脏脂肪变性的定性有较大帮助，但传统的 MRI 检查无法定量评估肝脏脂肪变性的程度。肝脏脂肪变性的定量检查主要依靠磁共振波谱（magnetic resonance spectroscopy，MRS）和磁共振成像质子密度脂肪分数（magnetic resonance imaging proton density fat fraction，MRI-PDFF）。

MRS 是一种利用磁共振现象和化学位移作用，进行一系列特定原子核及其化合物分析的方法。与传统 MRI 相比，它并不局限于含有质子的分子（水和脂肪），还可以测量其他指示线粒体功能和氧化反应的代谢物浓度和通量率（糖原、ATP、谷胱甘肽等）。此外还可以探索 NAFLD 患者中肝细胞储存的脂质分子的结构。在涉及 NAFLD 饮食及生活方式干预的观察性研究和纵向临床试验中，MRS 衍生的肝内甘油三酯测量被越来越多地作为重要的指标。这些技术已被常规的病理组织学验证，并被认为是肝脂肪变性无创评估的金标准之一。Abrigo 等为了验证 ^{31}P-MRS 对 NAFLD 的诊断性能，纳入了 19 名健康受试者作为对照组，37 名非 NASH 的 NAFLD 患者，以及 95 名 NASH 患者共计 151 名受试者行 ^{31}P-MRS 检查，获得了包括磷酸乙醇胺（PE）、磷酸二酯（PDE）、磷酸单酯（PME）、甘油磷酸胆碱（GPC）、三磷酸核苷酸（NTP）和无机磷酸盐（Pi）相对于总磷酸盐（TP）或 PME+PDE 并转换为百分比的信号强度比。与对照组相比，NAFLD 组的 PDE/TP 均升高，Pi/TP 降低。非 NASH 患者的 PE/（PME+PDE）下降，GPC/（PME+PDE）升高，NTP/TP 正常。然而，NASH 患者的 PE/（PME+PDE）和 GPC/（PME+PDE）正常，但 NTP/TP 降低。

MRI-PDFF 是一种准确的、敏感度高的测量全肝脏脂肪变性的方法，可以准确地检测到 5% 的显微镜下的脂肪变性。PDFF 是一种基本的组织特性，也是一种基于 MRI 的组织甘油三酯浓度测量方法，计算方法为 MRI 中可见甘油三酯质子与甘油三酯质子和水质子之和的比值，其中 6.5%～17.5% 为轻度肝脂肪变性、17.5%～22.2% 为中度肝脂肪变性、22.2% 以上为重度肝脂肪变性。越来越多的研究证实，MRI-PDFF 作为评估药物改善肝脂肪变性的无创技术，可取代肝脏病理活检运用于 NASH 的 II 期临床试验中，但 MRI-PDFF 无法评估肝脏炎症、气球样变或纤维化。Idilman 等利用 MRI-PDFF 测定 NAFLD 患者的肝脏、胰腺、肾脏和椎体的脂肪沉积量，并评估它们之间的关系。最终得出，胰腺和椎体的 MRI-PDFF 值在 NAFLD 患者中密切相关，而且两者都是糖尿病患者骨折增加的原因。MRI-PDFF 可用于展示不同器官和组织的脂肪组分，并了解不同器官和组织的脂肪代谢。Permutt 等为了比较 MRI-PDFF 和病理组织学诊断的 NAFLD 患者的肝脏脂肪变性的严重程度分级之间的关系，以及它们与肝脏纤维化的相关性，招募了 51 例经肝病理活检为 NAFLD 的患者进行 MRI 检查，并在肝的 9 个叶中勾划了 27 个感兴趣区域，测量这 27 个感兴趣区域的 PDFF 值，并求平均值。结果表明，随着组织学诊断的肝脂肪变性等级的增加，PDFF 的平均值也在增加（1 级为 8.9%，2 级 16.3%，3 级为 25.0%）；与 0～3 期纤维化的患者（PDFF 为 17.8%；组织学脂肪变性分级为 2.2）相比，4 期纤维化患者的肝脏脂肪变性分级均显著降低（PDFF 为 7.6%；组织学脂肪变性分级为 1.4）。然而脂肪变性分级与纤维化进展呈非线性关系，在 NAFLD 患者中，影像学检查显示少量肝脏脂肪变性并不一定提示疾病严重程度较轻。

（四）影像组学在 NAFLD 应用上的研究进展

影像组学是一个快速发展的领域，是在医学图像上提取高通量的定量特征包括纹理、高级形状建模和异质性等，能够准确地判断病变的性质和分类，主要包括医学图像的分割、图像预处理、组学特征的提取及组学特征的分析和模型的构建这几个步骤。已有大量研究表明，影像组学可用于多种肿瘤及非肿瘤疾病，如肺癌、胰腺肿瘤、甲状腺肿瘤、多发性硬化等的诊断和鉴别诊断。

随着针对影像组学的研究的逐渐深入，有越来越多的研究表明，影像组学可应用于 NAFLD 中。Sim 等使用随机森林回归从 100 例疑似 NAFLD 患者磁共振弹性成像（magnetic resonance elastography，MRE）中提取重要的影像组学、影像学和临床特征，构建随机森林模型（AUC 为 0.97 ± 0.07），最终得出基于 MRE 的影像组学分析，在评估 NAFLD 患者的高级别肝纤维化方面提供了与传统 MRE 相比更高的诊断性能。Naganawa 等为了验证基于平扫 CT 的纹理分析（texture analysis，TA）诊断 NAFLD 的性能，对 88 例经肝活检确诊为 NASH 的患者的平扫 CT 图像进行了评估，并获得了未过滤和已过滤的纹理特征。在无纤维化（F0）的患者中，选择未过滤的纹理特征平均值和有 2mm 滤波器过滤的偏度构建 NASH 的诊断模型。验证集的 AUC 为 0.94，准确率为 94%。对于有纤维化的患者，选择未过滤的平均值和有 4mm 滤波器过滤的峰度构建 NASH 诊断模型。验证集的 AUC 为 0.60，准确率为 42%。最终得出对于 F0 的患者，基于平扫 CT 的纹理分析可有效诊断 NASH。

（五）影像学诊断的局限性及未来展望

肝脏病理组织活检一直是 NAFLD 诊断和严重程度评估的"金标准"，但其有创性的检查方式，且易造成出血、胆汁漏出、取样偏差、不能动态评估病情，导致其已不能满足实际临床诊断和治疗的应用。影像学检查是无创的、可以动态评估 NAFLD 病情进展的检查手段，早期仅可对 NAFLD 进行定性评估，现在既可以对 NAFLD 定性评估，又可以定量地评估 NAFLD 的严重程度。但影像学检查依然存在很多局限性，比如扫描仪器、扫描条件的差异可能会影响成像质量，影像科医师主观阅片的一致性较差等。随着扫描技术的发展迭代，以及 AI 与影像学检查的结合应用，相信未来针对影像学检查对于 NAFLD 的定性和定量诊断，会有更多可行的检查方法以及相关的研究出现。

二、胆囊炎胆石症的影像学研究进展

胆石症是最常见的胃肠疾病之一，世界范围内其发病率为 15%～22%，其中约 30%的胆石症患者会伴随急性胆囊炎。胆结石的分类多样，根据结石的位置可分为三种类型：胆囊结石（胆囊/胆囊管）、胆总管结石（肝外胆管/肝总胆管结石）和肝内胆管结石[根据成分和外观可分为胆固醇结石、色素结石（黑色和棕色）和混合型胆结石]。腹平片仅可见 15%～20%的胆结石且几乎无法获得有关复杂性胆囊疾病的信息，目前已被淘汰。目前用于胆囊成像的影像方式主要包括 US、CT、MRI 和核医学等。

（一）US

US 是评估胆囊和胆管的首选成像方式，具有高敏感度（95%）和高准确度（>95%）。其中胆囊结石有一个特殊征象，即"壁-回声-阴影征"（wall-echo-shadow sign）或"WES"三联征，它代表胆囊壁、结石的回声和超声上看到的声学阴影。当继发胆囊炎时还可看到胆囊腔扩张、囊壁增厚>3mm、周围积液以及囊壁充血。US 在诊断急性胆囊炎方面不太准确，需要其他更优影像学检查方法做出确切诊断。

（二）CT

CT 可以提供右上腹的更全面视图，便于评估整个腹部情况，也常用于急腹症患者的诊断。传统 CT 很容易识别钙化胆结石，但对非钙化胆结石的诊断能力却不佳。在低（例如 40keV）和高（例如 190keV）单能水平下进行具有虚拟单色成像后处理的双能 CT 采集，可大大提高含胆固醇的胆结石和周围胆汁之间的图像对比度，进而提高检出率，有研究指出双能 CT 扫描与磁共振胰胆管成像（magnetic resonance cholangiopancreatograph，MRCP）对胆结石的诊断效能相当，但在诊断直径＜9mm 的非钙化结石时效能较差（图 1-2-12A～C）。

（三）MRI

MRI 可以帮助区分不同类型的胆结石，有助于指导临床治疗。与胆固醇结石相类似，色素结石和胆固醇结石 T_2WI 均为低信号，尤其是在重 T_2 加权图像上显示尤为清晰，但色素结石在 T_1WI 上信号更高，信号强度范围更大，这可能与水化程度有关。内镜碎石术治疗色素结石效果显著，但对胆固醇结石则没有明显效果。另外当 US 结果不明确时，MRI 有助于发现胆囊颈和胆囊管的结石以及相关的胆囊壁异常。当胆囊结石伴随胆囊炎时，胆囊壁在 T_2WI 上常表现为胆囊壁增厚（＞3mm）且信号增强，胆囊周围出现积液时也呈高信号（图 1-2-12D）。

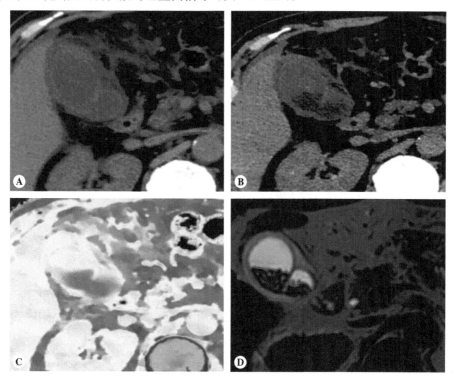

图 1-2-12　胆囊炎胆石症

A. 120keV 图像没有观察到胆结石；B. 40keV 虚拟单能图像检测到未钙化的胆结石，但无法单独识别；C. 材料分解图像检测到胆结石，但无法单独识别，该结石的有效原子序数为 5.5，表明存在纯胆固醇结石；D. 重 T_2 加权图像，直径 2～3mm 大小的小胆结石聚集在一起

（四）核医学

对于怀疑患有急性胆囊炎的患者，胆管显像具有最高的敏感度和特异度。但由于存在广泛的成像能力和临床医生转诊模式在内的多种原因，胆管闪烁显像在临床实践中的使用受到限制。

PET/CT 将解剖结构和功能变化结合，可在一次检查中扫描全身来评估手术后可能的并发症。由于它依赖于检测组织代谢活动的变化，可以在解剖上发生明显变化之前检测到病理状态。在急性胆囊炎中，氟脱氧葡萄糖（fluorodeoxyglucose，FDG）被胆囊壁中活化的炎症细胞吸收，而腔内不吸收，称为"边缘征"。Aparici 等报道了 1 例在术后不明原因发热患者，腹部超声可见胆结石但无胆囊炎迹象，最终行 FDG-PET/CT 检查发现胆囊壁 FDG 摄取增加，管腔内无摄取，确诊为结石性胆囊炎。

（五）AI

AI 已成为一种突破性的计算机技术。在大数据时代，海量数字图像和病历的积累推动了利用 AI 高效处理这些数据的需求，这些数据已成为机器自我学习的基础资源。在胃肠病学领域，医生处理大量的临床数据和各种图像，如内镜和超声波，AI 在诊断、预后和图像分析方面也得到广泛应用。

Yu 等开发了一种机器学习系统来检测和定位胆结石，并通过医生或技术人员拍摄的超声静止图像检测急性胆囊炎以进行初步诊断，该系统具有可接受的辨别力和速度。经过临床试验后，可以帮助提高偏远地区急诊医师对该疾病的诊断准确性。Huang 等开发了一种基于深度学习的 ERCP 治疗胆总管结石的智能难度评分与辅助系统，该系统可以自动对胆总管结石取出的技术难度进行评分，并在 ERCP 期间指导选择治疗方法和合适的配件来协助内镜医师。

胆囊成像在急性腹痛患者的检查中具有关键作用，尤其是当疼痛局限于右上腹时，在临床怀疑胆囊炎胆石症时，应了解各种胆囊成像的优缺点，根据具体情况选出最佳影像学检查方法，做出最正确的影像结果诊断。

三、急性胰腺炎影像学研究进展

急性胰腺炎（acute pancreatitis，AP）是临床中常见的急腹症之一，其发病率在不断增加。大多数 AP 为轻症，预后良好，但重症 AP 的病死率高达 50%。影像学技术在疾病诊断、确定病因、评估严重程度、发现并发症和指导治疗方面也是必不可少的。

（一）诊断

影像学对 AP 的诊断主要基于形态学特征，根据最新修订的亚特兰大分类，AP 分为了以下两种形态类型：

（1）间质水肿性胰腺炎（interstitial edematous pancreatitis，IEP）：最常见（约占 90%～95%），症状会在 1 周消失。表现为胰腺体积局灶性或弥漫性增大，大多强化均匀，但有时因水肿会呈不均匀强化。胰周脂肪呈条纹状，可见少量胰周积液（图 1-2-13）。

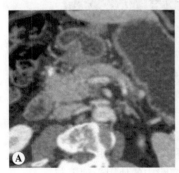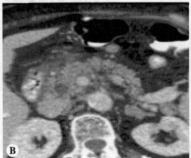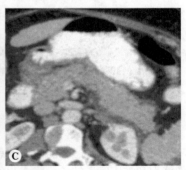

图 1-2-13　IEP 患者 CT 增强（实质期）表现

A. 胰头体积增大，边界不清；B. 因间质水肿导致胰周脂肪呈条纹状和胰腺轻度不均匀强化；C. 胰腺体积弥漫性增大，均匀强化，尾部周围有少量急性胰周积液

（2）坏死性胰腺炎（necrotizing pancreatitis，NP）：占 AP 的 5%～10%，其特点是临床病程长，局部并发症发生率高，病死率高。有 3 种亚型：①仅胰腺（5%）；②仅胰周（20%）；③两者兼有（75%）。其中孤立性胰周坏死患者的发病率和病死率高于 IEP 患者，但低于胰腺坏死性患者。

（二）确定病因

AP 最常见的原因是胆结石和酗酒（约 80%），20% 为特发性，还有一些不太常见的原因，如肿瘤、内镜检查、代谢紊乱及先天异常等。

对可疑胆源性 AP 的患者，应在入院时或发病 48h 内行超声检查，以明确是否存在胆道系统结石，但其诊断胆总管结石的敏感度低于 CT 和 MRI（20% vs. 40% vs. 80%）。MRCP 或 EUS 检查有助于发现隐匿性胆道系统结石。最近一项关于特发性急性胰腺炎（idiopathic acute pancreatitis，IAP）的研究表明，EUS 和 MRCP 可以作为诊断评估 IAP 的补充技术，其中 EUS 在确定病因方面的准确性可达 64%，远高于 MRCP 的 34%。胰泌素增强 MRCP（secretin-enhanced magnetic resonance cholangiopancreatography，S-MRCP）在诊断胆胰管系统的解剖变化（如胰腺分裂）和复发性 AP 的潜在原因方面更有优势。

（三）评估严重程度

15%～25% 的 AP 会发展成中重度 AP，预测 AP 的严重程度有助于识别并发症和死亡风险增加的患者，从而尽早地为其选择特定的干预措施。

CT 可识别胰腺坏死和胰腺外炎症，常可用来评估 AP 严重程度。MRI 对 AP 严重程度的预测效能并不劣于 CT，且禁忌证比 CT 少，另外它还可发现胰管破裂（发生于 AP 病程早期），在早期评估 AP 严重程度上更有优势。最近一些研究表明 AP 患者的门静脉内径与发病率呈负相关，脾静脉内径与病死率呈负相关，这些发现似乎与 AP 的严重程度增加有关，但仍需要进一步的研究来验证。

目前有多种基于影像的 AP 严重程度评分系统，如 CT 严重指数（CTSI）、修订的 CT 严重指数（MCTSI）等，其中 MCTSI 评分更容易计算，与临床结果及患者预后的相关性也更好。然而与其他评分系统[急性生理学及慢性健康状况评分系统（APACHE Ⅱ）、全身炎症反应综合征（SIRS）评分等]相比，MCTSI 并未表现出更好的预测效能，可见影像学并不是预测 AP 严重程度的首选方法。

（四）并发症

1. 急性胰周积液和胰腺假性囊肿

急性胰周液体积聚（acute peripancreatic fluid collection，APFC）是急性 IEP 的早期并发症（<4 周），表现为胰周均匀水样密度/信号影，无囊壁及实性成分，无胰腺内侵犯，不与胰管相通，常见于肾旁前间隙（左侧更常见）、横结肠系膜、肠系膜根、肝胃韧带、胃结肠韧带。大多数 APFC 在 2～4 周内自发吸收，少数继发感染或形成假囊肿。

APFC 在 4 周内如果没有被吸收，就会被纤维组织包裹形成胰腺假性囊肿（pancreatic pseudocyst，PP），只有不到 10% 的 IEP 会形成 PP，表现为边界清楚的均匀水样密度/信号影，周围有强化的薄壁，复杂 PP（内有黏液、出血等）在 T_1 压脂图像上呈不均匀高信号，位于胰腺内的 PP 可与胰管相通。约一半的 PP 无症状，可自行吸收，部分持续性的 PP 会存在并发症，如感染、邻近器官受压、腹膜炎等。

2. 急性坏死性积液和包裹性坏死

急性坏死物积聚（acute necrotic collection，ANC）为 NP 的早期并发症（<4 周），由液体、坏死碎屑和脂肪组成，可累及胰腺或胰周。影像特点：密度/信号不均匀、无壁。CT 在 2 周之前难以区分 APFC 与 ANC，积液内脂肪的存在对坏死可能有一定提示作用，而 MRI 因软组织分辨率高能

更准确识别出血或坏死区域（T_1WI 呈等或高信号）。

NP 4 周后，炎性囊壁形成，ANC 就演变成包裹性坏死（walled-off necrosis，WON），为 NP 的晚期并发症。影像特点：密度/信号不均匀，有完整囊壁，增强扫描囊壁有强化。当存在胰腺坏死时，鉴别 WON 和 PP 很容易，但 WON 也可能存在于正常强化的胰腺实质背景下，此时常需借助 MRI 或超声检查，它们能清楚显示积液中是否存在坏死物。大多数 WON 可自行吸收，只有约 1/3 WON 患者需要干预。治疗方式的选择与坏死程度和位置有关，较浅的行内镜透壁引流，而较深无法经内镜引流的则行腹腔镜深层坏死切除术和（或）经皮引流。

3. 感染

感染是 AP 预后不良的一个因素，约占死亡原因的 80%，AP 继发感染可见于任何类型的积液，其中更常见于坏死性积液。其主要征象是坏死组织内见气体影（约占 12%~22%）。DWI 也是检测感染的一种有效检查方法。

4. 胰管并发症

胰管分离是 NP 的常见并发症（40%），其主要机制为中央腺体坏死导致主胰管破裂，胰液无法排入胃肠道，只能积聚在胰周。当胰颈和（或）胰体存在超过 2cm 的坏死区，周围伴大量积液，近端还可见正常胰腺组织时，应怀疑其存在。MRI 结合 MRCP 在显示胰腺和胰周情况的基础上，还能进一步显示破裂主胰管的近/远端和瘘管，是评价胰管分离的主要检查技术。胰管狭窄是 NP 的另一个晚期并发症，可能是继发于炎症或成功引流坏死性积液后的愈合表现。

5. 血管并发症

大约 25% 的 AP 患者会发生血管并发症。局部炎症、静脉流量减少和局部肿块效应可导致血栓形成，脾静脉最常受累。AP 时胰酶的释放可导致局部血管的侵蚀，从而形成假性动脉瘤和自发性出血，最常受累的血管是脾动静脉、门静脉和其他胰周血管。

（五）指导治疗

AP 相关并发症的外科治疗方式主要包括内镜引流、外科手术和经皮引流，外科医生需要综合考虑手术适应证、禁忌证及治疗时间等因素后才能确定恰当的治疗方式，而影像学在这些方面的评估有极大的优势。坏死组织内有气体影、DWI 呈高信号常提示继发感染，需要进行引流；MRI 联合 MRCP 可以通过评估内部内容物和显示与胃或十二指肠的关系来计划假性囊肿造口术；T_2WI、MRCP 和多平面重建可观察胰管断裂的位置及其破裂的程度，辅助临床制订合理的治疗计划。关于治疗时间，当胰周积液被炎性囊壁包裹后才需外科干预（多在 4 周后），而影像则可清楚显示强化的囊壁，从而帮助外科医生确定治疗时间。此外，影像学还能确定介入治疗的禁忌证，包括管腔壁与积液之间的距离>1cm，广泛的静脉曲张和内部大量坏死物。

（六）AP 影像学评估进展

许多不同的因素可以增强影像学在 AP 评估中的作用。结构化报告的编写统一了 AP 的分类及术语，有助于规范诊断思路，提高诊断质量。图像采集和处理技术的进步（包括 MRI 采集和 3D 重建技术的加速）使更好地评估 AP 成为可能。另外影像组学也能预测 AP 的并发症和复发，且能基于机器学习自动评估与 AP 相关的影像学结果。

总之，影像学在 AP 诊断和治疗中都发挥着重要作用，放射科医生应熟悉不同成像技术的使用和 AP 的影像征象，为临床提供更多可靠信息。

四、溃疡性结肠炎影像学研究进展

溃疡性结肠炎（ulcerative colitis，UC）是一种慢性免疫介导的肠道炎症性疾病，在世界范围内发病率不断增加，长期 UC 与发育异常和结肠直肠癌的明确风险相关。结肠镜结合病理检查是诊断的金标准，但结肠镜不能显示肠外表现，也不能用于有穿孔风险的严重 UC 病例。影像学检查在 UC 的诊断、严重程度的评估及随访中发挥了重要作用，本部分综述各种影像学检查在 UC 中的研究进展。

（一）超声检查

超声检查（ultrasonography，US）具有实时便捷、无创、易重复等优势，有助于 UC 的评估，其诊断性能与疾病位置有关，对乙状结肠/降结肠疾病的诊断准确性（98%）优于直肠疾病（15%）。

许多超声特征与炎症的存在相关。一项仅有 12 例 UC 患者的研究表明，平均结肠壁厚度＞2.9mm 可预测中度至重度疾病（阳性预测值为 83%）。肠壁的分层结构反映了各层的组织病理变化，正常分层结构的缺失常提示预后不良。炎症会增加血流量，利用多普勒超声检测肠内血流量也是评估炎症程度较为敏感的指标，当联合肠壁厚度共同评估疾病活动程度时，敏感度为 71%，特异度为 100%。

US 还可用于监测 UC 疾病反应。一项前瞻性研究评估了 67 例 UC 患者，其中 25 例患者在 3 个月后进行了重复 US 检查，结果发现超声造影中肠壁炎症性血管增生的定量指标与内镜和临床改善密切相关。

（二）X 线

对于急性重症结肠炎患者，腹平片有助于检测中毒性巨结肠（定义为结肠横径≥6cm）或结肠穿孔。小肠气体增加、持续的小肠和胃扩张、黏膜岛和结肠深部溃疡可预测急性重度 UC，常需紧急结肠切除术。

结肠气钡双重造影检查是目前常用的 X 线检查方法，它可直观、全面地显示黏膜变化、病变范围，对 UC 进行诊断及病情评估（图 1-2-14）。其造影表现多样，不规则黏膜背景下有多发细微针尖状钡影，呈现"油漆斑点"状外观；黏膜下层溃疡较深且向外侧延伸时形成"纽扣征"溃疡；若 UC 反复发作，则可见假息肉形成及出现铅管样狭窄。

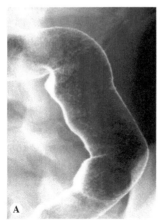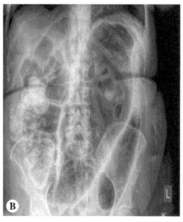

图 1-2-14　双重对比钡灌肠

A. 显示活动期 UC 患者的颗粒黏膜；B. 中毒性巨结肠患者腹平片，显示横结肠扩张

（三）CT

CT 能够清晰显示 UC 的肠壁、黏膜及肠管周围改变，是评估 UC 严重程度的有效工具，其检测结肠炎症的总体敏感度为 74%，而当结肠扩张良好时检测中度和重度 UC 的敏感度可达到 93%。

CT 肠道造影（computed tomography enterography，CTE）能一站式观察全消化道的肠壁和肠管内外病变，与结肠镜检查结果在评估 UC 程度方面高度相关。Jia 等尝试建立 CTE 评分系统来评估 UC 的严重程度，结果表明预测中度和重度 UC 的最佳 CTE 评分分界值为 9.5，受试者操作特征（receiver operator characteristic）曲线 AUC 为 0.847，敏感度和特异度分别为 78.9% 和 82.4%。CTE 在检测 UC 并发症中也更有优势，在一项对中毒性巨结肠患者的小型研究中，CTE 成像发现了腹平片上遗漏的两处穿孔。

在一项单中心回顾性研究中，74 名因静脉注射类固醇而住院的急性重度 UC 患者在住院 48h 内接受了 CT 扫描，需要抢救患者的阳性影像学表现平均数比不需要抢救治疗的患者略高（5.6 vs. 5.0，$P=0.03$），这些影像征象包括肠壁增厚、周围软组织影、高强化、肠壁分层、肠系膜充血、管腔狭窄和近端扩张，其中肠壁分层在需要抢救的患者中更常见（57%）。然而目前很少有研究检验影像学结果是否可以预测 UC 患者的病程。

（四）MRI

MRI 是 UC 患者的另一种非侵入性成像选择，各种 MR 结肠成像方式对 UC 的诊断效能有所差异，Schreyer 等利用钆造影剂进行直肠灌肠，结果发现 MRI 对 UC 患者活动性结肠炎症进行分段分析的敏感度仅为 58.8%，而 Ajaj 等利用水灌肠剂进行结肠扩张时，评估 UC 患者活动性结肠炎症的敏感度和特异度值可高达 87% 和 100%。MRI 与 DWI 结合时能非常准确地识别结肠炎症。一项对 35 例 UC 患者和 61 例 CD 患者进行的单中心观察性研究得出了节段 MR 评分（MR-score-S），定义为每个结肠节段的 6 个影像学征象之和，这些征象包括 DWI 高信号、明显强化、黏膜-黏膜下复合体与固有肌层分层明显、肠壁增厚、肠壁水肿和溃疡。MR-score-S>1 检测 UC 内镜下炎症的敏感度和特异度分别为 89% 和 86%，MR 总分与改良 Baron 总分（$r=0.813$）和 Walmsley 指数（$r=0.678$）相关。DWI 高信号可预测 UC 的内镜下炎症（OR=13.3；95% CI：3.6～48.9；AUC= 0.854；$P<0.001$）。在另一项对 50 例 UC 患者的前瞻性研究中，MR 结肠成像特征（包括结肠造影剂摄取、壁水肿、肿大的淋巴结和肠周血管充盈的存在）能准确评估疾病活动性和严重程度，敏感度为 87%，特异度为 88%（AUC=0.95）。

MRI 还用于评估 UC 患者的黏膜愈合情况。一项研究使用 Mayo 内镜评分和 Nancy 评分来预测黏膜愈合情况，其中总 Nancy 评分（每个节段 6 个 MRI 表现数值之和）<7 时诊断黏膜愈合的敏感度为 75%，特异度为 67%（AUC=0.72；$P=0.006$）。在对黏膜愈合患者的再次评估中，两种评分均显著下降，而在未实现黏膜愈合的患者中并没有变化。但是在更广泛地应用之前，还需更大规模的前瞻性研究来强有力地验证其准确性。

（五）核医学

1. 闪烁显像

闪烁显像是一种依靠放射性示踪剂来检测活动性炎症的成像方法，具有非侵入性、耐受性好、低辐射剂量、敏感度高等特点，尤其适用于 MRI、低剂量 CT 或 US 无法进行的儿童 UC 患者。一项研究比较了 313 名儿童患者（UC 占 38 例）的 CT、^{99m}Tc-HMPAO 白细胞显像和结肠镜检查的诊断性能，结果表明 ^{99m}Tc-HMPAO 白细胞显像具有较高的敏感度（92%）和特异度（94%），但 CT 更容易发现穿透性并发症。然而核素标记的白细胞显像成本高，费时，需要特殊设备及专业技术，因此难以广泛地推广应用。

2. 正电子发射型计算机断层显像（positron emission tomography，PET）

^{18}F-FDG PET 成像是一种功能成像方式，通过识别增加的糖代谢区域来准确识别炎症，将其与 CT/MRI 结合，能提高诊断性能。在一项包含 219 例炎症性肠病患者的 7 项研究的 Meta 分析中，^{18}F-FDG PET-CT 在每个节段分析中评估 UC 的敏感度为 85%，特异度为 87%。在最近一项对 60 例

UC 患者的研究中，^{18}F-FDG PET-CT 活性与 Mayo 总分（kappa = 0.465）、内镜评分（kappa = 0.526）、组织学评分（kappa = 0.496）和粪便钙保护蛋白（kappa = 0.279）相关。

（六）回肠肛门储袋的影像学评价

对于药物治疗失败和存在发育异常或肿瘤的 UC 患者，全结直肠切除联合回肠储袋肛管吻合术（ileal pouch-anal anastomosis，IPAA）是首选的手术术式。术后并发症主要为炎症性（储袋炎、脓肿等）和非炎症性（吻合口狭窄、肿瘤等）两大类。影像学对于病因及并发症的识别具有重要意义。

怀疑存在盆腔脓肿者，可以行盆腔造影、盆腔 MRI 或 CT，其中 CT 还可以引导盆腔脓肿的引流。储袋排空困难者可选择水溶性造影剂储袋造影、钡剂或 MR 排粪造影以及储袋排空闪烁显像。肛门直肠测压术和 EUS 也可用于大便失禁患者的肛门括约肌的评估。储袋窦道可通过储袋镜、膀胱造影、盆腔 MRI 和麻醉下检查联合检测。有研究报道，MRI 和储袋镜对出口狭窄的诊断准确率相似（92%），储袋造影是诊断瘘管（84.8%）和窦道（93.9%）最准确的工具，联合使用两种影像学检查可将准确率提高至 100%。

影像学是诊断和监测 UC 患者的重要工具，随着影像技术的不断进步，对于 UC 的研究已经从单纯地识别肠道炎症逐渐转到了评估对治疗的反应、疾病活动度和疾病带来的不可逆损伤等方面。然而单一地依靠影像学并不能对患者进行全面评估，在未来必然会有越来越多结合影像与其他生物标志物的研究，这将有助于更有效地治疗和预防永久性损伤。

（王 嵩）

第三节 消化系统疾病的病证结合诊断进展

脾胃虚实证候诊断是现代中医证候研究较早开展并取得重要进展的研究领域，也是消化系统疾病病证结合诊断研究的突出范例。其中脾虚证诊断标准制定、修订的发展历程，对其他消化系统疾病的中西医病证结合诊断研究与发展具有引领性的参考价值。本节从脾虚证理论发源与诊断标准的进展历程、脾胃虚实证候病证结合创新理论观点与辨证诊断研究以及病证结合诊断研究成果与今后研究的思路切入，系统梳理和总结了全国脾胃消化学科研究团队对消化系统疾病脾胃虚实证候病证结合创新理论的研究成果以及诊断模式的发展过程，并提出了进一步探索的思考，以期能对从事中西医结合消化系统疾病病证结合诊断的临床与研究人员起到示范性的启迪作用。

一、脾虚证理论的发源与诊断标准的发展历程

（一）脾虚证理论的发源

《素问·太阴阳明论》曰"脾病不能为胃行其津液，四肢不得禀水谷气，气日以衰，脉道不利，筋骨肌肉皆无气以生，故不用焉"；《素问·脏气法时论》云"脾病者，身重，善肌肉痿，足不收行，善瘛，脚下痛；虚则腹满肠鸣，飧泄食不化"；《素问·至真要大论》载"诸湿肿满，皆属于脾"以及《灵枢·本神》谓"脾气虚则四肢不用，五脏不安"；《灵枢·天年》述"七十岁，脾气虚，皮肤枯"。上述条文较为系统地描述了包含消化与非消化系统的"脾病"症状，"脾虚"为"脾病"主要表现，"脾气虚"为常见证型。可见，《黄帝内经》已较好奠定了脾虚证理论基础。

（二）脾虚证诊断标准的发展历程

新中国成立以后，脾虚证的研究与传承发展进入了崭新阶段。始于 20 世纪 70 年代以脾虚证诊断标准建立为突破口的相关研究，是中医证候研究取得标志性成果的典型范例。

1. 诊断方案提出及辨证标准产生

20 世纪 70 年代中期，广州中医学院脾胃研究团队劳绍贤等针对脾虚慢性低热研究在国内最早提出脾虚证的诊断方案，1978 年首刊于《新中医》，1980 年再刊于《中华医学杂志》，标志着该方案进入了医学界的重要传播平台。此脾虚证诊断方案由主、次症组成。主症：①舌质淡，或胖嫩伴齿印，苔白润。②脉缓弱或细弱，或虚大。③食欲减退或善食而瘦。④肢体怠倦或神疲懒言。⑤食后饱胀，或腹胀不适。⑥大便不正常（稀溏、先硬后溏、时溏时硬）。次症：①消瘦或虚胖，面色淡黄，唇淡，气短；口淡不渴，喜热饮，口泛清水。②脘闷嗳气，恶心呕吐；腹痛绵绵，或喜按喜温，或得食痛减，或遇劳则发。③肠鸣，水泻，或完谷不化；排便无力，慢性反复出血（漏下、便血、紫癜）。④白带多而清稀，浮肿，胃下垂，脱肛。具备 3 个以上主症（舌象必备）或 1 个主症加舌象加 2 个以上次症即可判断为脾虚证。此方案通过主、次症分类列举，把复杂证候进行系统梳理，诊断方法简明清晰、执简驭繁，也为后续制定全国性脾虚辨证标准奠定了基础。

1982 年，全国中西医结合虚证与老年病研究专业委员会制定的辨证标准包括脾虚和气虚。脾虚：①食欲减退；②食后或下午腹胀；③大便溏薄；④面色萎黄；⑤肌瘦无力。5 项中须具备 3 项。气虚：①神疲乏力；②少气懒言；③自汗；④舌胖有齿印；⑤脉虚无力。5 项中须具备 3 项。该标准重点关注脾气虚证的典型临床表现，聚焦关键指标而简化了之前的诊断方案。

1986 年，该专业委员会修订了 1982 年的标准，脾虚中将大便溏泄列为第一项，食后腹胀增加喜按条件，首次将唾液淀粉酶酸负荷试验（广州中医学院脾胃研究室王建华教授等提出）和尿 D-木糖排泄率（北京市中医研究所危北海教授等提出）作为辨证脾虚的参考。因此，脾虚证也是最早将实验室研究指标列入诊断参考的证候之一。

2. 诊断与分级量化标准出台

1989 年，卫生部药政司发布的"新药（中药）治疗脾虚证的临床研究指导原则"为规范脾虚证诊断提供了较为权威的指导意见。脾虚诊断首次按脾气虚、脾虚中气下陷、脾气虚夹湿、脾不统血、脾阳虚、脾阴虚分证列举。其中脾气虚证包括脾虚与气虚两部分。气虚主症：①舌淡、体胖或有齿印，苔薄白；②脉细弱；③体倦乏力；④神疲懒言。脾虚主症：①胃纳减少或食欲差；②大便不正常（溏、烂、先硬后溏、时溏时硬）；③食后腹胀或下午腹胀。次症：口淡不渴，或喜热饮，口泛清涎，腹痛绵绵，或喜按喜温，或得食痛减，或遇劳则发，恶心呕吐，脘闷，肠鸣，消瘦或虚胖，面色萎黄，唇淡，气短，排便无力，白带清稀，浮肿，小便清长，久咳痰多清稀，失眠不寐。并首次对食欲减退、神疲懒言、肢体倦怠、食后腹胀、大便异常之脾虚主症进行了轻、中、重程度分级。临床以气虚加脾虚主症各 2 个，或气虚主症、舌象加脾虚主症 2 个，或气虚主症、舌象加脾虚主症 1 个再加次症 2 个，即可诊断为脾气虚证。唾液淀粉酶酸负荷试验、D-木糖排泄率再次被列为诊断参考指标，其由此成为包括全国性学会及政府部门发布的脾虚证诊断标准组成部分。

1993 年，卫生部再次发布的《中药新药治疗脾虚证的临床研究指导原则》基本保留了 1989 年版脾虚证诊断与症状分级的主要内容，是较为全面且有代表性的脾虚证诊疗标准，其后多年在国内广泛应用。

2002 年，国家食品药品监督管理局发布的《中药新药治疗脾气虚证的临床研究指导原则》进一步制定了脾气虚证诊断、症状分级量化标准。相较于 1989 年版，其"脾气虚证症状分级量化表"包含了食少纳呆、体倦乏力、食后腹胀、大便异常、神疲懒言、口淡不渴、腹痛绵绵、恶心呕吐、脘闷、肠鸣、面色萎黄、浮肿、排便无力等更多脾虚症状的轻、中、重程度分级，使脾虚证诊断有了更为详细和规范的依据。

3. 全国行业诊疗共识意见的问世

2017年，中华中医药学会脾胃病分会组织制定发布了《脾虚证中医诊疗专家共识意见（2017）》新一轮的全国脾胃行业诊疗标准，由广州中医药大学脾胃研究所胡玲、李茹柳和首都医科大学附属北京中医医院张声生共同执笔完成。该共识意见系统挖掘和整理了历年的诊断标准，汇集了来自全国脾胃消化学科150多位专家三轮的反馈意见，去繁就简地将脾虚证分为脾气虚（包含脾虚湿蕴、脾不统血、中气下陷3个亚证）、脾阳虚和脾阴虚3种证型进行诊断。脾虚主要症状程度分级评分则较2002版更加扩大与细化，增加了脾气虚、脾虚湿蕴、脾阳虚和脾阴虚证舌象的量化分级，强调需结合临床伴随症状、体征和体质状态从总体上综合把握的原则，明确指出舌有齿痕应结合脾虚证相关症状综合判断，避免单凭舌有齿痕即判为脾虚证的情况，更清晰地反映了脾虚证临床表现和诊断的全貌。

2022年，中华中医药学会脾胃病分会组织修定发布了《脾虚证中医诊疗专家共识意见（2022）》全国脾胃行业诊疗标准，由胡玲和中国中医科学院唐旭东共同执笔完成。其在2017版基础上，细化与规范了脾虚证概念的表述以及脾虚主要症状程度和舌象体征的量化分级，系统挖掘和整理了古代医家有关脾虚证重要理论的论述和全国脾胃消化团队对消化系统疾病脾虚证诊断相关病理生理改变的现代生物学基础与量表的研究进展，增加了脾气虚、脾虚湿蕴、脾阳虚和脾阴虚证典型舌质舌苔图像的客观示范展示，进一步从脾虚理论科学内涵与现代发展角度，更好地反映了病证结合脾虚证及其亚证临床表现与辨证诊断的全貌。

二、脾胃虚实证候病证结合创新理论

消化系统疾病病证结合创新理论研究，需注重以先贤经验为基础的成果验证、优化与拓展，在保持自身特色情况下找准中西医的契合点，借助现代多学科理论交叉加以研究与阐释，进而在一定程度上有效解决中西医结合脾胃病临床中不断出现的新问题。以下从全国行业相关团队研究成果切入，对脾胃虚实证候病证结合创新理论的认识进行示范性阐述。

1. 基于"脾失运化"之"脾不运与脾不化"创新理论模式

中医、西医都关注人体消化、吸收的生理过程并力图解决此过程发生的功能异常或器质性病理改变，此即临床脾胃病的中西医契合点。针对中医"脾失运化"经典理论，唐旭东教授团队首次提出"脾主运与脾不运""脾主化与脾不化"分解设计理念，创新了以功能性消化不良餐后不适综合征与功能性腹泻对应的"脾不运"与"脾不化"病证结合脾虚证诊断研究模式。认为"脾不运"则水谷难以转运，易表现为功能性消化不良餐后不适综合征，主要以餐后的消化效率低下为主；"脾不化"则精微难以转化吸收、水湿积聚，吸收功能较差，功能性腹泻更为常见；一定程度上为中医"脾失运化"经典理论的宏观概念找到了具体的临床立足点。该团队基于代谢组学研究也发现，脾虚证存在能量代谢途径的病理改变，一定程度上为"脾主运化"的传统中医理念注入了新的科学内涵。

2. 发扬"通降论"的脾胃病"新八纲"辨证诊断策略

脾脏位于中州，能斡旋四脏，与胃腑相表里；脾主升清、胃主和降的进程需调动全身脏腑气血以辅助脾胃功能的正常运行，故脾升胃降是"通降论"的核心之一，强调重视脾胃与其他脏腑的关系；如胃病初期以胃气失和实证为主，但随着疾病发展可经历从胃病到脾病的转化，表现为由实转虚的证候转化规律。唐旭东教授团队充分考虑到现代社会饮食结构、生活习惯变化对脾胃功能的影响，结合有关消化系统生理病理的认识，对董建华院士"脾胃通降论"进行补充和发展，创建了脏腑、虚实、气血、寒热之"新八纲"辨证观点，即通过辨脏腑以明确发病病位，辨虚实以明确病证特性，辨气血以明确在气在血，辨寒热以明确机体状态，多方位对临床脾胃病的复杂状况进行更加合理的诊断。值得一提的是，"脾胃病辨证新八纲"是将阴阳渗透到各个层面而非摒弃不用，如今已成为消化系疾病病证结合辨证中提纲挈领、实用效验的诊断策略与方法，具有重大的临床指导意义。

3. 非酒精性脂肪性肝病病证结合"分类诊断"创新模式与"脾阳虚病机拐点"辨证特色

鉴于中医复合证候分类辨证的难度和证候要素兼夹给病证结合研究带来的困扰，需要对指南推荐的非酒精性脂肪性肝病（NAFLD）肝郁脾虚、湿浊内停、湿热蕴结、痰瘀互结分类从"单元证候"角度进行重构。上海中医药大学季光教授团队通过病证结合模式，建立基于多中心、大样本临床调查的 NAFLD 证候表观数据库，提出"脾（阳）虚证""湿热证""血瘀证"新的证候分类标准。认为脾虚是 NAFLD 基本病机，湿热或瘀血是其早期常见表型，且随着病情进展脾虚表型逐步突出，至脾阳虚阶段则常见于重度患者，是疾病慢性与复杂化的"拐点"，开创了 NAFLD 病证结合新病机模式，一定程度上实现了 NAFLD 基本证候分类的可视化并提供了示范性的技术和方法，且在 NAFLD 中医体质分类中得到相应验证。除平和质外，气虚、湿热、血瘀是 NAFLD 最常见流行体质，而此证候分类也在一定程度上提高了证候与 NAFLD 疾病进程与病理特征的匹配度，即脾虚证可反映 NAFLD 糖脂代谢紊乱状态、湿热证则反映了 NAFLD 炎症状态、血瘀证更接近 NAFLD 纤维化阶段的创新观点，为中医药分阶段病证结合治疗提供了基本原则，一定程度上推动了 NAFLD 证候组学研究的国际化进程。

4. 功能性消化不良病证结合"脾虚气滞"核心病机与"虚实纲目"二次辨证体系构建

随着饮食结构、生活习惯与体质状态的改变，世界范围内功能性消化不良（FD）发病率越来越高。张声生教授团队通过流行病学调查研究提出情志不畅、饮食积滞存在于 FD 发生全过程，"脾虚气滞"是其关键病机环节的创新观点。在此基础上，通过碘乙酰胺灌胃联合夹尾应激，首次成功建立了脾虚气滞型 FD 动物模型，模拟并验证了 FD 发生的病理机制，且较为符合"脾虚气滞"的病机特点。针对临床 FD "寒热虚实"错综复杂的证候状态，该团队开创了以寒、热、虚、实为"纲"，脾胃虚寒（弱）、脾虚气滞、脾胃湿热、寒热错杂为"目"的 FD 病证结合二次辨证新模式，使 FD 的辨证化繁为简，从而有利于临床的具体操作。

5. 难治性溃疡性结肠炎病证结合病机动态演变"分期辨证"策略与特色

针对发病原因尚未明确，以结直肠黏膜连续、弥漫性炎症改变为特点的肠道慢性非特异性难治性疾病溃疡性结肠炎（UC），迄今尚缺少诊断的"金标准"，主要依据典型症状，结合实验室、影像学以及内镜、病理改变进行综合判断，结肠镜与黏膜病理检查是 UC 诊断的主要依据。北京中医药大学李军祥教授团队通过长期实践，根据证候相关理论，创新性提出轻、中、重度活动期 UC 湿热与瘀血贯穿其疾病始终，既有脾气虚-脾阳虚-脾肾阳虚正气渐衰的动态演变过程，同时又存在湿热蕴结为毒而成热毒炽盛之势的独特病机演化规律，一定程度上补充完善了中医对 UC 病机的认识。该团队进一步从肠道菌群入手，对轻、中、重度活动期 UC 证候与肠道菌群失调的关联进行研究，发现随着脾气亏虚—脾阳不足—脾肾阳虚之正气逐渐减弱的演变，轻—中—重度活动期 UC 呈现肠道有益菌逐渐减少的变化趋势；而在湿热瘀阻至湿热瘀毒病邪逐渐增强的过程中，轻—重度活动期 UC 则呈现有害菌群逐渐增多的微生态改变；即从肠道菌群角度，一定程度上验证了难治性 UC 病理改变轻重与虚实证候的差异病机演变规律。

三、病证结合诊断研究进展

病证结合是现代中医最具特色和重要的诊断方法，从辨病与辨证入手能较为准确地把握疾病的全部特征，既体现西医对疾病病理生理过程的认识，也反映中医对发病过程每一阶段病位、病性、邪正关系的了解。现代诊断技术的不断发展促使中医从望、闻、问、切四诊宏观模式逐渐向微观辨证方向发展。微观辨证指通过现代科学技术得到的客观、可量化诊断信息所赋予辨证的科学内涵，以进一步阐明证候的生物学物质基础、形成机制与传变规律，能一定程度增强辨证的可信度；宏观辨证则较好地体现了整体观的鲜明特色。宏观与微观辨证相结合既可丰富中医辨证使其更加切合"证"的实质；也可提高辨证的科学性、先进性与实用性。

1. 代谢性疾病的病证结合脾阳虚证风险预测模型

现代科学测序技术的发展为中医精准辨证提供了新的思路与方法。季光教授团队通过对NAFLD单核苷酸多态性（single nucleotide polymorphism，SNP）测序并进行其基因型与等位基因频率、基因型关联、连锁不平衡与单倍型分析，发现NAFLD患者葡萄糖激酶调节因子（glucokinase regulator，GCKR）rs1260326、rs780094和rs780093三个基因位点的基因型与等位基因频率分布存在显著差异，而此种差异可一定程度增加临床脾阳虚证发生的风险。即通过以病统证与病证结合，提示脾阳虚为中国老年人流行的主要证候之一，且与多种慢性病尤其代谢性疾病的生物学表型特征关联，初步获得了可诊断与预测NAFLD脾阳虚证易感基因的临床流行病学证据。

2. 胃食管反流病病证结合黏膜相、pH阻抗与证候辨证关联模式

胃镜是临床诊断与鉴别胃食管反流病（gastroesophageal reflux disease，GERD）的重要检测手段。张声生教授团队探讨GERD患者食管黏膜洛杉矶分级（LA分级）与证候的关系，发现A、B级以实证为主，其中尤以肝胃郁热证最为常见；虚证则在C、D级中所占的比例相对增加，表明GERD发展到后期正气渐衰而以虚证多见。鉴于GERD发病机制复杂，与食管异常动力和酸暴露密切相关，通过最新高分辨率测压（HRM）系统测取GERD食管动力参数，使用24h多通道阻抗联合pH值进行食管酸暴露检测以探讨两者与证候的关联性，发现气郁痰阻证多出现上食管括约肌屏障功能下降，肝胃郁热证和胆胃郁热证更多见食管体部蠕动功能障碍，中虚气逆证与脾虚湿热证则主要呈现为食管胃连接部抗反流屏障功能下降；脾虚湿热证酸暴露得分增高，气郁痰阻证酸暴露得分则主要呈现在食管的近端。一定程度上HRM和pH阻抗监测系统为GERD虚实不同证候辨证的差异提供了客观生物学依据。

3. 慢性萎缩性胃炎病证结合"枢机失调"辨证观点与黏膜相-证候关联特色

以胃黏膜上皮和固有腺体萎缩、数目减少为主要特征，伴或不伴肠化生和（或）异型增生的慢性萎缩性胃炎（chronic atrophic gastritis，CAG）是重要的胃癌癌前疾病之一。基于CAG病因复杂、病机多变、病程漫长的临床特点，中国中医科学院望京医院魏玮教授团队从脏腑之枢脾胃、神明之枢心脑和开阖之枢少阳切入，强调情志改变与枢机失调是CAG发生重要危险因素且贯穿于疾病发展始终的辨证观点。针对不同证候镜下胃黏膜相，创新性提出肝胃不和证多见胆汁反流，脾胃湿热证与黏膜糜烂、粗糙密切相关，脾胃虚弱证易见黏膜轻、中度白相与血管透见，胃阴不足证呈现黏膜中、重度萎缩伴增生与血管透见，胃络瘀血证多表现为黏膜粗糙不平或颗粒增生的证候关联辨证特色；且进一步指出胃络瘀血证与京都共识可操作的与胃癌风险联系的胃炎评估（operative link for gastritis assessment，OLGA）风险分期增高显著相关，可能是加重CAG疾病进展因素之一的观点，一定程度上为CAG的微观辨证提供了有利证据。

4. 消化系统疾病病证结合脾胃病量表的构建与辨识

消化系统常见疑难疾病发病机制较为复杂，临床症状也往往涉及多个系统的复杂改变。鉴于西医已有如IBS-SSS和肠易激综合征生活质量问卷（IBS-QOL）等量表可用于对所患疾病与患者生活质量的评估，中医证候辨证仍较依赖于主观经验进行判断的现状，如何通过辨证体现对疾病状态与患者生活质量的客观评估，尚需深入探索。广州中医药大学第一附属医院刘凤斌教授团队通过结构方程模型与多维项目反应理论分析，先后构建了腹泻型肠易激综合征（diarrhea-predominant irritable bowel syndrome，IBS-D）肝郁脾虚证以及FD脾胃气虚、肝郁、气滞、痰湿中阻、热证5种证候的病证结合辨证诊断量表，并通过从疾病域、热域、湿域3个层面切入构建了疑难病UC大肠湿热证的辨证诊断量表。相关量表不仅可初步判断相应病证的严重程度，也具有较好模型拟合指数与良好置信度和临床敏感度、特异度与诊断效果。该团队遵循国际通用量表流程研制的脾胃系疾病脾气虚、脾胃湿热自测辨识量表，也为脾胃虚实证候的判断提供了测量工具，一定程度上促进了证候辨证诊断量表的完善与发展。

5. Hp 相关性胃病病证结合"邪毒致变"病机特色与证候差异表型风险预测

胃癌是威胁人类健康的全球性问题，每年超过 100 万新增病例中约一半发生在东亚特别是中国，早期诊断率较低是其中的重要原因。定植于全世界 50%以上人口尤其亚洲人胃中的 Hp 是引起包括慢性非萎缩与糜烂性胃炎、胃溃疡、萎缩性胃炎和胃癌在内的 Hp 相关性胃病（Hp-related gastric disease，HpGD）的主要因素之一。Hp 初次感染到长期感染在胃黏膜慢性持续非可控性炎症→萎缩伴肠化生和（或）异型增生→癌变的良恶性病理演变中起重要作用。《京都胃炎分类》将胃黏膜整体弥漫性或斑状发红、凹陷性糜烂、黏膜萎缩、胃窦黏膜鸡皮样结节性改变、胃底体黏液浑浊、皱襞肿胀或蛇行改变等定性为 Hp 现症感染。那么，HpGD 良恶性病理演变与证候是否存在关联呢？胡玲教授团队研究发现，"黏滞湿邪"是脾胃湿热与脾气虚证 Hp 感染"内外合邪"致病的关键，并据此提出 HpGD "邪毒致变"核心病机观点。该团队研究表明，感染 Hp 脾气虚证患者胃黏膜细胞微绒毛稀疏变短，黏液颗粒减少，线粒体嵴断裂、空泡样变并伴髓样小体形成；隐窝腺细胞黏膜屏障相关 MUC5AC 蛋白表达明显增强；脾气虚人群更易受 Hp 感染但程度相对较轻；肠特异性转录因子 CDX-2 基因 rs1805107 位点携带 T 等位基因以及 miR-27a 基因 rs895819 位点携带 C 等位基因及其 mRNA 转录水平高表达且 Hp 感染者更易表现为脾气虚证。脾胃湿热证 Hp 阳性感染者呈现为胃黏膜黏液颗粒明显增多，线粒体致密肿胀增多、分泌小管扩张、粗面内质网明显聚集超微病理特征；炎症因子白细胞介素-12（interleukin-12，IL-12）和 γ 干扰素（interferon-γ，IFN-γ）蛋白表达明显上调；miR-499 基因 rs3746444 位点 AA 基因型携带者呈现 miR-499 低表达状态；IL-1β mRNA 转录水平高表达则在未感染 Hp 脾胃湿热证者中具有一定的普适性。即 HpGD 胃黏膜良恶性病理改变及证候表型特征与宿主 Hp 感染程度密切相关，且 Hp 感染及 HpGD 内在病理改变可一定程度上影响外在证候的形成；相较于脾胃湿热证 Hp 感染率与程度均较重，脾气虚证也易感染 Hp 但程度却相对较轻，胃黏膜更易向萎缩方向发展，机体保护机制明显偏弱。上述研究初步阐释了脾气虚、脾胃湿热不同证候的差异微观生物学表型特征，一定程度上为病证结合 HpGD 发生及其良恶性病理演变的研究提供了有益借鉴。

6. 溃疡性结肠炎、非糜烂性反流病病证结合动物模型的构建与评价

在临床研究基础上，针对消化系统疾病脾胃虚实证候病证结合动物模型的构建与评价，可从实验角度为疾病诊断的病理生理特征与证候本质表型探讨提供重要的手段和方法，一定程度上促使中医理论与临床实践的紧密结合。

（1）临床以反复腹痛、腹泻、黏液脓血便为特征的溃疡性结肠炎（UC）以湿热证占据首位，提示构建符合证候特征的病证结合湿热证 UC 动物模型具有重要意义。唐旭东教授团队采用 3%葡聚糖硫酸钠（DSS）自由饮水联合高脂饮食加上人工气候箱内因湿热或内外因湿热相结合的双因素与多因素复合造模方式，成功复制了 UC 湿热证动物模型；通过从证候、疾病、行为、病理多角度进行评估，提示该模型一定程度上较为符合 UC 湿热证的特点，且造模方式简便易于复制，是目前较为理想的病证结合 UC 湿热证动物模型复制方法。

（2）流行病学调查表明，脾虚湿热为胃食管反流病常见亚型——非糜烂性反流病（non-erosive reflux disease，NERD）常见证型，具有患病率高、症状复杂且易反复发作的特点。鉴于 NERD 发病原因复杂，患者易对质子泵抑制剂不应答或长期依赖的状况，探索符合证候特征的病证结合脾虚湿热证 NERD 动物模型，对于深化该病的研究具有重要意义。目前尚无公认 NERD 病证结合动物模型，唐旭东教授团队通过反复摸索，采用食管十二指肠侧吻合术（esophagogastroduodenal anastomosis，EGDA）叠加内、外因湿热因素构建了 NERD 脾虚湿热证大鼠模型，通过大鼠一般情况、体重、进食量、饮水量、抓力、肛温、粪便含水量、胃液 pH 值、总胆汁酸含量以及病理改变进行了全方位的评估，显示该改良法建立的 NERD 病证结合脾虚湿热证大鼠模型一定程度上具有 NERD 脾虚湿热证的辨证特点，是目前较为可靠的造模方法。

四、消化系统疾病中西医病证结合诊断研究成果与今后研究的思考

1. 研究成果

病证结合辨证诊断一直是中西医结合消化系统疾病全国行业重点关注的研究领域，数十年来通过全国多个研究团队的不懈努力，产生了众多的研究成果，对深入认识脾胃虚实证候本质内涵、指导消化系统常见病和疑难病的病证结合诊断研究等起到了引领性作用；迄今获得了包括国家科技进步奖二等奖、广东省科学技术奖一等奖（广州中医药大学）以及教育部科技进步奖一等奖、上海市科技进步奖一等奖（上海中医药大学）等脾虚证和中西医结合消化系统疾病病证结合诊断研究的标志性成果。

2017 年和 2022 年，在中华中医药学会和中国中西医结合学会两个一级学会的大力支持下，全国脾胃病分会张声生主任委员、唐旭东主任委员和中西医结合消化系统疾病专业委员会李军祥主任委员，先后带领全国脾胃消化行业的核心专家团队，共同制定和修订了包括肠易激综合征、溃疡性结肠炎、慢性萎缩性胃炎、功能性消化不良等疾病和脾虚证、脾胃湿热证、肝脾不调证在内的《常见脾胃病中医诊疗专家共识意见（2017）》《常见脾胃病中医诊疗专家共识意见（2022）》《常见消化系统疾病中西医结合诊疗专家共识意见（2017）》《常见消化系统疾病中西医结合诊疗专家共识意见（2022）》《常见消化系统疾病中西医结合诊疗专家共识意见（基层医生版）》以及《消化疾病常见病中医诊疗指南》团体标准等全国脾胃消化行业诊疗标准 70 余种，创新性地提出"主症次症结合舌脉"半定量证型辨证诊断方案，强调研究资料纳入的证据级别，同时对相关病证的生理病理生物学表型特征与证候量表研究进行了系统挖掘，一定程度上规范了常见脾胃病和消化系统疾病的中西医病证结合诊断过程，并在全国各级医院得到广泛的推广与良好的应用。

2018 年，由广州中医药大学脾胃研究所胡玲、李茹柳、陈蔚文作为代言人执笔完成，总结数十年来全国脾胃消化行业专家团队有关脾虚证研究成果的"脾虚理论及其应用研究"，入选新中国成立以来包括 1 个诺贝尔奖获奖团队、15 个院士团队以及 20 多位国医大师团队和多位杰青团队在内的，涉及中医学、中西医结合、中药学 3 个一级学科中医药发展的国家"十三五"重点巨著《中国中医药重大理论传承创新典藏》；从国家层面奠定了脾胃消化疾病"脾虚证"研究的领先地位，进一步使其成为总结现代中医证候研究的典型范例之一。

2. 今后研究的思考

除将以上全国脾胃消化研究专家团队针对脾胃虚实证候病证结合诊断研究成果作为范例展示以外，其他消化系统疾病病证结合诊断研究也可参考上述模式进行探索，同时鼓励不断创新。也就是说，无论是功能性还是器质性疾病，均需在保持中医理论指导的前提下，结合相关疾病的生理病理特征，从多角度、多层面切入进行系统探讨是不变的主题。当然，具体研究过程中如何能既充分利用好现代科学的先进技术与手段，又保持传统中医理论特色进行病证结合的深入探讨，则可参考本教材其他章节的内容，这也是本教材进行各系统章节撰写的初衷。

值得一提的是，如何能更加准确地认知消化系统疾病病证结合证候本质的科学内涵、实验室研究指标的微观性与证候宏观性的匹配度和可重复性，以及病证结合辨证诊断研究结果对临床诊断的指导与可推广应用性，目前来说仍然任重而道远。相较于 20 世纪 70～80 年代，可一定程度上反映脾虚证候特征的研究指标如唾液淀粉酶活性比值、尿 D-木糖排泄率等，能在国内多个单位共同验证的研究模式，近年来有关消化系统疾病病证结合诊断的研究，似乎更多是在同一单位开展探讨的模式，其学术影响力与可重复性尚有待于进一步提高与验证。建议今后的研究可在现有良好研究结果基础上，选择具有深入探讨价值的研究内容，尝试全国多家单位共同参与与验证，改分散力量研究为集中力量研究的模式，力争完成更多消化系统疾病中西医病证结合诊断研究的重大项目，凝练并产生出更多的标志性研究成果，从而不负前辈，不负时代。消化系统疾病的病证结合诊断研究模式见图 1-2-15。

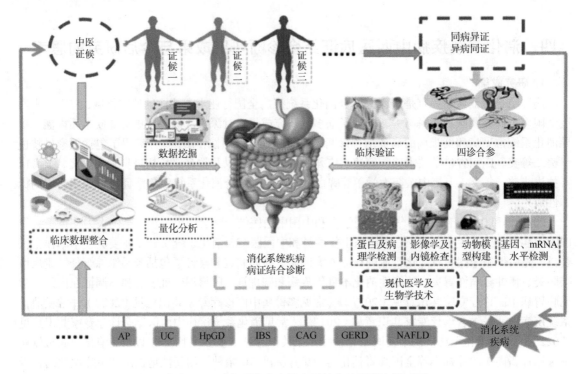

图 1-2-15 消化系统疾病的病证结合诊断研究模式图

本节内容资料收集、模式图绘制以及陈述视频制作过程中,得到了广州中医药大学脾胃研究所博士研究生邝唯铭、吴云博,硕士研究生刘琪 3 位同学的大力协助,特此致谢!

(胡 玲 李茹柳)

参 考 文 献

丁庞华,史利卿,石磊,等,2022. 活动期溃疡性结肠炎寒热错杂证患者寒热不同偏盛之间肠道菌群的差异性研究[J]. 中华中医药杂志, 37(2):1022-1026.

李晓鹤,刘峰,饶慧瑛,2022. 人工智能在非酒精性脂肪性肝病诊断中的新进展[J]. 中华肝脏病杂志, 30(4):443-446.

谢璟仪,张丽颖,王凤云,等,2020. 唐旭东辨治胃食管反流病临证思路探微[J]. 中华中医药杂志, 35(9):4464-4466.

杨洋,瞿先侯,杨敏,等,2020. 慢性萎缩性胃炎患者中医证候分型与癌变风险的相关性[J]. 中医杂志,61(4):319-324.

张声生,陈贞,许文君,等,2008. 基于"寒、热、虚、实"二次辨证的 565 例功能性消化不良证候分布特点研究[J]. 中华中医药杂志,(9):833-835.

张泽丹,王凤云,张佳琪,等,2022. 溃疡性结肠炎湿热证动物模型的建立与评价[J]. 中国中西医结合杂志, 42(1):66-74.

Ahmed E A, Abdelatty K, Mahdy R E, et al, 2021. Computed tomography enterocolongraphy in assessment of degree of ulcerative colitis activity[J]. Int J Clin Pract, 75(10):e14626.

Ajmera V, Loomba R, 2021. Imaging biomarkers of NAFLD, NASH, and fibrosis[J]. Mol Metab, 50:101167.

Baleato-González S, García-Figueiras R, Junquera-Olay S, et al, 2021. Imaging acute pancreatitis[J]. Radiologia (Engl Ed), 63(2):145-158.

Bessho R, Kanai T, Hosoe N, et al, 2011. Correlation between endocytoscopy and conventional histopathology in microstructural features of ulcerative colitis[J]. J Gastroenterol, 46（10）: 1197-1202.

Deepak P, Axelrad J E, Ananthakrishnan A N, 2019. The Role of the Radiologist in Determining Disease Severity in Inflammatory Bowel Diseases[J]. Gastrointest Endosc Clin N Am, 29（3）: 447-470.

Deepak P, Bruining D H, 2014. Radiographical evaluation of ulcerative colitis[J]. Gastroenterol Rep(Oxf), 2(3): 169-177.

East J E, Vleugels J L, Roelandt P, et al, 2016. Advanced endoscopic imaging: European Society of Gastrointestinal Endoscopy（ESGE）technology review[J]. Endoscopy, 48（11）: 1029-1045.

Fung C, Svystun O, Fouladi D F, et al, 2020. CT imaging, classification, and complications of acute pancreatitis[J]. Abdom Radiol（NY）, 45（5）: 1243-1252.

Hu L, Li H Y, Chen W Q, et al, 2019. Ultrastructure Characteristics of different chinese medicine syndromes of helicobacter pylori-correlated gastric diseases [J]. Chin J Integr Med, 25（12）: 917-921.

Huang L, Xu Y, Chen J, et al, 2023. An artificial intelligence difficulty scoring system for stone removal during ERCP: a prospective validation[J]. Endoscopy, 55（1）: 4-11.

Huang Z, Lyu Z, Hou Z, et al, 2020. Quantifying liver-stomach disharmony pattern of functional dyspepsia using multidimensional analysis methods[J]. Evid Based Complement Alternat Med, 2020: 2562080.

Kawaguti F S, Franco M C, Martins B C, et al, 2019. Role of magnification chromoendoscopy in the management of colorectal neoplastic lesions suspicious for submucosal invasion[J]. Dis Colon Rectum, 62（4）: 422-428.

Kiesslich R, Duckworth C A, Moussata D, et al, 2012. Local barrier dysfunction identified by confocal laser endomicroscopy predicts relapse in inflammatory bowel disease[J]. Gut, 61（8）: 1146-1153.

Newsome P N, Sasso M, Deeks J J, et al, 2020. FibroScan-AST（FAST）score for the non-invasive identification of patients with non-alcoholic steatohepatitis with significant activity and fibrosis: a prospective derivation and global validation study[J]. Lancet Gastroenterol Hepatol, 5（4）: 362-373.

Parasher G, Wong M, Rawat M, 2020. Evolving role of artificial intelligence in gastrointestinal endoscopy[J]. World J Gastroenterol, 26（46）: 7287-7298.

Schaapman J J, Tushuizen M E, Coenraad M J, et al, 2021. Multiparametric MRI in patients with nonalcoholic fatty liver disease[J]. J Magn Reson Imaging, 53（6）: 1623-1631.

Shao M, Lu Y, Xiang H, et al, 2022. Application of metabolomics in the diagnosis of non-alcoholic fatty liver disease and the treatment of traditional Chinese medicine[J]. Front Pharmacol, 13: 971561.

Shimamura Y, Inoue H, Rodriguez de Santiago E, et al, 2021. Diagnostic yield of fourth-generation endocytoscopy for esophageal squamous lesions using a modified endocytoscopic classification[J]. Dig Endosc, 33（7）: 1093-1100.

Sidhu M, Shahidi N, Vosko S, et al, 2022. Incremental benefit of dye-based chromoendoscopy to predict the risk of submucosal invasive cancer in large nonpedunculated colorectal polyps[J]. Gastrointest Endosc, 95（3）: 527-534.

Tran A, Hoff C, Polireddy K, et al, 2022. Beyond acute cholecystitis—gallstone-related complications and what the emergency radiologist should know[J]. Emergency Radiology, 29（1）: 173-186.

Yuan F, Gu Z, Bi Y, et al, 2022. The association between rs1260326 with the risk of NAFLD and the mediation effect of triglyceride on NAFLD in the elderly Chinese Han population[J]. Aging（Albany NY）, 14（6）: 2736-2747.

Zhang L, Huang M X, Li D Y, et al, 2022. The single-nucleotide polymorphism of miR-27a rs895819 and the expression of miR-27a in helicobacter pylori-Related diseases and the correlation with the traditional Chinese medicine syndrome[J]. Evid Based Complement Alternat Med, 2022: 3086205.

Zhang W, Peng C, Zhang S, et al, 2021. EUS-guided portal pressure gradient measurement in patients with acute or subacute portal hypertension[J]. Gastrointest Endosc, 93（3）: 565-572.

本章彩图二维码

第三章 消化系统疾病的治疗

第一节 消化系统疾病药物治疗进展

一、概　　述

消化系统主要包括食管、胃、肠、肝、胆、胰腺等脏器，对人体消化、吸收、代谢、排泄功能至关重要。消化系统各脏器的器质性和功能性疾病十分常见，从分类上看，消化系统疾病主要包括胃肠道动力紊乱、功能性消化不良、急慢性胃炎、消化道溃疡等。其中胃肠道动力紊乱、溃疡等疾病大多是难愈性疾病，需要长期、反复用药，且用药量大。根据消化系统疾病类型的差异，消化系统类药物可分为抑制胃酸分泌药、黏膜保护剂、抗 Hp 药、胃肠动力药物与神经调节剂等，上述几类药物常用于消化系统溃疡的治疗，此外，还有消化系统肿瘤治疗药物等。随着现代人生活节奏加快、生活饮食不规律、工作压力增大等问题出现，肠胃疾病、肝脏疾病等消化系统疾病的发病率越来越引起人们的关注，相应的消化系统疾病预防和治疗药物的研发和合理应用也得到了日益重视。

二、抑制胃酸分泌药

胃酸由胃腺的壁细胞分泌，壁细胞通过受体（H_2 受体、M_1 受体和促胃液素受体）、第二信使和 H^+/K^+-ATP 酶三个环节分泌胃酸。胃酸分泌的同时受到中枢和外周的影响，并由神经（乙酰胆碱）、激素（促胃液素）和旁分泌（组胺、生长抑素）精确调节。抑制胃酸分泌药根据作用机制主要分为四类：H_2 受体拮抗剂（H_2 receptor antagonist，H_2RA）、质子泵抑制剂（proton pump inhibitor，PPI）、M 受体拮抗药和促胃液素受体拮抗药。其中，M 受体拮抗药和促胃液素受体拮抗药因临床疗效不佳，现已少用。目前，H_2RA 和 PPI 是临床上最常用的抑制胃酸分泌药。

（一）H_2RA

抑制胃酸分泌药已成为目前最主要的胃酸相关疾病治疗药物。有效的 H_2RA 能够部分抑制基础和膳食刺激导致的胃酸分泌。H_2RA 具有高度选择性，不影响 H_1 受体，此外，它们也不具有抗胆碱能特性。抑制胃酸水平可促进十二指肠溃疡的愈合。其中一些药物可使胃内 pH 值超过 3，在推荐剂量下每天给药 2 次时，其抑酸效果可持续约 10h。然而，研究表明 H_2RA 对胃酸分泌的抑制效果尚不足以控制更严重的胃酸相关疾病，特别是对于严重糜烂性食管炎的治疗效果不佳，而且对其他适应证（如上消化道出血）的疗效也较为有限。此外，H_2RA 的耐药性进一步制约了其临床应用的广泛性。尽管如此，H_2RA 仍可作为胃食管反流性疾病治疗药物的一部分，用于胃酸相关症状的控制（按需治疗）。也有研究认为，夜间给予 H_2RA 有助于消除患者的夜间酸突破。

（二）PPI

1. ATP 拮抗型 PPI

胃酸分泌的最后一步是刺激质子泵通过 H^+ 和 K^+ 交换分泌 H^+ 到胃腔内。20 世纪 80 年代末，直接抑制 H^+/K^+-ATP 酶而发挥抑酸作用的 PPI 类药物横空出世。目前 PPI 已被普遍认为是治疗胃食管反流病和消化性溃疡等酸性消化系统疾病的首选药物。每日 1 次服用规定剂量的 PPI 连续 5 天后可使最大酸输出量降低约 66%。在每日 1 次口服推荐剂量后，胃内 pH 能够保持在 5 以上，持续时间约 9 小时/天。若通过持续静脉注射方式给药，还能够使胃内 pH 值进一步升高。停用 PPI 治疗后的 $24 \sim 48h$ 内胃酸的最大分泌能力无法完全恢复。

既往的很多研究都证明，在治疗酸相关疾病方面，PPI 类药物相比 H_2RA 更具优势。多项 Meta 分析显示，PPI 在治疗消化性溃疡、胃食管反流性疾病、佐林格-埃利森（Zollinger-Ellison）综合征及上消化道出血方面比 H_2RA 效果更好。此外，还有证据表明，PPI 能有效预防和治疗非甾体抗炎药（nonsteroidal anti-inflammatory drug，NSAID）如阿司匹林相关的胃十二指肠黏膜病变。通过 PPI 提高胃内 pH 还能够提高抗生素对 Hp 的抗菌和杀菌效果。因此，PPI 联合抗生素也成为根除 Hp 感染的公认临床标准治疗方案。

2. 新型 PPI

钾离子竞争性酸阻滞剂（potassium-competitive acid blocker，P-CAB）是具有代表性的新一代 PPI（K^+ 拮抗剂型），它能够阻断质子泵中的 K^+ 通道，从而导致竞争性的、可逆的、食物非依赖性的胃酸分泌抑制。其作用机制不同于上述 PPI（ATP 拮抗型，不可逆 PPI），因此可称为酸阻滞剂。代表性药物有沃诺拉赞和瑞伐拉赞。P-CAB 具有亲脂性、弱碱性、解离常数高和低 pH 时稳定的特点，在酸性环境下，迅速升高胃内 pH，口服吸收迅速。与常规不可逆 PPI 相比，其具有起效快、持久和可逆性地抑制胃 H^+/K^+-ATP 酶的优势。目前临床上主要用于治疗十二指肠溃疡、胃炎、胃溃疡和反流性食管炎等疾病。富马酸沃诺拉赞是研发成功的第一个 P-CAB，目前在亚洲和南美洲国家相继上市使用。对于糜烂性食管炎的治疗，沃诺拉赞 20mg/d 连续使用 8 周后的治愈率甚至不低于兰索拉唑 30mg。此外，在第 2 周和第 4 周时的治愈率甚至优于兰索拉唑 30mg，而且 20mg/d 的沃诺拉赞与每日 1 次的兰索拉唑 30mg 在安全性方面数据相似。沃诺拉赞具有极强的抗胃酸分泌作用，对严重食管炎和 Barrett 食管患者的长期治疗可能具有更好的效果。研究表明，对于严重糜烂性食管炎患者的治疗，沃诺拉赞比大多数 PPI 更为有效，在胃食管反流性疾病的维持治疗中，沃诺拉赞的疗效甚至可能优于部分 PPI。这也提示沃诺拉赞或可成为预防高危患者发生 NSAID 相关胃十二指肠黏膜损伤的一种新的治疗选择。最后，沃诺拉赞也可考虑作为 PPI 治疗 Hp 的替代疗法，特别是对于耐药和难治性患者群体。与以 PPI 为基础的三联疗法相比，以沃诺拉赞为基础的三联疗法在根除 Hp 方面具有更好的疗效。

3. 长期应用 PPI 的安全性

由于 PPI 的耐受性较好，不良事件的发生率相对较低（约 13%），临床上 PPI 的不当使用通常表现为超适应证用药。多位学者对 PPI 的主要适应证、长期使用的适宜性和不当性进行了广泛的综述。观察性研究显示 PPI 可能与肺炎、骨质疏松、艰难梭菌相关腹泻、心血管疾病、肝脏疾病、慢性肾脏疾病、显微镜下结肠炎、痴呆或胃癌的风险增加有关。研究还发现，PPI 长期用药与短期用药的耐药率相似。尽管对于 PPI 的安全性进行了大量研究，但能够证明其安全性低的证据尚不充分。

总体来说，使用 PPI 治疗带来的临床优势要大于潜在风险，但对于那些无明确指征就采用 PPI 治疗的患者还是会存在一定的治疗风险。因此，遵循适应证治疗是保证 PPI 治疗期间安全有效的必要条件，减少不适宜的 PPI 应用可以将不良事件发生的潜在风险降到最低。

4. PPI 治疗的局限性

尽管 PPI 治疗的总体有效性较高，但也存在一些不足，其药理局限性包括起效延迟、不完全抑酸、需在饭前服用才能最大程度发挥疗效等。因此，临床对于酸相关疾病的治疗仍存在一些挑战。其中包括对 PPI 治疗不敏感的胃食管反流性疾病患者的管理，比如更有效的胃保护（NSAID 阿司匹林诱导的胃肠黏膜损伤的治疗和预防）和非静脉曲张性上消化道出血的药物治疗。目前 PPI 对于非糜烂性胃食管反流病的疗效也还未达到最佳。PPI 治疗时伴随的患者夜间酸突破仍是一个亟待解决的问题。此外，Hp 根除失败率的增加也是一个值得关注问题，需要不断优化胃酸抑制剂和抗生素的联合给药策略。

5. 抑制胃酸分泌的新药研发

目前针对 PPI 药理局限性的改善还在进行积极的探索，而克服上述问题的尝试包括开发有效的 H_2 受体激动剂、促胃液素激动剂、非苯并咪唑类 PPI、缓释和迟释类 PPI、PPI 的联合用药、具有更长半衰期的新型药物以及新一代 PPI。这些新策略是否能够显著提高临床治疗效果或降低不良反应还有待进一步探索。其中一些药物（如 P-CAB 和 CCK2 受体拮抗剂）已获批上市或尚处于临床试验阶段，而另一些药物[如抗促胃液素疫苗、H_3 受体配体或促胃液素释放肽（gastrin-releasing peptide，GRP）受体拮抗剂]仍处于临床前开发阶段。越来越多的研究表明，H_3 受体也会参与到酸分泌的调节和黏膜保护中，也有几种有效和选择性 H_3 受体激动剂和拮抗剂正在合成中。

尽管有新的药物处于临床开发阶段，但 H_2 受体拮抗剂和 PPI 类药物依然会在相当长的时间里继续用于控制胃食管反流性疾病和其他酸相关疾病的酸分泌。对此，优化药物配比就显得更为重要。尽管距离临床引入一种安全有效的抑酸药已经过去了几十年，而且其使用效果也经受住了时间的考验，但每年依旧在医学文献中出现大量关于这一主题的基础和临床研究。所有这些正在进行的研究也表明，关于酸相关疾病的药物治疗还远远没有发展到顶峰。

三、胃黏膜保护剂

由于胃黏膜经常暴露在众多损伤因子中，包括内源性因子如高浓度胃酸、胃蛋白酶、Hp 和胆汁等，以及外源性因子如酒精、药物等。机体需要强大的防御机制来保护食管、胃和近端小肠。胃黏膜的防御和修复机制包括黏液-碳酸氢盐（黏液-HCO_3^-）屏障、黏膜屏障、黏膜血流量、前列腺素和生长因子保护等。胃黏膜保护剂可以促进黏膜防御功能，增强内源性黏膜保护机制，为溃疡表面提供物理屏障，缓解消化系统疾病症状，这类药主要包括黏膜屏障增强剂（硫糖铝）、黏液合成分泌促进剂（替普瑞酮）等。

（一）黏膜屏障增强剂

硫糖铝是蔗糖硫酸盐和氢氧化铝形成的一种复合盐，能够吸附在溃疡病灶处形成物理屏障，阻止胃酸、胃蛋白酶或胆盐和黏膜的相互作用。在黏膜损伤中，带负电荷的硫糖铝聚阴离子能够与带正电荷的蛋白质形成多价桥，使其对炎症黏膜有足够的亲和力。此外，它还具有细胞保护特性，这是因为硫糖铝增加了局部成纤维细胞生长因子的水平，并诱导黏膜中前列腺素的增加，从而加速了黏膜愈合。硫糖铝疗效与西咪替丁相当，但可以极大降低临床复发率。含海藻酸盐的制剂也表现出黏膜保护特性，该类制剂与胃酸反应后形成类似"筏"一样的凝胶，浮于胃内容物上层，在胃内形成一个机械屏障有效隔绝胃液与胃近端的接触。黏性液体制剂附着并覆盖在黏膜上可有效抑制反流酸液和胃蛋白酶与上皮细胞的接触，并可作为载体在食管内递送局部发挥作用的药物。然而直到最近，这些制剂才被用于食管反流性疾病的黏膜保护中，以增强酸抑制效果。意大利开发出一种新型Ⅲ级医疗器械，其中含有透明质酸和硫酸软骨素，用于保护食管黏膜。其作用机制可能与海藻酸盐类制剂在食管黏膜上形成机械屏障相类似。透明质酸和硫酸软骨素是存在于细胞外基质中的天然黏多糖。这两种化合物具有相似的功能，并表现出抗炎作用和其他生理药理作用，如伤口修复、组织再生、免疫调节以及抗氧化特性，有助于受损黏膜的修复。

（二）黏液合成分泌促进剂

替普瑞酮药理作用主要有：①增加胃黏液和黏膜中糖蛋白含量，维持黏液的正常结构和保护作用；②使胃黏液中的脂质含量增加，疏水性增强，防止攻击因子损伤黏膜；③改善应激状态下胃黏膜血流，促进局部内源性前列腺素的合成，能够更好地治疗难治性溃疡，针对消化性溃疡的总有效率控制在 81.8% 左右，副作用很少，患者偶尔会出现类似肝酶升高和便秘的情况。其他黏液合成分泌促进剂包括促胰液剂和前列腺素促进剂，如瑞巴派特。

此外，前列腺素类制剂如米索前列醇也能够对胃黏液分泌产生强烈的刺激作用，有助于增加血流、促进碳酸氢钠的分泌与磷脂的生成，还能够抑制胃酸分泌，从而实现对胃黏膜的有效保护。其疗效与西咪替丁相近。

（三）其他黏膜保护剂

表皮细胞生长因子（epidermal growth factor，EGF）是一种单链多肽，由唾液腺、十二指肠腺组成，能够对胃酸和胃蛋白酶的分泌起到有效的抑制作用，对于黏液的产生与分泌可以发挥有效的促进作用，该药物能够有效保护因刺激所造成的胃、十二指肠黏膜损伤，在一定程度上可以直接影响到消化性溃疡的发生、发展和愈合，研究表明其治疗效果与米索前列醇相比具有显著的优越性。

胸腺蛋白口服溶液（欣洛维）是由分子蛋白类活性物质制成的药物，提取自猪胸腺，研究发现该药物具备双重功能，在对黏膜进行有效的保护的同时还能对上皮细胞的再生修复起到促进作用。同时，因该药物能够改变黏膜周围环境，还有助于促进机体抵抗 Hp 和毒素。

传统中草药在黏膜保护方面的作用同样值得探究。合欢香叶酯对于胃黏膜血流和防御功能的增强、组织修复的促进、内源性前列腺素合成的增加等方面具有显著效果，临床治疗有效率在 80% 左右，能够对溃疡瘢痕后的复发进行有效的预防，适用于长期给药。姜黄素也被证明可以有效地防止急性反流性食管炎引起的食管黏膜损伤。虽然姜黄素在抑制酸性反流性食管炎方面不如兰索拉唑，但在抑制酸-胆汁混合反流性食管炎方面效果优于兰索拉唑。姜黄素在食管中发挥这种保护机制被归因于其固有的抗氧化特性。在 PPI 难治性胃食管反流性疾病中，与单纯使用 PPI 相比，将 Rikkunshito（一种传统的日本草药，可改善屏障功能）与 PPI 联合使用能够更好地缓解症状。

四、抗　Hp　药

Hp 是螺杆菌属的代表菌种，是一种革兰氏阴性杆菌，大量研究证明，Hp 与慢性胃炎、消化性溃疡、胃癌等疾病有关，故根除治疗尤为重要。此外，Hp 感染还与多种肠外疾病相关，如牙周炎和继发性免疫性血小板减少性紫癜。Hp 在发展中国家和一些欠发达地区的感染率较高，严重威胁着人民的健康。临床上常用的抗 Hp 药包括抗生素、PPI 和铋剂。单一抗生素方案在根除 Hp 感染方面无效，易导致微生物耐药性，一般需要使用 2 种或者 3 种抗生素的联合治疗加上抑酸治疗，提高根除率，延缓耐药产生。西医根除 Hp 的方案主要有标准三联疗法、非铋或铋四联疗法。然而，由于长期使用和滥用抗生素，Hp 的耐药率不断提高，导致三联疗法的根除率不断下降。目前推荐铋剂四联疗法（PPI+铋剂+2 种抗菌药）作为根除 Hp 的主要经验治疗方案。传统中药在治疗 Hp 感染方面显示出许多潜在的优势，如高根除率、低毒性和调节肠道菌群。根据流行病学统计，中医治疗 Hp 感染总有效率可达 95.45%。

（一）中医药对 Hp 感染病因病机的影响

中医主要根据人体的阴阳平衡理论来治疗疾病。Hp 感染当属中医学的"邪气"侵袭范畴。脾胃虚弱的人受外在湿热和不洁食物的影响，更容易感染 Hp。根据中医辨证分型，Hp 感染可分为脾胃虚证、脾胃湿热证、胃阴虚证、肝胃不和证、瘀阻胃络证五种类型。脾胃虚证、胃阴虚证归为脾胃阴虚证组，其他三种类型可归为无脾胃阴虚证组。虽然 Hp 感染发生在胃部，但病因却在脾。邪气外侵、正气不足、气机失调是发病的原因。湿热是一个重要的诱发因素，胃内湿热环境为病菌的生长提供了有利条件。此外，受损的胃黏膜和胃生理结构增加了 Hp 的易感性。近年来治疗 Hp 感染的中药多以健脾益气为主，通过改善脾虚胃弱，达到治疗 Hp 感染的目的。

（二）中医药治疗 Hp 感染的研究与应用

中医治疗 Hp 感染强调全面调节人体健康。除了选择具有抗感染效果的药物外，还会挑选具有补气、益气、活血、祛瘀和解毒散热功效的药物共同使用。根据中医辨证论治和 Hp 感染的类型，有针对性地选择合适的治疗方案，根据不同的症状使用不同的中药配方。中医治疗 Hp 感染常以寒性中药为主，辅以适量温热性药物。同时还考虑处方中药物的增减，即在运用几种健脾益气中药的基础上，针对不同症状合理增减中药种类。例如，阳虚的人可以多开温肾健脾的药物，气虚的人可以多开健脾益气的药物。湿热体质宜选择味甘、淡的补气药物。

（三）中医药治疗 Hp 感染存在的问题及对策

虽然中医药治疗 Hp 感染具有较高的根除率，且耐药率低、毒性小，但临床上广泛应用仍存在问题。具体包括：①单药及复方的药理研究尚待开展；②根除 Hp 的机制尚未完全揭示；③中医药相关研究多为小样本量，尚未建立完整的 Hp 根除治疗方案；④部分药品不符合制剂要求；⑤不同地区不同的生活方式和饮食习惯可能会影响治疗效果。想要彻底解决上述问题还存在许多障碍。

（四）中西医结合是治疗 Hp 感染的理想方法

与单纯的西医或中医治疗相比，中西医治疗方法的结合可能为 Hp 感染的治疗提供理想的解决方案。抗生素具有起效快、抗菌谱广的优势和易产生耐药、不良反应严重、根除率低的缺点。而中药具有耐药性低、毒性小、副作用少等优点和免疫调节慢、起效慢、作用机制复杂的缺点。因此，两种治疗策略的结合或可有效地治愈 Hp 感染。近年来，中西医结合已被证明能有效缓解 Hp 感染的耐药性，缩短抗生素使用疗程，并改善临床不良反应和降低毒副作用。

目前，采用中西医结合的理论治疗 Hp 感染应根据疾病的不同阶段、不同证型选择合理的治疗方案。在患者未被感染的情况下，中医可用于预防 Hp。在感染后采用中西医结合治疗，如中药联合传统三联或四联疗法，可提高 Hp 根除率。当菌株产生耐药性后，中药可用于机体调理。中药汤剂多成分复杂，作用机制不明确。与西药合用时，可选用疗效明确的中药有效成分代替中药汤剂。中药及其衍生物的使用不仅可以提高 Hp 感染的根除率，而且有助于探索其潜在作用机制，促进中西医结合的发展。

五、促胃肠动力药

胃肠动力是指胃肠道肌肉的收缩和蠕动能力。参与胃肠动力调节的因素众多，包括胃肠道肠腔内分泌的化学物质、肠神经系统分泌的神经递质、肠道菌群和离子通道等。产生胃肠动力的调控因子中任何一种功能失调，都可能会引起胃肠动力紊乱，如体内胃动素、促胃液素、胃饥饿素、缩胆囊素等多种化学物质或激素含量的高低会影响胃肠动力。肠神经元分泌的兴奋性递质乙酰胆碱、5-羟色胺（5-hydroxytryptamine，5-HT）等可以促进胃肠道收缩，肠道抑制性神经递质如一氧化氮（nitric oxide，NO）浓度升高，可以舒张平滑肌，减弱胃肠动力。此外，氨基酸代谢通路、信号通路等也影响胃肠动力，这些都是药物治疗的靶点。

（一）胃肠动力紊乱常用治疗药物

促胃肠动力药能够刺激胃平滑肌收缩，作为一线治疗广泛应用于功能性消化不良。促胃肠动力药直接作用于胃肠壁,选择性刺激胃肠道运动功能。此类药物可增加食管下部括约肌张力,促进胃排空,协调胃与十二指肠的功能。这类药物根据作用机制不同分为:外周 M 受体激动剂、外周胆碱酯酶抑制剂、5-HT$_4$ 受体激动剂、外周多巴胺受体拮抗剂和大环内酯类抗生素等。临床常用药物如阿考替胺能选择性地阻断毒蕈碱 M$_1$、M$_2$ 受体,参与乙酰胆碱释放的负反馈;且调节多巴胺受体、乙酰胆碱酯酶受体,使肠神经系统突触和(或)副交感神经通路乙酰胆碱水平升高,从而提高人体的胃排空率。甲氧氯普胺(一种 5-HT$_4$ 受体激动剂)也是美国食品药品监督管理局(FDA)批准的唯一治疗胃轻瘫的药物,建议治疗时间不超过 12 周。多潘立酮也是一种常用的促胃动力药物,是外周多巴胺 D$_2$ 受体拮抗剂,可促进胃肠道的蠕动和张力恢复,增加胃窦和十二指肠运动,协调幽门的收缩。在大环内酯类抗生素中,红霉素和阿奇霉素被证明是胃动素受体的激动剂,虽然有文献支持它们在短期内能够改善胃排空,治疗胃轻瘫,但因容易引起快速耐受性而导致其尚未被批准用于胃轻瘫等的治疗。

(二)胃肠动力紊乱的中医药治疗

尽管应用胃动力药和止吐药等可在一定程度上改善胃排空速度以缓解临床症状,但药物治疗存在依赖性,且不良反应明显,患者必须长期服药缓解症状,防止复发。而中医学对于胃肠动力紊乱的治疗有着数千年的历史与经验,不仅方法灵活多变,还能根据患者的病情及自身体质辨证施治且效果显著。因此除临床一线用药外,中医和针灸作为常见的补充和替代疗法也受到越来越多研究者的关注,两者在治疗难治性恶心呕吐方面有着悠久的历史,也有助于缓解腹胀等症状。

胃肠道内及血清中多种化学物质的含量以及神经递质乙酰胆碱、NO、5-HT 等的水平与胃肠动力紧密相关。如胃动素、促胃液素等物质的上调可以促进胃肠动力,而 NO 以及一氧化氮合酶(NOS)表达增加能够抑制胃肠动力。研究者发现许多中药能够通过改善胃肠动力相关激素、肽、神经递质等的表达,达到缓解胃肠动力紊乱的疗效。

多种中药还可以通过改善肠道的炎症状态,缓解胃肠动力紊乱症状。如藿香正气水可以通过抗炎、免疫保护,治疗功能性消化不良,并且通过 PI3K-AKT、JAK-STAT、Toll 样受体以及钙离子信号通路调节肠动力。同样,部分药物可以通过抗炎作用抑制胃肠动力,如地黄散、健脾清肠汤、疏肝汤等。此外,研究显示,肠道微生物可以帮助肠道神经细胞调节结肠蠕动,从而维持健康的消化状态。而中药在影响胃肠动力的同时也可调节肠道微生物的组成,如山楂和炒山楂做成的汤剂可以调节高热量饮食引起的消化不良大鼠的肠动力,并可以逆转消化不良大鼠肠道微生物的紊乱。

部分中药及复方制剂也可通过改善胃肠道的病理改变对胃肠动力产生积极作用。有文献报道积术汤可能通过促进食管和肠壁形态和生物力学的重构减轻糖尿病胃轻瘫的症状。大承气汤和乳酸杆菌联合使用,对脑创伤模型小鼠的胃肠功能障碍有改善作用,可以修复屏障功能,促进胃肠动力。

目前,除了常见的西医治疗外,消化系统疾病的中医治疗无论是单方治疗、合方治疗,还是中西医综合治疗均表现出独特的优势。已有越来越多的研究支持使用中西医结合疗法来缓解或治疗消化系统疾病的各类症状如恶心、呕吐以及与胃肠道反流性疾病、炎症性肠病和肠易激综合征相关的症状。这些疗法大多具有良好的治疗效果和安全性。对于复杂难治的消化系统疾病,中西医结合治疗有望突破治疗瓶颈,让更多患者获益。

六、神经调节剂

功能性胃肠病(functional gastrointestinal disorder,FGID)被认为是脑-肠功能紊乱所导致的消化系统疾病。脑-肠轴的概念来源于胚胎学基础,即发育中的胎儿神经嵴分化为大脑和脊髓,并向下发送神经节填充发育中的内胚层,最终成为肠神经系统。由于大脑和肠道共享相同的神经递质和受体,因而神经调节药物,如抗抑郁药、抗精神病药及其他中枢神经系统靶向药物等越来越广泛地用于治疗 FGID。罗马基金会工作小组对神经调节剂的药理作用及其对胃肠道感觉和运动功能的影响进行了整理和总结，指出神经调节剂可用于患有 FGID 或其他疼痛性躯体症状的患者，无论其是否合并焦虑或精神障碍等因素。

（一）三环类抗抑郁药

三环类抗抑郁药（tricyclic antidepressant，TCA）的代表药物包括阿米替林、丙咪嗪等，均为 5-HT 和去甲肾上腺素（noradrenaline，NA）重摄取抑制剂。TCA 的这种双重作用使其在镇痛方面更具有优势。然而，由于大多数 TCA 都存在额外的受体，这也是其产生不良反应的主要原因，但部分不良反应可能是有益的，如使功能性消化不良早饱和体质量减轻患者的食欲和体质量增加，或者使腹泻型肠易激综合征患者的胃肠道运动减慢。另外，TCA 还可以降低健康受试者和部分 FGID 患者的内脏敏感性。

（二）5-HT 重摄取抑制剂

这一类药物包括选择性 5-HT 重摄取抑制剂（selective serotonin reuptake inhibitor，SSRI）和 5-HT 与 NA 重摄取抑制剂（serotonin and noradrenaline reuptake inhibitor，SNRI）。SSRI 的代表药物包括氟西汀、舍曲林、西酞普兰，在治疗焦虑、强迫症和恐惧症相关行为时效果更佳，而非针对慢性疼痛和功能紊乱。SSRI 可增强胃和小肠的推进作用，但对健康受试者或 FGID 患者的内脏敏感性没有明显影响。SNRI 类则包括文拉法辛、米那普仑等代表性药物，这些药物的 5-HT 能及 NA 能作用略有不同，但大多缺乏额外的受体亲和力，因此与 TCA 相比不良反应较少，适用于治疗慢性疼痛。目前，已有关于 SNRI 抑制胃和结肠运动的相关研究报道，但其效果不及 TCA。

（三）NA 和特异性 5-HT 受体拮抗剂

NA 和特异性 5-HT 受体拮抗剂（noradrenaline and specific serotonin receptor antagonist，NASSA）的代表药物有米氮平和米塞林。NASSA 可增强中枢 NA 和 5-HT 的活性，这可能与其作为中枢突触前抑制性 α_2 肾上腺素自身受体和异身受体的拮抗剂有关，其亦可作为 5-HT$_2$ 受体和 5-HT$_3$ 受体的强效拮抗剂。5-HT$_3$ 受体拮抗剂可改善恶心、疼痛和腹泻等症状；米氮平通过其组胺 1（H$_1$）和 5-HT$_{2C}$ 受体拮抗剂的特性，可能导致食欲和体质量增加（在部分 FGID 患者中可能具有优势）。

（四）5-HT$_{1A}$ 受体激动剂

5-HT$_{1A}$ 受体激动剂代表药物包括丁螺环酮和坦度螺酮。他们以杏仁核为中心，通过突触前和突触后 5-HT$_{1A}$ 受体的部分激动作用，可以抑制大脑中的恐惧回路，也可通过外周同类受体直接影响胃肠道生理。目前仅有少数研究评估了 5-HT$_{1A}$ 受体激动剂对胃肠道功能的影响，丁螺环酮可增强食管的收缩幅度并减缓健康对照组的胃排空速率。在 FD 的交叉实验研究中，丁螺环酮可通过增强胃容受性改善症状，而在对食管多模式刺激或胃、直肠扩张实验中均未发现丁螺环酮可以改变内脏敏感性，丁螺环酮也没有显著改变健康受试者和患者的结肠顺应性、张力或敏感性。

（五）非典型抗精神病药

新型非典型抗精神病药除具有多巴胺 D$_2$ 受体拮抗剂（氨磺必利、左舒必利）的特性外，还有 5-HT$_{2A}$ 受体拮抗剂（奥氮平、喹硫平）的特性，因此长期使用时应密切监测不良反应，但由于被用于治疗 FGID 的剂量远低于用于抗精神病的剂量，因而发生不良反应的风险较低。基于舒必利和左舒必利对胃排空的影响，其偶尔也被用于治疗功能性消化不良和胃轻瘫。左舒必利可降低功能性消化不良患者对胃扩张的敏感性，但目前关于非典型抗精神病药对健康受试者胃肠道敏感性影响的报道较为少见。

目前认为低至中等剂量的 TCA 对慢性胃肠疼痛有良好的治疗效果。虽然 SNRI 证据尚不充分，但其对慢性疼痛的疗效仍然值得期待。SSRI 在患者伴有焦虑时可以考虑使用。丁螺环酮和米氮平可用于治疗餐后不适综合征。非典型抗精神病药可能有助于缓解腹痛。当单药治疗效果不佳时可以考虑增效治疗（中枢神经调节剂联合外周神经调节剂、两种中枢神经调节剂联合使用等）。

七、消化系统肿瘤的药物治疗及新靶点的研究进展

2022 年流行病学统计显示，中国人群中胃癌、食管癌、肝癌、结直肠癌以及胰腺癌等消化系统肿瘤的发病率及病死率均非常高。然而，针对这一系列肿瘤的治疗手段迄今仍然非常有限。根据 2020 年中国临床肿瘤学会（CSCO）临床诊疗指南推荐，除了原发性肝癌外，另外 4 种消化系统常见肿瘤的药物治疗仍然是以氟尿嘧啶、铂类、紫杉类等化疗药物为主。获批用于以上 4 种肿瘤的靶向治疗药物仅有靶向 *HER2* 的曲妥珠单抗、靶向 *BRAF* 的达拉非尼、靶向 *MEK* 的曲美替尼、靶向 *VEGFR* 的贝伐珠单抗、雷莫芦单抗、阿帕替尼以及基于 PD-1/PD-L1 的免疫疗法。目前消化系统肿瘤治疗药物远未能满足临床治疗需求，开发新的药物治疗方法任重道远。

众所周知，基因突变与肿瘤发生之间的关系密切，筛选新的肿瘤突变基因作为新药靶点是抗肿瘤治疗研究的其中一条途径。鉴于消化系统肿瘤治疗药物未满足临床需求的现状，季晓君等搜集了 Integrative OncoGenomics 数据库中上述几种消化系统肿瘤的突变基因，对各肿瘤中突变基因进行系统分析，以突变基因为切入点，结合多个数据库对突变基因及其编码的蛋白质作为新药开发靶点的可行性进行评估，最终筛选出 17 个基因编码的蛋白质具备作为抗癌药物开发的潜在靶点，为常见消化系统肿瘤的治疗药物开发提供了新的生物信息学证据。

近年来，肿瘤免疫代谢理论的出现或可为抗肿瘤治疗提供另一条新的道路。基本的新陈代谢途径对维持哺乳动物细胞供能、大分子生物合成和氧化还原的调节至关重要。虽然代谢失调（例如有氧糖酵解）一直被认为是癌症的标志，但最近在免疫细胞激活和分化过程中发现的代谢重编程现象使得免疫代谢的概念应运而生。肿瘤的代谢改变了肿瘤免疫微环境内免疫细胞的表型和功能，导致了当前癌症免疫治疗的失败。肿瘤免疫治疗的主要目的是克服免疫抑制，最大程度上动员肿瘤特异性效应 T 细胞和生成记忆 T 细胞，发挥长期由免疫介导的肿瘤消除或控制。目前的研究发现，代谢重编程能够驱动免疫细胞的发育和功能，因此使用代谢靶向药物可能为改善癌症免疫治疗提供新的机会。

（刘继勇　唐晓萌）

第二节　消化系统疾病内镜治疗进展

内镜下治疗技术包括切除术和引流术，1984 年内镜黏膜切除术（endoscopic mucosal resection，EMR）首次用于治疗早期胃癌，随后内镜黏膜下剥离术（endoscopic submucosal dissection，ESD）实现对胃癌的完整切除及消化道其他部位癌的切除，2007 年起随着隧道内镜技术、经自然腔道内镜手术（natural orifice translumenal endoscopic surgery，NOTES）的开展，内镜下切除技术逐渐实现黏膜层到固有肌层，到消化道全层，甚至消化道外。内镜下引流术包括内镜逆行胰胆管造影术（ERCP）及其衍生的内镜乳头括约肌切开术（endoscopic sphincteropapillotom，EST）、内镜胆管引流术等，超声内镜（EUS）技术及其衍生的 EUS 引导下胰周积液引导术（EUS-guided peripancreatic fluid collections，EUS-PFC）、EUS 引导下胰腺坏死组织清除术、EUS 引导下胆囊造瘘术等，是治疗肝胆管和胰腺疾病的重要手段。消化系统疾病的内镜治疗手段日新月异、方兴未艾，具有微创、费用低、效果显著等特点，随着内镜器械的更新及操作者的经验积累，内镜的适应证也不断扩大，将为消化系统疾病的治疗提供更多选择。

1. 内镜下球囊扩张术

1986 年内镜下球囊扩张术（endoscopic balloon dilatation，EBD）被首次描述，该方法是在胃镜直视引导下（或联合 X 线）将球囊插入狭窄口，使球囊位于狭窄部中央，然后向球囊内缓慢注入生理盐水或造影剂，持续扩张狭窄部位，使该部位发生机械性撕裂以扩大狭窄部位口径。大量临床案

例证明 EBD 是一种安全有效的治疗良性狭窄的方法。EBD 对咽食管连接部、贲门及幽门狭窄等自然腔道部位的狭窄有一定危险，所以充分做好术前病情评估非常关键。

2. 内镜下支架置入术

支架具有生物相容性、柔韧性、可扩张性的特点，支架分为覆膜自膨式金属支架、双腔并置同轴金属支架、有固定绳的金属支架、生物降解支架等。覆膜自膨式金属支架可分为部分覆膜自膨式金属支架和全覆膜自膨式金属支架，可持续扩张狭窄部位，无需反复治疗，且并发症较少。全覆膜同轴的双腔并置金属支架（Fully covered coaxial lumen-apposing metal stents，LAMS）最初的设计是用于胰液引流。Bazerbachi 等研究发现，LAMS 为马鞍形设计，其移位率低、体内留置时间长（平均 100 天），优于自膨式金属支架（平均 21 天），置入成功率达 100%，支架移位率为 17.9%。为防止支架远端移位以及发生肠穿孔等并发症，Kim 等研究发现，通过固定绳将支架一端固定于患者耳朵可降低支架移位率。生物可降解支架可自行降解，无需再次行内镜取出，从而减少患者痛苦，缺点在于发生增生性组织反应。对于消化道恶性狭窄患者，药物洗脱支架可作为姑息治疗的手段之一，其通过支架表面聚合物携带药物有控制地释放，不仅能够局部抗癌，而且能阻止再狭窄或延缓再狭窄的时间，提高恶性狭窄患者的生活质量及生存时间。内镜治疗中支架的选择因人而异，既要考虑内镜医师的经验，又要考虑患者和狭窄的特点。

3. 内镜下放射状切开术

内镜下放射状切开术（endoscopic radial incision，ERI）是近年来开展的一种治疗技术，其方法是使用 IT 刀对狭窄环进行切开及瘢痕切除，达到扩张狭窄段的目的（图 1-3-1）。且大量研究表明该技术安全有效，与吻合口狭窄的传统治疗方法球囊扩张相比，不仅手术时间短（4～40min），且近、远期疗效均较好，所以内镜切开术更有优势。Muto 等将 ERI 应用于难治性食管吻合口狭窄患者，比较了 EBD 与 ERI 的疗效，ERI 治疗后消化道通畅率较 EBD 高，ERI 治疗后 1～4 周，93.8% 的患者能够立即进食固体食物且无吞咽困难症状；ERI 后半年至 1 年，81.3% 的患者可以无任何临床症状地进食固体食物，且未观察到与 ERI 相关的严重并发症。

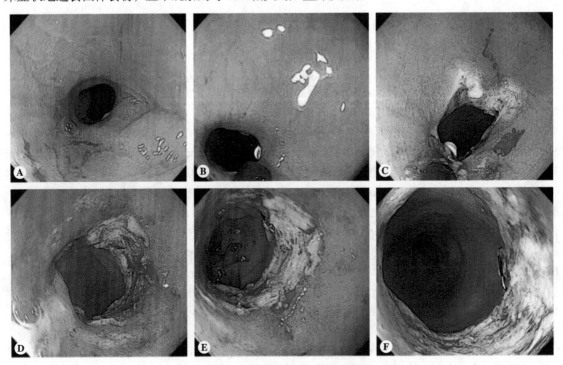

图 1-3-1　ERI 对吻合口狭窄的治疗

图片来源：DOI：10.1055/s-0043-124470

4. 内镜下置管术

内镜下置管术在消化科应用于治疗各种狭窄、梗阻、胃肠减压及营养供给。包括经内镜下空肠置管术、内镜下胆管置管引流术等。

内镜下鼻空肠管置管术是一种常见的肠内营养支持途径，包括异物钳置管法、导丝置管法、经胃镜活检孔置管法等。异物钳置管法在临床最为常见，几乎适用于各种情况的插管。若上消化道不全梗阻，如幽门、十二指肠不全梗阻，胃切除术后吻合口不全梗阻的患者，多采用导丝置管法和经胃镜活检孔置管法。经胃镜活检孔置管法放置鼻肠管最快、最容易，但能够置入的导管直径有限，限制了肠内营养制剂的选择，故多采用导丝置管法。近年，三腔喂养管的应用在一定程度上减少了进管时间，对于消化道结构改变的患者，更加具有安全性和可行性。

内镜下胆管置管引流能有效治疗胆道梗阻。胆道结石是胆道梗阻常见的原因，欧洲胃肠道内镜学会建议，对于无法取出的胆道结石需要胆道引流的患者，可内镜下放置临时胆道塑料支架。

随着内镜技术的发展，内镜下置管术在治疗慢性直肠病变上也有所进展，中西药保留灌肠治疗是溃疡性结肠炎治疗中的常用手段，经内镜结肠置管术（transendoscopic enteral tubing，TET）能够使灌肠液全结肠覆盖，延长药物保留时间，更有利于溃疡的愈合，安全、有效，且操作简单，无明显不良反应。

5. 经皮内镜下造瘘术

经皮内镜下造瘘术分为经皮内镜下胃造瘘术（percutaneous endoscopic gastrostomy，PEG）和经皮内镜下空肠造口术（percutaneous endoscopic jejunostomy，PEJ），是管饲喂养的一种方法。PEG在 1980 年被首次提出，逐渐取代了传统手术胃造瘘，广泛应用于因各种疾病无法进食或者进食不足的患者，提供肠内营养支持，尽量保留胃肠道的吸收和运动功能。PEJ 是在 PEG 的基础上经胃造口管放置 J 管进入空肠。PEG/J 因操作简便易行、并发症少、耐受性佳，目前成为长期管饲肠内营养的首选方式。各种疾病导致的营养不良，且短期内不太可能恢复口服进食，或需要长期胃减压的患者都可以考虑行 PEG/J 改善营养状况。

6. 内镜下抗反流术

内镜下抗反流术包括内镜下射频消融术（Stretta 术）、经口无切口胃底折叠术（transoral incisionless fundo-plication，TIF）、内镜下抗反流黏膜切除术（anti-reflux mucosectomy，ARMS）、经口内镜下贲门缩窄术（peroral endoscopic cardial constriction，PECC）等，主要应用于胃食管反流病（gastroesophageal reflux disease，GERD）的内镜下治疗，随着技术不断进展，其安全性和有效性逐渐得到证实。

Stretta 术可通过产生高频能量使食管下括约肌（lower esophageal sphincter，LES）及贲门局部神经肌肉组织凝固坏死，继而纤维化，最终增加 LES 压力及厚度形成相对狭窄，并降低远端敏感性达到抗反流作用，适用于 18 岁以上 PPI 治疗有效的诊断明确且除外相关合并症的 GERD 及存在异型增生的 Barrett 食管患者，最近的 Meta 分析表明，Stretta 术有助于减少患者症状和食管酸暴露的生理指标，其不良事件发生率为 0.93%。

TIF 主要通过应用 MUSE 系统、EsophyX 系统、GERDx 系统等装置实现，而 Bard 系统及 EndCinch 缝合装置分别由于远期疗效问题和缝合缺陷不被推荐。MUSE 系统由超声探头和"B"型吻合器组成，当超声探头检测到组织厚度为 1.4～1.6mm 时，"B"型吻合器可将胃底与 His 角上方 3cm 处食管折叠在一起以抗反流（图 1-3-2）。有研究指出，应用 MUSE 后 73% 的患者的 GERD 相关症状评分改善了 50% 以上。EsophyX 装置则是利用"H"型吻合器将胃底缝合到食管下段以重建 His 角，可在一定程度上恢复胃食管交界处的屏障功能，手术创伤小，其不良事件发生率为 2%～2.4%，部分患者需行补救性手术；GERDx 装置利用螺旋形导管牵拉胃壁在靠近 His 角处进行全层透壁缝合从而形成抗反流瓣。研究显示，其技术成功率为 99%，88%～91% 的患者症状和反流评分改善，2% 的病例出现不良事件。

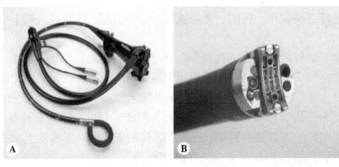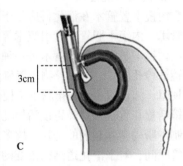

图 1-3-2　MUSE 系统

A. MUSE 装置：一种内弯型吻合器，外径 15.5mm；B. 吻合器远端，可进行食管胃底连接附近 3cm 处吻合，如 C

图片来源：DOI：10.1007/s00464-014-3731-3

ARMS 通过内镜下黏膜切除术或黏膜剥离术去除食管胃底连接处黏膜形成术后瘢痕以形成相对抗反流屏障，症状缓解有效率达 68%（图 1-3-3）；经口内镜下贲门缩窄术（peroral endoscopic cardial constriction，PECC）利用多环套扎器吸引和套扎黏膜后以钛夹固定，组织缺血、坏死、再生形成瘢痕形成抗反流屏障（图 1-3-4）。PECC 和 ARMS 尚处于探索阶段，期待未来有进一步的高质量研究为临床决策提供证据支撑。

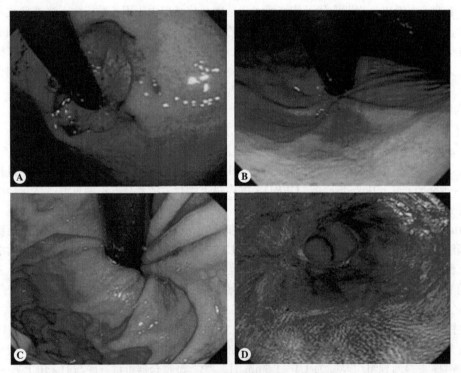

图 1-3-3　Barrett 食管患者 ARMS 治疗后

A. ARMS 治疗后的食管胃底连接处。采用透明帽下黏膜切除术对约 2cm 宽的贲门黏膜进行环切。B. 3 年后食管胃底连接处的外观（沿胃小弯观察）。C. 10 年后食管胃底连接处的外观（沿胃小弯观察）。D. 10 年后食管胃底连接处的外观（前视图）

图片来源：PMCID：PMC4188931

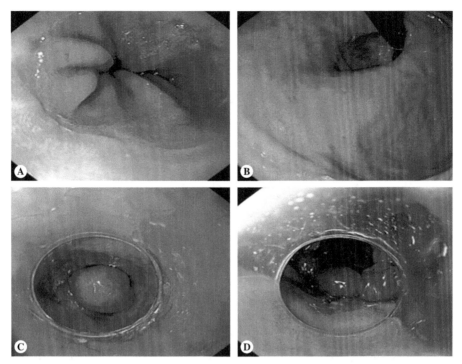

图 1-3-4　经口内镜下贲门缩窄术（PECC）

A. 食管胃底连接处齿状线难以区分；B. 当内镜穿过食管胃底连接处时，贲门松弛；C. 食管侧黏膜套扎；D. 胃小弯黏膜套扎

图片来源：DOI：10.1080/00365521.2022.2039285

7. 非静脉曲张出血的内镜治疗

非静脉曲张性消化道出血是消化道出血的最主要原因，按部位可分为非静脉曲张性上消化道出血（nonvariceal upper gastrointestinal bleeding，NVUGIB）和下消化道出血（lower gastrointestinal bleeding，LGIB）。常用的内镜下止血方法包括药物局部注射、热凝止血和机械止血，近年来，超范围夹（Over-The-Scope Clip，OTSC）系统逐渐应用于临床，对于特定的活动性溃疡出血尤为适用，其疗效和安全性逐步被证实，内镜止血粉喷洒、组织胶注射等有待进一步的临床研究。

临床应根据不同的病因及出血部位选择单用或联合不同内镜下止血治疗。药物局部注射包括肾上腺素（1：10 000 去甲肾上腺素盐水、高渗钠-肾上腺素溶液）、生理盐水、无水乙醇、硬化剂及组织胶（如凝血酶、纤维蛋白和氰基丙烯酸酯胶等）等，这些药物因容积效应、直接组织损伤或形成血栓而导致出血部位填塞，或在出血部位形成组织密封实现止血。热凝止血是通过压迫出血部位，释放热能凝固血管而达到止血目的的，包括接触式热设备（包括直接产生热量的加热探头，电流通过组织间接产生热量的多极/双极电灼探头，以及单极/双极止血钳）和非接触式热设备[氩等离子体凝固（APC）]。机械止血指应用各种止血夹和带结扎装置止血，对于活动性出血尤为适用；针对 LGIB，如对于憩室出血尤其是对于右半结肠病变推荐使用机械止血；对于小肠溃疡表面裸露血管所致的活动性出血及迪氏（Dieulafoy）溃疡推荐应用内镜下钛夹止血。两种或多种内镜下止血方法联合应用可以降低一些高危的消化道出血复发和进展的风险。

近年来，新兴的 OTSC 系统能够在内镜下通过透明帽的辅助在出血部位近距离释放止血夹，对于标准止血方法难以控制的持续性出血患者，可考虑使用 OTSC 系统补救（图 1-3-5、图 1-3-6）。相关文献报道 OTSC 系统止血成功率达 91.7%。

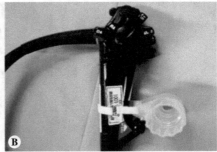

图 1-3-5　OTSC 系统

A. 带透明帽的夹子；B. 操作手柄

图片来源：DOI：10.1002/deo2.48

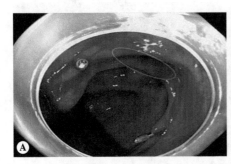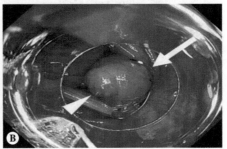

图 1-3-6　使用 OTSC 系统进行结肠憩室出血的止血治疗

A. 将两个夹子放在出血憩室附近（白色圆圈），以便标记；B. 释放夹子到憩室（白色箭头），通过 OTSC 将憩室倒置并鼓起，然后固定，并在中央丘处发现暴露的血管（白色三角），完成止血

图片来源：DOI：10.3390/jcm10132891

8. 食管胃底静脉曲张内镜治疗

食管胃底静脉曲张（gastroesophageal varices，GOV）是由于门静脉及其分支压力升高，侧支循环建立，进一步致食管胃底静脉曲张破裂出血（EVB），内镜下治疗发挥着越来越重要的作用。近年来，包括弹簧圈栓塞和硬化剂或组织胶注射在内的 EUS 引导下血管介入技术不断发展，自膨式覆膜食管金属支架（self-expandable metal stent，SMES）的应用成为内镜向外科手术等其他治疗方式过渡的桥梁。

一线内镜下疗法包括内镜下套扎术（endoscopic variceal ligation，EVL）（图 1-3-7）、曲张静脉硬化剂注射（endoscopic injection sclerosis，EIS）（图 1-3-8）、组织黏合剂注射及联合治疗，疗效可靠。EVL 是急性 EVB 的治疗推荐方式，常用六环或七环套扎器，在出血点自下而上呈螺旋形套扎实现止血，对于中、重度食管静脉曲张患者亦可选择 EVL，目的是防止首次出血。EIS 通过曲张静脉内注射硬化剂（如聚桂醇、5%鱼肝油酸钠）闭塞血管实现止血，对于既往有 EVB 病史，无出血但有明显出血倾向的中、重度食管静脉曲张，推荐使用 EVL 和 EIS，当曲张静脉直径＞2cm，EVL 则不再适用，会增加再发大出血风险。组织黏合剂（如 2-氰基丙烯酸酯）治疗应用"三明治"夹心法将曲张静脉闭塞，可用于有红色征或表面糜烂且有出血史的胃静脉曲张。联合治疗包括 EVL 序贯 EIS 治疗、药物联合内镜治疗及内镜联合三腔二囊管治疗。EVL 序贯 EIS 治疗可发挥各自优势，前者能迅速闭塞管腔粗大的血管，中断静脉血流，再进行 EIS 治疗可闭塞旁路静脉和交通支静脉；内镜联合三腔二囊管治疗适用于出血量大，内镜视野较差，单纯内镜治疗效果欠佳的患者。临床尚存在一些问题，如组织黏合剂治疗可能出现远处器官栓塞、脓毒血症等并发症。

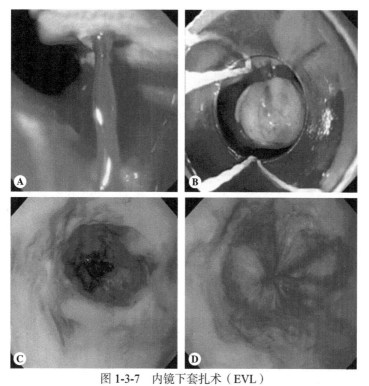

图 1-3-7　内镜下套扎术（EVL）

A. 食管胃底静脉曲张破裂出血（术前）；B. 套扎环扎住出血的静脉，使其缺血坏死，达到止血目的；C、D. 术后

图片来源：武汉市第一医院消化内镜中心

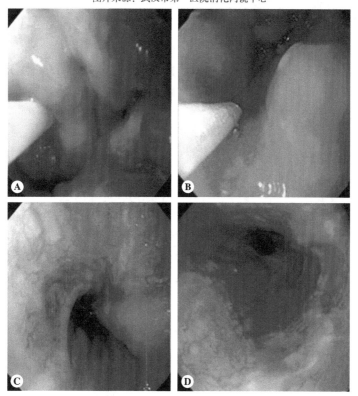

图 1-3-8　硬化剂注射（EIS）

A. 食管胃底静脉曲张（术前）。B. 注射硬化剂。硬化剂使曲张静脉快速产生血栓、炎性坏死，从而使血管永久性封闭。C、D. 术后

图片来源：武汉市第一医院消化内镜中心

近年来，EUS 介入技术不断发展，EUS 引导下引导硬化剂或组织黏合剂注射及弹簧圈栓塞可通过 19GFNA 穿刺针输送，实现闭塞或栓塞血管止血，由于 EUS 对血管探测的敏感性和不受胃内容物对视野的影响，相比于传统内镜下止血，提高了治疗精度（图 1-3-9）。有研究指出 EUS 引导下氰基丙烯酸酯注射联合弹簧圈栓塞治疗疗效确切，有 83.3% 的患者无需再干预。经常规内镜治疗后，仍有 15%～20% 患者出血不能控制或反复出血，应选择内镜下 SMES 作为过渡到其他治疗方式的桥梁，止血成功率在 70%～100%。

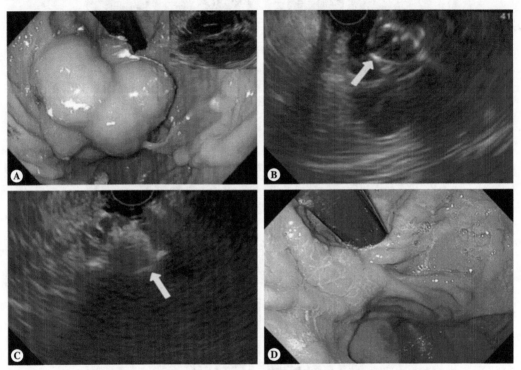

图 1-3-9　EUS 引导下食管胃底静脉曲张组织黏合剂注射联合弹簧圈栓塞

A. 食管胃底静脉曲张（插入）；B. 19GFNA 穿刺针输送；C. 通过 19GFNA 穿刺针注射氰基丙烯酸酯胶后的黏合剂弹簧圈复合体（箭头）；D. 9 个月后随访，内镜下食管胃底静脉曲张被根除

图片来源：DOI：10.1002/jhbp.183

9. 小肠镜下治疗

小肠镜技术不断发展，使得小肠镜下治疗逐渐普及，其中包括小肠息肉切除术、小肠异物取出术、小肠出血内镜下治疗、小肠狭窄扩张术及手术后解剖结构改变常规内镜无法完成的 ERCP 等。另外，小肠镜下金属支架放置、小肠镜黏膜下剥离术、直接经皮内镜空肠造口术（direct percutaneous endoscopic jejunostomy，DPEJ）等新兴内镜技术近年来亦有提及。

小肠息肉切除术在我国应用最为广泛，适用于单发或多发息肉，可以采用内镜下黏膜切除术。对于较大息肉，可分期分片切除，若无法取出，可取活检置留其于管腔，或用圈套器切碎以防梗阻。

最常见的小肠异物为滞留的胶囊内镜，还包括异物石等，小肠镜下取异物可以借助圈套器、异物钳、网篮等附件。研究指出小肠镜下取出胶囊内镜的成功率在 70% 左右，如果经口取出失败，可应用经肛小肠镜再次明确或行狭窄扩张术后取出，为胶囊内镜的推广应用提供了进一步支持。

胶囊内镜或小肠镜发现与活动性出血相关或进行性贫血加重的小肠出血患者，应行内镜治疗。包括烧灼止血（氩离子凝固术、激光、微波等）、局部注射或喷洒止血剂、硬化剂注射、内镜下套扎术、机械止血（止血夹如钛夹、止血带等）等。

小肠狭窄的常见病因为克罗恩病所致的肠梗阻和长期服用 NSAID 药物，内镜下球囊扩张（endoscopic balloon dilation，EBD）是目前最常用的有效治疗方法，当发现狭窄时，可经孔道放置导丝，沿导丝插入扩张气囊，注气使气囊扩张达到治疗目的（图 1-3-10）。

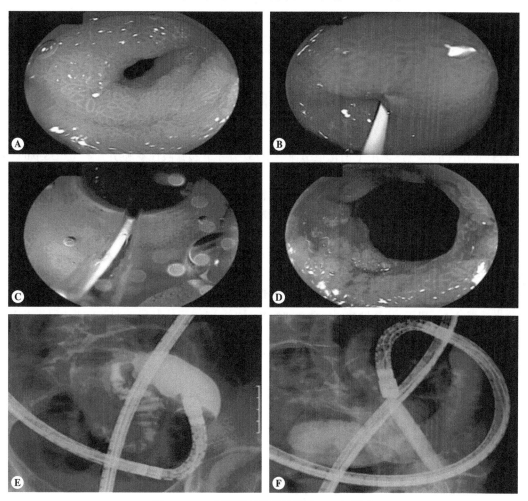

图 1-3-10　小肠镜下球囊扩张（EBD）手术

A. 回肠狭窄的内镜成像；B. 狭窄处插入导丝；C. 球囊扩张；D. 扩张后，E、F. 扩张前后狭窄对比

图片来源：DOI：10.1097/MIB.0000000000000627

消化道重建术（如毕 Ⅱ 式术、空肠 Roux-en-Y 吻合术）后肠道解剖结构发生改变如肠腔内粘连、成角或狭窄会导致 ERCP 进镜困难，可行小肠镜辅助 ERCP，一项多中心前瞻性研究指出，双腔气囊小肠镜（double-balloon enteroscopy，DBE）辅助 ERCP 到达胆道开口的成功率为 97.7%，治疗成功率为 97.9%。

国内还开展了一些新技术，如小肠镜下金属支架置入治疗小肠肿瘤狭窄、小肠镜黏膜下剥离术、经皮内镜空肠造口术（direct percutaneous endoscopic jejunostomy，DPEJ）等，DPEJ 适用于肠解剖结构改变或不适合经胃途径的需要长期空肠营养患者，有文献指出，其成功率大于 85%，但这些技术因为开展例数较少，尚未有专门的指南指导。

10. EUS 下治疗

近年来，EUS 引导下介入治疗技术发展迅猛，广泛用于胆胰系统疾病的诊治，为临床医师提供了许多治疗新选择。图 1-3-11 为前视 EUS 示意图。

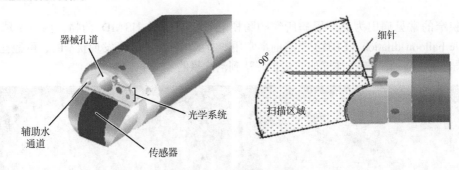

图 1-3-11　前视 EUS 示意图

图片来源：DOI：10.1016/j.gie.2007.02.057

　　EUS 下介入治疗已逐渐用于消化道引流。EUS 引导下胰腺假性囊肿引流术（EUS-pancreatic pseudocyst，EUS-PPC）（图 1-3-12）具有并发症少、创伤小的优点，逐渐成为胰腺假性囊肿的一线疗法，临床应用的技术成功率在 90%以上。对于有实性坏死成分的胰周包裹性坏死（walled-off necrosis，WON）采取 EUS 引导下穿刺引流术（图 1-3-13）及清创术，临床证实安全有效。EUS 引导下胰管引流（EUS-guided pancreatic duct drainage，EUS-PD）适用于胰管梗阻或 ERCP 干预失败或不能进行的患者。对于胆道梗阻的引流，EUS 引导下治疗已发展成为 ERCP 的重要补充技术，EUS 引导下胆管引流术（EUS-guided biliary dra，EUS-BD）主要有 3 种术式，第一种为 EUS 引导下经腔内胆汁引流，包括 EUS 引导下胆总管十二指肠吻合术（EUS-guided choledochoduodenostomy，EUS-CDS，GDS）、EUS 引导下肝胃吻合术（EUS-guided hepaticogastrostomy，HGS）；第二种为 EUS 对接技术（EUS-BD with rendezvous ERCP，EUS-RV），第三种为 EUS 顺行途径技术（EUS-guided antegrade，EUS-AG），EUS-BD

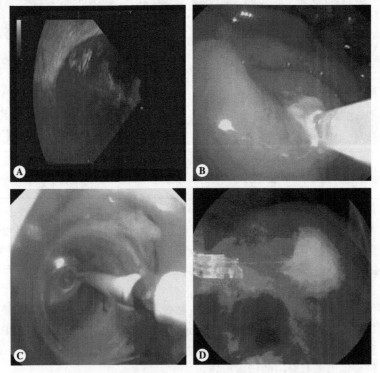

图 1-3-12　EUS 引导下胰腺假性囊肿引流术（EUS-PPC）

A. EUS 图像显示胰腺假性囊肿穿孔；B. 内镜图像，胰腺假性囊肿穿刺后导管就位；C. 内镜图像，通过导丝进行球囊扩张；D. 引导导管正确放置的透视图像

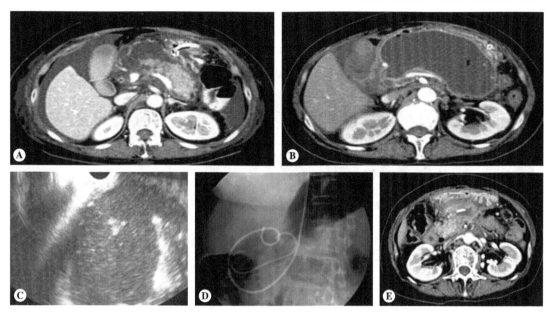

图 1-3-13　EUS 引导下 WON 引流

A. 腹部 CT 显示少于 50% 的胰腺实质坏死；B. 胰液收集直径为 135mm；C. 如 EUS 所示，腔内存在丰富的坏死物；D. EUS 引导下经壁引流；E. 干预 6 周后空洞缩小

图片来源：DOI：10.1016/j.gie.2007.02.057

主要适用于内镜无法到达十二指肠乳头、手术后解剖结构改变及无法行 ERCP 的患者。EUS 引导下胆囊引流术（EUS-guided gallbladder drainage，EUS-GBD）（图 1-3-14）可借助自膨式金属支架（如 LAMS）实现引流，还可实现 EUS 引导下经口胆囊取石或激光碎石等治疗。另外，EUS 引导下使用 LAMS 支架可使术后胆道镜（postoperative choledochoscopy，POC）进入胆道系统，实现对胆系疾病的诊治，对于 Roux-en-Y 术后患者胆胰管病变的诊治也同样适用。EUS 引导下腹腔积液的引流有效率高达 90%，亦可用于腹腔及盆腔脓肿的引流。

EUS 引导的细针注射术（EUS-guided fine-needle injection，EUS-FNI）在 EUS-FNA 基础上发展而来，可实现对胰腺肿瘤的精准定位和注射消融。EUS 引导下无水乙醇消融术（EUS-guided ethanolablation，EUS-EA）相比于外科治疗更加微创和安全，主要用于局部无法切除或拒绝应用外科手术的胰腺实性或囊性肿瘤，肿瘤消融率在 70% 左右，紫杉醇、聚桂醇等药物亦可用于消融治疗，但尚缺乏大型 RCT 研究。EUS 引导下腹腔神经阻滞术（EUS-guided celiac plexus neurolysis，EUS-CPN）（图 1-3-15）通过向腹腔神经节注射阻滞剂而缓解疼痛，可有效缓解 72% 的胰腺癌患者的疼痛。EUS-FNI 还可用于 EUS 引导下消化道肿瘤的射频消融治疗（EUS-guided radiofrequency ablation，EUS-RFA）、放射粒子植入及药物注射及植入等。有研究指出，EUS-RFA 缓解癌痛较 EUS-CPN 效果更优。EUS 引导下 ^{125}I 粒子植入术可在相关区域永久埋入放射粒子，实现肿瘤的持续放射治疗。EUS 引导下标记术可辅助腹腔肿瘤的立体定向外科放疗。EUS 下放射免疫治疗（EUS-radioimmunotherapy，EUS-RIT）将单克隆抗体与放射性同位素结合，可在 EUS 引导下注入肿瘤实质内，实现对肿瘤细胞的锚定与内照射治疗，为实体肿瘤尤其是胰腺癌治疗提供了新思路。

EUS 引导下胃肠吻合术（EUS-guided gastroenterostomy，EUS-GE）开始成为治疗胃流出道梗阻（gastric outlet obstruction，GOO）的新选择。EUS 引导下胃空肠吻合术（EUS-guided gastrojejunostomy，EUS-GJ）通过确定胃窦与空肠最近距离部位为穿刺点，穿刺后在两管腔之间应用 LAMS 支架吻合，相较于传统腹腔镜下胃肠吻合术治疗（laparoscopic gastrojejunostomy，Lap-GJ）更微创，且具有相当的疗效和更低的不良事件发生率，有待更大规模研究以有益于临床。

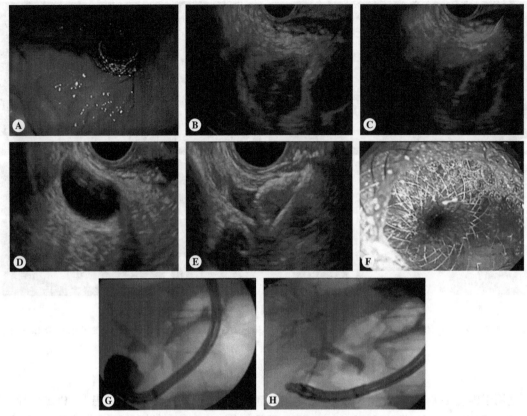

图 1-3-14　EUS 引导下胆囊引流术（EUS-GBD）

图片来源：DOI：10.1016/j.gie.2015.10.020

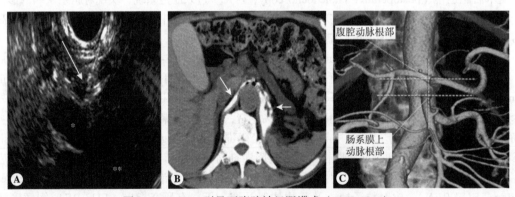

图 1-3-15　EUS 引导下腹腔神经阻滞术（EUS-CPN）

A. EUS-CPN 的 EUS 图像。将针（箭头）插入腹腔动脉（CA）根部的正上方。如果可能的话，将针推进到 CA 附近，并深入插入肠系膜上动脉（superior mesenteric artery，SMA）根部附近，以便注射到广阔的区域（*表示 CA，**表示 SMA）。B. CT 图像显示乙醇与少量造影剂混合的扩散（箭头）。C. 由穿过主动脉中心的垂直线、穿过 CA 根的水平线和穿过 SMA 根的水平线上划分的 6 个区域

图片来源：DOI：10.1016/j.gie.2020.01.011

11. 冷/热圈套器切除术

冷/热圈套器切除术（cold/hot snare polypectomy，CSP/HSP）主要通过使用金属环圈套息肉根部，并通过机械（冷）或电灼烧的方式分割息肉蒂部，两者具有完全切除率高的优点。欧洲胃肠内镜协会推荐圈套器冷切应作为 5mm 及以下微小息肉的首选切除方法，而 10～19mm 无蒂息肉及体部超过 10mm 或顶端超过 20mm 的有蒂息肉推荐使用 HSP。相较于 HSP，CSP 的延迟出血率、息肉切

除术后综合征发生率更低，且手术时间更短。大于 10mm 的息肉，CSP 通常无法实现"整体切除"，HSP 有深度热灼伤的风险，推荐在 HSP 之前进行黏膜下注射。

HSP 操作步骤见图 1-3-16。

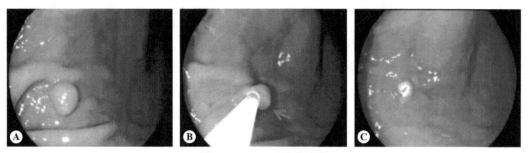

图 1-3-16 HSP 操作步骤

A. 胃息肉；B. 将圈套器圈住息肉及部分周边正常黏膜并收紧；C. 圈除后创面

图片来源：武汉市第一医院消化内镜中心

12. 内镜下黏膜切除术

内镜下黏膜切除术（endoscopic mucosal resection，EMR）是常见的黏膜病变切除手段，通过黏膜下注射液体将病变与黏膜肌层分开，为手术提供安全区，再通过圈套器和高频电流将其圈套切除，包括整块切除和内镜下分片黏膜切除术（endoscopic piecemeal mucosal resection，EPMR），适用于 10mm 以上的息肉，安全且操作简单，但对 20mm 以上及黏膜下的病变有局限。通常应用 EPMR 对 20mm 以上的息肉进行切除，但复发率较高。水下内镜黏膜切除术（underwater endoscopic mucosal resection，UEMR）是一种针对大于 10mm 息肉的新型黏膜切除术，无蒂息肉黏膜层与黏膜肌层在水下自然分开，病变被抬举利于后续操作。研究显示，UEMR 的结直肠息肉完全切除率为 96.36%，整块切除率为 57.07%，不良事件发生率为 3.31%，复发率为 8.82%。另有研究指出，UEMR 在 20～40mm 的大型结直肠息肉的整块切除率、完全切除率、手术时间方面均优于 EMR。

EMR 操作步骤见图 1-3-17。

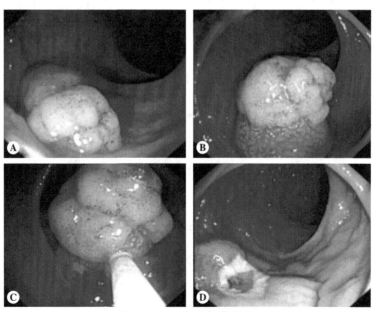

图 1-3-17 EMR 操作步骤

A. 结肠息肉；B. 黏膜下注射生理盐水+美兰液抬举病灶；C. 圈套器套取息肉及周边 2～3mm 正常黏膜；D. 切除术后创面

图片来源：武汉市第一医院消化内镜中心

13. 内镜黏膜下剥离术

内镜黏膜下剥离术（endoscopic submucosal dissection，ESD）是指利用各种电刀对病变进行黏膜下剥离的内镜微创技术，是对早期消化道肿瘤进行诊断和治疗的主要技术，具有侵袭性小、一次性完整切除较大黏膜病变、病理诊断准确、术后复发率低及康复快等特点。ESD 起源于 20 世纪 80 年代日本提出的 EMR，我国 ESD 应用始于 2006 年。随着 ESD 技术的不断成熟和临床普及度不断提高，其应用范围不断扩大，目前已经成为早期消化道肿瘤内镜下治疗的首选方法之一。

ESD 在治疗浅表食管鳞状细胞癌方面与食管切除术（esophagectomy，ESO）相比总生存率、疾病特异性和无复发生存率相当，但不良事件较少，并发症风险和病死率明显降低，且患者的住院时间和手术时间有所减少。

结直肠 ESD 安全性良好，其迟发型出血及穿孔发生率较低。研究显示，对于早期直肠肿瘤，ESD 和经肛内镜显微外科手术（transanal endoscopic microsurgery，TEM）的切除率、不良事件率和复发率相似，但 ESD 可显著缩短手术时间和住院时间。

对于早期胃癌的治疗，研究显示，ESD 整块切除率和完全切除率明显高于 EMR，局部复发率较 EMR 明显降低，与外科手术的方法相比，ESD 疗效与之相当，但术后远期并发症发生率及住院时间较低。

ESD 操作步骤见图 1-3-18。

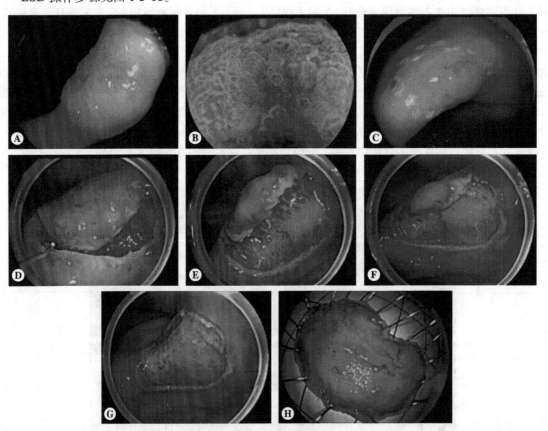

图 1-3-18　ESD 操作步骤

A. 内镜下观察胃角病变部位；B. 利用放大内镜联合窄带成像技术观察病变部位，按 VS 分型可见边界线，微血管表型（MV）及微表面表型（MS）不规则；C. 对病灶周围进行标记；D. 对病变黏膜下注射后进行边缘切开；E. 边缘完全切开后开始进行黏膜下层剥离；F. 由近端向远端逐步剥离黏膜下层；G. 对创面裸露血管进行处理；H. 固定切除后的标本

图片来源：武汉市第一医院内镜中心

14. 内镜黏膜下挖除术

内镜黏膜下挖除术（endoscopic submucosal excavation，ESE）是临床上常用的内镜下治疗消化道黏膜下肿瘤（submucosal tumor，SMT）的方式之一，2006 年首次被提出，其是 ESD 的发展和延伸，能够使大部分来源于消化道固有肌层的 SMT 实现内镜下切除，达到外科手术治疗的效果。

对于上消化道固有肌层肿瘤，研究显示，ESE 与经黏膜下隧道内镜肿瘤切除术（submucosal tunnel endoscopic resection，STER）疗效显著，在完全切除率、整体切除率、复发率和总不良事件上无明显差异。ESE、内镜下全层切除术（EFR）及 STER 均可有效治疗胃肠间质瘤，其中 86.5% 的患者可行整体切除或完全切除，在随访期间未发现复发，并发症发生率为 2.7%。

ESE 的主要操作流程见图 1-3-19。

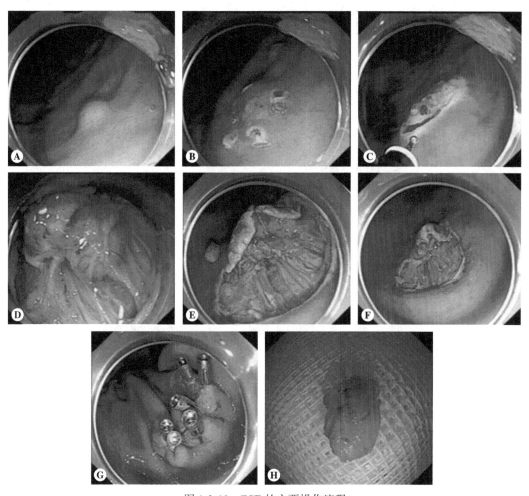

图 1-3-19　ESE 的主要操作流程

A. 位于胃体的 SMT；B. 在病变部位周围进行标记；C. 进行黏膜下注射后再边缘切开；D. 暴露瘤体位于固有肌浅层；E、F. 逐步分离瘤体至完整切除；G. 金属夹夹闭创面；H. 切除下来的瘤体标本

图片来源：武汉市第一医院内镜中心

15. 内镜下全层切除术

内镜下全层切除术（endoscopic full thickness resection，EFR or EFTR）是由 ESD、EMR 衍生而来的一项内镜下切除技术。1998 年 EFR 技术被首次应用治疗早期胃肠肿瘤，随着内镜技术和器械的发展，其应用范围更广，技术愈加成熟。

目前临床上较为常见的是暴露 EFR 和非暴露 EFR。暴露 EFR 首先进行病变全层切除，然后闭合缺损，目前临床应用较多。非暴露 EFR 则是预先缝合后进行切除，其需要借助新型缝合器械来实施操作，主要包括 GERDX 缝合装置和 FTRD 装置两套系统，其中 FTRD 装置通过内镜到达病灶处，经内镜通道插入抓取钳，抓取病灶并将其拉入透明帽内，释放 OTSC，将病灶基底部黏膜重叠缝合，再使用圈套器实现病灶切除。EFR 治疗消化道 SMT 疗效较好，相较于 ESD 与 ESE，其可更有效地整块完全切除病灶，技术成功率接近 100%，且手术相关的并发症如胃肠道穿孔、出血和感染相对发生率更低。

图 1-3-20 所示为源于固有肌层胃底 SMT 的 EFR 操作步骤。

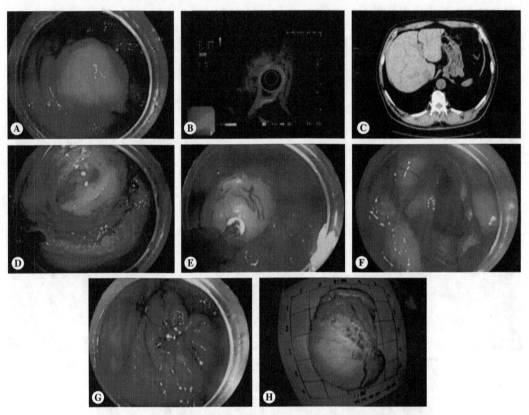

图 1-3-20　源于固有肌层胃底 SMT 的 EFR 操作步骤

A. 内镜示位于胃底黏膜下隆起；B. 超声内镜示起源于固有肌层的 SMT；C. 腹部 CT 提示 SMT 向腔内腔外生长；D. 进行黏膜
下注射后切开边缘暴露瘤体；E. 切开胃壁完整剥离出肿瘤；F. 肿瘤切除后显露胃壁缺损；G. 尼龙绳金属夹荷包缝合创面；
H. 切除的标本

图片来源：武汉市第一医院消化内镜中心

16. 经口内镜下肌切开术

经口内镜下肌切开术（peroral endoscopic myotomy，POEM）是一种通过隧道内镜技术进行切开的内镜微创技术，利用自然腔道，采用黏膜下隧道技术，以达到内镜下切开食管下括约肌（lower esophageal sphincter，LES）肌纤维的目的。2008 年 POEM 技术首次被应用于贲门失弛缓症的临床治疗，经过 10 余年的发展，POEM 已成为贲门失弛缓症的首选治疗方法，还可用于其他食管动力障碍性疾病的治疗，短期可达到外科手术的疗效，术后并发症较少。

POEM 通过建立隧道，分别将隧道上段环形肌及隧道下段全层肌切开后应用金属夹关闭隧道口，操作步骤见图 1-3-21。

多项长期随访的研究显示 POEM 疗效确切，术后 1 年、2 年、3 年、5 年预计临床有效率可达 94.2%、92%、91.1%、87.1%，另一项随访 10 年的研究显示，POEM 的长期疗效和安全性良好，大于 5 年的有效率仍超过 90%。

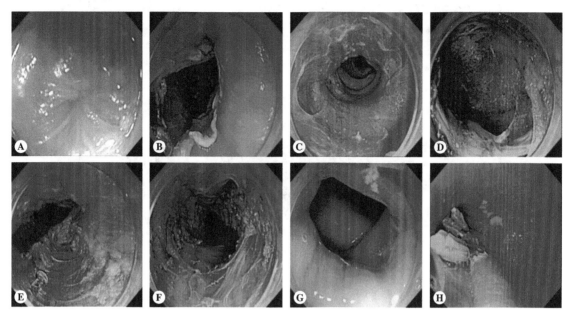

图 1-3-21　POEM 操作步骤

A. 食管狭窄处；B. 建立隧道开口；C. 建立黏膜下长隧道；D. 隧道完成；E. 隧道上段环形肌切开；F. 隧道下段全层肌切开；

G. 轻松通过狭窄处；H. 封闭隧道口

图片来源：武汉市第一医院消化内镜中心

17. 经黏膜下隧道内镜肿瘤切除术

经黏膜下隧道内镜肿瘤切除术（submucosal tunneling endoscopic resection，STER）在 POEM 及 ESD 基础上发展而来，其将隧道内镜外科手术（tunnel endoscopic surgery，TES）技术创新性地应用于来源于固有肌层的食管或胃 SMT，安全且疗效可靠，逐渐应用于临床。

STER 关键在于术中保持消化道管壁的完整性，隧道应严格靠近并沿固有肌层而非黏膜层建立，以减少穿孔的发生，避免造成严重后果。STER 可以一次性完整切除病变，提供完整的病理学诊断资料，并有效避免消化道瘘和继发胸腹腔感染的风险。但对于较大（＞4cm）的食管 SMT，由于瘤体较大而隧道空间有限，大块切除有时较为困难而不得不分块切除病变，皮下气肿和纵隔气肿的发生率也较高。

食管 SMT 的 STER 操作步骤见图 1-3-22。

18. 食管憩室脊切开术

食管憩室是一种罕见的疾病，食管壁外翻可能导致吞咽困难、反流，偶尔胸痛或吸入性肺炎。它可以位于咽食管（Zenker's 憩室）、食管中段（Rokitansky 憩室）或食管远端（表皮憩室）。早期手术治疗是主要的治疗方式，成功率较高，但复发率和病死率亦较高。内镜下食管憩室脊切开术（diverticular peroral endoscopic myotomy，D-POEM）是一种新兴的治疗食管憩室的微创技术，已逐步替代食管憩室外科手术。

D-POEM 在 POEM 基础上进行，通过将尖端装有透明帽的内镜伸入憩室近端 1～2cm 处，在黏膜下注射生理盐水加亚甲蓝混合溶液，用用刀切开 1cm 的切口以建立隧道入口，借助透明帽帮助分离黏膜下层，经过反复注射、分离，直到抵达憩室间隔，完全暴露憩室室间脊后，利用刀切开肌层直至憩室底部，最终实现对食管憩室的治疗。

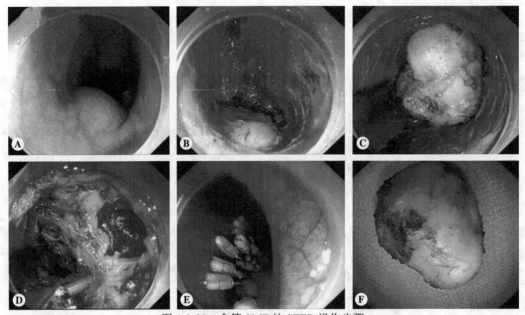

图 1-3-22　食管 SMT 的 STER 操作步骤

A. 食管下段可见 SMT；B. 建立隧道后见到瘤体位于固有肌层深层；C. 隧道内分离瘤体；D. 瘤体从隧道取出后，可见部分肌层缺失；E. 封闭隧道口；F. 完整剥离出来的肿瘤

图片来源：武汉市第一医院消化内镜中心

　　相关研究指出，D-POEM 总体技术有效率为 100%，平均手术时间为 38.9±20.5min，未发生严重的并发症，90%的患者获得了临床改善，提示 D-POEM 治疗食管憩室是安全有效的。

　　D-POEM 操作步骤见图 1-3-23。

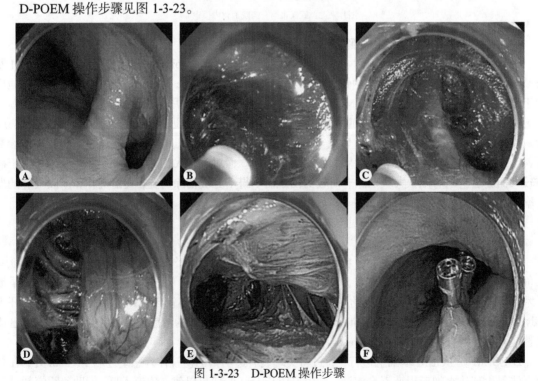

图 1-3-23　D-POEM 操作步骤

A. 上消化道内镜（带上透明帽）进入食管憩室部位；B. 建立黏膜下隧道；C. 分离黏膜下隧道直至暴露完整的憩室中隔；D. 使用 dual 刀进行中隔切开；E. 完成内镜下的肌切开；F. 使用钛夹完全关闭黏膜入口

图片来源：DOI：10.1007/s00464-020-07593-6

19. 内痔内镜下治疗

内痔是肛门齿状线以上、直肠末端黏膜下的痔内静脉丛扩大曲张和充血而形成的柔软静脉团。内痔内镜下治疗技术主要包括内镜下套扎治疗和内镜下硬化治疗。

内镜下内痔套扎治疗最早应用于 1954 年，是应用橡皮圈对内痔进行弹性结扎的一种方法，其原理是利用橡皮圈持续的弹性束扎力阻断内痔的血液供给，造成痔核组织缺血坏死并脱落。本方式具有并发症少，痛苦少等优势，因此作为一线治疗被诸多指南推荐，已经成为非手术治疗的首选方法。

内镜下硬化治疗是内痔非手术干预的古老形式，其基本原理是将硬化剂注射到痔核黏膜下或痔核组织中，导致痔血管闭塞、痔核组织纤维化，从而达到止血和改善脱垂等作用。

有研究比较了内镜下硬化剂注射和内镜下套扎术对于 Ⅱ～Ⅲ 期内痔的疗效，结果显示，两组在缓解出血上无显著差异，对于改善脱垂而言套扎比硬化具有更高的缓解率，但套扎组术后疼痛更明显。

20. 内镜逆行胰胆管造影术及其衍生技术

内镜逆行胰胆管造影术（ERCP）是目前胆胰疾病治疗的重要手段，随着括约肌切开、扩张、引流等技术的发展，ERCP 在胆胰疾病的治疗中发挥着越来越重要的作用。

ERCP 目前已广泛用于胆总管结石的治疗，主要包括应用内镜下乳头括约肌切开术（endoscopic sphincteropapillotomy，EST）、内镜下乳头括约肌球囊扩张术（endoscopic papillary balloon dilation，EPBD）打开胆管出口，取石方法包括球囊取石及网篮取石。EST 通过内镜下应用高频电刀切开乳头括约肌及胆总管的末端部分实现器械伸入取石或碎石，其对于单纯肝外胆管结石且胆囊已摘除的患者亦同样适用；EPBD 则通过球囊扩张代替 EST 打开胆管出口，其可降低 EST 术后出血、穿孔及感染风险，且能有效减少疾病复发；相对于球囊取石，网篮取石更加牢固，牵拉力更强，取石成功率可达 81.3%。研究显示，ERCP 取石成功率达 80.0%～90.0%。

单人操作胆管镜（single-operator cholangioscopy，SOC，SpyGlass 胆管镜）在 ERCP 中的应用受到广泛关注，其能在直视下行液电或激光碎石，提高困难胆总管结石碎石的成功率。

ERCP 是目前治疗胆管狭窄的常用方法，治疗方法包括经内镜鼻胆管引流术（endoscopic naso biliary drainage，ENBD）和胆管内支架引流术（endoscopic retrograde biliary drainage，ERBD）。ENBD 是在 ERCP 基础上发展起来的一种内镜胆道外引流术，可降低胆道压力，主要用于胆管梗阻性病变的临时性引流。ERBD 通过将塑料支架近端放置在狭窄段以上，远端通常留在十二指肠乳头外实现引流，也可通过单根或多根支架进行引流或支撑治疗，塑料支架有发生阻塞、移位、断裂的风险，近年来，自膨式金属胆管支架（SEME）、双猪尾支架、全覆膜自膨式金属支架（fully-covered self-expanding metallic stent，FcSEMS）、双蘑菇头金属支架（lumen-apposing metal stent，LAMS）等新型支架的应用解决了这些弊端，逐渐应用于临床。

ERCP 在胰腺疾病的治疗中亦占有举足轻重的地位，其可通过胰管括约肌切开，狭窄段扩张及应用取石篮、气囊，支架置入等方法，进行胰管内取石、胰液引流等治疗，且能降低胰腺压力，有效缓解患者疼痛。内镜下胰管支架引流术（endoscopic retrograde pancreatic drainage，ERPD）即内镜下在胰管置入支架实现胰腺疾病内镜下介入治疗，包括单纯性主胰管狭窄支架置入、经副乳头胰管支架置入、ERCP 联合 EUS 胰管支架置入、ERCP 支架置入联合经皮肝胆管支架置入等，效率高且创伤小，适用于慢性胰腺炎、胰腺分裂症、胰瘘等多种疾病的治疗，有研究显示，其是治疗胰腺假性囊肿最有效的方法，成功率达 85%。

近年来，ERCP 引导下射频消融术成为晚期胆管癌患者姑息治疗的新选择。更有内镜下支架治疗和放射治疗相结合的近距离放疗的新理念，在 ERCP 下经胆管或胰管内放置支架或人工管道，利用后装腔内放射治疗机，对局部病灶进行照射，实现中晚期胰腺癌的近距离放疗。ERCP 介导光动力疗法（photo dynamic therapy，PDT）亦受到人们的关注，其可直接经胃镜从十二指肠乳头处经胆道解剖路径进行 PDT 治疗，避免了 T 管途径和经皮胆管途径的穿刺损伤，具有更低的不良事件发生率，有待进一步的研究以有益于临床。

（时昭红　刘　嵩）

第三节　消化系统疾病中西医结合治疗进展

消化系统疾病作为临床常见病、多发病，临床表现繁杂，严重影响患者的生活质量。中医学和西医学虽源于不同的哲学体系，有着不同的理论体系和思维方式，但在治疗方面各有所长，将中医学与西医学各自的优势结合起来，取长补短解决消化疾病中的疑难问题，是我国医学事业所具有的独特优势。近年来，围绕中西医结合治疗消化系统疾病的研究取得了较大进展，现将一些针对消化系统疾病重点和难点问题的研究概述如下。

一、中西医结合治疗胃食管反流病可解决 PPI 依赖和抵抗问题

胃食管反流病（gastroesophageal reflux disease，GERD）是常见消化系统难治病，是指胃内容物反流入食管、口腔和（或）呼吸道，引起反流相关不适症状和（或）并发症的常见消化系统疾病。根据临床症状和内镜下表现，该病分为非糜烂性反流病（non-erosive reflux disease，NERD）、反流性食管炎（reflux esophagitis，RE）及 Barrett 食管（Barrett esophagus，BE）三个临床类型。其表现有典型症状、不典型症状和食管外症状，容易反复发作，严重影响患者的生活质量。2017年《WGO 胃食管反流病全球指南》、2018 年里昂共识及中国中西医结合学会《胃食管反流病中西医诊疗共识意见（2017）》，2020 年中华中医药学会《消化系统常见病胃食管反流病中医诊疗指南（基层医生版）》及中华医学会《2020 年中国胃食管反流病专家共识》相继发布，都体现了消化病领域对胃食管反流病诊治的高度重视。

（一）中西医结合治疗可减少 PPI 的使用

PPI 作为 GERD 治疗的首选用药，可有效缓解症状，促进黏膜愈合，但在临床使用中面临 PPI 依赖/长期应用难以停药的问题。一项纳入 166 例 GERD 患者的前瞻性研究显示，2/3 的 GERD 患者在停用 PPI 后症状易复发或加重；另一项纳入 175 例重度 RE 患者多中心研究发现，停用 PPI 后几乎所有患者的症状均会复发，内镜随访发现原有的糜烂也会再次出现。对于上述患者以及重度 RE（C 和 D 级）的患者，指南中建议，可使用双倍剂量的 PPI 进行治疗，但不良反应时有报道，一项纳入 56 项研究的 Meta 分析显示，长期使用 PPI 增加难辨梭状芽孢杆菌感染的风险。此外，骨质疏松、心脑血管疾病、慢性肾病、上消化道肿瘤也是长期应用 PPI 所出现的问题，因此，如何减少 PPI 的使用是临床治疗 GERD 亟须解决的问题。

有证据显示，中西医结合治疗 GERD 在减少 PPI 用量及使用方面具有一定优势，一项纳入 216 例 NERD 患者的多中心随机、双盲、双模拟临床研究显示，采用健脾清化颗粒联合小剂量奥美拉唑（10mg）组（中西医结合组）与奥美拉唑（20mg）组（对照组）进行对照研究，结果显示两组疗效相当，中西医结合组可减少 PPI 的使用剂量；另一项纳入 14 篇文章 1142 例患者的 Meta 分析显示，中药疏肝和胃剂联合 PPI 治疗 3 个月以上者，症状复发率较单用 PPI 明显下降（$P < 0.05$）。此外，单纯使用中药复方治疗 GERD 也显示有较好的疗效，如一项纳入 288 例 GERD 患者的随机、双盲、双模拟临床研究显示，加味小柴胡汤对轻中度 GERD 患者的疗效与奥美拉唑相似。

综上，使用中西医结合治疗或单用中药复方治疗 GERD 可有效减少 PPI 的使用，但仍需要更多循证研究提供进一步的证据以指导临床。

（二）改善难治性胃食管反流病症状

难治性胃食管反流病（refractory gastroesophageal reflux disease，RGERD），是指对于双倍标准剂量 PPI 治疗 8 周后烧心和（或）反流等症状无明显改善者。RGERD 病因较为复杂，有食管及胃肠动力障碍因素、有胆汁等非酸反流、气液混合反流的因素，有精神心理的问题，有肠道菌群失调及脑肠互动紊乱的因素等，其难点主要在于该病不仅有酸反流，也有弱酸和非酸反流，还有气体、液体反流等混杂。此外，反流高敏感（reflux hypersensitivity，RH）和功能性烧心（functional heartburn，FH）症状表现也与 NERD 相同，同时内镜下显示无食管黏膜糜烂和（或）破损，临床上，NERD 常重叠 FH 或 RH，重叠 RH、FH 也是 RGERD 发生的重要原因。研究表明，在 75% 经 PPI 治疗失败的 GERD 患者中，62.5% 的患者重叠有 FH，12.5% 的患者重叠有 RH。重叠患者对 PPI 等抗酸治疗的反应比 RE 患者低，取得疗效所需疗程更长，复发率更高。

有证据表明，中西医结合治疗可改善食管下端括约肌压力，增强食管动力，提高食管廓清能力等，进而缓解 GERD 的反流症状，如日本的一项纳入 104 例 RGERD 患者的多中心研究显示，Rikkunshito（党参、白术、茯苓、甘草、陈皮、半夏、生姜、大枣）联合雷贝拉唑（10mg/d）的疗效与双倍剂量的雷贝拉唑（20mg/d）相似；李裕萍等采用疏肝健脾和胃方联合雷贝拉唑对 40 例 RGERD 患者进行治疗，结果显示，中西医结合治疗组在改善烧心、胸痛症状方面明显优于单用 PPI 组（$P<0.05$）。

二、基于黏膜靶向活检技术的中药复方治疗慢性萎缩性胃炎及胃癌前病变疗效取得进展

我国是胃癌高发国家，每年预估胃癌新发病例约 67.9 万例，死亡病例约 49.8 万例。胃癌的发病率和死亡率目前逐渐在上升，严重威胁人类的健康，并造成巨大的医疗负担。尽早发现并治疗胃癌的癌前变化（包括癌前疾病和癌前病变），是预防胃癌发生的有效措施。

慢性萎缩性胃炎（chronic atrophic gastritis，CAG）患病率与胃癌发病率呈正相关。我国 CAG 患病率较高，2014 年一项横断面研究纳入 10 个城市 8892 例胃镜检查的慢性胃炎患者，结果显示，CAG 患病率为 23.6%，异型增生患病率为 7.3%。

胃癌的发生、发展是一个多因素、多步骤的过程，目前普遍认可的肠型胃癌 Correa 演变模式为：正常胃黏膜逐渐从炎症发展至萎缩、肠化生、异型增生（dysplasia）/上皮内瘤变（intraepithelial neoplasia，IN），最终演变成胃腺癌。

目前现代医学对 CAG 及其癌前病变主要采用对症治疗，根据黏膜萎缩、肠化生、异型增生的程度、部位、范围和亚型等方面进行判定，定期随访和监测是非常重要的手段，严重者可行内镜下局部黏膜切除术。中医药开展胃癌前疾病和胃癌前病变研究已近 40 年，发挥中医药辨证论治和整体调节的优势，在改善消化不良症状、提高患者生活质量方面有显著优势。目前评价 CAG 及胃癌前病变疗效以病理组织学为核心，其中治疗前后高质量活组织检查、活检组织部位一致是保证科学评价的技术前提，但由于胃内黏膜缺乏精确的定位标志，治疗后内镜复查活检时易造成定位的偏差和病灶的遗漏，因此对病灶进行准确定位对疗效评估有重要价值。

定标靶向技术通过明显标记，保证了复查的准确性，克服了定位偏差的缺陷。早在 2011 年，国内唐旭东教授团队基于胃黏膜定标活检技术（MTB），采用中药治疗 CAG 进行多中心、双盲、双模拟、随机对照研究，结果显示，摩罗丹治疗胃癌前病变异型增生消失率为 24.6%，叶酸组为 15.2%，摩罗丹组上腹部疼痛和主症总体消失率优于叶酸组（$P<0.05$），该项研究被 2019 年欧洲《胃上皮

癌前状态和病变的处理（MAPS Ⅱ）》引用，得到了国际医学组织的认可。

从现阶段研究进展看，中西医结合或中医治疗 CAG 可明显缓解患者临床症状，病理组织的改善尚不能有确定结论，由于临床上存在着中医辨证分型混杂，疗效评价标准不统一，治疗疗程不固定，以及缺乏长期随访等问题，使得临床研究结论的可靠性受到了影响。今后应加强对临床研究的质量控制，从方案设计、样本量测算、统计方法的选择、过程的管理等方面进行严格管理，高级别的循证证据可为临床应用提供支撑。

三、中西医结合治疗解决 Hp 对抗生素耐药问题

Hp 感染是慢性胃炎及胃黏膜炎症损伤的主要病因，也是预防胃癌最重要的、可控的危险因素。中国是 Hp 高感染率国家，同时也是胃癌高发国家，国内外相继出台了多项相关共识和指南，我国从 2007 年的第三次全国幽门螺杆菌共识会议后，陆续出台了多个共识，如《中国幽门螺杆菌根除与胃癌防控的专家共识意见（2019 年，上海）》《中国居民家庭幽门螺杆菌感染的防控和管理专家共识（2021 年）》、2022 年《第六次全国幽门螺杆菌感染处理共识报告（非根除治疗部分）》等，显示了 Hp 感染不仅是一个临床问题，更是一个公共卫生层面的健康管理大问题。随着 Hp 根除治疗的广泛开展，其耐药性报道在不断增加，部分患者出现了反复治疗失败的情况，同时，Hp 感染导致的胃黏膜萎缩、肠化生等又缺少公认有效的干预手段，患者的焦虑情绪日益严重，Hp 根除问题越来越面临挑战。

（一）提高 Hp 根除率

造成根除 Hp 感染失败的原因有很多，主要包括不规范用药、不合理用药及患者依从性差以及 Hp 耐药性等，其中 Hp 耐药性是导致 Hp 根除率越来越低的主要原因。一项中国 Hp 原发性耐药性 Meta 分析研究显示，克拉霉素、甲硝唑、左氧氟沙星、阿莫西林、四环素和呋喃唑酮的耐药率分别为 28.9%、63.8%、28.0%、3.1%、3.9% 和 1.7%。抗生素耐药率也有明显的地区差异，有研究显示，我国 Hp 的甲硝唑平均耐药率为 75.6%，东南沿海地区的耐药率高达 95.4%。北京地区克拉霉素耐药率已从 2000 年的 14.8% 上升至 2014 年的 52.6%，左氧氟沙星耐药率已由 2000 年的 34.5% 上升至 2013 年的 54.8%。与抗生素相比，中药含有成分多、作用靶点多、具有不易产生耐药的特点，有研究证实，一些中药或中药单体（大黄、黄连、黄芩、败酱草、延胡索等）在体外或体内有明确的抑菌或杀菌作用，而且对耐药菌株也有杀灭作用，其机制可能与抑制 Hp 功能蛋白及 mRNA 表达、抑制毒素相关蛋白 A 释放、抑制生物膜合成、降低黏附力定植能力等多个作用靶点有关。此外，中药除了直接作用于细菌外，还可以通过调控免疫平衡、降低炎症反应等途径对人体起到保护作用。有研究显示，荆花胃康胶丸可增强抗生素抗菌活性、半夏泻心汤可调节 Hp 相关免疫反应、甘草皂苷及红参可抑制 Hp 相关炎症因子释放、戊己丸可调节胃内微生态等。此外，中药与抗生素的联合使用可起到增敏或协同疗效的作用，从而提高 Hp 根除率，如胡伏莲等通过多中心临床观察发现，荆花胃康胶丸联合三联疗法治疗 Hp 感染疗效明显高于标准三联疗法，与含铋四联疗法相近；王革丽等研究显示，中药大黄、黄连加标准三联对 Hp 的根除率高于标准三联，与含铋四联疗法相近；李依洁等研究认为，小建中胶囊联合三联疗法根除 Hp 与含铋剂的四联疗法相近。洪海洲等研究显示，加味三仁汤联合四联方案治疗首次 Hp 根除失败患者，能明显提高 Hp 根除率，并缓解上腹痛、上腹胀、胃脘灼热、口苦口臭和恶心呕吐等症状。由上可知，中西医结合治疗可提高 Hp 的根除率，但其规范方案尚有待于进一步研究确定。

（二）减少根除 Hp 的不良反应

目前，临床上为根除 Hp，抗生素剂量和疗程在不断增加，随之而来的是大量不良反应报道，2018 年全国药品不良反应监测网络共收到抗感染药不良反应/事件报告 52.2 万份，抗感染药物不良反应共 48 万余件，抗感染药不良反应/事件报告占 2018 年总体报告的 34.8%，排名前 3 位的抗感染药品类别是头孢菌素类、喹诺酮类、大环内酯类，这些药物也是根除 Hp 感染的常用抗生素。此外，长期使用 PPI 可能会导致潜在的不良反应，如骨质疏松性骨折、肾损伤、感染（肺炎和艰难梭菌感染）、横纹肌溶解症、营养缺乏（维生素 B_{12}、镁和铁缺乏）、贫血和血小板减少症等。系统评价显示，中西医联合用药根除 Hp 能明显减少根除过程中的不良反应，如成虹等研究认为，在 Hp 的补救治疗中，荆花胃康胶丸联合四联疗法可使根除疗程缩短至 10 天，提升根除率且明显减少抗生素的不良反应；刘建平等研究认为，化浊解毒中药联合标准三联疗法治疗 Hp 在提高临床疗效方面优于含铋剂四联疗法，并能降低不良反应发生率；潘涛等通过临床研究显示，左金丸联合三联疗法在 Hp 根除失败后补救治疗中的疗效与铋剂四联疗法相当，不良反应更少。此外，有研究显示，仅有 60%的患者在根除 Hp 后消化不良症状可得到缓解，而中西医结合治疗对 Hp 感染者出现的上腹痛/上腹不适、反酸、烧心、早饱、嗳气、恶心等消化不良症状有明显改善作用，如张月苗等临床观察显示，与含铋四联疗法相比，荆花胃康胶丸联合三联疗法治疗 Hp 感染慢性胃炎可明显缓解患者腹胀、嗳气等症状；刘绍能等研究表明，摩罗丹配合三联疗法可明显改善 Hp 相关性慢性胃炎患者临床症状。

（三）改善胃黏膜组织病理学

Hp 根除治疗后部分患者的胃黏膜炎症可得到缓解或恢复，但已经形成的黏膜萎缩、肠化生、异型增生仍需要干预和随访，中医药治疗具有一定疗效。有 Meta 分析显示，中药治疗 CAG 伴异型增生患者，在改善临床症状方面优于西药对照组，对组织病理学的改善亦有趋势，中成药摩罗丹逆转胃黏膜异型增生的效果优于西药叶酸（24.6% vs. 15.2%），在改善萎缩、肠化生的有效率方面亦高于叶酸（34.6%、23.0% vs. 24.3%、13.6%），但差异无统计学意义（$P>0.05$），但在临床症状改善方面有明显优势。另一项纳入 147 例 CAG 患者的随机对照临床研究显示，资生汤加减联合法莫替丁治疗 CAG 伴肠化生具有协同增效的作用，其胃黏膜病理积分、Hp 转阴率和血清胃蛋白酶原Ⅰ、胃蛋白酶原Ⅱ、促胃液素-17 和内皮素-1 等改善优于单独使用中药资生汤组或法莫替丁组（$P<0.05$）。

四、中西医结合治疗溃疡性结肠炎正逐渐成为研究热点

溃疡性结肠炎（UC）是一种主要累及肠道的非特异性、慢性、复发性、炎症性疾病。既往以欧美多见，在过去的 40 年里，亚洲国家和地区 UC 的患病率增加了 1.5～20 倍，目前 UC 已经成为消化系统常见疑难疾病之一。治疗上，氨基水杨酸制剂是目前的一线药物，包括传统的柳氮磺吡啶（sulfasalazine，SASP）和其他各种不同类型的 5-氨基水杨酸（5-aminosalicylic，5-ASA）制剂。SASP 疗效与 5-ASA 相似，但不良反应远较 5-ASA 多见。糖皮质激素能迅速诱导病情缓解，但仍存在易复发、部分患者对治疗不敏感的问题；硫唑嘌呤等免疫抑制剂对难治性 UC 有效，但因其毒副作用，临床运用受限。生物制剂被推荐于中重度的 UC 患者的早期治疗，但高昂的费用是患者面临的困境，20%～30%重症 UC 患者经过内科治疗后，最终仍需要手术治疗，而 4%～9%的患者在确诊为 UC 后选择了手术治疗，但随之而来的是 1%的手术并发症风险，因此，寻找新的治疗药物或治疗途径是临床面临亟待解决的问题。

（一）粪菌移植可有效治疗 UC

粪菌移植（fecal microbiota transplantation，FMT）是中西医结合的产物，是将供体肠道微生物菌群转移到受体的胃肠道内，通过改善肠道微生态环境达到治疗疾病目的的一种方法。在我国古代，关于 FMT 最早的文献记载始于 1700 年以前（东晋时期）中医经典《肘后备急方》："绞粪汁，饮数合至一二升，谓之黄龙汤，陈久者佳……饮粪汁一升，即活。"明代李中梓《校正雷公药性赋》中："新瓷盛贮，磁钵盖之，盐泥封固，埋地年深，自如清泉，闻无秽气。又法，腊月取淡竹刮去青皮，浸厕中取汁亦佳。"对粪汁的制备方法作了进一步说明和改进，并指出其可用于感染性疾病的治疗。现代医学对 FMT 技术做了进一步探索，在健康供者筛选、粪菌移植液制备、菌液有效成分分析及FMT 治疗机制等方面均取得了研究成果。

FMT 用于治疗 UC，通过将供体菌移植至患者体内并有效定植后，产生定植抗性、免疫调节因子、分泌细菌素及产生短链脂肪酸的方式，抑制肠道病原体与肠黏膜上皮细胞之间的黏附，减少肠道上皮细胞的损伤，降低肠道通透性。目前，FMT 正逐渐成为 UC 治疗的热点，2013 年 FMT 治疗难辨梭状芽孢杆菌感染被写入 FDA 指南，同一年 FMT 还被评为世界十大医学突破之一，其安全性及有效性得到了印证。

（二）中西医结合治疗可减少 UC 患者对激素的依赖和抵抗

糖皮质激素用于治疗 UC 活动期已有 60 余年，因其快速有效而成为治疗重度 UC 和氨基水杨酸制剂疗效不佳的轻中度 UC 患者的首选治疗药物。虽然激素能够诱导缓解 UC 患者的症状和炎症反应，但并不能用于维持缓解，且长期使用激素会增加向心性肥胖、骨质疏松症、血糖升高、高血压等疾病的风险，因此激素治疗 UC 患者在达到症状完全缓解后应逐步减量至停用，但研究发现，约有 17%～38% 的患者可发展为激素依赖型 UC，约 30% 的中重度 UC 患者对足量的静脉给药产生激素抵抗，激素依赖和抵抗正成为治疗 UC 患者的棘手问题。

近年来研究表明，中西医结合治疗在减少 UC 患者激素依赖方面有显著的优势。一项纳入 60例激素依赖型 UC 湿热证患者的随机对照临床试验显示，健脾清肠汤（党参片 15g，黄芪片 30g，马齿苋 30g，生地榆 30g，白及 9g，三七粉 9g，木香 9g，陈皮 9g，甘草片 6g）联合美沙拉嗪治疗可显著降低激素依赖 UC 患者的疾病活动指数，促进黏膜愈合及激素撤退。日本一项纳入 86 名难治性 UC 患者的研究显示，青黛（每天 0.5～2.0g）对于类固醇依赖患者、既往使用抗 TNF-α 因子治疗和使用免疫抑制剂的患者，其临床反应率（clinical response，CR）显著高于安慰剂。而在类固醇依赖性患者中，青黛黏膜愈合（mucosal healing，MH）发生率显著高于安慰剂组（$P=0.009$），此外，纳入 4 项临床研究共 403 例受试者的 Meta 分析显示，青黛制剂联用西药灌肠治疗 UC 疗效优于氢化可的松，与美沙拉嗪效果等同，且不良反应发生率均明显低于西药组。

综上，中西医结合治疗可降低 UC 患者对激素的依赖性，但由于纳入研究的质量较低，样本量偏小，因此，研究结论需谨慎对待，未来需要更多大样本、多中心临床随机对照试验进一步验证。

五、中西医结合治疗胰腺炎、肝硬化可减少其并发症

急性胰腺炎（acute pancreatitis，AP）是常见的消化系统急症，病情严重，复杂多变，其发病率为（10～80）/10 万人，国外报道病死率为 5.7%～10%，国内为 10% 左右，少数重者的胰腺出血坏死，常继发感染、腹膜炎和休克等多种并发症，病死率高达 30%～40%，称为重症 AP，中西医结合治疗 AP，能迅速改善腹部症状，控制胰腺及胰周炎症和防治多器官损害的发生、阻断 AP 的发展，缩短病程，减少并发症，降低死亡率。在 AP 病程中，由于腹腔神经丛受炎性渗液的刺激、循

环血量不足所致肠缺血等因素，肠道蠕动功能受到抑制，发生麻痹性肠梗阻、继发肠道细菌过度生长和肠黏膜屏障破坏、细菌和毒素移位、继发感染和内毒素血症。通里攻下法能有效减少肠道细菌和内毒素数量，降低细菌对黏膜的侵袭力、促进胃肠运动、保护黏膜屏障、可有防治 AP 肠源性内毒素吸收、减轻全身炎症反应综合征（systemic inflammatory response syndrome，SIRS）和多器官功能障碍综合征（multiple organ dysfunction syndrome，MODS）等。此外，中药灌肠无论是单方或中药复方，在 AP 并发肠麻痹患者的治疗中发挥重要作用，临床上应用广泛，还有针灸治疗 AP 在镇痛、促进胃肠功能恢复、重建促炎-抗炎平衡等方面也可取得良好效果。

肝硬化由各种慢性肝病迁延进展而成，对于肝硬化患者采用中西医联合治疗的方式进行治疗，有助于优势互补。腹水是失代偿期肝硬化最常见的并发症，大约 20% 的肝硬化患者首次就诊时即出现腹水，2 年病死率约为 50%，由于腹水的存在，肝硬化患者更容易发生细菌感染、电解质紊乱、肾损伤、营养不良等其他并发症。约有 10%～20% 的肝硬化腹水患者对大剂量利尿剂无应答，属于难治性腹水（refractory ascites，RA），反复出现的大量腹水严重影响患者生活质量及预后，有效控制腹水是肝硬化治疗的重要环节。根据疾病阶段性变化的特点，采用病证结合，分期论治肝硬化是目前中西医结合治疗肝硬化腹水的主要模式，对 1998～2018 年发表的 16 个临床对照研究进行 Meta 分析表明，健脾利水法联合西药治疗肝硬化腹水的有效率高于西医常规治疗组，且对白蛋白、总胆红素等肝功能指标的改善优于西医常规治疗组。

六、结　　语

大量临床和基础研究表明，中西医结合治疗对 Hp 根除及耐药、CAG 及其癌前病变、UC 和 AP 等热点和难点疾病均具有较好的临床疗效。采用中西医结合治疗，充分发挥中医治疗和西医治疗各自的优点，相互补充，给临床处理和应用提供重要思路和方法。在未来，期待中西医结合治疗能够更好地发挥各自优势，提供更多高级别循证证据，在消化系疾病中攻坚克难取得突破。

（王凤云　吕　咪）

参 考 文 献

陈宏达，郑荣寿，王乐，等，2020. 2019 年中国肿瘤流行病学研究进展[J]. 中华疾病控制杂志，24（4）：373-379.

陈旻湖，杨云生，唐承薇，2019. 消化病学[M]. 北京：人民卫生出版社.

国家消化系疾病临床医学研究中心，上海国家消化道早癌防治中心联盟（GECA），中华医学会消化病学分会幽门螺杆菌学组，等，2019. 中国幽门螺杆菌根除与胃癌防控的专家共识意见（2019 年，上海）[J]. 中华消化杂志，39（5）：310-316.

国家消化系疾病临床医学研究中心上海，国家消化道早癌防治中心联盟，中华医学会消化病学分会幽门螺杆菌学组，等，2020. 中国胃黏膜癌前状态和癌前病变的处理策略专家共识（2020 年）[J]. 中华消化杂志，40（11）：731-741.

季晓君，苗雷，马昌友，等，2022. 消化系统常见肿瘤突变基因分析及新靶点成药性评估[J]. 肿瘤防治研究，49（4）：340-346.

李军祥，陈誩，李岩，2018. 胃食管反流病中西医结合诊疗共识意见（2017 年）[J]. 中国中西医结合消化杂志，26（3）：221-226，232.

王萍，李鹏，陈蒅眶，等，2022. 中国整合胃癌前病变临床管理指南[J]. 中国中西医结合消化杂志，30（3）：163-183.

吴开春，梁洁，冉志华，等，2018. 炎症性肠病诊断与治疗的共识意见（2018 年，北京）[J]. 中华消化杂志，38（5）：292-311.

佚名，2019. 国家药品不良反应监测年度报告（2018年）[J]. 中国药物评价，36（6）：476-480.

张颖慧，张志宏，王晗，等，2019. 神经调节药物在功能性胃肠病中的应用：罗马基金会工作小组报告解读[J]. 中华消化杂志，39（7）：340-346.

中华医学会消化病学分会，2020. 2020年中国胃食管反流病专家共识[J]. 中华消化杂志，40（10）：649-663.

Drossman D A，2016. 罗马IV：功能性胃肠病：肠-脑互动异常[M]. 北京：科学出版社.

Abdallah J，George N，Yamasaki T，et al，2019. Most patients with gastroesophageal reflux disease who failed proton pump inhibitor therapy also have functional esophageal disorders[J]. Clin Gastroenterol Hepatol，17（6）：1073-1080.

De Franchis R，Bosch J，Garcia-Tsao G，et al，2022. Baveno VII - Renewing consensus in portal hypertension[J]. J Hepatol，76（4）：959-974.

Fu S L，Zhu L N，Yin H H，et al，2020. Da-Cheng-Qi Decoction（大承气汤）combined with lactobacillus acidophilus improves gastrointestinal function of traumatic brain-injured model mice[J]. Chin J Integr Med，26（10）：499-502.

Gralnek I M，Stanley A J，Morris A J，et al，2021. Endoscopic diagnosis and management of nonvariceal upper gastrointestinal hemorrhage（NVUGIH）：European Society of Gastrointestinal Endoscopy（ESGE）Guideline - Update 2021[J]. Endoscopy，53（3）：300-332.

Holster I L，Kuipers E J，van Buuren H R，et al，2013. Self-expandable metal stents as definitive treatment for esophageal variceal bleeding[J]. Endoscopy，45（6）：485-488.

Hu Y，Zhu Y，Lu N，2020. Recent progress in helicobacter pylori treatment [J]. Chin Med J（Engl），133（3）：335-343.

Meier B，Wannhoff A，Denzer U，et al，2022. Over-the-scope-clips versus standard treatment in high-risk patients with acute non-variceal upper gastrointestinal bleeding：a randomised controlled trial（STING-2）[J]. Gut，71（7）：1251-1258.

Modayil R J，Zhang X，Rothberg B，et al，2021. Peroral endoscopic myotomy：10-year outcomes from a large, single-center U.S. series with high follow-up completion and comprehensive analysis of long-term efficacy, safety, objective GERD, and endoscopic functional luminal assessment[J]. Gastrointest Endosc，94（5）：930-942.

Obata Y，Castaño Á，Boeing S，et al，2020. Neuronal programming by microbiota regulates intestinal physiology[J]. Nature，578（7794）：284-289.

Pimentel-Nunes P，Libânio D，Marcos-Pinto R，et al，2019. Management of epithelial precancerous conditions and lesions in the stomach（MAPS II）：European Society of Gastrointestinal Endoscopy（ESGE），European Helicobacter and Microbiota Study Group（EHMSG），European Society of Pathology（ESP），and Sociedade Portuguesa de Endoscopia Digestiva（SPED）guideline update 2019[J]. Endoscopy，51（4）：365-388.

Scarpignato C，Hongo M，Wu J C Y，et al，2020. Pharmacologic treatment of GERD：Where we are now，and where are we going?[J].Ann NY Acad Sci，1482（1）：193-212.

Shim Y K，Kim N，2017. The effect of H_2 receptor antagonist in acid inhibition and its clinical efficacy[J]. Korean J Gastroenterol，70（1）：4-12.

Shimatani M，Hatanaka H，Kogure H，et al，2016. Diagnostic and therapeutic endoscopic retrograde cholangiography using a short-type double-balloon endoscope in patients with altered gastrointestinal anatomy：a multicenter prospective study in japan[J]. Am J Gastroenterol，111（12）：1750-1758.

Suzuki H，Ikeda K，2001. Endoscopic mucosal resection and full thickness resection with complete defect closure for early gastrointestinal malignancies[J]. Endoscopy，33（5）：437-439.

Tang X，Zhou L，Zhang S，et al，2016. Randomized double-blind clinical trial of Moluodan（摩罗丹）for the treatment of chronic atrophic gastritis with dysplasia[J]. Chin J Integr Med，22（1）：9-18.

Wang Y，Lv M，Wang T，et al，2019. Research on mechanism of charred hawthorn on digestive through modulating "brain-gut" axis and gut flora[J]. J Ethnopharmacol，245：112166.

Watanabe Y，Mikata R，Yasui S，et al，2017. Short- and long-term results of endoscopic ultrasound-guided transmural drainage for pancreatic pseudocysts and walled-off necrosis［J］. World J Gastroenterol，23（39）：7110-7118.

Xiao Y，Zhang S，Dai N，et al，2020. Phase Ⅲ，randomised，double-blind，multicentre study to evaluate the efficacy and safety of vonoprazan compared with lansoprazole in Asian patients with erosive oesophagitis［J］. Gut，69（2）：224-230.

Yang H，Hu B，2021. Diagnosis of helicobacter pylori infection and recent advances［J］. Diagnostics，11（8）：1305.

Zacherl J，Roy-Shapira A，Bonavina L，et al，2015. Endoscopic anterior fundoplication with the Medigus Ultrasonic Surgical Endostapler（MUSE™）for gastroesophageal reflux disease：6-month results from a multi-center prospective trial［J］. Surg Endosc，29（1）：220-229.

Zeng X，Bai S，Zhang Y，et al，2021. Peroral endoscopic myotomy for the treatment of esophageal diverticulum：an experience in China［J］. Surg Endosc，35（5）：1990-1996.

本章彩图二维码

第四章

现代生命科学技术在消化系统疾病中的应用

第一节　基因组学技术在消化系统疾病中的应用

一、基因组学概述

基因对生命活动具有至关重要的作用。基因组学是对生物体所有基因进行集体表征、定量研究并对不同基因组比较研究的一门交叉生物学学科，其主要研究的是基因组的结构、功能、进化、定位和编辑等，以及它们对生物体的影响。基因组学与转录组学、蛋白质组学和代谢组学一起构成了系统生物学的组学（omics）基础。基因组学的进步引发了生物学领域的一场革命，使得科学家正在以一种全新的视野来理解生命现象。

目前基因组学主要工具和方法包括生物信息学、遗传分析、基因表达测量和基因功能鉴定等。而根据研究目的不同分为结构基因组学（structural genomics）、功能基因组学（functional genomics）、比较基因组学（comparative genomics）和表观基因组学（epigenomics）等。结构基因组学是基因组学的一个重要部分和研究领域，主要通过基因作图、核苷酸序列分析确定基因组成、基因定位，揭示基因组全部 DNA 序列及其组成；功能基因组学又被称为后基因组学，其在结构基因组学丰富信息资源的基础上，通过在系统水平上全面分析基因功能，使得生物学研究从单一基因的研究转向多基因同时进行系统研究；比较基因组学基于基因组图谱和测序技术，对已知基因和基因组的结构和功能基因区域进行比较分析，以了解基因的功能和表达机制；表观基因组学则是在基因组的水平上研究表观遗传修饰。表观遗传修饰作用于细胞内的 DNA 和其包装蛋白、组蛋白，用来调节基因组功能，表现为 DNA 甲基化和组蛋白的翻译后修饰。表观基因组学旨在描述在不同时期，不同细胞类型当中的表观遗传修饰的位置，找到它们的功能相关性。

基因组学技术流程图如图 1-4-1 所示。

二、基因组学揭示消化系统疾病易感性和致病机制

全基因组测序（whole genome sequencing，WGS）可以全方位地检测常见和罕见遗传变异中的几乎整个基因组变化，这项技术的广泛使用有利于对罕见病的研究，并可以改善常见病的诊断以及对病因的全面分析。鉴于个性化医疗的不断发展，基因组学将在不久的将来用于识别具有更高疾病风险的患者，并呈现更具侵袭性的疾病过程或潜在地预测对特定治疗的反应。但由于基因组学无法反映人体疾病动态的变化过程，也无法将环境因素（高热量摄入、肥胖、糖尿病等）对疾病的影响呈现出来，这也限制基因组学作为疾病诊断标志物的应用。然而在非侵入性的疾病诊断中，基因组学具有一定的优势。在疾病的治疗方面，由于基因工程相关的技术，临床挑战以及疾病复杂的病理生理学，目前还未能将基因疗法应用在疾病的治疗中。

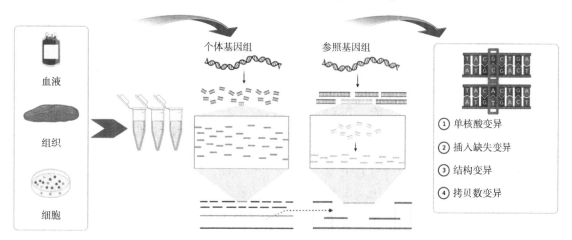

图 1-4-1　基因组学技术流程图

基因组学揭示了疾病易感性和进展的致病机制，因此，功能基因组方法正在逐步取代关联研究。功能基因组学侧重于基因转录、翻译和蛋白质-蛋白质相互作用的动态变化，与基因组提供的 DNA 序列或结构等静态信息截然相反，这种方法有很多优点。首先，大部分消化系统疾病的疾病易感性和进展是可遗传的。其次，基因变异可以表明生物学因果关系并提供对机制途径的见解。作为原理证明，功能基因组学通常可以通过全基因组显著变体进行回顾性证实，全基因组关联分析研究和大型候选基因研究结果能够为高危个体的靶向筛查提供新的方法，在临床试验的患者分层以及新疗法能否在临床推广的预测和应用方面提供帮助。这些方法有可能转变为我们治疗消化系统疾病的方式，在临床上实现根据个体差异和疾病进展给予针对性的适当的治疗。

三、基因组学辅助消化系统疾病的诊断和治疗

基因测序目前已被广泛应用于消化系统疾病的临床与研究，新一代基因技术的兴起与应用，使得临床医生和生物医学研究人员能够从研究群体中大规模收集基因组，有助于明确发病机制、确定疾病靶点和疾病中的生物学标志物，成为精准医学研究平台的重要组成部分。

（一）胃食管反流病

胃食管反流病（GERD）是指胃内容物（或胃十二指肠内容物）反流入食管而引起的以反流相关症状和（或）并发症为主要临床表现的上消化道常见疾病，其患病率近年来明显增长，目前已发现多种基因参与了 GERD 的疾病进程，基因组学为探究 GERD 的遗传现象及发生发展提供了一个新的视野和角度。

Barrett 食管（Barrett esophagus，BE）是 GRED 的常见并发症，其中 10%～15% 可进展为食管腺癌（esophageal adenocarcinoma，EAC）。基因组技术的显著改进大大增强了对 BE 发展过程的认识，包括检查基因突变的工具以及发现癌症（和癌前）基因组中更大的结构改变。通过细胞分选、全基因组扩增发现，BE 在 17p（100%）、5q（80%）、9p（64%）、13q（43%）、18q（43%）和 1p（41%）发生染色体等位基因杂合性缺失。基因组研究表明，BE 以频繁的体细胞改变为特征，包括 *TP53* 和其他基因的突变。BE 的特征还在于癌基因的非整倍性和激活，这两者似乎都是进展为癌症的重要前体。对 BE 和 EAC 进行全外显子组测序，发现在 BE 组织中存在大多数 EAC 突变，说明 EAC 来自 BE，表明许多编码突变已经存在于 BE 中（包括肿瘤抑制基因 *TP53* 中的突变）。在反流

性食管病中也经常发现表观遗传改变,基于全基因组阵列的研究已经确定了在 BE 和 EAC 中具有异常启动子 DNA 甲基化的多个基因。启动子 CpG 岛的异常甲基化导致基因子集的基因沉默,在 BE 中显示出异常甲基化的首个肿瘤抑制基因是 *CDKN2A*(p16INK4a),它通常会阻断 Rb 蛋白的磷酸化并抑制细胞周期进程。*CDKN2A* 启动子高甲基化结合 9p21 染色体缺失导致该基因在某些 EAC 或 BE 发育不良病例中失活。在 3%~77% 的 BE 病例中报告了 *CDKN2A* 启动子的 CpG 岛高甲基化,这表明 *CDKN2A* 甲基化是 BE 发病机制的早期事件。

虽然基因具有蛋白质编码功能,仍有 98% 的基因的转录产物是非编码 RNA(non-coding RNA,ncRNA),它们作为调控因子参与了多种疾病的发生和发展。微小 RNA(micro RNA,miRNA)作为 ncRNA 分子,可以与其他 RNA 分子相互作用,导致基因表达的转录后调节和基因沉默。miRNA 可以作为生物标志物将正常食管与 EAC 区分开来,研究表明,与正常食管相比,miR-21 在 BE 和 EAC 中上调。与正常上皮细胞相比,EAC 中 miR-21 的表达增加了 3~5 倍。同时,利用基于微阵列技术的研究发现,在正常鳞状上皮和 BE 和 EAC 之间存在差异表达的 4 种 miRNA(miR-192、miR-194、miR-196a 和 miR-196b)在进展为癌症的 BE 患者中具有更高的表达。

一般来说,遗传和表观遗传异常都在癌症发展之前出现在 GERD 中。鉴于组织病理学的局限性,基因组和表观基因组分析有可能提高风险分层的精确度。特定基因突变、染色体不稳定性和遗传多样性与肿瘤进展相关,可以预见,检测这些特征的分析可用于支持疾病的病理学评估并选择患者进行更深入的监测。

(二)慢性胃炎

慢性胃炎系指不同病因引起的各种慢性胃黏膜炎性病变,是一种常见病,包括慢性浅表性胃炎、慢性糜烂性胃炎和慢性萎缩性胃炎。胃炎可能会导致一些并发症,如胃溃疡、胃出血和癌症。慢性胃炎的特点是炎症细胞在固有层中积累,组织学检查表明,中性粒细胞和巨噬细胞等炎症细胞浸润在胃上皮中,而炎症细胞浸润在固有层中。慢性胃炎是胃癌的癌前病变,目前诊断依赖于组织病理学检查,但该方法存在明显缺陷,因此开发新的敏感生物标志物,对于早期防治具有重要临床意义。

胃炎不同病理阶段(慢性非萎缩性胃炎—慢性萎缩性胃炎—胃癌前病变—胃癌)的 mRNA 具有显著差异,SST、LYZ、TM4SF4、CEACAM6 和 ANXA13 是胃炎恶性进展相关的 mRNA。在细胞核和细胞质中发现的长链非编码 RNA(long non-coding RNA,lncRNA)已成为胃癌等癌症发生发展的研究热点。虽然 lncRNA 不直接参与蛋白质表达过程,但它们可以在多个生物过程中与 RNA 结合,例如基因表达调控、细胞周期调节、转录过程干扰和蛋白质激活功能。lncRNA 和 mRNA 在慢性胃炎恶性事件中具有显著的差异,且存在潜在相互作用。但慢性萎缩性胃炎中大部分差异表达的 lncRNA 尚未被正式命名,它们的功能仍然未知。为了预测这些 lncRNA 的潜在功能,使用基因本体论(gene ontology,GO)进行了分析,发现促分裂原活化的蛋白激酶(MAP 激酶)信号通路与脂质代谢过程在慢性萎缩性胃炎的发展中发挥关键作用,并与慢性萎缩性胃炎引起的胃癌相关。

(三)消化性溃疡

消化性溃疡是指在各种致病因子的作用下,黏膜发生炎性反应与坏死、脱落、形成溃疡,溃疡的黏膜坏死缺损穿透黏膜肌层,严重者可达固有肌层或更深,其中以胃、十二指肠最常见。胃镜检查和组织病理学检查是诊断消化性溃疡最主要的方法,具有一定的局限性;同时由于传统药物(克拉霉素、阿莫西林、奥美拉唑等)治疗的副作用和耐药性,仍需寻找新的治疗方法。

十二指肠溃疡发生率是胃溃疡的 2~4 倍,其发生可能需要多种基因的相互作用,导致内皮和上皮细胞损伤、黏膜糜烂和溃疡。例如 *ETRB*、钾通道 *drk1*、colipase 前体、*caspase-3*、*p21*、*p16*、多巴胺受体 D$_2$（*DRD$_2$*）、*egr-1*、*Sp1*、*ET-1* 和 *PDGF*。研究显示，在这些持续变化的基因中，最有趣的基因可能是 *egr-1* 和 *ETRB*，在其他器官如回肠和结肠中没有变化，这意味着这些基因可能在十二指肠溃疡中以器官或疾病依赖性表达，*ETRB*、*egr-1*、钾通道 *drk1*、*p16*、*PDGF* 可能是参与十二指肠溃疡的特定基因。需要进一步的研究来确定这些基因在十二指肠溃疡病因、发病机制、预防和治疗中的确切作用。

（四）肠易激综合征

肠易激综合征（IBS），是一种最常见的功能性胃肠道疾病，全球患病率估计为 12%，其症状包括与粪便形式或频率变化相关的腹痛，临床症见腹痛、腹胀和肠功能障碍，复发率高，患病率呈逐年上升趋势，对患者的生活质量和社会经济造成极大的影响。肠易激综合征的病因尚不完全清楚，已知其具有遗传易感性，但是尚未确定特定的致病基因。目前研究发现，IBS 患者的肠道和大脑之间存在交流障碍，他们并发精神疾病的风险比其他人高出 3.6 倍，其中最常见的是抑郁症。IBS 是由脑-肠相互作用紊乱引起的，识别易感基因有助于更好地揭示其病理生理机制。在临床研究中，通过对 IBS 患者和健康对照组进行全基因组关联分析，结果发现了 6 个 IBS 的遗传易感性位点，分别为 NCAM1、CADM2、PHF2/FAM120A、DOCK9、CKAP2/TPTE2P3 和 BAG6，其中前 4 种在神经系统中表达，与情绪异常，尤其是焦虑症有关。因此，IBS 患者与焦虑、神经质和抑郁之间存在很强的全基因组相关性。5-HT$_3$R 由 *HTR$_3$* 基因编码并能够调控胃肠道功能，尤其是蠕动和分泌。亦有临床研究发现，HTR$_3$E 与 IBS 的发病相关，在 IBS 患者的乙状结肠中 HTR$_3$E 水平降低。另外，在全外显子组测序（whole exome sequencing，WES）中亦发现，编码突触相关基因的 Syt8 和 SSPO 与 IBS 以及抑郁症密切相关，而 COL6A1 则与腹胀和排便习惯改变等症状的出现相关，并能使 IBS 的风险提高。

据目前的研究统计发现，高达 60%的 IBS 患者表示特定食物会诱发 IBS 相关症状如腹痛、腹泻等，因此饮食干预措施已被列入 IBS 临床管理中常用的治疗方案。目前，采用最为广泛的方法是减少饮食中的可发酵寡糖、二糖、单糖和多元醇（FODMAP），以此来减轻 IBS 症状。蔗糖酶-异麦芽糖酶（SI）缺乏症，也称为蔗糖不耐受，是糖类吸收不良的一种形式，其特征是腹泻、腹痛和腹胀，这些都是 IBS 的常见症状，这些症状是由小肠中 SI 酶的葡萄糖苷酶（二糖酶）活性降低引起的。有研究发现，*SI* 基因的遗传变异亦能够提高 IBS 的易感性，饮食中的糖是许多 IBS 患者的公认诱因，所以在对 IBS 患者的治疗方案中，常常采用禁食制度，以此来控制或减轻症状，基因组学为 IBS 的易感性和症状产生相关的营养遗传机制提供实验证据。

（五）炎症性肠病

炎症性肠病（IBD），包括克罗恩病（CD）溃疡性结肠炎（UC），是一种胃肠道慢性复发性炎症性疾病，其患病率正在逐年上升。多基因和环境因素的作用是 IBD 的根本原因，但是具体病因不明，其发病机制主要依赖于环境因素、上皮屏障缺陷、肠道黏膜水平的先天性和适应性免疫反应失调以及遗传易感宿主肠道微生物群的改变之间的相互作用，目前已经明确的是 IBD 具有遗传易感性，在病程早期降低炎症水平是阻止疾病进一步恶化和改善预后的关键。

全基因组关联研究（genome-wide association studies，GWAS）已发现 200 多种常见的遗传基因多态性与 IBD 的风险有关。这些关联表明疾病可能与特定的生物学途径有关，例如先天免疫（如 *NOD2*、*CARD9*）、黏膜免疫（如 *TNFSF15*、*IL23R*）、自噬（如 *ATG16L1*、*IRGM*）和上皮屏障功能（如 *COL7A1*、*GUCY2C*）。

IBD 患者亲属中 CD 或 UC 的患病率显著高于背景人群。*IL23R*、*NOD2* 和 *HLA* 已被证实是 IBD 发病的最强遗传因素，而 *NOD2*、*MST1* 和 *MHC* 与疾病定位具有最明确的关联。在 GWAS 中发现，参与 IBD 发病机制的基因有 *CARD9*、*RER*、*XBP1*、*IL23R*、*JAK2*、*TYK2*、*ICOSLG*、*TNFSF*15、

CUL2、*MST1*、*TNFSF8*、*IL12B*、*IL23*、*PRDM1*、*ICOSLG*、*IL10*、*CREM*、*PUS10*、*MST1*、*ORMDL3*、*XBP1*、*CARD9*、*UTS2*、*PEX13*。参与 CD 发病机制的基因有 *NOD2*、*ITLN1*、*ILTN1*、*ATG16L1*、*STAT3*、*IRGM*、*NOD2*、*LRRK2*、*MUC19*、*CCL11*、*CCL2*、*CCL7*、*CCL8*、*CCR6*、*NDFIP1*、*TAGAP*、*IL2R*、*ERAP2*、*LNPEP*、*DENND1B*、*IL27*、*SBNO2*、*FASLG*、*THAA*、*CPEB4*、*PRDX5*、*BACH2*、*ADO*、*GPC4*、*GPX1*、*SLC22A4*、*LRRK2*。参与 UC 发病机制的基因有 *SLC11A1*、*FGR2a*/B*、*IL21*、*PARK7*、*DAP*、*GNA12*、*HNF4A*、*CDH1*、*ERRFI1*、*IL8RA*、*IL8RB*、*TNFRSF9*、*PIM3*、*IL/R*、*TNFSF8*、*IGNG*、*IL23*、*IL1R1*、*IL1R2*、*SERNC3*、*HSPA6*、*DLD*。在表观遗传学上，DNA 甲基化的增加可能会显著改变基因的转录活性和表达水平，从而最终影响疾病风险和进展。与健康对照组相比，IBD 患者中，*THRAP2*、*FANCC*、*GBGT1*、*WDR8*、*ITGB2*、*CARD9*、*CDH1* 甲基化增加，*DOK2*、*TNFSF4*、*VMP1*、*ICAM3* 甲基化减少。在 IBD 中，miRNA 这一组非编码 RNA，可能干预 T 细胞分化、TH17 信号通路和自噬，参与疾病的发生与发展。与健康对照组相比，IBD 患者的 miRs-3180-3p、miRplus-E1035、miRplusF1159、miR20b、miR-98、miR125b-1、let-7e、miRs-103-2、miR-362-3p、miR-532-3p、miR-98、miR340*、miR-484 表达增加。

截至目前，用于监测 IBD 炎症的主要血清生物标志物是 C 反应蛋白（c-reactive protein，CRP），CRP 易于测量且成本低廉，而且检测效率高，可以在疾病过程中进行定期测量。在粪便生物标志物评估中，粪便钙卫蛋白（fecal calprotectin，FC）是 IBD 中特征最明确且最常用的非侵入性生物标志物之一，FC 在预测 IBD 黏膜炎症方面优于其他生物标志物，也是用于监测治疗效果的最佳指标。CRP 和 FC 是 IBD 中最好的非侵入性炎症生物标志物，它们的测试特征已在区分 IBD 和肠易激综合征、对炎症分级、描述对治疗的反应等方面进行了描述，并在药物或手术诱导缓解后表现出复发性炎症。此外，在 IBD 中，血液、粪便和尿液标志物均已被列为肠道炎症的指标。

（六）非酒精性脂肪性肝病

非酒精性脂肪性肝病（NAFLD）是全球最常见的肝病之一。NAFLD 代表一系列疾病，包括单纯性脂肪变性、非酒精性脂肪性肝炎（NASH）和纤维化，出现 NASH 终末期并发症，即失代偿期肝硬化和肝细胞癌的人数正在上升。NAFLD 是一种病因复杂的疾病，遗传和环境因素之间的动态相互作用可能会影响疾病的易感性和进展。流行病学研究显示，肝脏脂肪含量具有很强的遗传性，个体对 NAFLD 的易感性存在很大的种族差异。与普通人群相比，NAFLD 患者的一级亲属患该疾病的风险要高得多。据估计，38%～100% 的肝脏脂肪含量和 NAFLD 变异性是由遗传因素引起的。近年来多项全基因组关联研究发现：含有 patatin 样磷脂酶结构域的蛋白质 3（PNPLA3）变异已被确定为 NAFLD 的主要常见遗传决定因素，其变体 rs738409 C>G 是与 NAFLD 相关的最稳健且复制良好的遗传变异，因此下调 PNPLA3 的突变形式可能对有 NAFLD 风险的个体产生有益影响。TM6SF2、MBOAT7 和 GCKR 也已被证明与 NAFLD 的易感性密切相关。跨膜 6 超家族成员 2（transmembrane 6 superfamily member 2，TM6SF2）在肝细胞分泌极低密度脂蛋白的途径中参与甘油三酯向载脂蛋白 B100 的富集，TM6SF2 不仅可以调节甘油三酯的定性富集，还可以调节脂质合成和定量分泌的脂蛋白颗粒的数量，其变体 rs58542926 C>T 导致肝脏甘油三酯含量升高和循环脂蛋白降低，提高患肝病的风险。膜结合的 *O*-酰基转移酶结构域 7（membrane bound *O*-acyltransferase domain-containing 7，MBOAT7）是一种参与兰德尔循环中用花生四烯酸重塑磷脂酰肌醇的蛋白质，其常见的变体 rs641738 C>T 与 NAFLD、炎症和纤维化的风险相关。葡萄糖激酶调节剂（glucokinase regulator，GCKR）通过控制肝细胞中葡萄糖的流入来调节从头脂肪生成，其变体 rs1260326 能够促进肝脏脂肪积累。

此外，还有许多基因通过调节脂质代谢、炎症、胰岛素信号转导、氧化应激和纤维化，影响 NAFLD 的进展。核受体在肝脏脂质代谢的调节中起关键作用，而过氧化物酶体增殖物激活的核受体（peroxisome proliferator-activated receptor，PPAR）是 NAFLD 的常见候选靶点。PPAR-α 活化能够促进脂肪酸分解代谢，而 PPAR-γ 具有胰岛素增敏和抗炎作用。线粒体是游离脂肪酸氧化的部位，其能够防止脂肪酸积累，但它会产生大量与 NASH 发展相关的反应性氧化物质。解偶联蛋白 2（uncoupling protein 2，UCP2）通过解偶联氧化磷酸化调节线粒体氧化还原状态和能量耗散，还参与从线粒体输出脂肪酸。线粒体锰依赖性超氧化物歧化酶（Mn superoxide dismutase，MnSOD）中的变体 rs4880，能够防止氧化应激，减少 NAFLD 患者的肝脏纤维化。胰岛素抵抗在与 NAFLD 相关的肝损伤进展中的关键作用，涉及胰岛素信号通路的基因的常见多态性与纤维化有关。ENPP1 的变体 rs1044498 促进 ENPP1 和胰岛素受体抑制信号转导之间的相互作用，减轻患者肝纤维化进展。另一种胰岛素信号调节剂是 Tribble-1（TRIB1）中的 rs2954021 变体，与 NAFLD 的发展和严重程度有关。IFN-λ3/IFN-λ4 区域的遗传变异调节肝脏的先天免疫。与 IFN-λ3 产生增加相关的 *IFNL3* 基因座 rs12979860 CC 基因型与小叶炎症和严重纤维化的风险增加有关。酪氨酸激酶（MERTK）参与调节免疫细胞中的细胞增多症，并可能参与肝星状细胞的活化，与 MERTK 表达降低相关的非编码变体 rs4374383 G＞A 已被证明可以防止 NAFLD 和慢性丙型肝炎感染患者的纤维化发展。细胞衰老是肝病进展的关键过程。端粒酶逆转录酶（telomerase reverse transcriptase，TERT）的突变与一系列家族性肝病相关，这些疾病通常与 NAFLD 和 NAFLD 患者的 HCC 发展相关。在表观遗传学方面，在 NAFLD 患者中观察到的最明显的改变为 miR-122 的下调，这是表达最丰富的肝 miRNA（占总丰度的 70%）。miR-122 的下调有利于细胞模型中的脂肪生成，还通过诱导缺氧诱导因子-1α（hypoxia inducible factor-1α，HIF-1α）和丝裂原活化蛋白激酶 1（mitogen-activated protein kinase，MAPK1）参与纤维化途径的上调。

肝硬化是与肝细胞损伤和炎症相关的慢性肝病的终末期。NAFLD 的易感基因与肝硬化相关，研究显示：*PNPLA3*、*TM6SF2*、*HSD17B13* 和 *SERPINA1* 这 4 个基因的变异与肝硬化相关，其中 *PNPLA3*、*TM6SF2* 亦为 NAFLD 的易感基因。通过将宏基因组特征与年龄和血清白蛋白水平相结合，结果发现其可以准确地区分来自不同地理区域和基因不同的人群中的肝硬化。肝细胞性肝癌是最常见的原发性肝癌形式，原发性肝癌通常发生在患有慢性肝病，主要是肝硬化的患者身上，通过将原发性肝癌与健康对照组的肝脏进行 DNA 甲基化组分析，鉴定了 4 个基因（*TSPYL5*、*KCNA3*、*LDHB* 和 *SPINT2*）参与 TP53、cAMP、丝氨酸蛋白酶和 NADH 调节，在将肝硬化非肿瘤组织与发育不良结节和从癌前病变到早期肝细胞性肝癌的基因进行比较时，发现启动子高甲基化逐步增加，基因表达相应降低。因此，在表观遗传学上，肝硬化的疾病进程与 DNA 甲基化水平升高密切相关。

四、消化系统疾病基因组学在科研中的应用和指导

基因决定着身体健康和疾病的"大权"，基因组学的兴起为生理、病理学研究提供了新方向，作为一种资源开发和疾病诊疗策略，已在医药研究领域展示越来越强劲的势头，对于深入理解健康和疾病关系、阐释生命现象本质，对疾病的诊断和治疗具有重要意义。基因组学为研究消化系统疾病的发生发展提供了有力手段。近年来，针对消化系统疾病的测序的不断涌现，已经识别数百个相关基因位点，精细定位、组织定位和功能注释等分析方法筛选出可能的相关基因，通过表型组关联研究、遗传风险评分等为基因型与表型的关联提供线索，从基因层面找出消化功能与其他表型之间的因果关系，为全面认识胃肠道的生理病理机制研究提供了理论基础。

基因组学为胃肠道疾病、消化系统遗传疾病、癌前病变提供了诊断工具。现代的医学诊断模式，一般是症状体征+辅助检查+影像学资料，具有相同或者相似症状指标的患者，将使用同样的治疗方案。在消化系统疾病中常以病理检查作为金标准，然而其创伤性的诊疗模式使得患者依从性较低，往往错过最佳诊疗时机，因此在对消化系统疾病的诊断及癌前病变的防治中存在很多困难。基因组学以其无创的诊断方法，快速、高效和准确的分析优势，在消化系统遗传疾病、癌前病变的诊断中具有良好的应用价值。

基因变异可以影响疾病及靶点的易感性，影响药物在体内的吸收、分布、代谢、排泄。诊断相同的两个患者使用同一种药物治疗，血药浓度相近，但疗效可能相差甚远，这可能是基因的多态性造成的。基因组学从分子微观领域验证了中医理论中辨证论治的个体化治疗模式的科学性与可行性，指导不同基因型患者用药，提高药物的疗效和降低毒性，帮助医生实现精准医疗，增加用药安全性和有效性。对慢性胃炎、消化性溃疡、炎症性肠病等常见消化系统疾病相关靶点的基因多态性进行深入研究，进行中药药物靶点研究，体现因人因时因地的三因制宜，使其成为临床治疗新的切入点，促进临床合理用药。

（陈孝银　邓　力　许华冲）

第二节　蛋白质组学技术在消化系统疾病中的应用

一、蛋白质组学和蛋白质组学技术的发展

"蛋白质组（proteome）"一词由蛋白质（protein）和基因组（genome）两个词组合而成，是指某种基因组（包括细胞、生物等）所表达的全套蛋白质。蛋白质组学（proteomics）的概念最早由马克·威尔金斯（Marc Wilkins）于1994年提出，它以蛋白质组为研究对象，以蛋白质定性、定量及蛋白质翻译后修饰为研究内容，是一门研究细胞、组织及生物蛋白质组成和变化规律的科学。早在1999年，研究人员通过毛细管液相色谱-质谱（capillary liquid chromatography-mass spectrometry，CLC）法对酵母细胞一组基因中的150多个蛋白质进行检测和分析发现，在mRNA表达水平不变的情况下，对应蛋白质水平的变化超过20倍；相反，某些处于稳态水平的蛋白质，其mRNA转录水平变化可达约30倍。说明mRNA和蛋白质水平之间的变化并非呈线性相关，尤其是低丰度的蛋白质。因此，定量mRNA的数据并不足以预测相关蛋白质的表达水平。大多数低丰度蛋白质如转录因子、蛋白激酶等必须经过翻译后修饰如磷酸化、泛素化、乙酰化等，而调节蛋白活性发挥相应的生物学功能。相较于核酸预测水平的不确定性，蛋白质组学通过更加直接的检测，精确反映了核酸翻译后修饰情况。

蛋白质组学的本质在于对蛋白质的特征进行大规模、高通量的研究，以识别并揭示蛋白质的相对丰度、翻译后修饰、蛋白质之间相互作用、细胞和亚细胞分布以及其表达的时间模式的变化等，从而在蛋白质水平层面为研究者提供关于生命过程的更为全面的认识。研究者通过各种技术提取细胞或组织的总蛋白质后，就可以进行后续蛋白质组学研究。常见的蛋白质组学研究方法包含蛋白质组的纯化、分离、鉴定、定量和生物信息学分析。蛋白质的纯化可以基于色谱完成，例如离子交换色谱（ion exchange chromatography，IEC）、尺寸排阻色谱（size exclusion chromatography，SEC）和亲和色谱（affinity chromatography，AC）。当样本量较少或为单个时，可以使用酶联免疫吸附试验和蛋白质印迹法，但缺点在于无法确定蛋白质的具体表达水平。蛋白质组的分离技术包括十二烷基硫酸钠-聚丙烯酰胺凝胶电泳（sodium dodecyl sulfate polyacrylamide gel electrophoresis，SDS-PAGE）、二维凝胶电泳（two-dimensional gel electrophoresis，2DE）和二维差异凝胶电泳（two dimension difference gel electrophoresis，2D-DIGE），其中2DE最为常用。目前，2DE技术虽然已较为成熟，但是仍有无法忽略的缺点，包括低丰度蛋白检测困难、部分种类检测出的蛋白质图谱特异性不高、疏水性蛋白质样品丢失、规模化应用不佳和重现性差等。此外，基于多肽的物理化学性质，研究人员也可以通过不同的色谱技术分离出感兴趣的蛋白质，比如以高效液相色谱法（high performance liquid chromatography，HPLC）为代表，基于HPLC串联的多维液相色谱（multi-dimensional chromatography，MDC）技术具有峰容量高、不受相对分子质量和等电点限制的

特点，既能实现对低丰度蛋白质的动态检测，又能实现对复杂生物样品的快速检测。

蛋白质组的鉴定目前主要依赖质谱技术（mass spectrometry，MS），MS 能以极高的敏感度对复杂的蛋白质混合物进行分析。根据不同类型的离子源划分，目前常用有电喷雾质谱（ESI-MS）、基质辅助激光解吸飞行时间质谱（MALDI-TOF-MS）和表面增强激光解吸离子化飞行时间质谱（SELDI-TOF-MS）等。其中，SELDI-TOF-MS 利用目的蛋白质的特有性质，从待测生物样品中捕获配体，结合在固相支持物已经制好的蛋白质芯片上，通过激光脉冲解析待分析物质，随后根据不同离子在电场中飞行的不同时间绘制质谱图。蛋白质组学的定量方法分为相对定量和绝对定量。相对定量是指通过质谱检测，对不同样本进行比较和对照，以获得生理、病理情况下相关蛋白质的差异表达。而绝对定量是对特异性肽段进行多反应监测（multiple reaction monitoring，MRM），以明确具体的蛋白质水平。同位素编码亲和标签（isotope-coded affinity tags，ICAT）标记、细胞培养中氨基酸的稳定同位素标记（stable isotope labeling with amino acids in cell culture，SILAC）以及相对和绝对定量的等压标记（isobaric tags for relative and absolute quantification，iTRAQ）均是蛋白质组学中的常用技术。此外，X 射线晶体学和核磁共振光谱学技术可提供蛋白质的三维结构，帮助了解蛋白质的生物学功能。

蛋白质组研究模式如图 1-4-2 所示。

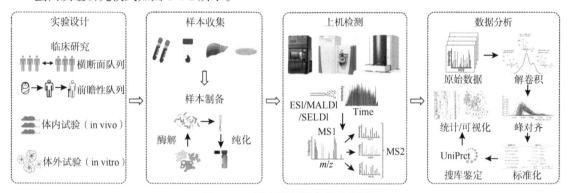

图 1-4-2　蛋白质组研究模式概要

二、蛋白质组学解释消化系统疾病机制

蛋白质是生命物质的基础，不同的蛋白质通过组合、表达、修饰，形成人体各种生理、病理变化。蛋白质组学技术通过识别并量化细胞、组织或生物体内的蛋白质含量，可以揭示蛋白质的动态表达、结构和功能及其相互作用和修饰，因而能做到全面且动态地研究蛋白质组，对其他组学技术进行了补充。在细胞或组织对外部刺激做出反应时，蛋白质组也会发生相应波动。因此，蛋白质组学研究对于不同环境下疾病的早期诊断、发病机制、预后和管理均至关重要，对药物研发也具有深远意义。

作为筛选靶分子的有效手段，蛋白质组学技术被广泛应用于检测各种诊断标志物和疫苗候选物，探索致病机制和不同信号变化模式，以及解释疾病中不同蛋白质通路等。肠上皮完整性破坏是炎症性肠病（IBD）发病机制的早期事件，IBD 患者结肠黏液样本蛋白质组学研究发现产生碳酸氢盐形成结肠黏蛋白屏障的溶质相关载体 26A3（solute carrier family 26 member 3，SLC26A3）表达减少；IBD 早期结肠黏膜虽然没有呈现出病理状态的表面炎症，但通过蛋白质组学的方法鉴定出结肠组织中 46 种差异表达蛋白，发现表达上调的蛋白主要与中性粒细胞和中性粒细胞胞外陷阱蛋白有关，IBD 患者结肠炎症组织程序性细胞死亡蛋白及细胞生长、信号转导相关的膜联蛋白 2A 的表达也显著升高；同时对克罗恩病患者肠道活检组织 Th1 及 Th1/Th17 克隆的蛋白质组学研究发现 Th1 细胞表达更为丰富的颗粒酶 B 和穿孔素等细胞毒性蛋白，表明蛋白质组学研究可以为揭示 IBD 发病过程中的肠黏膜屏障破坏、肠道慢性炎症状态及免疫细胞反应提供新思路。蛋白质组学在消化系统肿瘤发病机制研究方面取得了突破，如通过蛋白质组学方法首次发现了肝细胞癌关键蛋白赖氨酰氧化酶样蛋白4（LOXL4）和信号转导及转录激活蛋白（STAT），进而阐明 LOXL4 通过干扰素（IFN）介导的 STAT 依赖性的细胞程序性死亡配体-1（PD-L1）活化发挥巨噬细胞免疫抑制功能；应用蛋白质组学技术方法，对去乙酰化酶（SIRT1）、泛素特异性蛋白酶22（USP22）、糖基转移酶（ALG1）等关键蛋白进行深入研究，揭示了其在肝细胞癌细胞代谢及发生发展中的分子机制。

三、蛋白质组学辅助消化系统疾病诊断和治疗

（一）Hp 相关性胃病

Hp 是一种与胃十二指肠疾病密切相关的革兰氏阴性微需氧菌。与 Hp 相关的常见胃肠病有慢性胃炎、胃和十二指肠溃疡以及胃癌等。通过对临床病理样本进行蛋白质组学分析，从而明确细菌的蛋白质组成及表型，已成为分析 Hp 在各种相关疾病中不同分子基础的重要手段。蛋白质组学研究可以描述特定细胞或组织在特定时间下的蛋白质组成谱，Hp 相关胃肠道疾病潜在生物标志物研究的主要研究思路如下：将培养的 Hp 暴露于氧化应激、酸应激或渗透压不平衡等应激条件，通过二维聚丙烯酰胺凝胶电泳和液相色谱-质谱对 Hp 蛋白质组进行比较和分析，利用生物信息学分析筛选出 Hp 在各种应激条件下差异表达的蛋白质作为候选的潜在标志。从胃炎、十二指肠溃疡、胃溃疡和胃癌等不同胃病患者的胃活检标本中获得 Hp 临床分离株，证实所分离菌株的脲酶活性并通过相差显微镜观察这些分离细菌的形态，最后通过免疫印迹法对不同病理环境下的临床分离候选菌株中的蛋白质进行表达的验证。如研究发现过氧化氢诱导的氧化应激条件下，Hp 烷基过氧化氢还原酶（AhpC）、过氧化氢酶（KatA）、丝氨酸蛋白酶（HtrA）、细胞毒素相关蛋白（CagA）及空泡细胞毒素（VacA）等抗氧化相关蛋白上调，并在具有相似氧化应激环境的胃炎、十二指肠溃疡、胃溃疡及胃癌患者临床样本中得到验证。在渗透压不平衡条件下，Hp NapA、尿素酶 A（UreA）及尿素酶 B（UreB）蛋白表达升高，并通过具有相似渗透压力环境的胃癌患者临床样本得以验证。因此，运用蛋白质组学技术，可以探索 Hp 相关性胃病中 Hp 适应不同疾病压力环境的生物标志物，开发相应治疗药物，有利于临床早期诊断和治疗。

（二）胃食管反流病

对蛋白质组学进行合理运用可以为消化系统疾病的病理机制、诊疗途径、药物研发探明新的方向。作为胃肠病学中最常见的疾病之一，胃食管反流病（GERD）的一线治疗药物——质子泵抑制剂对于近半数患者的症状控制不佳。针对 56 名 GERD 患者进行胃食管交界处黏膜样本的蛋白质组学分析确定了该疾病的分子特征，从蛋白质组学的角度进一步完善了非糜烂性反流病（non-erosive reflux disease，NERD）和糜烂性反流病（erosive reflux disease，ERD）的鉴别诊断：NERD 与 ERD 样本中存在 33 种差异表达的蛋白质，它们涉及细胞周期（TER ATPase、钙调蛋白和 14-3-3τ）、角化（FABP5）、葡萄糖代谢（GAPDH）、压力和炎症反应（AGP1）以及细胞迁移（膜联蛋白 A1）等多种途径。研究通过生物信息算法对 68 名确诊的 GERD 患者进行食管的蛋白质组学表征鉴定，鉴定出了与炎症、细胞凋亡、离子黏附和转运等重要生物学过程相关的蛋白质因子。中性粒细胞趋化因子 1-3（CINC1-3）、巨噬细胞炎性蛋白 1/3α（MIP-1/3α）、膜表面免疫球蛋白（MIG）、调节激活正常 T 细胞表达分泌因子（RANTES）和白细胞介素-1β（IL-1β）是 GERD 的主要介质，且多数受调控的细胞/趋化因子与髓样细胞表达激发受体-1（TREM-1）信号通路有关，这一线索也通过手术诱导大鼠亚慢性反流性食管炎模型的蛋白质组学和转录组学联合分析发现。因此，蛋白质组学有助于发现疾病中未经研究的分子及通路，加深对病理发展机制的理解，拓宽疾病的治疗思路，促进

诊疗手段的不断更新，并为新药研发提供线索。

（三）非酒精性脂肪性肝病

非酒精性脂肪性肝病（NAFLD）从单纯性脂肪变性进展为 NASH，以及可能演变为肝硬化、肝细胞癌和肝功能衰竭的整个过程中，会经历一系列复杂的生理病理变化。虽然研究已经证明循环角蛋白（CK-18）在 NALFD 中具有临床诊断意义，但单一血清蛋白在 NALFD 诊断中的应用价值具有局限性。而高通量组学技术能在短时间内客观公正地提供大量数据，为研究人员在细胞、组织和系统水平探讨 NAFLD 的病理生理及探索潜在生物标志物提供便利。有研究发现蛋白二硫键异构酶 A3（ERp57，又称 PDIA3）在游离脂肪酸诱导的脂肪性肝细胞和 NAFLD 患者肝脏中的表达上调，而其下调可减轻肝脂肪变性程度，提示 ERp57 可能在 NALFD 疾病发展中具有重要作用。此外，利用 LC-MS/MS 对 69 例 NAFLD 患者和 16 例肥胖对照者进行血清蛋白质组学分析，发现 6 个蛋白（纤维蛋白原 β 链、视黄醇结合蛋白 4、血清淀粉样蛋白 P 成分、基膜聚糖、转胶蛋白 2 和 CD5 抗原样蛋白）区分对照组、NAFL、NASH 和 NASH 伴纤维化 F3/F4 期的总体成功率为 76%；3 个蛋白（补体成分 C7、胰岛素样生长因子酸不稳定亚基和转胶蛋白 2）区分 NAFLD 患者 NAFL 和 NASH 伴晚期肝纤维化患者的 ROC 下面积（AUROC）为 0.91。这些通过蛋白质组学挖掘的蛋白可用于 NAFLD 的鉴别诊断和分期诊断，具有潜在的临床应用价值。此外，蛋白质组学研究对 NAFLD 药物开发亦有一定的贡献。如通过靶向蛋白质组学识别出了 NAFLD 患者与健康人之间肝脏药物转运蛋白浓度的变化差异（在大多数情况下降低）。由于肝脏药物转运蛋白的减少会对药代动力学产生重大影响，因此可以影响临床药物剂量的有效性。

（四）炎症性肠病

基于炎症性肠病（IBD）生物标志物的蛋白质组学主要用于以下几个方面：①识别 IBD 的蛋白组模式特征，为病理生理机制提供新线索；②用于区分 IBD 与健康对照或其他肠道疾病；③用于溃疡性结肠炎和克罗恩病的鉴别诊断；④用于区分 IBD 的缓解或活动期；⑤用于监测 IBD 的预后；⑥用于评估 IBD 的药物疗效；⑦用于预测 IBD 缓解后的复发情况。溃疡性结肠炎与克罗恩病患者的血清蛋白质组学研究成功发现几种 m/z 峰信号，具有 85% 的敏感性及特异性，并确认了血小板因子 4（PF4）、髓样相关蛋白 8（MRP8）、纤维蛋白原 α 链多肽（FIBA）和结合珠蛋白 α2（Hpα2）4 种具有高诊断价值的候选蛋白，克罗恩病患者血清的蛋白质组学研究发现炎症蛋白和补体 3 链 C 在早期克罗恩病中过表达，而簇集素、视黄醇结合蛋白、α1-微球蛋白及转甲状腺蛋白表达减少。同时，溃疡性结肠炎患者结肠组织的蛋白质组学研究发现与激素调节、免疫应答、氧化应激和信号转导相关的载脂蛋白 C-Ⅲ、触珠蛋白、受体酪氨酸激酶、醛还原酶、中心粒周物质 1 和热休克因子蛋白 2 等 6 种蛋白表达上调，而包括角蛋白、丝蛋白 A 相互作用蛋白及原肌球蛋白 3 在内的 3 种蛋白表达下降。这些差异表达的蛋白可能成为 IBD 潜在的候选生物标志物，为 IBD 与健康人的区分及溃疡性结肠炎与克罗恩病的鉴别提供线索。

蛋白质组学亦可用于预测 IBD 患者对生物制剂的治疗反应。如通过表面增强激光解离飞行时间质谱法评估 20 名对英夫利昔单抗表现出临床反应或无反应的克罗恩病患者的血清蛋白质组学谱，发现血小板聚集因子及可溶性 CD40 配体等在内的血小板代谢蛋白与英夫利昔单抗应答之间存在关联。目前通过蛋白质组学在 IBD 中的应用仍处于起步阶段，蛋白质组学方法获得的 IBD 诊断、治疗及预后相关的差异蛋白仍需进一步验证。尽管 IBD 诊断的金标准是内镜及组织学的检查结果，但随着蛋白质组学在检测 IBD 患者血、尿、粪及组织样本中的扩大化应用，基于血液和生物样本的可重复和定量的蛋白质组学方法可以为不同生理病理过程提供基于蛋白质的证据，为 IBD 诊断、治疗和预后特异性生物标志物的发现提供新的可能。

（五）急性胰腺炎

研究者对重症急性胰腺炎（severe acute pancreatitis，SAP）患者和健康志愿者的血浆进行蛋白质组学分析表明，与健康人群相比，SAP 患者血浆中有 35 种差异表达蛋白（differentially expressed protein，DEP）。其中，6 种蛋白质水平显著增加，29 种蛋白质水平显著降低；并且，血管性血友病因子（vWF）、血清类黏蛋白 2（ORM2）、CD5 分子样蛋白（CD5L）、过氧化氢酶（CAT）和乳铁蛋白（LTF）被匹配为显示急性胰腺炎（acute pancreatitis，AP）疾病严重程度的候选生物标志物。生物信息学分析证实这 6 种候选生物标志物的组合对于预测 AP 的严重程度具有良好的准确性。因此，蛋白质组学研究提供了对 SAP 的诊断和预后有潜在作用的特定 DEP，为深化认识 SAP 的发生发展机制提供了新的生物学证据，并为 SAP 的诊疗提供了新策略。另有研究对 SAP 患者和人源化 PRSS1 转基因 SAP 小鼠模型的胰腺组织进行蛋白质组学分析，结合免疫荧光、免疫电镜等技术方法，发现 SAP 中活化转录因子 6（activating transcription factor 6，ATF6）表达升高与雌激素受体（estrogen receptor，ER）和线粒体的细胞凋亡及结构损伤增加有关，并且 ATF6 促进 SAP 模型中的腺泡细胞和多器官损伤。因此，蛋白质组学技术协助揭示了通过 ATF6 介导的 p53-AIFM2 通路调节伴有多器官损伤 SAP 的机制，证明 ER-线粒体-核串扰在 SAP 发展中起重要作用。此外，AP 的诊断主要基于临床症状和体征、影像学技术和实验室检查的组合，诊断程序烦琐。蛋白质组学结果显示，包括血清和尿胰蛋白酶原、磷脂酶 A2、胰弹性蛋白酶、胰蛋白酶原活化蛋白在内的一些生物标志物在疾病发生时出现差异表达。虽然这些生物标志物因为各种原因尚未应用于临床，但组学技术的应用，有望锁定更有标志性且稳定的生物因子，从而简化疾病诊断流程。

（六）消化系统肿瘤

消化系统肿瘤的诊断方法正在不断更新，除了液体活检术，蛋白质组学也日渐为医务工作者所青睐。

1. 胃癌

蛋白质组学方法处理参与胃癌（gastric carcinoma，GC）起始、进展和转移的翻译过程的功能基因组内容，因此在胃癌研究中具有广阔前景。研究发现，S100 钙结合蛋白 A9（S100A9）、胃内因子（GIF）和 α_1 抗胰酶蛋白（AAT）在胃液中的含量可用于预测胃癌的进展，同时胃液中的游离氨基酸谱可以成为胃癌早期检测的潜在方法。胃癌患者血清蛋白质组学发现，性激素结合球蛋白（SHBG）及 DEK 蛋白血浆水平可以作为区分胃癌患者的血清学生物标志；并且胃癌患者的血清质谱分析发现多个蛋白质峰，如 2873、6121、7778 及 5910（m/z）可作为胃癌早期诊断及分期的候选血清学生物标志物。胃癌患者肿瘤组织蛋白质组学发现溶血磷脂酰胆碱酰基转移酶 1（LPCAT1）、膜联蛋白 A1（ANXA1）、烟酰胺 N-甲基转移酶（NNMT）、扣针蛋白 5（Fibulin-5）、泛醇细胞色素 c 还原酶核心蛋白 I（UQCRC1）、转移相关蛋白 2（MTA2）和组蛋白去乙酰化酶 1（HDAC1）等蛋白在胃癌肿瘤组织中差异表达，可用于构建胃癌的诊断和预后的生物标志物。蛋白质组学技术的进步和质谱数据的定量分析使得能够从蛋白质组的复杂混合物中识别出每种蛋白质，这些技术和分析进展有助于在胃癌中识别具有更高特异度和敏感度的癌症特异性生物标志物。

2. 肝癌

蛋白质组学研究发现几种有前景的肝癌蛋白质组生物标志物，如磷脂酰肌醇蛋白聚糖 3（GPC3）、骨桥蛋白（OPN）、中期因子（MDK）、dickkopf-1（DKK-1）、α-L-岩藻糖苷酶（AFU）、鳞状细胞癌抗原-1（SCCA-1）、高尔基蛋白 73（GP73）、癌胚抗原（CEA）、血管内皮生长因子（VEGF）、基质金属蛋白酶-2 及基质金属蛋白酶-9（MMP-2 与 MMP-9）等蛋白有望成为新的肝癌蛋白组生物标志物，与临床常用于原发性肝癌诊断和疗效监测的血清标志物甲胎蛋白（AFP）结合使用可以提高诊断准确率，更好地服务于肝细胞癌的早期诊断、预后及治疗监测。蛋白质组学结合基因组驱动突变、miRNA、lncRNA、循环肿瘤 DNA（ctDNA）和循环外泌体的方法目前也正被广泛用于肝癌的研究，为探索肝癌的诊疗和预后提供新线索。

3. 结直肠癌

目前结直肠癌（colorectal cancer，CRC）筛查的金标准包括结肠镜检查和粪隐血试验（fecal occult blood test，FOBT），但结肠镜检查的成本较高且具有与侵入性检查相关的并发症（如穿孔和出血），而无创 FOBT 具有相对较高的假阳性率和假阴性率，其敏感度和特异度难以达到预期标准，故蛋白质组学技术的应用可以促进 CRC 发展的蛋白质特征的探索，为实现早期区分和筛查 CRC 奠定分子学基础。对 CRC 患者与健康人群血清蛋白进行比较的研究发现，CRC 患者血清中巨噬细胞甘露糖受体 1（MRC1）和 S100 钙结合蛋白 A9（S100A9）表达上调，类似的蛋白质组学研究发现包括双调蛋白（AREG）、MBL 相关丝氨酸蛋白酶 1（MASP1）、骨桥蛋白（OPN）、对氧磷酶 3（PON3）和转铁蛋白（TR）在内的 5 种蛋白标志物较 FDA 批准的 CRC 传统血清生物标志物显示出更高的诊断能力，研究进一步揭示血清富含亮氨酸的 α-2-糖蛋白 1（LRG1）、表皮生长因子受体（EGFR）、α 胰蛋白酶抑制剂 H4 重链（ITIH4）、血红素结合蛋白（HPX）和超氧化物歧化酶 3（SOD3）在 CRC 检测方面显示出 89% 的特异度和 70% 的敏感度，并且认为维生素 D 结合蛋白（GC）、CD44、C 反应蛋白（CRP）及 α 胰蛋白酶抑制剂 H3 重链（ITIH3）蛋白可以作为 CRC 分期的潜在蛋白标志物。CRC 患者结肠组织的蛋白质组学研究发现肌动蛋白 β 样 2 蛋白（ACTBL2）、膜联蛋白 A2（ANXA2）、亲环蛋白 A（CypA）和二肽酶 1（DPEP1）可以作为反映 CRC 对治疗应答的生物标志物。结合 HCT-116 人结直肠癌细胞系、NCM460 人正常肠上皮细胞及 CRC 肿瘤组织活检样本的 2D PAGE 及 LC-MS/MS 分析发现 S100 钙结合蛋白 A4（S100A4）、S100 钙结合蛋白 A6（S100A6）、视黄醇结合蛋白（RBP）、SET 蛋白（SET）及热休克蛋白 90β 家族成员 1（HSP90B1）蛋白具有 CRC 早期诊断的临床应用价值。通过蛋白质组学方法可以为探寻 CRC 的潜在生物标志物提供线索，虽然目前很多候选蛋白标志物仍需进一步临床验证才能够投入应用，但随着糖组学及转录后修饰的蛋白质组学的应用，蛋白质组学寻找 CRC 早期诊断的生物标志物有望取得新的突破。

四、蛋白质组学推动中西医结合消化病学研究

2007 年《自然》杂志发文指出，"中医药如果要取得突破性进展，需要依靠系统生物学技术"。蛋白质组学作为系统生物学的技术平台之一，具有整体性、动态性、时空性、复杂性等特点，这与强调整体观、辨证观的中医学理论体系有诸多相似之处。蛋白质组学在中医药现代化研究中发挥愈加可观的作用，尤其为中西医结合消化病研究提供了新思路、新方法。

（一）病证结合研究

病证结合是中医、西医两种医学有机结合的具体表现形式之一，是中医学发展的必然趋势。作为一种与中医学特点不谋而合的系统生物学技术，蛋白质组学有助于推动病证结合研究。但是必须承认，目前采用组学技术开展的中医基础理论研究尚处于起步阶段，缺乏严格的实验设计和充足的样本量。目前主要有两种研究思路：①同病异证研究：为探讨大肠癌"同病异治"的分子生物学内涵，研究人员利用双向凝胶电泳获取荧光蛋白质图谱，基于候选差异进一步采用 MALDI-TOF-MS 进行质谱鉴定，识别和分析各组血清中的差异蛋白，发现辅助治疗期大肠癌脾气虚证、胃阴虚证形成的分子基础不同。此外，胃阴虚证产生机制可能与上调的胰蛋白酶抑制剂 HI30、转甲状腺素蛋白有关。在另一项研究中，以唾液为切入点，研究人员为筛选慢性浅表性胃炎（chronic superficial gastritis，CSG）不同中医证候患者中的生物标志物，纳入 CSG 脾虚证、CSG 湿热证以及正常对照组患者各 28 例，分析各组唾液中的差异蛋白，筛选出 Keratin 家族、ANX

家族和 apolipoprotein 家族中的多种亚型以及 γ-谷氨酸转移酶等多个重要蛋白。这些蛋白可能参与 CSG 不同中医证候的发生、发展，可为 CSG 中医证候的无创诊断提供一定理论依据。②异病同证研究：为探究大肠癌和肝癌"异病同证"的物质基础，一项采用 iTRAQ 蛋白质组学技术的研究分别比较了大肠癌和肝癌术后中医肝肾阴虚证患者的蛋白表达，发现差异蛋白富集于补体和凝血级联途径，激肽原 1（KNG1），血红蛋白 α2（HBA2）等蛋白可能是大肠癌和肝癌"异病同证"的生物学基础之一。

（二）中药防治作用机制研究

蛋白质组学有助于揭示中药复方、单体发挥作用过程中的关键靶点和通路，广泛应用于阐明中药复方、单体防治消化病的作用机制研究中。

1. 中药复方的作用机制研究

Dong 等为阐明扶正化瘀汤抗肝纤维化的分子机制，构建四氯化碳诱导的肝纤维化大鼠模型。在明确扶正化瘀汤对肝纤维化表型的改善作用后，比较给药组与模型组转录组学与蛋白质组学特征，发现扶正化瘀汤通过多靶点、多功能、多途径发挥抗纤维化作用，其中包括改善氧化应激、炎症反应、细胞外基质，以及调节多条代谢通路，如视黄醇代谢、细胞色素 P450 相关的异生素代谢以及与 UDP-葡萄糖醛酸转移酶 2A3（UGT2A3）、细胞色素 P450 2b1（Cyp2b1）和细胞色素 P450 3a18（Cyp3a18）上调相关的药物代谢。Lin 等为探究经典名方麻黄连翘赤小豆汤（MHLQD）对急性肝衰竭（acute liver failure，ALF）和慢加急性肝衰竭（acute on chronic liver failure，ACLF）的治疗作用及其潜在机制，使用 MHLQD 干预 ALF 和 ACLF 小鼠，发现 MHLQD 可改善 ALF 和 ACLF 小鼠生存率、肝损伤、循环和肝脏炎症反应指标。利用蛋白质组学研究发现 ACLF、ACLF+MHLQD 组间的差异蛋白与 ALF、ALF+MHLQD 组间的差异蛋白都一致地富集于血小板活化通路。MHLQD 可下调富集于血小板活化通路的有关蛋白，如人血管性血友病因子（vWF）。最后，利用 vWF 抑制剂 rADAMTS13 等手段，研究显示 MHLQD 可能通过抑制 vWF 信号通路减轻 ALF 和 ACLF。

2. 中药单体的作用机制研究

Dai 等从黄芩苷具有独特的抗脂肪变性能力的前提出发，首先发现黄芩苷能够减少高脂处理后细胞的脂质沉积。随后研究者设计了一种与天然黄芩苷具有相似生物活性的光交联分子探针，并借助定量化学蛋白质组学的方法，识别出 142 个与黄芩苷特异性结合的靶标蛋白。这些蛋白所富集通路中排名最靠前的为脂肪酸降解通路，且有 7 种酶富集于该通路。研究者使用 RNA 干扰技术对这 7 种酶进行验证，并发现敲降其中的肉碱棕榈酰转移酶 1（CPT1A）将完全阻断黄芩苷的作用。而 CPT1A 抑制剂的使用也同样证实了 CPT1A 在黄芩苷发挥作用过程中的重要性。此外，研究者进一步发现黄芩苷可直接激活 CPT1A，并通过分子对接方法确认黄芩苷是 CPT1A 的别构激活剂。最后，在体内层面，研究者首先明确了黄芩苷对高脂饮食诱导的肥胖与肝脂肪变性小鼠模型的保护作用，随后构建了 CPT1A 突变体，使其不能与黄芩苷结合，结果发现黄芩苷失去了对突变体小鼠肥胖与脂肪肝表型的改善作用。该研究揭示了黄芩苷通过激活肝脏中的 CPT1A 减轻饮食诱导的肥胖和肝脂肪变性的机制。为寻找安全有效的抗肝损伤药物，有研究从石仙桃众多活性成分中筛选出对石胆酸处理的肝细胞保护作用最强，且具有抗氧化应激、抗炎作用的大叶兰酚。随后，利用无标记定量蛋白质组学方法，发现差异蛋白在 GO 分析中主要与调节免疫系统过程有关，在 KEGG 分析中则与补体和凝血级联反应最相关。进一步分析发现，补体和凝血级联反应中的补体成分 C9 表达变化（下调）最大。由于 C9 是末端补体复合物 C5b-9 的关键成分，后者可激活多条促炎信号通路。研究者推断大叶兰酚发挥作用可能与抑制 C5b-9 的形成有关，并使用免疫组织化学、实时聚合酶链反应（PCR）和免疫荧光实验，对关键通路和蛋白进行了验证。该研究发现大叶兰酚可能通过抑制肝脏中 C5b-9 的形成发挥抗炎、抗氧化作用，从而改善四氯化碳诱导的肝损伤。上述工作对于中药防治消化病的作用靶标研究提供了新的思路和途径。

五、展　　望

在过去的数十年内，蛋白质组学呈现出极其迅猛的发展态势。在高通量技术的支持下，通过生物信息学技术对蛋白质的纯化、表征、定量及其序列和结构进行分析，已收集整理了大量的蛋白质组学数据。在消化系统疾病方面，蛋白质组学的应用主要围绕寻找消化系统疾病特异性生物标志物展开，为消化系统疾病的发生发展机制、诊断、治疗和预后等提供蛋白质线索。虽然消化系统疾病相关的蛋白质组学研究在世界范围内已有广泛开展，但限于疾病筛选条件的不同及研究规模的有限性，消化系统疾病差异表达蛋白的研究难以取得统一结果，只能作为潜在或候选的蛋白生物标志物，尚不能投入临床使用。

今后消化系统疾病蛋白质组学主要围绕以下几个方面展开。首先，围绕消化系统疾病继续开展多中心的蛋白质组学研究，确定统一的疾病筛选条件，构建消化系统疾病蛋白表达谱数据库；其次，围绕筛选出的特异消化系统疾病潜在或候选蛋白标志物，开展大规模的临床队列进行验证，得到充分验证后逐步投入临床使用；最后，围绕基因转录、转录后修饰、蛋白表达及蛋白表达后修饰这一完整的生命过程，联合基因组学、转录组学、代谢组学等多组学技术，揭示消化系统疾病的发生过程及阶段性病理状态，进一步指导疾病的诊断、治疗及预后。目前蛋白质组学在中西医结合消化病领域的应用主要为以"同病异证""异病同证"为代表的病证结合模式以及探索中药防治作用机制，但仍有问题亟待解决，如有关基础研究深度欠缺，难以完全揭示中医药防治消化病的复杂作用机制；而临床研究较为薄弱，目前尚不具备临床转化价值。随着组学技术发展及蛋白质组学与多学科交叉技术的交融，蛋白质组学的相关研究将揭示疾病的发生机制，为其诊治提供新的靶点，推动中西医结合消化病学的发展。

（赵晓山　吴宇瑶　季　帅）

第三节　代谢组学技术在消化系统疾病研究中的应用

一、代谢组学和代谢组学技术的发展

代谢组学兴起于20世纪90年代中期，由英国尼科尔森（Nicholson）教授于1999年最先提出。代谢组学是通过对生物体内部所有小分子代谢物的定性定量分析，从而描述生物内源性代谢物质的整体及其对内因和外因变化应答规律的科学。通过对相对分子质量1000以内的小分子物质的代谢物和代谢路径底物，包括多肽、氨基酸、有机酸、无机物、糖、核酸和维生素等内源性化合物，进行定量和定性分析，从整体上评价生命体功能状态和变化，代谢组学能够全面、快速地研究机体内部代谢物的总体变化，以此将各层面代谢变化轨迹与机体生理病理改变相结合，来反映生物体的状态。代谢组学主要分为代谢物靶标分析、代谢轮廓分析、代谢物指纹分析和代谢组学分析。

代谢组学技术是一门以物理为基础的分析化学、以数学计算建模为基础的化学计量学和以生物化学为基础的生命科学的融合学科,可分析生物体内源性代谢物及变化规律。包括核磁共振（nuclear magnetic resonance，NMR）技术、质谱（mass spectrometry，MS）技术、气相色谱-质谱（联用）（gas chromatography-mass spectrometry，GC-MS）技术、液相色谱-质谱（liquid chromatography-mass spectrometry，LC-MS）技术、超高效液相色谱-质谱（ultra performance liquid chromatography-mass spectrometry，UPLC-MS）技术、超高效液相色谱-飞行时间质谱（ultra performance liquid chromatography time of flight mass spectrometry，UPLC-TOF-MS）技术和红光外谱（infrared spectrum，IR）等方法，最常用的是 NMR 和 MS 技术。代谢组学技术已广泛应用于药物研发、疾病研究和临床诊疗。

二、代谢组学解释消化系统疾病机制

代谢组通常被定义为在特定器官、细胞、生物液或生物体中发现的代谢物或小分子化学物质的整体概括，如脂质、氨基酸、短肽、核酸、糖、醇或有机酸等由内源性分解代谢或合成代谢产生的内源性代谢物。虽然不同种群或物种的内源性代谢物差异不明显，但一个人的代谢物也并非一成不变。实际上，每个个体的代谢物对内部和外部变量都有极高的敏锐性，包括年龄、性别、饮食、环境甚至遗传因素。代谢产物是多种细胞内因子作用的下游产物，包括基因、转录激活子、RNA 转录本、蛋白质转运体和酶。正是由于代谢变化的这种"解读"正在发生事情的能力，代谢组学正越来越多地被用于生物医学研究、药物测试、食品和营养分析、动物健康研究以及许多类型的探索性生理学研究中。

代谢组学技术也是消化系统疾病的重要研究手段之一。在外界刺激（如糖、脂质、氨基酸、维生素等）或是遗传修饰下，人体细胞或组织代谢应答会发生相应变化。学者们可以通过对研究对象代谢物水平变化的观察，找出相关的差异代谢物，从而探究疾病的发病机制并挖掘诊断标志物。代谢组学的样本主要有尿液、血浆或血清、唾液、腹水、胃液、细胞和组织提取液等。综合来看，疾病的发生往往伴随着代谢功能的异常。代谢组学主要是通过人体内氨基酸、脂质、糖类、核酸等物质代谢的差异表达来确定疾病靶点及相关信号通路，消化系统疾病也正是如此。

三、代谢组学辅助消化系统疾病诊断和治疗

代谢组学作为系统生物学的一部分，在消化系统疾病的诊断和治疗领域中应用十分广泛。

（一）胃食管反流病

基于代谢组学的胃食管反流病（GERD）研究尚不够充分，但已有的代谢组学相关研究为 GERD 的发病机制、诊断和治疗提供了新的思路和方法。一项基于氢核磁共振（^{1}H-NMR）代谢组学技术的研究发现，GERD 实验组和健康对照组的血浆和尿液代谢物存在明显差异。其中，血浆中乙酰丙酸、异亮氨酸、缬氨酸等的含量，以及尿液中肉毒碱、色氨酸、乳酸等的水平与 GERD 发生发展相关。通过液相色谱-质谱联用（LC-MS）技术对 60 例 GERD 患者及 12 例健康志愿者血浆代谢物进行分析，发现了 86 个差异代谢物；通路富集分析发现，其中 23 个差异代谢物富集在亚油酸代谢通路、D-谷氨酰胺和 D-谷氨酸代谢通路、精氨酸生物合成代谢通路。利用 LC-MS 靶向代谢组学技术分析来自 GERD、巴雷特食管（Barrett esophagus，BE）、重度异型增生（high-grade dysplasia，HGD）或食管腺癌（esophageal adenocarcinoma，EA）患者的 322 份血清样本，发现 BE 与 GERD 或 HGD/EA 之间存在多种差异显著的代谢物，其中尿酸盐、同型半胱氨酸和 3-硝基酪氨酸等与炎症过程有关，可能参与了 BE/EA 的发病。因此，基于代谢组学的差异代谢物研究拓展了 GERD 的诊断和治疗思路，为后续的研究提供了新的方向。

（二）慢性萎缩性胃炎

代谢组学在探索慢性萎缩性胃炎（CAG）的潜在机制和生物标志物方面取得了重要进展。通过代谢组学方法对 CAG 患者的血浆和尿液进行检测分析，发现 CAG 的发病机制可能与能量代谢、物质传递、信息传导通路以及胃肠道菌群代谢等生化通路代谢紊乱有关。在 CAG 大鼠中，应用 LC-MS 的代谢组学方法共筛选出 24 种血清差异代谢物。这些差异代谢物主要分布在 12 条代谢通路上，其中

鞘脂代谢通路中的二氢鞘氨醇和神经鞘氨醇是诊断 CAG 的潜在生物标志物。在甲基亚硝基脲制作 Wistar 大鼠 CAG 模型尿液中，检测到 68 种差异代谢物，主要富集于 D-谷氨酰胺和 D-谷氨酸代谢、组氨酸代谢和嘌呤代谢等代谢途径。^{1}H-NMR 代谢组学技术的应用也在 CAG 模型大鼠上发现了包括精氨酸、琥珀酸、3-羟基丁酸等在内的 19 个血浆差异代谢物和包括 α-酮戊二酸、缬氨酸等在内的 18 个尿液差异代谢物。因此，代谢组学技术的应用为 CAG 的诊断和治疗提供了新的手段和方向。

（三）肠易激综合征

在肠易激综合征（IBS）的诊断中，代谢组学主要用于对患者的粪便、尿液、内镜下组织样本的代谢物进行分析。采用气相色谱-质谱联用法（GC-MS/MS）对 IBS 患者（$n=40$）和健康受试者（$n=18$）的粪便代谢组学进行分析发现，IBS 患者的氨基酸代谢和几种细胞和分子功能均发生了改变，该发现为 IBS 的病理生理学提供了有价值的见解。利用 ^{1}H-NMR 和宏基因组测序对 142 名 IBS 患者和 120 名健康对照者的粪便代谢物进行分析，发现微生物组和代谢组图谱可以区分两组，5-羟色胺及其代谢物 5-羟基吲哚乙酸的血浆水平可能与 IBS 有关。在发现集（$n=330$）和验证集（$n=101$）IBS 患者队列的粪便和血清样本中，代谢组学分析鉴定出了 726 种差异显著的血清代谢物。此外，在粪便和血清代谢组中，色氨酸/血清素代谢失调被发现与 IBS 抑郁的严重程度相关。说明，这些显著改变的血清差异代谢物有助于识别和诊断 IBS 患者，并为理解 IBS 抑郁症共病提供了新线索。对 29 名 IBS-D 患者和 22 名健康对照者的粪便中采用 ^{1}H-NMR 检测到的 55 种代谢物进行分析发现，尸胺、腐胺、苏氨酸、色氨酸和苯丙氨酸是疾病的潜在生物标志物，可将 IBS-D 患者与健康对照者区分开来。对 IBS 患者和健康对照者的尿液样本进行 UPLC-QTOF-MS 分析，发现类固醇激素生物合成和组氨酸代谢改变可能参与 IBS 的发病机制，并由此确定了一组由可的松、柠檬酸、替甘肉碱、N^6, N^6, N^6-三甲基-L-赖氨酸和 L-组氨酸组成的 5 种代谢物标志物用于区分 IBS 患者和健康对照者。2 个欧洲大学内镜中心对 1426 名患者的黏膜生物膜的存在进行评估，在随后针对 117 名患者的深入的分子和显微镜分析中，使用结肠活检和粪便样本进行代谢组学和体外生物膜形成测定。结果发现 57% 的 IBS 患者和 34% 的 UC 患者存在生物膜（相较于对照组的 6%），且生物膜内胆汁酸的积累与粪便胆汁酸排泄相关。因此，黏膜生物膜的存在可被视为 IBS 和 UC 亚组的内镜特征。该发现为 IBS 和 UC 的病理生理学提供了新的见解，说明生物膜可以被视为生态失调和疾病发展的转折点。

在治疗方面，基于 ^{1}H-NMR 的尿液和血清代谢组学研究发现，合生元干预 4 周后 IBS-D 组血清酮体浓度和血清同型半胱氨酸水平降低，胆碱、苯丙氨酸、支链氨基酸升高。由此认为，IBS 可引起单碳代谢的转变，而这些变化可被合生元干预逆转。同样的，在一项安慰剂对照临床试验中发现，补充乳糖可在不影响宿主黏膜反应的前提下调节 IBS 患者的肠道菌群、粪便和血浆代谢物谱。

综上所述，评估 IBS 患者的代谢组学特征可以为未来 IBS 病理生理学研究提供理论基础。同时，代谢组学技术还为 IBS 的鉴别、诊断、治疗和疾病关联提供了避免侵入性血液采样、结肠镜检查和（或）组织活检等的替代方案。

（四）炎症性肠病

代谢组学为表征与疾病相关的代谢变化提供了独特的机会，推动了相关生物标志物的研究进展，并成为炎症性肠病（IBD）研究的焦点。最近发表的一项系统评价确定了 IBD 中一致的代谢扰动，包括粪便、血清、血浆和组织活检样本中支链氨基酸和脂质的水平增加等，这些发现为未来的临床实践带来了巨大的希望。对 20 名克罗恩病（CD）患者、20 名 UC 患者和 10 名健康志愿者空腹血浆样本进行 UPLC-MS 分析发现，22 个脂质中的共有 698 个分子种类。其中，与对照组相比，UC 患者的溶血磷脂酸（lysophosphatidic acid）、溶血磷脂酰丝氨酸（lysophosphatidylserine，LPS）、磷脂酰丝氨酸（phosphatidylserine，PS）和 1-磷酸鞘氨醇（sphingosine-1-phosphate，S1P）等脂质显著增加；CD 患者的 LPS、PS 和 S1P 水平显著升高，而溶血磷脂酰肌醇和磷脂酰胆碱水平显著降低。基于超高效液相色谱串联质谱法（UPLC-MS/MS）和亲水作用色谱-超高效液相色谱串联质谱法（HILIC/UPLC-MS/MS）的非靶向代谢组学分析表明，在 IBD 患者中，尤其是在 CD 患者中，许多与脂质、氨基酸和三羧酸（tricarboxylic acid，TCA）循环相关的代谢物发生了显著改变。一项来自 CD、UC 和非 IBD 对照患者的发现队列（$n=155$）和验证队列（$n=65$）粪便样本的非靶向代谢组学分析，在超过 8000 个测量的代谢物特征中，确定了 IBD 中差异显著的化学物质和化学类别，包括鞘脂和胆汁酸的富集，以及甘油三酯和四吡咯的减少；UC 患者粪便中石胆酸、脱氧胆酸、甘氨去氧胆酸、甘醇石胆酸、牛磺石胆酸等次级胆汁酸浓度显著降低，UC 患者中牛磺胆酸、胆酸、牛磺鹅去氧胆酸盐和甘鹅去氧胆酸盐等初级胆汁酸的浓度显著增高。提示胆汁酸代谢可能在 UC 的诊断中具有特殊价值。

代谢组学对 UC 患者的疗效预测同样产生了积极影响。一项纳入了 14 名正常健康对照者、10 名初治 UC 患者（UC 组）和 14 名美沙拉嗪治疗应答的 UC 患者的前瞻性研究中，采用代谢组学方法检测粪便样本发现，UC 组共有 127 种代谢物发生显著变化，美沙拉嗪治疗后有 129 种代谢物发生显著变化。其中，UC 组的绝大多数差异代谢物（包括异亮氨酸、胆酸和脱氧胆酸在内的 102 个代谢物）被美沙拉嗪逆转。该结果表明，美沙拉嗪可能通过调节不同途径的代谢物从而在 UC 中发挥有益作用，这可能会为开发新的候选生物标志物和 UC 治疗靶点提供实验基础。基于超高效液相色谱飞行时间质谱联用法（UPLC-TOFMS）的血清代谢组学和脂质组学分析对美沙拉嗪治疗 UC 代谢谱的变化进行解析发现，在对照组和模型组之间筛选出的 AUC>0.80 的 40 种差异代谢物中，有 4 种潜在的生物标志物，即棕榈酰葡糖苷酸、异丁酰甘氨酸、磷脂酰胆碱（phosphatidylcholine，PC）[20∶3（5Z，8Z，11Z）/15∶0] 和 L-精氨酸，在美沙拉嗪组中的峰面积水平被显著逆转。因此，血清代谢组学是一种实用价值极高的实验技术，可以实现无创评估美沙拉嗪的治疗效果并揭示潜在作用机制。

综上所述，代谢组学研究已经广泛应用于 UC 及 CD 的预防、诊断和治疗中，成为解开疾病病理生物学和改善患者分层治疗策略的理想选择，以及推动复发潜在机制和生物标志物相关研究的巨大助力。

（五）非酒精性脂肪性肝病

非酒精性脂肪性肝病（NAFLD）是广泛流行的慢性肝病，包括 NAFL、NASH 及其相关的肝硬化。代谢组学和脂质组学方法为 NAFLD 和 NASH 的代谢途径改变提供了多样化证据，主要是氨基酸和脂质代谢，包括循环脂肪酸、甘油三酯、磷脂和胆汁酸等。在一项纳入了 2 个研究队列的 NAFLD 患者血清代谢组学分析中，集队列来自 69 名对照者和 144 名患者（78 例脂肪变性、23 例 NASH、15 例 NASH 肝硬化、8 例丙型肝炎肝硬化、20 例隐源性肝硬化），验证集队列来自 44 名对照者和 50 名患者（34 例脂肪变性、10 例 NASH 和 6 例 NASH 肝硬化）。结果发现，甘胆酸、牛磺胆酸、苯丙氨酸、支链氨基酸水平随着疾病从 NAFL 到 NASH 及相关肝硬化的严重程度的增加而增高，而谷胱甘肽则与之相反。通过建立集成机器学习模型（包括 10 个不同的数学模型）来验证诊断性能，结果显示 NAFLD 临床分期预测的准确率>80%。该研究表明，NAFLD 患者的代谢组学特征可作为非侵入性诊断 NAFLD 和区分疾病不同阶段的有用工具，深刻地揭示了疾病进展背后的病理生理学基础。采用 LC-MS/MS 测定的 NAFLD 患者血清磷脂含量可能有助于临床鉴别疾病进展的不同阶段，组织病理的对照研究进一步表明，这些代谢物的变化与纤维化程度相关，并且可以预测 NAFLD-肝细胞癌（hepatocellular carcinoma，HCC）的炎癌转化过程，显示出代谢组学在 NAFLD 诊断领域的巨大潜力。

在 NAFLD 疗效评价方面，一项随机、双盲、对照研究显示，与单独使用植物甾醇酯（phytosterol

ester，PSE）或 n-3 多不饱和脂肪酸（n-3 polyunsaturated fatty acids，PUFA）治疗相比，联合补充 PSE（3.3g day-1）和 PUFA［450mg 二十碳五烯酸（eicosapentaenoic acid，EPA）+1500mg 二十二碳六烯酸（docosahexaenoic acid，DHA）］在改善肝脂肪变性方面更有效。使用非靶向超高效液相色谱串联飞行时间质谱法（UPLC-Q-TOF/MS）分析技术进一步研究了 NAFLD 受试者的 n-3 多不饱和脂肪酸和 PSE 反应的血清代谢谱的变化。结果表明，在干预 12 周后，n-3 多不饱和脂肪酸和 PSE 的联合补充显著提高了 NAFLD 患者血清中含有 PC、溶血磷脂酰胆碱（lysophosphatidylcholine，LysoPC）、紫苏醇和视黄酯的多不饱和脂肪酸水平，以及 PC（14：0/20：5，15：0/20：5）水平。且 LysoPC（20：5，22：6）和视黄酯与肝脂肪变性程度呈负相关，提示代谢组学同样可以辅助 NAFLD 的疗效评价。

四、代谢组学推动中西医结合消化病学研究

代谢组学的探究过程与中医学思维方法之一的"司外揣内"有异曲同工之妙，符合中医学系统观、整体观和辨证论治的理论体系。将代谢组学技术应用于中药复方研究中，有利于阐释中医诊疗体系"病-证-方"的科学内涵，促进中医药的现代化发展，加快中医药的国际化进程。此外，在对消化系统疾病的证候分型及证候本质研究方面，代谢组学也提供了新的思路与方法。

（一）胃食管反流病

研究发现在胃食管反流病（GERD）肝胃郁热证与中虚气逆证患者的血浆和尿液样本中存在差异代谢物，其中，血浆中乳酸、酪胺、T-甲基组氨酸等 11 种物质，以及尿液中谷氨酰胺、丙酮酸、琥珀酸等 12 种物质与 GERD 肝胃郁热证的发生发展相关，可能成为 GERD 肝胃郁热证的生物学标志物。在最近的一项研究中招募了 60 名受试者，包括 40 名 GERD 患者（20 名肝胃郁热证和 20 名脾胃虚寒证）和 20 名健康对照者，通过非靶向 LC-MS 代谢组学方法对这些患者的血清和尿液代谢谱进行分析，最终确定了 38 个与疾病相关的生物标志物，并富集了 9 条代谢途径。富集程度最高的途径是氨基酸代谢、类固醇激素生物合成、甘油磷脂代谢、鞘脂代谢和 TCA 循环。并根据 AUC 值计算出了一个由尿液和血清样本中的 3 种代谢物组成的队列，包括尿液中的脯氨酰羟脯氨酸、甘氨酸-4'-O-葡萄糖醛酸、辣椒苷 I 和血清中的 NeuAc-alpha-（2-3）-Gal-beta-Cer（d18：1/16：0）、蝶呤、花生四烯酸，作为 GERD 中医辨证的潜在生物标志物。综上，LC-MS 或 NMR 的代谢组学分析方法有望推动 GERD 发病机制研究，并为 GERD 的临床中医辨证以及中药复方疗效评价提供新的手段。

（二）慢性萎缩性胃炎

对慢性萎缩性胃炎（CAG）和消化道溃疡气虚血瘀证、气滞证以及湿热证三种证型患者的血液进行代谢组学分析，发现三种证候之间存在一定的差异，而这些差异代谢物可能是不同证型形成的物质基础。通过将健康人群、CAG 脾胃虚寒证与脾胃湿热证患者的血浆代谢物进行对比，发现脾胃湿热证、脾胃虚寒证等证型中存在糖脂代谢、氨基酸代谢和核酸代谢等方面的差异。其中，缬氨酸、乳果糖、异丁酸、甲酸、肌肽等差异代谢物可能是区分脾胃湿热证的潜在生物学标志物。以上研究为 CAG 的中医辨证分型提供了有力的证据。

在对复方机制研究方面，采用 HPLC-MS 对连朴饮治疗的 CAG 大鼠血清进行代谢组学分析，发现连朴饮对 CAG 具有治疗作用，其机制可能与调节烟酸盐代谢通路、氨基酸代谢通路有关，半胱氨酸和蛋氨酸代谢可能是连朴饮治疗 CAG 作用机制的核心通路。利用 NMR 的代谢组学技术，黄芪建中汤改善 CAG 大鼠的症状被发现与调节 16 个尿液差异代谢物水平有关，这些代谢物主要涉及氨基酸代谢等能量代谢。通过对大鼠的血清和尿液进行差异代谢物及通路分析，发现半夏泻心汤

对 CAG 的治疗作用机制涉及核苷酸代谢、氨基酸代谢和糖代谢方面。采用 UPLC-Q-TOF/MS 进行血浆和尿液代谢组学分析，筛选左金丸改善 CAG 大鼠模型的特异性潜在生物标志物和代谢途径，结果发现了 9 种潜在的代谢物并富集到 6 条相关代谢通路。采用非靶向血浆代谢组学方法，发现石丹颗粒（Shidan granule，SDG）干预后，17 种生物标志物明显恢复到正常水平。进一步的代谢途径分析表明，天冬氨酸和谷氨酸代谢、花生四烯酸代谢、精氨酸和脯氨酸代谢以及 TCA 循环是 SDG 治疗最相关的途径。

在针灸治疗方面，通过对多种生物样本（血清、胃、大脑皮质和髓质）进行 ^{1}H-NMR 代谢组学分析，探讨了电针和艾灸对 CAG 大鼠治疗机制的差异。对于所有样本类型，电针和艾灸干预都显示出改善效果，代谢组学变化主要涉及膜代谢、能量代谢和神经递质功能的代谢变化等。通过对 CAG 大鼠肝脏和肾脏的 ^{1}H-NMR 代谢谱检测，对电针和艾灸梁门（ST 21）和足三里（ST 36）穴位治疗的差异进行评估，发现电针和艾灸治疗通过恢复能量代谢、神经递质代谢、抗氧化代谢和其他代谢，使 CAG 诱导的变化正常化，而艾灸治疗逆转的肝脏能量代谢相关代谢产物多于电针治疗。在 CAG 大鼠模型上，通过多个生物样本（尿液、血清、胃、皮质和髓质）的 ^{1}H-NMR 分析，对 CAG 的病理学和电针刺激四白（ST 2）、梁门（ST 21）的治疗效果进行系统的评估。研究结果表明，CAG 大鼠出现了全面的代谢改变，包括 TCA 循环、糖酵解、膜代谢和分解代谢、肠道微生物群相关代谢。上述发现有助于阐明电针和艾灸对 CAG 大鼠的治疗机制，为 CAG 的生物化学和电针刺激的疗效机制提供新的证据。

（三）肠易激综合征

根据不同的中医证候，采用中医药疗法，可以有效改善腹泻型肠易激综合征（IBS-D）的临床症状。对健康对照者（30 例）和 IBS-D 肝郁脾虚证（30 例）、脾肾阳虚证（11 例）、脾虚湿盛证（22 例）患者的血清进行 UPLC-Q-TOF/MS 代谢谱分析，鉴定出肝郁脾虚组 34 个、脾肾阳虚组 36 个以及脾虚湿盛组 31 个潜在生物标志物。3 组共有的 13 种代谢物被确定为 IBS-D 的潜在生物标志物，有助于 IBS-D 中医证候的客观分类。

在中药复方研究方面，采用代谢组学方法评价痛泻要方对 IBS 大鼠的作用，通过 UPLC-Q-TOF/MS 的代谢组学分析，在尿液中鉴定出了 L-丝氨酸、4-甲基没食子酸、L-苏氨酸、琥珀酰丙酮、脯氨酰-羟脯氨酸、缬氨酰-丝氨酸、乙酰柠檬酸、紫花前胡苷芸香糖苷和 5-羟基-L-色氨酸 9 种潜在生物标志物，主要属于氨基酸、有机酸、琥珀酰和糖苷类。此外，发现了 L-丝氨酸、L-苏氨酸和 5-羟基-L-色氨酸的代谢途径，主要涉及半胱氨酸和蛋氨酸的代谢、维生素 B_6 代谢、色氨酸代谢、鞘脂代谢、消化、吸收蛋白质和氨基酸代谢。这些通路与肠道功能障碍、炎症综合征和神经系统功能障碍等疾病有关。

隔草灸（herb-partitioned moxibustion，HPM）治疗已被证明可有效改善 IBS 症状。为系统地评估 IBS-D 的代谢改变和 HPM 的治疗效果，使用基于 ^{1}H-NMR 的代谢组学方法研究 IBS-D 大鼠模型在应用和未应用 HPM 治疗情况下的粪便和血清代谢组学变化。结果表明，IBS 相关的粪便和血清代谢谱变化包括较高水平的苏氨酸和尿苷二磷酸-葡萄糖（uridine diphosphate glucose，UDP-G）以及较低水平的天冬氨酸、鸟氨酸、亮氨酸、异亮氨酸、脯氨酸、2-羟基丁酸、缬氨酸、乳酸、乙醇、精氨酸、2-氧代异戊酸和胆汁酸。这些改变的代谢物可能与肠道分泌免疫系统受损，肠道炎症、营养吸收不良和胆汁酸代谢紊乱有关。这些发现可能为 IBS 发病的分子基础和 HPM 干预机制提供有用的见解。

（四）炎症性肠病

通过建立结肠炎脾阳亏虚证大鼠模型，采用超高效液相色谱-四极杆/静电场轨道阱质谱法（UPLC-QE/MS）代谢组学技术分析血清样本，发现附子理中汤调节白细胞介素-6（interleukin-6，

IL-6）、IL-1β等表达水平和代谢物及其代谢途径，包括 TCA 循环，鞘脂代谢和组氨酸代谢，从而发挥改善脾阳亏虚证作用。采用 LC-MS 联用方法对 UC 脾气虚证和湿热证患者血清进行代谢组学分析，结果发现 UC 脾虚证存在脂代谢紊乱，与 UC 湿热证患者比较，脾虚证血清中 1-油酰基甘油磷酸胆碱、溶血磷脂、鞘氨醇、N-棕榈酰磷酸乙醇胺、棕榈酰肉碱、O-花生四烯酰缩水甘油等代谢物丰度降低，2-亚麻酰甘油丰度升高。ROC 曲线结果显示，O-花生四烯酰缩水甘油、棕榈酰胺、2-亚油酰甘油可能是诊断 UC 脾气虚证的潜在生物标志物。

采用 UPLC-Q-TOF/MS 技术探究白头翁汤对 UC 模型的调节作用及其可能机制，发现对照组、模型组和白头翁汤治疗组血清样本能够得到很好的区分，并鉴定出 6 种潜在生物标志物（L-苯基丙氨酸、L-酪氨酸、亚精胺、γ-谷氨酰半胱氨酸、肌苷、尿苷）。白头翁汤给药后 UC 小鼠的内源性代谢物水平发生不同程度的逆转。安肠汤可以通过调节蛋白质代谢、脂质代谢、氨基酸代谢、糖酵解途径实现对 UC 大鼠结肠黏膜保护性修复并增强免疫力。黄芩汤可以调节肠道菌群和氨基酸代谢、激活 mTOR 信号通路、保护肠黏膜屏障完整性，代谢组学检测还发现黄芩汤调节氨基酸和脂代谢中的生物标志物在代谢紊乱正常化中发挥关键作用。左金丸可以调节拟杆菌属、萨特氏菌、阿克曼菌和罗氏菌属的特异性富集以及氨基酸代谢和脂代谢，代谢数据进一步证实左金丸相关的代谢变化基本集中在氨基酸代谢、糖/能量代谢和脂代谢。理中汤通过降低 UC 模型小鼠粪便代谢物中腺苷、lysoPC（18∶0）、甘胆酸和脱氧胆酸水平，提高胆酸、α-亚麻酸、硬脂酸和 L-色氨酸水平发挥治疗作用。

（五）非酒精性脂肪性肝病

中医证候代谢组学方法的一项研究显示，肝郁脾虚证和湿热内蕴证非酒精性脂肪性肝病（NAFLD）患者存在氨基酸类、脂质、糖类等 11 种代谢物的差异，表明不同证候的物质基础具有差异性。在肝郁脾虚证 NAFLD 大鼠的尿液中发现了 26 种代谢产物，其中肝郁脾虚证组与非肝郁脾虚证组在肌酐、乙酸等 12 种代谢物上具有差异性。

在中药复方治疗 NAFLD 方面，基于 ¹H-NMR 代谢组学技术分析发现逍遥丸对 NAFLD 的治疗作用可能是通过调节脂代谢、糖代谢和氨基酸代谢实现的。应用 UPLC-Q-TOF/MS 技术发现茵陈蒿汤可以通过调节甘油磷脂代谢、α-亚麻酸代谢、亚油酸代谢及烟碱和烟碱胺代谢治疗 NAFLD。通过 GS/MS 技术证明龙胆泻肝汤通过调节丙酮酸、柠檬酸、延胡索酸等 8 种代谢物治疗急性肝损伤。

五、展　　望

代谢组学正处于快速发展的阶段，日益成为研究的热点。高通量、高分辨率的分析技术与生物信息学相整合，对生物代谢层面进行研究，为了解生物体提供了独特视角。也必将在药物开发、临床诊断和预防及营养科学等方面发挥越来越大的作用。代谢组学是系统生物学不可缺少的一部分，也将会在功能基因组学中扮演相当重要的角色，帮助我们更深入地了解生物体内各种复杂的相互作用。从目前来看，代谢组学的研究队伍已有世界上许多科学家的参与，也将会把基于血、尿中代谢物异常诊断疾病的这一方法应用至临床，具有广阔前景。我们也不得不对此有清晰的认知判断，即最有效地研究生命现象需同时监测基因表达、蛋白质及代谢产物等多个层面的变化，这也是系统生物学精髓之所在。

目前用于消化道疾病诊断的研究仅处于起始阶段，所涉及的病种和病例仍然有限，并且这些研究都是在同一人种中完成，很难作为标准推广于临床。今后的研究将从以下方面展开。首先，肝脏、胰腺和胃肠道肿瘤为目前代谢组学研究的主要方向，今后可通过扩大研究范围，来丰富完善其在消化系统疾病诊断中的应用；其次，要对消化道疾病诊断后的治疗进行深入研究，该研究可以为临床治疗效果提供可靠的验证，从而更好地指导临床诊断治疗；再次，目前中医证候的代谢组学研究在消化系统相关疾病的"同病异证"或者"异病同证"上的了解还不够透彻。代谢组学相关研究可以从微观的视角通过代谢物的模式识别和生物标志物识别做出疾病的预后诊断以及临床疗效的评价，与中医辨证论治从宏观角度指导临床思维相辅相成。代谢组学提供的新的诊疗思路为以后疾病的诊治提供了新的方向，在此领域下，中西医结合将具有广阔的发展空间与前景。

（季 光 吴 涛）

第四节　表观遗传学技术在消化系统疾病中的应用

一、表观遗传学和表观遗传学技术的发展

表观遗传学是 20 世纪 80 年代逐渐兴起的一门学科，是在研究与经典孟德尔遗传学遗传法则不相符的许多生命现象过程中逐步发展起来的。是研究基因在核苷酸序列不发生改变的情况下，基因表达的可遗传的变化的一门遗传学分支学科。研究在基因组核苷酸序列不变的前提下，引起可遗传的基因表达或细胞表现型的变化机制。其主要研究内容包括大致两方面内容：一类为基因选择性转录时调控，有 DNA 甲基化、基因印记、组蛋白共价修饰、染色质重塑等。另一类为基因转录后调控，包含基因组中的非编码 RNA、微小 RNA、反义 RNA、内含子及核糖开关等。例如 DNA 和组蛋白修饰，两者均能在不改变 DNA 序列的前提下调节基因的表达；阻遏蛋白通过结合沉默基因区域从而控制基因的表达。这些变化可能可以通过细胞分裂而得以保留，并且可能持续几代。

常见的表观遗传学调控方式包括染色质构象变化、组蛋白修饰、DNA 修饰和 RNA 修饰（也有人将 RNA 修饰归为转录后调控），相应的研究方法包括：染色质开放性测序技术（assay for transposase accessible chromatin with high-throughput sequencing，ATAC-seq）：染色质构象变化；染色质免疫共沉淀技术（chromatin immunoprecipitation sequencing，ChIP-seq）：组蛋白修饰变化；全基因组甲基化测序（whole genome bisulfite sequencing，WGBS）：DNA 甲基化修饰变化；结合 RNA-蛋白免疫共沉淀和高通量测序技术（methylated RNA immunoprecipitation sequencing，MeRIP-Seq）：RNA 甲基化修饰变化。

染色质分为常染色质和异染色质，而常染色质处于松散的开放状态，允许反式作用因子结合顺式调控元件，进而调控基因表达。ATAC-seq 利用 Tn5 酶切割并捕获染色质开放区域，结合高通量测序和生信分析，可以系统研究全基因组范围内染色质开放区域，是表观调控研究的新方向。ChIP-seq 是将染色质免疫沉淀与高通量测序相结合的技术，使用抗体把和染色质相互作用的蛋白沉淀下来，捕捉到细胞内动态的、瞬时的蛋白与 DNA 之间的相互作用，确定蛋白在染色质上的具体位置和结合的基因位点。其优势是对每一个节点均有严格质控；全物种、复杂组织全覆盖。WGBS 被视为 DNA 甲基化研究的"金标准"，结合重亚硫酸盐处理和高通量测序技术，实现全基因组范围内单个 C 碱基的甲基化分析，适用于全基因组精细甲基化图谱的构建。WGBS 能够绘制单碱基分辨率的 DNA 甲基化图谱，可用于研究物种特定 DNA 区域甲基化与特定表型之间的关联，并进一步研究环境、营养以及其他因素对特定基因甲基化的影响，为人类疾病的发生、治疗，以及动植物分子育种等提供研究基础。MeRIP-Seq 是多米尼西尼（Dominissini）等人在 2012 年发展出来的方法，可实现全转录组水平上 RNA 甲基化分析。由于甲基化修饰约占所有 RNA 修饰的 60% 以上，而 N^6-甲基腺苷（N^6-methyladenosine，m6A），作为最常见的一种转录后修饰，介导了超过 80% 的 RNA 甲基化。基于 MeRIP-Seq 分析 RNA 甲基化模式，加速了癌症发生和转移、胚胎发育、脂质代谢、环状 RNA 翻译和 DNA 损伤修复等生物学功能和作用机制的研究。

二、表观遗传学解释消化系统疾病机制

（一）代谢相关脂肪性肝病

研究表明表观遗传学在代谢相关脂肪性肝病（metabolic associated fatty liver disease，MAFLD）的发病过程中起着重要的促进作用。目前在 MAFLD 的研究中，大部分研究聚焦于组蛋白乙酰化及甲基化的作用机制。研究发现，根据 MAFLD 患者炎症分级和疾病进展，肝脏整体 DNA 甲基化水平呈下降趋势，并且 MAFLD 的严重程度与血清同型半胱氨酸水平呈正相关。以 m6A 为代表的 RNA 甲基化修饰，可通过调节固醇调节元件结合蛋白 1c（sterol regulatory element binding protein-1c，SREBP-1c）、脂肪酸合成酶基因（fatty acid synthase，FASN）等脂质合成关键基因的 mRNA 稳定性，影响肝脏甘油三酯合成和沉积。脂肪变性肝细胞中 m6A 的修饰水平、关键甲基转移酶 3（methyltransferase-like 3，METTL3）及甲基识别蛋白的表达水平显著升高，而且肝细胞的自噬活性明显下降。m6A mRNA 甲基化修饰通过调控自噬影响肝细胞的脂质代谢是 MAFLD 病理生理过程的重要机制，从表观遗传学的角度阐释了 MAFLD 的发病机制。研究表明，MAFLD 的发展过程中可能发生线粒体 DNA 甲基化的表观遗传改变。线粒体编码的 NADH 脱氢酶 6（NADH dehydrogenase 6）基因是 MAFLD 线粒体甲基化的位点。使用来自 MAFLD 患者的肝活检样本研究发现，肝脏中 NADH 脱氢酶 6 的甲基化水平与 MAFLD 的严重程度有关，提示线粒体基因的表观遗传修饰在 MAFLD 的发展和发病机制中起关键作用。组蛋白乙酰化也是表观遗传学的主要机制之一，由组蛋白乙酰转移酶（histone acetyltransferase，HAT）和去乙酰化酶（histone deacetylase，HDAC）调节。HAT 主要包括组蛋白乙酰转移酶 1（histone acetyltransferase 1，HAT1），p300/CBP 相关因子（p300/CBP-associated factor，PCAF）。HAT1 基因通过协调组蛋白乙酰化来促进细胞增殖，在西方饮食和遗传肥胖的小鼠肝脏中存在高乙酰化；同时，脂肪从头合成途径中，乙酰辅酶 A 丰度、乙酰辅酶 A/辅酶 A 的比值以及部分组蛋白乙酰化标记的表达在小鼠肝脏中受抑制。NAD 依赖性去乙酰化酶（NAD-dependent deacetylase sirtuin，SIRT）家族是去乙酰化酶的主要代表成员。许多研究已经证实，NAD 依赖性去乙酰化酶 1-7（NAD-dependent deacetylase sirtuin1-7，SIRT1-7）是脂肪组织代谢的重要调节因子，调节与 MAFLD 有关的代谢过程，缓解 MAFLD 的疾病进展。实验证明，NAD 依赖性去乙酰化酶 1（NAD-dependent deacetylase sirtuin1，SIRT1）通过去乙酰化过氧化物酶体增殖物激活受体 α（peroxisome proliferators-activated receptorα，PPARα）/过氧化物酶体增殖受体 γ 辅激活因子 1α（peroxisome proliferators-activated receptor γ coactivator 1α，PGC-1α）增加脂肪酸 β 氧化，在高脂饮食喂养的小鼠肝脏中，SIRT1 缺乏导致参与肝脏中脂肪酸 β 氧化的关键基因下调，促进脂肪合成和活性氧的产生，进而加重了肝脏脂肪变性和炎症，促进 MAFLD 的发生。综上所述，组蛋白乙酰化与去乙酰化修饰在调节脂质代谢、介导相关脂肪组织炎症和控制 MAFLD 进展中发挥关键作用。

（二）肝硬化

肝星状细胞（hepatic stellate cell，HSC）是存在于肝窦周隙中的一种细胞，在正常肝中处于静止状态，主要作用是贮存维生素 A。当肝受到损伤和发生炎症时，HSC 激活并转化为肌成纤维细胞，通过增生和分泌细胞外基质（extracellular matrix，ECM）参与肝纤维化和肝硬化的病理进程，从而增加肝细胞癌（hepatocellular carcinoma，HCC）的发生风险。由于 HSC 激活在 HCC 发生、发展过程中的这些特殊作用，对 HSC 活化机制的研究一直是肝纤维化和肝癌防治领域的关注热点。随着分子生物学的迅速发展和表观遗传学研究的不断深入，越来越多的研究发现表观遗传学机制参与 HSC 的活化和 HCC 的发生、发展。HSC 活化的刺激因子和调节通路非常复杂，DNA

甲基化、组蛋白修饰和微小 RNA（micro RNA，miRNA）等多种表观遗传学机制都参与 HSC 的活化过程。

1. DNA 甲基化在 HSC 活化过程中的改变

DNA 甲基化是 DNA 的直接化学修饰，其中甲基主要添加到胞嘧啶（C）-磷酸（p）-鸟嘌呤（G）二核苷酸胞嘧啶残基中。DNA 甲基转移酶（DNA methyltransferase，DNMT）和 TET（ten-eleven-translocation）酶分别是关键的甲基化酶和去甲基化酶，在人纤维化肝脏中已发现 DNMT 和 TET 酶的表达失调。研究显示，DNA 甲基转移酶 3a（DNA methyltransferase，DNMT3a）、DNA 甲基转移酶 3b（DNA methyltransferase3b，DNMT3b）和 DNA 甲基转移酶 1（DNA methyltransferase1，DNMT1）在激活的 HSC 中都会上调。DNMT 上调有利于 HSC 活化，与 DNMT 表达增加一致，TET 酶在活化的 HSC 和肝纤维化中倾向于下调。

2. 组蛋白修饰在 HSC 活化过程中的改变

组蛋白乙酰化修饰受组蛋白乙酰转移酶（histone acetyltransferase，HAT）和组蛋白去乙酰化酶（histone deacetylase，HDAC）的调节。在 HSC 活化方面，HAT 的作用知之甚少，更多研究集中在 HDAC。HDAC 已显示在慢性肝病中升高，而给予 HDAC 抑制剂则可抑制 HSC 的激活和增殖，并能通过抑制 TGF-β 诱导的胶原合成来预防肝纤维化。与组蛋白的去乙酰化相比，组蛋白的甲基化对 HSC 的激活作用更为明确。组蛋白甲基化受组蛋白甲基转移酶（histone methyltransferase，HMT）和组蛋白去甲基化酶（histone demethylase，HDMT）控制，两者在 HSC 活化过程中都参与基因表达的调节，并在肝纤维化中发挥关键作用。

3. miRNA 在 HSC 活化中的作用

目前很多研究都表明在肝纤维化和肝硬化患者的肝组织和血清中存在 miRNA 的表达失调。在这些变化的 miRNA 中，既有表达上调的 miRNA，也有表达下调的 miRNA，显示出 miRNA 在 HSC 活化调节中的差异性。miRNA-29 是一种抗纤维化 miRNA，可通过抑制 DNMT 而导致 DNA 低甲基化状态，从而降低 HSC 的纤维化活性，其水平下调则促进 HSC 的活化。研究显示，TGF-β 可通过下调 miRNA-29 而激活 HSC 并增加 ECM 的沉积，相反肝细胞生长因子（hepatocyte growth factor，HGF）可通过下调 TGF-β 和上调 miRNA-29 而产生抗纤维化效应。此外，miRNA-29 还可通过 HDAC 调节 HSC 的活化。miRNA-21 是纤维发生过程中主要上调的 miRNA 之一，其过表达可通过降低磷酸酶基因（phosphatase and tensin homolog deleted on chromosome ten，PTEN）表达而使丝氨酸/苏氨酸激酶 Akt（又称作蛋白激酶 B 或 PKB）活化（PTEN/Akt 信号通路）从而激活 HSC。与 miRNA-21 相似，miR-181b 也可通过 PTEN/Akt 信号通路促进 HSC 增殖和胶原沉积。

（三）慢性胰腺炎

研究发现，DNA 甲基化、组蛋白修饰、非编码 RNA 的调控等表观遗传修饰参与了胰腺癌的发生和恶性表型的维持。在慢性胰腺炎中，慢性氧化应激导致 DNA 错配修复（mis-match repair，MMR）的活性受损，DNMT 过度表达，长期暴露于氧化应激环境下导致 DNA 甲基化变化持续遗传，从而导致肿瘤抑制因子失活。腺泡导管化生（acinar-to-ductal metaplasia，ADM）是慢性胰腺炎导致胰腺损伤后的初始反应，也是慢性胰腺炎向胰腺癌转化的重要过程，核转录因子 κB（nuclear factor kappa-B，NF-κB）等多种信号通路与细胞因子参与调节了这一过程。胰腺腺泡细胞可以依赖 NF-κB 信号通路释放细胞因子募集白细胞，而白细胞可以进一步刺激腺泡细胞放大 NF-κB 信号相关通路，造成胰腺损伤从而诱导细胞 ADM。同时，去分化的腺泡细胞可以继续通过募集并激活炎症细胞促进 NF-κB 信号转导，从而形成正反馈回路。此外，表皮生长因子受体（epidermal growth factor receptor，EGFR）等信号通路也可在慢性胰腺炎的情况下促进 ADM。再生胰岛衍生蛋白 3α（regenerating islet derived protein 3 alpha，Reg3α）在胰腺炎中表达显著增加。细胞因子信号转导抑制因子 3（suppressor of cytokine signaling 3，SOCS3）可以在 Reg3α 的下游发挥作用。SOCS3

作为 JAK/STAT3 信号通路的负反馈抑制剂发挥肿瘤抑制功能，而甲基化使 SOCS3 在肿瘤中沉默也已经有了很多报道。敲低正常胰腺上皮细胞中的 SOCS3 后，外源 Reg3α 的促增殖作用明显增强，表明 SOCS3 下调在 Reg3α 介导的胰腺上皮细胞恶性转化中起关键作用。此外，对 Reg3α 介导的信号转导途径中 SOCS 下游信号转导的进一步研究显示，JAK2/STAT3 和 NF-κB 通路可能参与了信号转导过程，但具体的作用机制有待进一步研究。综上所述，甲基化使 SOCS3 下调与 Reg3α 过表达一起，通过 JAK/STAT3 和 NF-κB 通路，促进炎性反应相关胰腺癌的发生。

组蛋白去乙酰化酶（histone deacetylase，HDAC）参与了胰腺炎中的炎性反应、组织损伤和纤维化等致病过程。研究发现，胰腺的生长和维持需要 E-钙黏蛋白（E-cadherin，CDH），CDH 缺失会导致胰腺炎性反应和纤维化，也会促进胰腺细胞癌变。同时，CDH 缺失可以增加 HDAC1 的表达。因此，HDAC1 可以作为 CDH 缺乏的胰腺癌的治疗靶点。HDAC 抑制剂可以改善炎性反应相关的癌症。研究发现百里醌（thymoquinone，Tq）可以抑制 HDAC 活性，诱导组蛋白超乙酰化，从而抑制胰腺癌细胞生长，促进其凋亡，因此他们认为 Tq 在胰腺癌中可能具有抗炎作用。后续研究证实，Tq 对慢性胰腺炎中的 5 种细胞因子或趋化因子有抑制作用，且随着 Tq 剂量和时间的增加，其抑制作用增强，24h 后几乎可以完全抑制。NF-κB 的激活是激活各种细胞/趋化因子的重要步骤，Tq 可以通过抑制 NF-κB 信号转导途径或抑制其转录从而抑制 NF-κB 活性。因此，Tq 可以抑制 HDAC 活性，在胰腺癌中发挥抗炎作用，NF-κB 是 Tq 对各种炎性介质抑制作用的可能靶标，SIN3B 是一种非催化性的支架蛋白，可作为 HDAC1/2 转录抑制复合物的成分。研究发现，SIN3B 通过上调白细胞介素-1α（interleukin-1α，IL-1α）的分泌，促进促炎性肿瘤微环境，从而促进胰腺病变的进展。敲除 SIN3B 基因的小鼠，其由 Kirsten 大鼠肉瘤病毒癌基因同源物（Kirsten ratsarcoma viral oncogene homolog，KRAS）基因驱动的胰腺上皮内瘤变（pancreatic intraepithelial neoplasia，PanIN）进展为胰腺导管腺癌（pancreatic ductal adenocarcinoma，PDAC）的时间显著延长，生存时间也显著延长，这表明 SIN3B 可以促进 KRAS 驱动的癌症进展。KRAS 基因表达后，通过激活 ERK1/2、STAT3 和 NF-κB 等途径介导肿瘤细胞分泌 IL-1α 等炎性因子，SIN3B 缺失的小鼠，其 ERK1/2 及 STAT3 的激活明显降低，且 IL-1α 也明显降低，因此由 SIN3B 缺失引起的 PanIN 的延迟进展与炎性反应的明显损害有关。在人体组织标本中，可以观察到胰腺炎和 PanIN 中 SIN3B 的表达明显增加，高表达 SIN3B 的标本中的磷酸化 STAT3（pSTAT3）和 IL-1α 也明显增加。因此可以推测，KRAS 基因激活后，SIN3B 通过上调 IL-1α 的分泌，促进促炎性肿瘤微环境，从而促进胰腺病变的进展。IL-1α 是急性胰腺炎后表达的中枢细胞因子，实验数据显示，IL-1α 与胰腺炎导致的 ADM 呈正相关，由于急性胰腺炎反复发作可发展为慢性胰腺炎，这是众所周知的 PDAC 危险因素，因此可以通过使用 SIN3B/HDAC1/2 复合抑制剂抑制胰腺中 IL-1α 的产生，延长 ADM 和 PanIN 的进展，这可以作为胰腺癌治疗的新靶标。

（四）炎症性肠病

炎症性肠病（IBD）包括溃疡性结肠炎（UC）和克罗恩病（CD）两种，是一种慢性、复发性的炎症性疾病。研究显示，IBD 的发展过程中存在着异常的表观遗传修饰。UC 患者的乙状结肠活检标本中发现，其 miR-192 表达水平明显下调。巨噬细胞抑制肽 2α（macrophage inhibitory peptide 2α，MIP2α）是一种由上皮细胞表达的 CXC 趋化因子，而 miR-192 可以通过降低 MIP2α 的表达来发挥对 UC 炎症细胞趋化的抑制作用。此外，miRNA 还能参与调控 NF-κB 通路的活性，比如 miR-146、miR-122、miR-132、miR-126、miR-19a 等；参与调控肠上皮屏障功能，如 miR-21、miR-150、miR-200 等；参与调节结肠上皮细胞的自噬活性，如 miR-30、miR-130、miR-106、miR-93、miR-196 等。相关研究表明，与 IBD 有关的乙酰化过程主要受 HDAC 调控。HDAC 根据其与酵母组蛋白去乙酰化酶的同源性可分为 4 类：Ⅰ类（HDAC1、HDAC2、HDAC3、HDAC8）、Ⅱ类（HDAC4、HDAC5、HDAC6、HDAC7、HDAC9、HDAC10）、Ⅲ类[沉默信息调节因子（SIRT）1-7]和Ⅳ类（HDAC11），其中的 HDAC2、HDAC3、HDAC6、HDAC9 和 HDAC10 异构体参与了肠道炎症。由此可见，表观遗传修饰在 IBD 的发生机制中起着至关重要的作用。

三、表观组学提供消化系统疾病诊断和治疗依据

（一）Hp 相关性胃病

研究显示 Hp 相关性胃病的病变发展过程，有 DNA 甲基化参与的印记。甲基化 CpG 结合区（methyl-CpG-binding domain protein，MBD）家族是 DNA 甲基化的关键因子，MBD2 表达失调参与了胃癌等胃黏膜病变的发生、发展。DNA 甲基化可以被锌指蛋白家族所识别，锌指蛋白（Kaiso）可干预转录过程中基因的表达。在防治胃黏膜病变癌变的临床研究中发现，患者治疗后 Kaiso 表达呈下降趋势，较治疗前有统计学意义。此外包括 DNA 甲基转移酶 DNMTl、DNMT2、DNMT3a/b 等在内的 DNA 甲基转移酶在 DNA 甲基化中充当重要角色，发挥极其关键的作用。研究表明消化性溃疡患者 DNMT 表达明显增强，DNMT 亦在胃黏膜细胞株 GES-1 中有表达。

（二）代谢相关脂肪性肝病

miRNA 在人体生理及病理活动中发挥着关键作用，近年来 miRNA 已被提议作为 MAFLD 的潜在生物标志物和治疗靶点。在 MAFLD 患者中，轻度脂肪变性患者血清和肝脏中 miRNA-122 表达水平低于严重脂肪变性患者；相反，轻度纤维化患者的血清和肝脏 miRNA-122 水平高于严重纤维化患者，因此血清 miR-122 水平可作为 MAFLD 者肝纤维化的预测循环标志物。虽然 MAFLD 的发展受 DNA 甲基化、组蛋白修饰和 miRNA 等表观遗传改变的调控，但研究才刚刚开始，仍然面临着许多挑战。近年来，miRNA 的出现为我们提供了无创诊断和治疗的生物标志物新选择，然而仍有许多问题需要解决。

（三）肝硬化

抗纤维化治疗的首要任务是防止 HSC 转化为肌成纤维细胞，其治疗策略包括抑制 HSC 的激活和增殖，促使活化 HSC 向静止表型的 HSC 转化，抑制 HSC 自噬、诱导其凋亡和衰老，免疫清除和促进 ECM 降解等方面。目前，对表观遗传学的干预已经成功用于抑制 HSC 活化、诱导 HSC 凋亡和限制活化 HSC 增殖等方面。如脂联素、姜黄素已报道可通过诱导 miRNA-29b 上调、DNMT3b 下调而抑制 HSC 的活化和肝的纤维化；丹酚酸 B 通过诱导 miRNA-152 上调、DNMT1 下调发挥类似效应。HDAC 在慢性肝病中会上调，而各种 HDAC 抑制剂通过负性调节 HSC 的活化表型而具有显著的抗纤维化作用。如果将它们与特异性结合 HSC 的运载体结合，就可以在避免干扰人体其他细胞的情况下实现对 HSC 活化的负性调节。

（四）慢性胰腺炎

AD-AMTS1、CDKN2A、DAPK1、GSTP1、MGMT 和 SOCS1 在慢性胰腺炎中未甲基化，而在胰腺上皮内瘤变或胰腺导管内乳头状黏液性瘤中则出现甲基化，因此可以作为胰腺炎转化为胰腺癌过程早期的生物标志物。其中 CDKN2A 甲基化只出现在低级别上皮内瘤变中，而其他 5 个基因则在进展为侵袭性胰腺癌时甲基化程度升高；除此之外，APC、BRCA1、CLDN5、LHX1、RPRM、SFRP1 和 TJR2 在进展为侵袭性胰腺癌时也会出现甲基化程度升高，它们可作为胰腺癌侵袭性阶段的生物标志物。单一的 DNA 甲基化不足以区分慢性胰腺炎、胰腺癌前病变和胰腺癌，但聚集生物标志物则对这一过程有较强的预测能力。这不仅可以实现胰腺癌早期诊断，而且对肿瘤分期检测、个体化治疗等也有帮助。

（五）炎症性肠病

DNA 甲基化研究主要集中在患者的癌症易感性上。结肠炎患者的结肠细胞中观察到与年龄相关的 DNA 甲基化增加，而该类甲基化容易导致基因变异和癌症的发生。此外，临床组织学研究发现，与健康成人相比，活动性 UC 患者的手术切除样本中与癌症发生相关的 CDH、胶质细胞源性神经营养因子（Glial cell line-derived neurotrophic factor，GDNF）和成肌分化抗原 1（myogenic differentiation antigen 1，MYOD1）等的编码基因均呈现出不同程度的甲基化。除癌症易感性之外，免疫相关基因位点也出现了异常的甲基化，IBD 患者转染的 B 细胞中有 49 个甲基化 CpG 位点，其中半数以上的甲基化位点位于免疫调节功能基因，采用 Illumina 27K 芯片分析了 71 例患有 CD 的妇女和儿童外周血中相关基因的甲基化水平后发现，IBD 患者中有 50 个基因出现异常的甲基化，GO 分析发现其差异甲基化基因主要集中在与 IBD 相关的几种途径，包括免疫和肠道菌群相关途径；而通路分析发现该过程中有 Th17 途径的参与。由此可见，DNA 的甲基化在 IBD 的发病进程中均有出现，对 DNA 甲基化进行调控可以用来治疗 IBD。

四、表观遗传学推动中西医结合消化病学发展

用表观遗传学来阐释疾病的发生机制和中药的作用机制已成为新趋势。表观遗传学是指研究基于非基因序列改变所致基因表达水平改变的学科。有研究表明，当周围环境改变时，生物基因序列未见发生改变，但确会影响 DNA 上化学修饰的变化，即 DNA 甲基化进而影响基因的表达。也表明了表观遗传修饰易受环境应激的影响，这与中医学"天人合一"的整体调理和防治观念有相似之处；又因自然界中生命个体总是不断适应着所处环境的各种变化，同时还要竭力激发生物调节功能，维持其基因调控序列的动态平衡，保持生物稳态，意味着表观修饰在个体生存中每时每刻都在发生着动态改变；当其被消耗或出现异常时，细胞最终不能正常行使其功能，机体正常调控作用异常，故而疾病产生。而针对不同病症状态选用中药进行干预与调养，改善病理状态、恢复正常生理功能，其表观修饰得到有效调控，很有可能就是药物发挥作用的机制之一。将表观遗传学技术应用于中药复方研究中，有利于中医诊疗体系"病-证-方"科学内涵的阐释，促进了中医药的现代化，更加快了中医药的国际化进程。

中医证型分析的一个依据是病机演变，中医认为疾病发生过程中，随着阴阳消长的改变，疾病的病理性质会发生相应的改变，产生不同的证型。表观遗传学也同样认为，在疾病不同阶段表观遗传学发生了相应的改变。如胃癌典型的发病过程如下：慢性胃炎—萎缩性胃炎—不典型增生—胃癌。研究表明，从慢性胃炎到胃癌的发生过程中，在不同的阶段伴随了不同的表观遗传学改变。有研究对 25 个基因在胃癌中的甲基化改变作了对比研究，发现 13 个基因的甲基化程度在慢性胃炎、肠上皮化生、胃腺瘤、胃癌之间有明显差异，有 6 个基因在慢性胃炎、肠上皮化生之间差异无统计意义，另外有 5 个基因在慢性胃炎、肠上皮化生、胃腺瘤之间都无明显甲基化差异。表明在肿瘤进展的各个阶段，有不同基因先后发生甲基化。由此可见，从病机角度而言，中医证型的研究也可以与表观遗传学相联系。这些研究通过表观遗传学的验证为传统中医药增加了现代医学依据，也兼顾中西医结合对消化系统多种疾病治疗的推动发展。

（一）炎症性肠病

从表观遗传学的角度研究表明甲基转移酶 SET9 能特异性地调节一甲基化基因 *p65* 上赖氨酸 37（k37），从而调控 NF-κB 表达，并且肿瘤坏死因子-α（tumor necrosis factor α，TNF-α）、白细胞介素-1β（interleukin-1β，IL-1β）都能诱导 *p65* 甲基化的发生。中药能下调人体及 UC 动物模型的各类促炎性因子以及结肠 NF-κB p65 蛋白。如黄柏、地榆能明显下调炎症性肠病模型大鼠体内的 IL-1 及 NF-κB p65 蛋白水平，三七能明显下调炎症性肠病模型大鼠体内 NF-κB p65 蛋白水平。对 UC 小

鼠模型予以针刺和艾灸关元和足三里治疗，检测染色质重塑因子表达的变化，结果显示艾灸作用于 UC 模型，其染色质重塑因子 PcG 家族、CHD 家族、ING 家族、MB 家族、NuRD 家族参与了调控。中医中药主要通过调节免疫功能、促进黏膜修复来达到对 UC 的治疗，在国内外研究的基础上，结合表观遗传学的观点，对其病理机制做进一步的研究，对深入探究中药治疗 UC 机制具有重要的意义。从不同角度深入探索中药治疗 UC 机制，可能都是新的研究方向，都会产生新的突破。结合中药改善 UC 临床症状的研究基础和表观遗传调控免疫功能的相关性，进行中药相应的机制研究，可为其临床应用提供新的证据。

（二）肝硬化

柴胡皂苷在动物模型中减轻了肝纤维化的发展，可以抑制肝星状细胞的增殖和转分化。地五养肝胶囊可以通过抑制上皮间质转化（EMT）缓解肝纤维化的发展。进一步的研究表明，地五养肝胶囊可以抑制 Wnt/β-连环蛋白途径的过度活化，抑制卵形细胞的过度增殖和异常分化，并防止 HCC 癌前病变的发生和发展。一项随机对照临床试验显示，地五养肝胶囊改善了慢性乙型肝炎患者的肝组织学反应，显著降低了肝硬化的发生率，进而降低了 HCC 风险的发生率。女贞子乙醇提取物可下调 PTEN 的 DNA 甲基化水平，增加未甲基化 PTEN 的表达，有助于抑制 PI3K/Akt 通路，调节凋亡细胞周期阻滞相关因子的表达，从而诱导细胞凋亡，促进细胞周期阻滞，减少肝癌细胞的侵袭和迁移。

五、展　　望

在过去的 20 年里，表观遗传调控的分子机制的解析取得了意想不到的进展，这对更好地理解正常发育以及人类疾病的治疗具有深远影响。尽管表观遗传学的研究已经取得了可喜的进展，然而在中西医结合消化病学研究领域中尚处于起步阶段，大多数疾病未曾从表观遗传学角度进行中西医结合方面的探索研究，已有的少量研究也只是从个别基因的角度初步探索了中医证型与表观遗传学之间的相关性，尚不足以提供精确可靠的分型诊断依据。未来中西医结合消化病学研究需要运用现代芯片手段，结合基因组学、蛋白质组学的大样本研究手段，从表观遗传学角度探索研究中西医结合消化病学。随着表观遗传学研究进一步深入，中西医结合开发治疗消化病的表观遗传药物将将具有巨大的应用前景（图 1-4-3）。

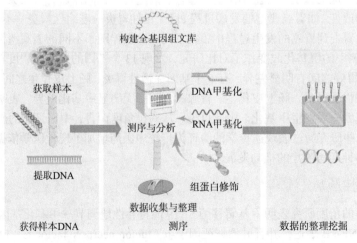

图 1-4-3　表观遗传学在消化系统疾病中的应用

（陈少东　张林林　程思杰）

第五节　微生物组学技术在消化系统疾病研究中的应用

一、微生物组学及其技术发展概况

微生物组（microbiome）指在特定环境中发现的细菌、古生菌、真菌、藻类和小型原生生物等微生物群落（microbiota）。人类微生物群落研究可追溯到 17 世纪 70～80 年代，列文虎克（Leeuwenhoek）发明了显微镜，开启了微生物世界的大门。而后，通过对比自己和他人的口腔、粪便微生物群，首次提出：细菌在身体不同部位之间以及健康和疾病之间存在差异。1950 年代，随着厌氧培养技术的发明和改良，寄生于人体的厌氧细菌新物种被陆续鉴定。20 世纪末，随着测序技术出现并不断发展，更多微生物被鉴定、分离和分类，由此衍生出一门新兴学科——微生物组学（microbiomics），旨在以微生物组为研究对象，探究微生物内部群体间的相互关系、结构、功能及其与环境或宿主间的相互关系。

而今，通过单独或联合应用更多前沿微生物组学相关技术[16S 核糖体 RNA（rRNA）测序、宏基因组学、宏转录组学、宏蛋白组学、宏代谢组学、培养组学等技术]，我们对人类微生物组——这一复杂而庞大的生态系统有了全新的认识。由美国国立卫生研究院（NIH）于 2007 年发起的人类微生物组计划在内的多项探索性研究已部分揭示微生物的代谢及生理病理调控功能，并明确了微生物组对人类健康的重要性。接着，"地球微生物组计划"（2010 年启动）、"中国科学院微生物组计划"（2017 年启动）等大型微生物资源调查和微生物组在能源、健康领域的应用研究陆续展开（图 1-4-4）。

人类微生物组研究发现，微生物遍布全身，主要栖息于皮肤、口腔、鼻腔、消化道和阴道等。其中，消化道是人体寄生微生物数量最多的部位，数万亿个微生物个体寄生其中，细菌是研究最为广泛的微生物类型。在肠道微生物中，迄今为止，已成功鉴定 1952 余种肠道细菌，其中包括 400 余种可培养的细菌。物种分类学数据显示，肠道菌群主要由厚壁菌门（*Firmicutes*）、拟杆菌门（*Bacteroidetes*）、放线菌门（*Actinobacteria*）、变形菌门（*Proteobacteria*）、梭杆菌门（*Fusobacteria*）和疣微菌门（*Verrucomicrobia*）构成。由于胃肠道各部位含氧量、酸碱度、营养成分等存在差异，肠道菌群的物种及分类也有所不同。

上消化道氧气含量相对较高，pH 较低，多见兼性厌氧、耐酸型细菌（如乳酸杆菌、链球菌、葡萄球菌及肠杆菌）；而下消化道为厌氧环境，多见严格厌氧细菌，物种多样性远高于胃、小肠段。肠道菌群的物种组成也因人而异，多受生产及哺乳方式、年龄、地理气候、生活及饮食习惯等多种环境因素以及遗传因素影响。

健康的肠道菌群对人体的健康维护十分重要。迄今为止，健康的肠道菌群尚未有明确定论。科学家提出"森林假说"，即肠道菌群像一个原始森林，物种丰富、相互依存、互利互惠，共同构建肠内葱郁、健康的"微生物森林"；同时，人体自身免疫、代谢系统是这片森林的"土壤环境"，及时调整，有益于肠道森林的健康。然而，在诸多外在或内在环境（不良饮食习惯、作息时间、疾病史、遗传因素等）刺激下，肠道菌群结构易于发生改变，"森林"生态系统平衡易被打破，从而引发多种疾病。

肠道菌群，被视为一种"隐秘代谢器官"，其自身具有强大的代谢功能，包括发酵食物残渣、代谢有害物质、合成维生素等；也可通过释放内毒素、次级代谢物等广泛影响宿主脏器，尤其消化器官（肠、肝、胆、胰腺等）的代谢功能，从而为宿主提供能量。肠道菌群调控的这些代谢信号也可帮助宿主抵御外源病菌侵害、促进黏膜免疫系统成熟。一旦肠道菌群生态失衡，就能通过调控自身及宿主代谢信号诱发疾病，这也是肠道菌群致病的重要路径之一。

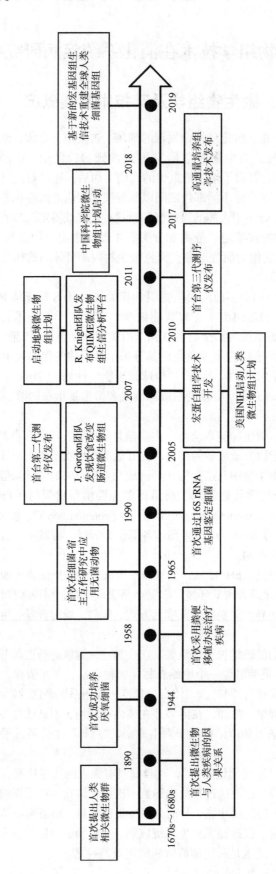

图1-4-4 微生物组学相关技术发展年鉴

如何界定致病微生物并对其开展研究？著名微生物科学家罗伯特·科赫和弗里德里希·吕弗勒于 1884 年制定了科赫法则（Koch's rule），用以建立病原微生物和疾病之间的因果关系。法则指出，确定疾病是否由某种微生物的感染所引起，须满足 4 项条件：①每一例病患体内都可以分离到该种病原微生物；②该病原微生物可以在体外培养数代；③培养数代的病原微生物可使实验动物引发同样疾病；④被接种的动物可分离到同样病原微生物。随着肠道菌群研究的深入与扩展，我们发现，该法则并不完全适用于肠道病原微生物的确定。其一，多数肠道菌种无法在体外培养；其二，肠道菌群构成的生态系统内无绝对"好"和"坏"物种之分，且细菌与细菌之间、细菌与宿主之间存在紧密互作，共建肠道微环境稳态。某类菌群的增多和（或）减少同样可导致疾病状态的产生。研究者普遍认为：肠道"森林"稳态的维护是人类健康和疾病防治的关键。因此，在肠道菌群研究领域，这一法则应结合实际情况予以修正。

本章节聚焦肠道细菌，重点介绍肠道微生物组常用的研究技术，并综述其在消化系统疾病的发病机制、临床诊疗及中西医结合防治研究中的应用。

二、肠道微生物组学研究技术和模式

（一）微生物组学研究技术

1. 微生物组学技术

微生物组学技术是指不依赖于微生物培养，利用高通量测序和质谱鉴定等技术研究微生物组的手段（见表 1-4-1），主要包括宏基因组学（metagenomics）、宏转录组学（metatranscriptomics）、宏代谢组学（metametabolomics）和宏蛋白组学（metaproteomics）等。该系列技术已广泛应用于土壤、水体、大气和人体等多种环境微生物组研究，并高度依赖检测平台及生物信息学等前沿科技的发展。

测序技术是宏基因组学、宏转录组学发展的基础，前者的检测目标为肠道微生物组总 DNA，而后者的检测目标为肠道微生物总 RNA。早期，伴随 DNA 指纹图谱等技术的发展，出现了第一代测序技术（即 Sanger 法）。

自 454 焦磷酸测序技术的开发以来，基于 PCR 和基因芯片发展而来的第二代测序技术极大推动了宏基因组学、宏转录组学在人类病理生理研究中的应用。目前，基于 PacBio、Nanopore 平台的单分子测序（第三代测序）技术也已问世。三代宏基因组测序可摆脱二代测序的读长短的限制，基于 PacBio 的超长读长，能覆盖基因间区或基因特异性区域，减少基因组装错误，真实反馈菌群的复杂组成，有效提高微生物群落鉴定的分辨率。这些高通量测序技术在细菌分类和功能鉴定方面具有优势。但其缺点在于数据存在异质性，测序技术高度依赖的生物信息学分析方法也可能很大程度影响结果，且测序方法并不能区分活细菌和游离基因，较难发现丰度低的少数微生物群体。

单从基因和转录水平并不能准确揭示微生物的功能，蛋白质和代谢产物在其功能研究中尤为重要，这就促使宏蛋白质组学、宏代谢组学的发展。质谱技术是宏蛋白质组学、宏代谢组学的核心技术，往往与色谱技术相结合，以解析、定量微生物的蛋白质及代谢物。过去十年，宏蛋白质组学由传统的双向凝胶电泳、蛋白质从头测序等发展为"鸟枪法"，已可满足同时进行蛋白质分离、鉴定和定量。代谢组学检测通常需要基于气相色谱-质谱联用（gaschromatography-mass spectrometry，GC-MS）、液相色谱-质谱联用（liquid chromatography-mass spectrometry，LC-MS）或核磁共振（nuclear magnetic resonance，NMR）等平台，而质谱平台在宏基因组学中应用更为广泛。GC-MS 广泛用于挥发性和半挥发性代谢产物（脂肪酸、糖类等）的分析，而 LC-MS 是非挥发性化合物最常用的检测平台，样品无需衍生化，多用于氨基酸、胆汁酸及细菌的黄酮类、生物碱类代谢衍生物检测。检测平台各有优劣，目前仍需要多平台结合使用，以尽可能全面覆盖多种类型的代谢物质，对其定性、定量分析。近期，基于超高分辨率显微镜成像技术与同位素示踪技术相结合的纳米二次离子质谱

（NanoSIMS）新技术不仅能够检测低丰度微生物群，还能从单细胞水平上获得微生物的生理、生态特征。

表 1-4-1　微生物组学常见技术简介

微生物组学	定义及研究对象	检测技术及平台
宏基因组学	通过提取环境微生物基因组信息，研究其群落组成、遗传信息及其与所处环境的协同进化关系	◆ 核酸指纹图谱（一代测序） ◆ 454 焦磷酸测序（二代测序） ◆ 单分子测序（三代测序）
宏转录组学	研究环境中全部微生物的转录组信息，揭示相关基因在时空尺度上的表达水平，从而对微生物群落的相关功能进行研究	
宏代谢组学	对微生物在特定生理时期内低分子量代谢物进行定性和定量分析，并研究其与环境之间的相互作用	◆ NMR ◆ GC-MS ◆ LC-MS ◆ 纳米二次离子质谱
宏蛋白组学	定性和定量地分析环境微生物在特定环境条件和特定时间下的蛋白质组分	◆ 双向凝胶电泳 ◆ 多重色谱分离与质谱联用技术

与检测技术同步高速发展的生物信息技术，也是微生物组学技术中的核心部分。如何准确、真实解读微生物检测数据，是微生物组学研究成功与否的关键。针对微生物组测序数据，研究者已开发了多种生物信息分析方法与平台技术，例如：扩增子类数据（16S rRNA 测序）多用 QIIME2、USEARCH、VSEARCH 和 Mothur 等分析平台。

宏基因组测序数据可提供准确的微生物分类、多维功能图谱以及未培养微生物的基因组草图，其数据分析流程主要包括：①预处理原始序列：质控原始数据并去除宿主 DNA；②与数据库比对，注释物种分类和功能代谢；③将 CleanData 组装为重叠群（contig），进而对新物种和基因功能进行预测。此外，另有多种软件或工具包可对基因丰度进行计算，或根据研究需求，选择 KEGG（整合了基因组、化学和系统功能信息的数据库）、EggNOG（提供直系同源关系、功能注释和基因进化史）、CAZy（碳水化合物-活性酶数据库）、VFDF（致病性细菌毒力因子）和 CARD（综合抗生素耐药性数据库）等，针对性开展基因功能注释。

2. 培养组学技术

培养组学（culturomics）是一种基于多种培养条件进行细菌培养，并使用基质辅助激光解析电离飞行时间质谱（matrix-assisted laser desorption ionization time-of-flight mass spectrometry，MALDI-TOF-MS）以及 16S rRNA 测序法鉴定细菌种类的高通量培养细菌的技术。该技术的优势在于大大增加可培养的人体细菌种类，有助于获得低丰度细菌，发现新菌种，也为构建高质量微生物组学参考数据集、单菌株功能研究等奠定基础。然而，该技术仍存在工作量大、重复培养高丰度物种、检测样本量有限等缺点。

3. 微生物成像技术

微生物成像技术是主要依赖光学成像技术研究微生物的位置及特性的空间定位的技术，包括生物发光、传统荧光（荧光蛋白和荧光染料）、新型代谢标记法、光学纳米材料、智能可激活成像剂以及光声成像技术等。在传统荧光标记方法的基础上，国外团队先后开发了组合标记和光谱成像-荧光原位杂交技术（combinatorial labelling and spectral imaging - fluorescence in situ hybridization，CLASI-FISH）、高系统发育分辨率微生物组定位（high-phylogenetic-resolution microbiome mapping by fluorescence in situ hybridization，HiPR-FISH）技术等。该类技术可创建数百种甚至数千种不同微生物物种的位置和特性的复杂空间图，其优势在于不需通过纯化或扩增步骤，即可监测和鉴定不同的微生物个体、对群落组成进行分析，但该技术一般用于对已知菌群的成像检测，却不适用于未知菌群分析。

4. 体外发酵技术

体外发酵技术是指在体外模拟肠道内微环境，研究细菌对食物、药物等外源物质的发酵代谢过程的技术。该技术可通过简单模拟菌群与宿主相互作用，对细菌代谢速率、活性及反应过程有更直观的了解，具有费用低、重复性好、无需伦理批准、省时省力等优点。将处理过的粪便菌液接种于培养基中，模拟生理条件（培养基、温度、pH、厌氧菌、滞留时间等）下不同肠道区域生化反应、酶的消化活性、黏液的产生，并随时间变化进行动态采样。该技术可用于益生菌、益生元、药物代谢等研究。然而，体外模拟与真实体内情况还是有较大差别的，考虑到其优势和局限性，将体外模拟、动物模型与人体研究相结合，设计多尺度研究策略，有助于深入了解肠道微生物群、饮食和宿主之间的复杂关系，并进一步阐明肠道微生物群对健康和疾病的作用。

5. 微生物在体实验技术

临床关联分析、体外细菌研究均不能满足肠道微生物对健康、疾病及药物调控机制研究的需求，合适的动物模型在微生物验证研究中必不可少。无菌（germ-free）动物是微生物研究最常用的模式动物，其通过胚胎屏障方式进行培育，体内既无抗原也无特异性抗体，在免疫学、营养学、毒理学、消化疾病等相关研究中广泛应用。无菌动物也可通过定植已知菌种进而构建悉生（gnotobiotic）动物模型。但无菌动物的生理、发育、免疫与野生品种的区别仍然缺乏系统性研究，无菌动物的饲养环境对微生物控制程度等级要求非常高，其培育和维护成本较高。因此，抗生素诱导的伪无菌动物模型成为替代方案。抗生素的使用可选择性清除肠道菌群，多种抗生素混合可清除绝大部分肠道细菌，用于菌群的病理生理调控验证实验。该模型成本较低，操作简便。但该方法不能彻底清除肠道细菌，并存在时效性，长时间使用抗生素易引起耐药。

6. 药物微生物组学技术

药物微生物组学（pharmacomicrobiomics）于 2010 年首次被提出，是精准医学的特定分支领域，从微生物群落及其基因组层面研究药物与人体微生物之间的相互作用。该学科既关注肠道微生物如何通过影响药物的生物转化以及药物的吸收、分布、代谢、排泄等药代动力学和药效学内容，也关注药物改变菌群的结构和功能从而影响药物的效应和安全的内容。药物微生物组学涉及微生物学、药理学、药物基因组学、遗传药理学和个体化医学等多学科理论及实验技术，其研究目的主要包括：①明确肠道微生物基线的个体间差异，以解析药物反应个体差异的原因，并指导临床精准用药；②了解肠道微生物与药物之间复杂的相互作用，以及特定微生物如何影响药物的代谢和功效，以优化、实施个性化的治疗方案。

（二）肠道微生物组学研究模式

近年来，肠道微生物组学相关技术已取得多元化的发展。借助前沿技术，研究发现肠道菌群-宿主的互作关系存在于体内多个器官系统，广泛涉及人体免疫系统、神经系统、内分泌及代谢系统等。肠道微生物组研究日益成熟，广泛应用于探究分子机制（分子层面）、病理生理（细胞、器官层面）、疾病诊疗（机体层面）等不同层面的科学问题，并趋向应用于转化医学。在此发展过程中，微生物组学的研究模式主要包括两种：基于组学高通量分析技术的"自上而下"（top-down）研究模式和基于单个或多个物种培养技术的"自下而上"（bottom-up）研究模式（图 1-4-5）。前者多见于探索肠道菌群与环境、健康及疾病等多因素的联系，识别广泛和潜在的因果关系；而后者多用于了解复杂细菌群落形成、相互作用和影响其宿主生理、病理的调控机制。两种模式各有利弊，以高通量组学筛选数据为导向的研究可多维度反映菌群与机体内、外多因素互作的变化规律，但不能实现因果关系的一一阐述；以机制为导向的研究虽可为特定现象提供因果解释，但在大规律或大样本生态系统特性研究中，多因素干扰的复杂性并不支持简单、直接的机制解释。因此，肠道微生物组学研究模式并未有固定路径，需根据明确的研究目的，选择适当的、有效的单一或组合技术开展研究。此外，在针对疾病机制和诊疗研究中，常配合灵长类、啮齿类及昆虫类多个实验物种相结合的肠道菌群功能探索研究形式。值得注意的是，不同物种的肠道内微环境存在差异，其菌群的结构组成亦不尽相同，导致菌种及其基因、蛋白质功能具有宿主物种特异性。因此，如何针对肠道细菌的研究目标选择合适的模式动物开展有效研究至关重要。

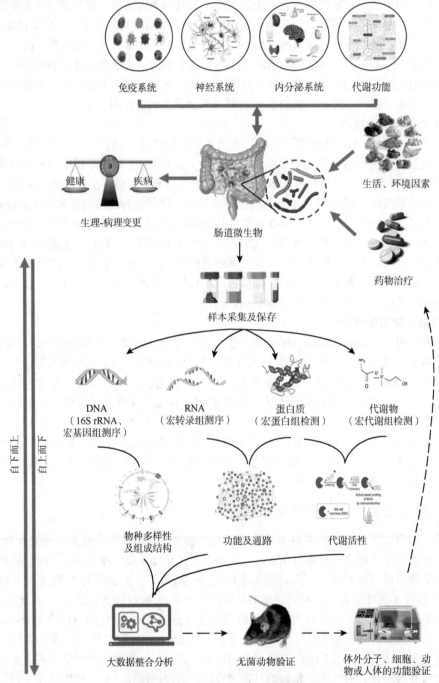

图 1-4-5　微生物组学研究模式及路径

三、肠道微生物组学技术在消化病致病机制研究中的应用

肠道菌群及其代谢产物，广泛参与调控消化系统的生理功能，主要包括：①代谢功能，以肝-肠循环代谢路径最为常见；②免疫系统的发育、成熟过程，调控肠、肝等器官的先天和适应性免疫

应答；③消化道神经、内分泌功能，影响肠-脑轴系统的发育及其信号交互。这些由肠道菌群调控的代谢、免疫及神经内分泌功能，一方面是机体消化系统维持正常运行的基础，另一方面亦是维持人体系统正常工作的基础。一旦肠道菌群结构及其代谢功能发生异变，可扰乱消化道代谢、免疫及神经-内分泌功能异常，进而诱发消化病（功能性胃肠病、炎症性肠病、消化道肿瘤、慢性肝病等）。这里，围绕代谢、免疫、神经内分泌功能层面，介绍肠道微生物组学相关实验技术在消化病机制研究中的应用。

（一）代谢功能相关机制研究应用

流行病学调研发现，不良饮食及生活习惯（如：红肉、高脂、高盐、高糖类食品过量摄入、酗酒、吸烟等）会明显增加肠道、肝脏、胰腺等器官的病变风险，这些消化器官本身具有强大的内源及外源性代谢功能。

以非酒精性肝病为例，结合临床队列与动物实验，采集粪便或肠道内容物样本，通过宏基因组学及宏代谢组学技术检测发现，高脂或高糖饮食极易扰乱肠道菌群结构，引起异常菌群发酵代谢，产生具有肝毒性的乙醇、乙醛、氨和酚类物质。体内外实验证实，细菌发酵产生的乙醇、乙醛等可通过刺激肝脏巨噬细胞、库普弗细胞等引起氧化应激、肝脏炎症的发生，进而促使肝脏损伤，引发非酒精性肝病。也有研究从宿主肝-肠代谢路径入手，结合宏基因组学、代谢组学等组学技术，发现肠道菌群扰乱宿主内源性代谢途径，探索这一路径导致疾病发生的机制。例如，大规模临床队列的代谢组学检测发现，NAFLD 患者的肝脏、血清和尿液中疏水性、具有细胞毒性的胆汁酸比例显著增加。借助小鼠无菌模式动物、分子生物学实验技术等发现：肠道菌群介导该种胆汁酸的异常代谢，并通过影响胆汁酸信号通路从而影响肝脏脂肪代谢，破坏葡萄糖稳态，从而引起 NAFLD 的发生。

（二）免疫功能相关机制研究应用

肠道微生物在消化道乃至全身免疫系统的发育、成熟过程中起关键作用。肠道的先天免疫和适应性免疫，通过耐受共生菌群，并与之建立互利关系，从而促进肠道免疫的动态平衡。该平衡破坏后，会反过来影响肠道微生态的平衡，进一步破坏肠道屏障完整性，加剧肠道促炎性免疫反应。

以 IBD 为例，研究运用宏基因组学、转录组学检测技术筛选发现，肠道菌群的改变与肠黏膜 IBD 易感基因（如核苷酸结合寡聚化结构域 2 、自噬相关基因）突变密切关联。借助基因编辑的模式动物，发现易感基因变异可导致肠上皮潘氏细胞分泌的抗菌肽减少，从而增加病菌侵入肠黏膜固有层的机会；也可引起巨噬细胞、树突状细胞等功能缺失，从而降低对病菌识别和吞噬作用。细菌也可反过来通过影响抗原呈递，调控肠道免疫效应细胞的分化。一项临床基础研究通过移植 IBD 患者粪便菌群入小鼠肠道，结果发现：小鼠肠道中辅助性 T 细胞（helper T cell，Th）17、Th2 细胞增加以及 RORγt$^+$调节性 T 细胞（regulatory T cell，Treg）减少。另一项研究通过 16S rRNA 测序分析发现，活泼瘤胃球菌丰度与克罗恩病严重程度正相关；单菌株定植实验鉴定发现，其分泌的多聚糖可直接作用于树突状细胞的 Toll 样受体 4（toll-like receptor4，TLR4），诱导 TNF-α 的分泌，促进肠道黏膜炎症反应。

（三）神经内分泌功能相关机制研究应用

肠道微生物作为肠-脑轴信号转导的关键调控环节，其通过影响宿主神经元、内分泌等功能，在肠道和大脑的双向交互过程中发挥重要作用。肠道菌群参与肠-脑交互过程的路径至少包括：下丘脑-垂体-肾上腺轴（the hypothalamic-pituitary-adrenal axis）、迷走神经及血脑屏障等。

肠道菌群介导的肠-脑轴功能失调已被视为消化身心疾病的关键致病机制。压力应激刺激下，改变的肠道菌群可通过影响肠神经-内分泌系统扰乱肠道动力、分泌、感觉等生理功能，引起系列肠道症状乃至精神共病。以 IBS 为例，有研究者运用宏基因组学、代谢组学技术发现，早年应激诱导的 IBS 大鼠模型肠道菌群结构异常、菌群衍生的长链脂肪酸代谢物明显增加，同时采用离体肠动力测试及在体细菌干预手段，成功建立肠道菌群-长链脂肪酸-肠动力的因果关系，阐明慢性压力刺激重塑的肠道菌群可通过其代谢产物扰乱肠功能。该团队的另一项研究采用粪便、血清代谢组学和宏基因组学技术，在大样本队列中发现肠道菌群结构（内脏臭杆菌、大肠杆菌及瘤胃球菌等）及其代谢功能（如色氨酸-5-羟色胺代谢路径）的改变与患者肠道症状（腹泻、腹痛等）以及精神共病（焦虑、抑郁）密切关联。其中，瘤胃球菌被证实可将肠道内必需芳香族氨基酸代谢为苯乙胺和色胺等芳香族微量胺，通过激活微量胺相关受体 1（trace amine-associated receptor 1，TAAR1）增加肠上皮嗜铬细胞的 5-HT 合成水平，从而刺激肠道加速运输。此外，肠道菌群及其代谢物促发精神共病的过程与细菌产物/毒素移位增加、迷走神经异常传递有关，但具体机制尚不明确，仍有待深入研究。

四、肠道微生物组学技术在消化病临床诊疗的应用

（一）肠道微生物组学技术在消化病诊断的应用

消化病除消化系统本身症状及体征外，时常伴有其他系统或全身性症状，临床症状具有不典型、病变发展缓慢、多样化特征。临床上，需要结合内镜检查、影像学检查、实验室生化检查等手段综合诊断疾病。临床研究发现大部分消化疾病病程发展过程中，肠道微生物组尤其肠道菌群及其代谢产物存在规律性变化。因此，解析该种肠道微生物组的变化规律，有助于消化病的诊断、鉴别诊断、疾病严重程度评估以及并发症的诊断。基于肠道微生物组学技术的诊断、病情预测研究多见于 NAFLD、IBS、IBD、消化道肿瘤等慢性消化疾病中。目前，代谢组学技术在临床诊断中已得到广泛应用，而微生物组学技术仍处于试验研究阶段，相信在不久的将来可服务于临床。

1. 脂肪肝

基于微生物组学技术的无创的、精准的辅助检验方法的开发，一直备受关注。结合宏基因组学和宏代谢组学检测的临床观察性研究，已能够辨别 NAFLD 与酒精性脂肪肝（alcohol fatty liver disease，AFLD）、NAFLD 与代谢性疾病（糖尿病、肥胖）微生物组表型的异同，也可区分"脂肪肝—肝纤维化—肝硬化"的不同病程阶段。例如：采用宏基因组学检测结合机器学习分析技术，研究发现大肠杆菌、氨基酸球菌、真杆菌及粪杆菌等可对不同肝纤维化程度的患者（脂肪肝、轻度肝纤维化和肝硬化）进行有效辨别。亦有研究表明，瘤胃球菌科、链球菌科和萨特氏菌科细菌可作为 NAFLD 晚期纤维化发展的重要预测指标。此外，研究还发现，结合年龄、性别、体重及血清生化指标可显著提高瘤胃球菌、普拉梭菌等细菌标志物在 NAFLD 及肝硬化诊断中的准确性。

2. 功能性胃肠病

功能性消化不良、IBS、功能性腹泻（便秘）等功能性胃肠病存在肠道菌群紊乱。以研究较为广泛的 IBS 为例，肠道细菌及其代谢产物在该疾病的不同亚型、病情波动程度及相关合并症的诊断应用备受关注。例如：通过分析健康受试者和 IBS 患者粪便宏基因组学数据显示，差异细菌对 IBS 人群的诊断准确性可达 84%，腹泻型和便秘型 IBS 患者的诊断率分别为 85% 和 89.3%。整合宏基因组学、代谢组学技术，多时间点纵向队列研究发现，便秘型 IBS 肠道菌群的短链脂肪酸（乙酸、丙酸及丁酸）产量明显不足；腹泻型 IBS 肠道色胺和胆汁酸含量较高。粪便胆汁酸定量检测分析亦可有效辨别腹泻型 IBS 和便秘型 IBS，尤其胆酸、鹅去氧胆酸在腹泻型 IBS 的发作期和间歇期存在明显波动（发作期升高、间歇期回落），或可用于疾病发作的预测。

3. 炎症性肠病

肠道细菌标志物在 IBD 及其疾病发作/缓解期的诊断研究已有成效。通过定量检测细菌标志物、粪便钙卫蛋白及人 β 防御素 2 可有效区别 IBD 和 IBS。在宏基因组和 16S rRNA 测序筛选的基础上，对患者粪便特定菌种多个时间点定量分析发现，糖类氢厌氧杆菌（*Hydrogenoanaerobacterium saccharovorans*）、厌氧菌哈德鲁斯（*Anaerostipes hadrus*）等菌种可辅助判断 IBD 病情发作和缓解情况。16S rRNA 及宏基因组学技术研究表明，CD 和 UC 的肠道微生物结构存在异同，但现有测序技术尚不能对这两种疾病进行有效辨别诊断。此外，肠道菌群衍生挥发性小分子（庚醛、1-辛烯-3-醇、2-哌啶酮、6-甲基-2-庚酮、甲硫醇、3-甲基苯酚和短链脂肪酸等）亦可用于 IBD 的辅助诊断。

4. 消化道肿瘤

微生物组标志物在消化道肿瘤的无创早期诊断、疾病进展及临床预后预测方面已得到广泛研究。唾液 16S rRNA 测序初步研究发现，链霉菌和链球菌可准确区分胃癌与（萎缩性）胃炎，这一结果或可应用于对上消化道肿瘤的无创早期诊断。而针对下消化道肿瘤（如结直肠癌），已有多项临床试验证据表明粪便细菌生物标志物的应用前景。例如，一项临床队列研究采用宏基因组学、代谢组学测序技术，监测息肉、腺瘤及 I ～ IV 期结直肠癌（colorectal cancer，CRC）等不同病理分期患者粪便、黏膜标本微生物组结构和代谢功能变化，发现口腔菌具核梭杆菌（*Fusobacterium nucleatum*）、口腔消化链球菌（*Peptostreptococcus stomatis*）、微小小单胞菌（*Parvimonas micra*）丰度和细菌代谢产物异戊酸含量在腺瘤及 CRC 患者肠道内明显增多，并且随着疾病进展这些标志物逐渐递增。基于此，已有团队采用宏基因组测序及 qPCR 筛选确定粪便细菌标志物组，通过单独或配合生化检测（如粪便免疫化学试验、粪便潜血试验）以及细菌衍生小分子代谢物，开发结直肠腺瘤、癌症的辅助筛查新方法。

（二）肠道微生物组学技术在消化病精准防治中的应用

因人而异的肠道微生物组是药物疗效、毒副反应存在个体差异的主要原因之一。基于药物微生物组学技术，通过探究肠道微生物组与药物互作关系，有助于从以下两方面大力发展精准治疗：①挖掘药物响应异质性相关肠道细菌，为病患治疗决策提供细菌标志物；②阐明肠道菌群参与药物代谢过程，明确其影响药物疗效、毒性的作用机制，为药物开发、优化提供依据。

1. 个性化治疗应用

借助微生物组学技术，不少研究已明确肠道微生物组（微生物个体及其功能基因、酶及代谢产物）或可开发成为个性化药物使用的一个重要指标。以 IBS 临床常用抗生素利福昔明（Rifaximin）为例，研究通过 16S rRNA 测序技术，采用药物微生物组学分析方法对患者肠道菌群组成结构进行表征，发现患者肠型可主要归为两类：一类与健康人极其相似，另一类与健康人肠道菌群差异较大；而后者对利福昔明的治疗响应显著优于前者。该研究指出粪菌紊乱指数（即该研究鉴定的 11 种 IBS 特征性差异细菌变化倍数）可有效、准确预测 IBS 患者对利福昔明的疗效，从而帮助临床上用药决策。相似的研究在非甾体抗炎药、他汀类药物、组胺受体阻滞剂及抗肿瘤免疫抑制剂等药物中也较为常见。此外，宏代谢组学研究发现，肠道菌群代谢小分子也具有成为临床精准治疗标志物的潜力。例如：尿液组胺、对羟基苯甲酸及壬二酸等代谢产物可用于预测低发酵寡糖、二糖和单糖和多元醇（the low fermentable oligosaccharide，disaccharide，monosaccharide and polyol，FODMAP）饮食干预 IBS 的疗效。基于微生物组学相关技术，针对患者个体基线肠型及其代谢功能的表征分析非常重要，是未来个性化药物治疗的关键依据。

2. 药物开发、优化应用

菌群广泛参与口服药物的肠道内代谢过程，通过对药物的化学结构修饰，增强药物活性或降低药物毒副作用。以转移性结直肠癌一线化疗药物伊立替康为例，该药物具有损伤肠道黏膜、引起严重腹泻等毒副作用。药物代谢动力学实验发现，其毒副作用的机制为：该药物活性成分 SN-38 经肝脏灭活生成葡萄糖醛酸化 SN-38（glucuronidated SN-38，SN-38G）；随胆汁分泌入肠道后，在肠道菌群 β-葡萄糖醛酸酶的作用下重新转换为 SN-38，刺激并损害肠道黏膜。研究采用微生物组学技术对服药前患者基线肠道菌群进行表征，并结合其服药后毒副作用反应强度，发现富含粪杆菌、梭菌及拟杆菌类肠道菌群的患者其伊立替康不良反应风险明显高于其他人群。基于此，陆续有研究推出

使用 β-葡萄糖醛酸苷酶抑制剂、植物提取物或益生菌等限制该药物的肠道毒性新策略。肠道菌群还可介导前药活化。例如：临床治疗 IBD 常用药柳氮磺吡啶为口服不易吸收的磺胺药，需经肠道菌群分解成 5-氨基水杨酸和磺胺吡啶。5-氨基水杨酸能够较长时间驻留肠壁发挥抗菌、消炎和免疫抑制作用，是柳氮磺吡啶药物发挥疗效的主要成分。由此可见，肠道微生物组学技术在今后新药开发、老药优化方面也有广阔应用前景。

五、肠道微生物组学技术在中西医结合防治消化病中的应用

结合各类微生物组学相关技术，近年研究已发现肠道微生物及其代谢产物是诠释传统中医理论及中药防治机制的突破口。肠道微生物组学技术也在中医证候理论、病证结合以及对证中药治疗等方面研究中取得令人瞩目的成绩。

（一）中医证候、脏腑理论研究应用

中医理论认为，脾胃病（消化疾病）的关键病机为脾胃升降异常，即脾气当升而不升，胃气当降而不降。因此，脾虚证、湿热证乃是脾胃病常见的两大中医证型。已有研究采集临床粪便样本，通过 16S rRNA 测序、代谢组学技术对这两大证候的生物学内涵开展初步探究。一项研究发现脾虚证（脾气虚证、脾阳虚证）患者粪便肠道菌群结构及其多糖分解、胆汁酸代谢等功能异于健康人群。另一项研究纳入湿热证人群（含功能性便秘、克罗恩病及其合并高脂血症患者），通过 16S rDNA 高通量测序技术检测粪便菌群，发现湿热证与较高丰度的迟缓埃格特菌属、布劳特氏菌属及明显不足的瘤胃球菌属、双歧杆菌属、颤螺菌属相关。当然，目前的研究数据并不能明确证候的特异性菌种，仍有待更多临床证据及临床基础证据的支持。此外，肠道菌群检测技术也在中医理论研究中得到应用。有研究从肠道菌群角度，探讨"脾肾相关"在骨质疏松症发生中的作用。中医理论认为，若肾精亏虚、脾失健运则髓失所养，易发生骨质疏松症。而肠道菌群在这一过程中可能起到桥梁作用。通过 16S rRNA 测序及代谢组学研究发现，老年性骨质疏松症患者和动物模型的肠道菌群及其代谢功能明显改变，干扰钙、磷及活性维生素 D 等矿物质的吸收，改变肠道通透性及激素的分泌水平，影响骨代谢。补肾中药（如女贞子、墨旱莲）可通过调节肠道菌群及其短链脂肪酸合成，进而有效恢复成骨形成、骨吸收动态平衡。

（二）病证结合治疗研究应用

针对特定中医证候的复方药物治疗研究，也有研究从肠道菌群层面入手，阐释其发挥疗效的物质基础。以湿热证为常见证候的 UC 为例，通过运用 16S rRNA 测序及代谢组学技术，研究发现湿热型患者肠道内，有益菌 *Roseburia*、*Faecalibacterium* 减少，其衍生代谢产物短链脂肪酸明显降低。中医经典复方葛根芩连汤已广泛应用于多种湿热型肠道疾病的治疗。基于 UC 动物模型的研究发现，葛根芩连汤可有效重塑肠道菌群，尤其减少其内毒素释放，增加分泌型免疫球蛋白 A 水平，保护肠黏膜屏障功能，发挥治疗作用。同样，16S rRNA 测序及代谢组学研究证实，其疗效还与肠道益生菌的恢复及其短链脂肪酸类代谢产物含量的增加密切关联。虽然证候-细菌/代谢物-中药的关联已建立，但肠道菌群相关中医证候本质、病-证生物学内涵等仍然研究较少，有待深入探讨。

（三）消化道疾病相关中药研究应用

肠道微生物相关的消化疾病中药治疗研究亦日益受到重视。消化疾病治疗用药多以口服为主，其可充分影响消化道内环境，与肠道微生物发生互作，从而发挥治疗作用。中药与肠道微生物互作的两种形式包括：第一，中药直接调节肠道微生物组，进而通过微生物及其代谢产物的改变发挥效应。例如：通过应用宏基因组学、宏代谢组学等技术，研究发现人参可通过调节肠道菌群结构，增

加其戊酸的产生并降低色氨酸-犬尿氨酸代谢，进而抑制调节性 T 细胞、诱导效应 T 细胞，从而有效增强免疫检查点抑制剂的抗肿瘤效应。第二，中药通过影响肠道菌群的代谢及生物转化，产生活性成分进而发挥效应。例如：肉苁蓉富含苯乙醇苷类成分，其口服利用度极低，无法通过肠-肝循环进入体内。体内外药物代谢动力学实验，结合质谱鉴定，解析其通过肠道菌群的多步化学反应，生成具有抗肿瘤、抗氧化等活性的羟基酪醇、咖啡因小分子进入血循环发挥疗效。基于药物微生物组学技术研究发现：与肝脏药物代谢不同，肠道菌的药物代谢更倾向于极性、分子量较低的化合物（常见糖苷、多酚类），其生物转化反应主要包括水解、氧化、还原、异构化、重排、酯化、缩合等，具有高效、选择性和物种特异性等特点。

随着微生物组学研究技术的不断发展，肠道微生物影响消化系统生理功能的作用和机制陆续被揭示，肠道微生物已成为消化病关键的诊断和治疗靶点。在中西医结合防治消化病发展过程中，肠道微生物及其代谢功能表征，不仅助力中医理论及证候机制研究，也是中药（复方）对证治疗的作用机制研究的关键，应用于病-证内在联系的阐释。

然而，肠道微生物研究仍存在诸多问题，例如：肠道微生物研究多以细菌为主要对象，对其他物种研究较少，细菌以外的微生物物种及其病理生理功能也是未来有待挖掘的宝藏；随着高通量检测技术的不断发展，快速、有效且真实解读微生物组海量信息非常关键，大数据整合相关生信技术仍有待发展；基于肠道微生物组的临床诊疗应用仍处于试验阶段，尚未实现临床转化；基于肠道微生物组的中医药、中西医结合防治研究刚刚起步，亟须开展有深度的、高质量的临床研究、临床基础研究及对应的基础研究。总而言之，从肠道微生物组解析消化病及其中医药防治作用及机制仍有很长的路要走。我们相信，肠道微生物组研究是打开人体健康与疾病的一把重要钥匙。

（卞兆祥　季　光　赵　玲　张兆洲）

参 考 文 献

安召宏，钟庆，徐启云，等，2020. 肝星状细胞活化和肝细胞性肝癌发生发展中的表观遗传学研究进展[J]. 中国组织化学与细胞化学杂志，29（3）：282-286.

江美芳，高崎，王丹丹，2020. 基于 LC-MS 代谢组学技术在中药化学成分中的应用[J]. 中国医药导报，17（25）：133-136.

姜怀春，李宏，2012. 结构基因组学研究进展（英文）[J]. 重庆工商大学学报（自然科学版），29（12）：76-82，94.

柯玮，刘轩良，张苏闽，等，2014. 中药治疗溃疡性结肠炎的表观遗传学机制探讨[J]. 山东中医药大学学报，38（3）：207-209.

李锦超，王萍，2021. 中医非药物疗法调控表观遗传机制的研究进展[J]. 中医药临床杂志，33（5）：983-987.

李振州，漆靖，刘怀政，等，2021. 非酒精性脂肪性肝病的异常 m6A 修饰[J]. 中南大学学报（医学版），46（8）：785-792.

欧阳也，秦玉婷，姚超，等，2020. 利用 ATAC-seq 技术在人免疫细胞中检测染色质开放性的方法建立[J]. 现代免疫学，40（2）：93-99.

孙雯怡，彭康宁，李洋洋，等，2017. 三七总皂苷预处理对肾缺血再灌注损伤大鼠 NF-κBp65、IL-1β 表达的影响[J]. 中药药理与临床，33（5）：58-62.

谭建新，孙玉洁，2009. 表观基因组学研究方法进展与评价[J]. 遗传，31（1）：3-12.

唐嘉键，胡泽平，2021. 代谢组学技术在精准用药研究中的应用[J]. 沈阳药科大学学报，38（10）：1113-1118.

唐玥，韩宇博，隋艳波，等，2022. 代谢组学技术在代谢综合征诊疗中的应用进展[J]. 医学综述，28（3）：579-583.

王灿，张心怡，金黑鹰，等，2021. 内生湿热证人群的肠道菌群特点研究[J]. 现代中西医结合杂志，30（1）：38-43.

王晗笑，刘建鹏，于中杰，等，2022. 肝星状细胞在肝细胞癌发展中的作用[J]. 中西医结合肝病杂志，32（9）：

860-864.

徐慧慧，赵宏艳，曹金凤，等，2021. 基于肠道菌群探讨"脾肾相关"在骨质疏松症发生中的作用[J]. 中国中医基础医学杂志，27（4）：550-555.

展玉涛，2022. 胃食管反流病诊治进展[J]. 西南医科大学学报，45（2）：103-107.

Annese V，2020. Genetics and epigenetics of IBD[J]. Pharmacol Res，2159：104892.

Aron-Wisnewsky J，Vigliotti C，Witjes J，et al，2020. Gut microbiota and human NAFLD：disentangling microbial signatures from metabolic disorders[J]. Nat Rev Gastroenterol Hepatol，17（5）：279-297.

Barbosa D M，Fahlbusch P，Herzfeld de Wiza D，et al，2020. Rhein, a novel Histone Deacetylase（HDAC）inhibitor with antifibrotic potency in human myocardial fibrosis[J]. Sci Rep，10（1）：4888.

Barrett M T，Galipeau P C，Sanchez C A，et al，1996. Determination of the frequency of loss of heterozygosity in esophageal adenocarcinoma by cell sorting, whole genome amplification and microsatellite polymorphisms[J]. Oncogene，12（9）：1873-1878.

Calabrese C，Marzano V，Urbani A，et al，2011. Distinct proteomic profiles characterise non-erosive from erosive reflux disease[J]. Aliment Pharmacol Ther，34（8）：982-993.

Chen R，Zheng J，Li L，et al，2021. Metabolomics facilitate the personalized management in inflammatory bowel disease[J]. Therap Adv Gastroenterol，14：17562848211064489.

Dai J，Liang K，Zhao S，et al，2018. Chemoproteomics reveals baicalin activates hepatic CPT1 to ameliorate diet-induced obesity and hepatic steatosis[J]. Proc Natl Acad Sci USA，115（26）：E5896-E5905.

Deng X，He Y，Miao X，et al，2021. ATF4-mediated histone deacetylase HDAC1 promotes the progression of acute pancreatitis[J]. Cell Death Dis，12（1）：5.

Dong S，Cai F F，Chen Q L，et al，2018. Chinese herbal formula Fuzheng Huayu alleviates CCl_4-induced liver fibrosis in rats：a transcriptomic and proteomic analysis[J]. Acta Pharmacol Sin，39（6）：930-941.

Eslam M，Valenti L，Romeo S. Genetics and epigenetics of NAFLD and NASH：Clinical impact[J]. J Hepatol，68（2）：268-279.

Feng W W，Ao H，Peng C，et al，2019. Gut microbiota, a new frontier to understand traditional Chinese medicines[J]. Pharmacol Res，142：176-191.

Fernández L，Pannaraj P S，Rautava S，et al，2020. The microbiota of the human mammary ecosystem[J]. Front Cell Infect Microbiol，10：586667.

Ford A C，Sperber A D，Corsetti M，et al，2020. Irritable bowel syndrome[J]. Lancet，396（10263）：1675-1688.

Gisbert J P，Chaparro M，2019. Clinical usefulness of proteomics in inflammatory bowel disease：A comprehensive review[J]. J Crohns Colitis，13（3）：374-384.

Gonzalez-Covarrubias V，Martínez-Martínez E，Del Bosque-Plata L，2022. The potential of metabolomics in biomedical applications[J]. Metabolites，2（2）：194.

Han L J，Zhao L，Zhou Y，et al，2022. Altered metabolome and microbiome features provide clues in understanding irritable bowel syndrome and depression comorbidity[J]. ISME J，16（4）：983-996.

Huang C H，Chiou S H，2014. Clinical proteomics identifies potential biomarkers in Helicobacter pylori for gastrointestinal diseases[J]. World J Gastroenterol，20（6）：1529-1536.

Islam Khan M Z，Tam S Y，Law H K W，et al，2022. Advances in high throughput proteomics profiling in establishing potential biomarkers for gastrointestinal cancer[J]. Cells，11（6）：973.

Ji T，Feng W，Zhang X，et al，2020. HDAC inhibitors promote pancreatic stellate cell apoptosis and relieve pancreatic fibrosis by upregulating miR-15/16 in chronic pancreatitis[J]. Hum Cell，33（4）：1006-1016.

Kaz A M，Grady W M，Stachler M D，et al，2015. Genetic and epigenetic alterations in barrett's esophagus and esophageal adenocarcinoma[J]. Gastroenterol Clin North Am，44（2）：473-489.

Kiseleva O，Kurbatov I，Ilgisonis E，et al，2021. Defining blood plasma and serum metabolome by GC-MS[J].

Metabolites，12（1）：15.

Li C，Gao Z，Su B，et al，2022. Data analysis methods for defining biomarkers from omics data[J]. Anal Bioanal Chem，414（1）：235-250.

Lin J，Ling Q，Yan L，et al，2022. Ancient herbal formula Mahuang Lianqiao Chixiaodou decoction protects acute and acute-on-chronic liver failure via inhibiting von willebrand factor signaling[J]. Cells，11（21）：3368.

Liu L，Matsumoto M，Matsui-Watanabe M，et al，2022. BACH1 expression is promoted by tank binding kinase 1（TBK1）in pancreatic cancer cells to increase iron and reduce the expression of e-cadherin[J]. Antioxidants，11（8）：1460.

Loomba R，Seguritan V，Li W，et al，2017. Gut microbiome-based metagenomic signature for non-invasive detection of advanced fibrosis in human nonalcoholic fatty liver disease[J]. Cell Metab，25（5）：1054-1062.e5.

Moldogazieva N T，Mokhosoev I M，Zavadskiy S P，et al，2021. Proteomic profiling and artificial intelligence for hepatocellular carcinoma translational medicine[J]. Biomedicines，9（2）：159.

Nishiyama A，Nakanishi M，2021. Navigating the DNA methylation landscape of cancer[J]. Trends Genet，37（11）：1012-1027.

Plevris N，Lees C W，2022. Disease monitoring in inflammatory bowel disease：evolving principles and possibilities[J]. Gastroenterology，162（5）：1456-1475.

Popova I V，Nagarajan P，Lovejoy C M，et al，2021. Epigenetic regulation of nuclear lamina-associated heterochromatin by HAT1 and the acetylation of newly synthesized histones[J]. Nucleic Acids Res，49（21）：12136-12151.

Revilla-Nuin B，Parrilla P，Lozano J J，et al，2013. Predictive value of microRNAs in the progression of barrett esophagus to adenocarcinoma in a long-term follow-up study[J]. Ann Surg，257（5）：886-893.

Shi H，Shi Q，Grodner B，et al，2020. Highly multiplexed spatial mapping of microbial communities[J]. Nature，588（7839）：676-681.

Su L，Song H，Ren T，et al，2022. Analysis of the effect of sichs on gastric ulcer rats based on RNA sequencing technique[J]. Comput Math Methods Med，2022：9325836.

Tan J H，Cao R C，Zhou L，et al，2020. ATF6 aggravates acinar cell apoptosis and injury by regulating p53/AIFM2 transcription in Severe Acute Pancreatitis[J]. Theranostics，10（18）：8298-8314.

Tao L，Xue D，Shen D，et al，2018. MicroRNA-942 mediates hepatic stellate cell activation by regulating BAMBI expression in human liver fibrosis[J]. Arch Toxicol，92（9）：2935-2946.

Titz B，Gadaleta R M，Lo Sasso G，et al，2018. Proteomics and lipidomics in inflammatory bowel disease research：from mechanistic insights to biom arker identification[J]. Int J Mol Sci，19（9）：2775.

Wang M，Ye Q，Mao D，et al，2020. Research progress in liver-regenerating microenvironment and DNA methylation in hepatocellular carcinoma：The role of traditional Chinese medicine[J]. Med Sci Monit，26：e920310.

Wang R，Tang R，Li B，et al，2021. Gut microbiome，liver immunology，and liver diseases[J]. Cell Mol Immunol，18（1）：4-17.

Wishart，D S. 2019. Metabolomics for investigating physiological and pathophysiological processes[J]. Physiol Rev，99（4）：1819-1875.

Zhai L X，Huang C H，Ning Z W，et al，2022. Phenethylamine-producing gut bacteria induces diarrhea-predominant irritable bowel syndrome by increasing serotonin biosynthesis[J]. Cell Host Microbe，31（1）：33-44.

下　篇

第一节 概 述

胃食管反流病（gastroesophageal reflux disease，GERD）是全球最常见的上消化道疾病之一，是一系列具有复杂病理生理学机制的综合征，很难有一个统一的定义。本书综合了文献中的多种定义，得出以下结论：GERD 是指胃内容物不费力地进入食管或口腔，引起的症状或相关并发症；GERD 的客观定义是在内镜检查中出现特征性黏膜损伤和（或）在反流监测研究中出现异常食管酸暴露的疾病。GERD 的发病率随年龄的增长而增长，临床典型症状为反流和烧心。根据内镜检查结果，GERD 可分为三种亚型：反流性食管炎（reflux esophagitis，RE）、非糜烂性反流病（nonerosive reflux disease，NERD）和巴雷特食管（Barrett esophagus，BE）。

GERD 是世界常见疾病，全球不同地区患病率亦不同。近年来，GERD 发病率有逐年上升趋势，据报道，西方国家 GERD 发病率增长了 5 倍左右。我国的 GERD 发病率亦呈增加趋势。有研究报道北美 GERD 的发病率高达 27.8%，而欧洲高达 25.9%。国内基于人群的流行病学调查显示，每周至少 1 次烧心症状的患病率为 1.9%～7.0%。近期国内的一项大型流行病学调查显示，我国有 GERD 症状的患者比例约为 3.1%。GERD 已成为中国现代社会常见病、多发病，严重危害人民的身心健康和生活质量，给社会及家庭亦造成了较大的负担。

GERD 发病机制为抗反流屏障结构和功能异常，食管清除反流物功能降低及食管黏膜屏障作用减弱。治疗方面，改善不良的生活方式，养成定时定点定量的进食习惯，避免摄入引起反流的食物，积极控制体重等是治疗 GERD 的第一步。药物治疗是 GERD 的临床一线治疗方案，抑制胃酸分泌、保护胃黏膜的抑酸药是 GERD 治疗史上的里程碑。临床上常用的酸抑制剂主要有质子泵抑制剂（proton pump inhibitor，PPI）、H_2 受体拮抗剂（H_2 receptor antagonist，H_2RA）。由于在促进黏膜愈合，缓解反酸、烧心、咽痛等症状方面，PPI 均优于 H_2RA，因此大多数指南及专家共识均推荐 PPI 为治疗 GERD 的一线治疗药物。一过性食管下括约肌松弛（transient lower esophageal sphincter relaxation，TLESR）是 GERD 患者发生反流的主要机制，使用药物抑制 TLESR 也是治疗 GERD 的一种方法，常用药物有巴氯芬等。GERD 的反流增多、食管酸清除时间延长，可能与食管蠕动功能减弱有关，缩短反流物与食管黏膜的接触时间，可减少症状的发生。促胃动力药物理论上可以增强食管蠕动而加强食管酸清除作用。其他药物还有胃黏膜保护剂、低剂量抗抑郁药、复方海藻酸钠等。

总之，现代医学在治疗 GERD 方面虽取得了不少进步，但对于治疗难点尚无突破性进展，并且存在病情易反复的局限性，难治性 GERD 烧心、反酸症状难以改善。

第二节 现代医学研究进展

GERD 是一种全球性疾病，据报道患病率从中国的 2.5% 到希腊的 51.2% 不等。这一范围可能反映了不同国家或地区存在真正的差异和方法学因素。虽然种族群体之间的 GERD 症状的发生率和 GERD 的症状在不同的种族群体中是相似的，但 GERD 的并发症，如侵蚀性食管炎和食管腺癌等在白种人群中更为常见，特别是患有向心性肥胖的人群。GERD 已经成为我国和国际学术界高度关注并且研究广泛的疾病领域，主要进展包括以下方面。

一、发 病 机 制

近年来针对 GERD，尤其是 NERD 的发病机制研究进展主要集中于以下几点：

1. 食管黏膜屏障受损

食管黏膜主要包括上皮前屏障、上皮屏障和上皮后屏障。近年来食管黏膜防御特性的降低在 GERD 的发病机制中得到了重点关注，尤其是 NERD 亚型中。食管黏膜关于黏膜完整性方面，在 NERD 中存在多种异常的表现，包括通过光学或电子显微镜检测到的扩张的细胞间隙，通过共聚焦显微镜或放大内镜观察到的毛细血管管腔增大，以及在动态反流测试期间通过内镜的探针检测到的低黏膜阻抗。GERD 感知烧心症状的重要机制是食管鳞状上皮细胞间隙增宽（dilated intercellular space，DIS）。NERD 患者的近端和远端食管黏膜具有更多的浅传入神经。NERD 患者对酸过敏的部分原因可能是他们的传入神经与食管腔的距离增加，因此更多地暴露于回流液中的有害物质。

2. 内脏高敏

增强食管敏感性的生理决定因素已被广泛研究，重点关注黏膜的结构完整性和介导疼痛的神经通路。在神经方面，NERD 患者不仅会出现症状食管酸暴露，还通过外周增强中央疼痛感知。这些异常在功能性胃灼热中最为严重。功能性胃灼热食管酸暴露没有明显异常，而 NERD 患者被定义为明显的异常食管酸暴露，罗马Ⅳ标准认为这是"真正的 NERD"。介于中间的称为反流超敏，定义是尽管食管酸暴露正常，仍可引起的典型反流症状。因此，反流超敏反应被认为严重依赖于外周和中枢敏化，这可能与食管黏膜瞬时感受器电位香草酸受体 1（transient receptor potential vanilloid-1，TRPV1）的较低刺激阈值有关，TRPV1 是对热和辣椒素敏感的受体，常见于反流超敏的症状触发。另一方面改变中枢痛觉会在脊柱水平加速和增强疼痛传递。因此，压力和焦虑会增加对食管刺激的中枢反应。神经肽 P 物质（substance P，SP）和降钙素基因相关肽（calcitonin gene-related peptide，CGRP）介导的外周和中枢神经系统敏化、酸敏感受体的激活、精神和心理因素的异常以及脑-肠轴都可能与 NERD 中内脏高敏的发生有关。阐明这些机制可能为 NERD 患者的治疗提供新的方向。总之，NERD 中内脏高敏的生成是一个复杂的过程，目前的研究仍处于初始阶段，其机制尚未得到完全阐释。

3. 精神心理障碍

精神心理障碍在一定程度上决定了 GERD 症状的严重程度和对治疗的反应。GERD 患者常伴发各类精神心理障碍，主要包括焦虑、抑郁、悲观等负面情绪以及睡眠障碍等，而精神心理障碍的发生又促进 GERD 的发生发展，加重其临床症状。无论患者是否接受 PPI 治疗，仍然有接近一半的患者会出现不同程度的心理问题，并且 GERD 患者睡眠障碍的患病率明显高于健康人群，且并发睡眠障碍的患者更容易出现焦虑与抑郁。

4. 微生物群失调

近年来，随着测序手段和宏基因组研究的发展，人们对肠道微生态生理学研究不断深入，肠道微生态失调在 GERD 发病中的作用逐渐得到医学界的关注并成为研究热点。此外，肠-脑轴是一个双向通信系统，肠道微生物菌群可能通过肠-脑轴影响宿主的生理功能，进而影响宿主大脑功能和行为，在焦虑、抑郁等精神心理障碍的发病中起重要作用。

二、诊　断

（一）GERD 的诊断证据推荐

根据《2020 年中国胃食管反流病专家共识》，关于 GERD 的临床诊断证据有以下几点：

（1）烧心和反流是 GERD 的典型症状（推荐级别：A+，92.3%；A，7.7%。证据等级：高质量）。

（2）胸痛、上腹烧灼感、上腹痛、上腹胀、嗳气等为 GERD 的不典型症状（推荐级别：A+，48.3%；A，37.9%。证据等级：中等质量）。

（3）胸痛患者需先排除心脏因素后才能进行 GERD 评估（推荐级别：A+，79.3%；A，17.2%。证据等级：中等质量）。

（4）根据典型的烧心和反流症状可拟诊 GERD，相关反流问卷可作为 GERD 诊断的辅助工具（推荐级别：A+，57.1%；A，42.9%。证据等级：中等质量）。

（5）PPI 试验性治疗可作为具有典型反流症状患者简便易行的初步诊断方法（推荐级别：A+，75.0%；A，21.4%。证据等级：高质量）。

（6）建议具有反流症状的初诊患者行内镜检查。内镜检查可排除上消化道恶性肿瘤，诊断 RE、反流性狭窄和 BE（推荐级别：A+，70.0%；A，30.0%。证据等级：高质量）。

（7）食管反流监测可提供反流的客观证据，以明确诊断。单纯食管 pH 监测可检测酸反流，食管阻抗 pH 监测可同时检测酸反流和非酸反流（推荐级别：A+，89.7%；A，6.9%。证据等级：高质量）。

（8）食管高分辨率测压可检测 GERD 患者的食管动力状态，并作为抗反流内镜下治疗和外科手术前的常规评估手段（推荐级别：A+，62.1%；A，34.5%。证据等级：中等质量）。

（二）诊断方法

1. 症状与相关量表

GERD 的典型症状是反流和烧心，具有反流和烧心症状者可拟诊 GERD，但不能确诊 GERD。典型症状诊断 GERD 敏感度和特异度不高，非典型症状和食管外症状诊断 GERD 的敏感度和特异度更低，即使有经验的消化科专家根据症状诊断 GERD 的敏感度也仅有 70%，特异度仅有 67%。同样，建立在典型症状基础上的反流性疾病问卷量表以及 GERD 问卷量表诊断 GERD 的准确率也仅有 65%～70%，因此，GERD 症状与相关量表目前不被推荐作为独立或准确的诊断 GERD 的工具。

2. 内镜检查

GERD 引起的食管异常主要为 RE，胃镜是临床上诊断 RE 的最常用方法，目前我国多用洛杉矶（Los Angeles，LA）分级标准对 RE 进行分级（表 2-1-1）。

表 2-1-1　LA 分级

分级	表现
A	食管黏膜有 1 处或多处长度＜5mm 的黏膜破损
B	至少有 1 处长度＞5mm 的黏膜破损，但无融合
C	至少有 1 处两条黏膜破损融合，但未超过食管环周的 75%
D	黏膜破损融合，达到或超过 75% 的食管环周范围

3. PPI 试验

PPI 试验简便易行，是临床诊断 GERD 的常用方法。但 PPI 试验诊断 GERD 的敏感度和特异度不高。关于 PPI 试验中选择何种 PPI，目前 GERD 相关指南没有明确的推荐意见。关于 PPI 试验的疗程，早期研究认为，PPI 应用 1~2 周，每天应用其常规剂量的 2 倍，2 周的 PPI 治疗诊断 GERD 的敏感度较低，仅为 54%，因此，最近世界胃肠病组织制定的相关指南推荐将 PPI 治疗时间延长为8 周。

4. 食管反流监测

食管反流监测通常在需要明确诊断 GERD 时进行。可用于对 PPI 治疗不完全或无反应的患者，在抗反流手术前和（或）术后，以及咳嗽、频繁打嗝和疑似反刍（低级）等非典型症状中。使用食管 24h pH 阻抗监测目前被认为是检测反流发作的金标准。pH 阻抗监测不仅可以检测酸性（pH＜4），还可以检测弱酸性（4≤pH＜7）、弱碱性（pH≥7）、气态和反流发作，增加了 GERD 患者反流监测的诊断率。

三、治　疗

（一）生活方式改变

不良生活方式被认为是 GERD 发生的危险因素，因此，改变不良生活方式被认为是治疗 GERD 的一线方法。改变生活方式主要包括以下三方面：①避免食用可能导致或加重反流的食物：包括咖啡、酒、巧克力以及高脂肪食物等。②避免食用引起烧心的食物：如柑橘、碳酸饮料及辛辣食物等。③采取治疗性措施行为：包括减肥、戒烟、抬高床头、避免晚餐过晚以及餐后卧位等。

（二）药物治疗

1. PPI

PPI 一直以来被用作治疗与胃酸相关性疾病的一线疗法，其可以通过阻断 H^+/K^+-ATP 酶共价结合而阻断胃酸分泌。尽管 GERD 患者的胃酸分泌不增加，并且该疾病的主要病理生理改变表现为运动功能障碍，但胃酸与食管黏膜的接触仍然是在 GERD 患者出现症状和诱发炎性病变中的关键因素。因此，GERD 患者的主要药物治疗仍集中在抑制酸分泌上，PPI 仍是指南推荐的一线用药。

2. 钾离子竞争性酸阻滞剂

钾离子竞争性酸阻滞剂（potassium-competitive acid blocker，P-CAB）是消化道酸相关性疾病新药研发的重要方向之一，这些新型抗分泌药物与 PPI 不同，可在胃壁细胞分泌胃酸的最后阶段竞争性阻断 K^+ 与 H^+/K^+-ATP 酶结合，可以较为持久地抑制胃酸分泌，与 PPI 相比，具有起效快、抑酸持续时间长、个体差异小等优势。在 P-CAB 中，伏诺拉生无疑是治疗 GERD 药物中研究最多的，在药代动力学方面对于 H^+/K^+-ATP 酶活性的抑制效力比 PPI 兰索拉唑高约 350 倍，食物对其肠道吸收的影响也很小。

3. 促动力药

食管下括约肌松弛代表了 GERD 病理生理学中最相关的机制，因此其控制已成为该疾病的治疗靶点。巴氯芬是一种 γ-氨基丁酸（γ-aminobutyric acid，GABA）受体 β 型激动剂，已被确定为第一种反流抑制剂，能够减少一次性食管下括约肌松弛的次数和所有类型的反流事件，包括酸性和弱酸性。

4. 胃黏膜保护剂

胃黏膜保护剂可中和胃酸，增加胃黏膜细胞黏液分泌及黏液中磷脂含量，增强黏液疏水性，并可增多胃黏膜血流，促进胃黏膜修复。

（三）内镜下治疗

1. 内镜下射频消融术

内镜下射频消融术能增加食管下括约肌厚度，减少一过性或短暂性食管下括约肌松弛和食管酸暴露。该方法适应证主要为具有典型 GERD 症状并对 PPI 治疗有效、担心有副作用不愿长期应用 PPI 且不愿进行相关外科手术治疗或有手术禁忌证的患者，但食管裂孔疝大于 2cm 或膈肌裂孔大于 2cm 的患者不适合进行内镜下射频消融术。

2. 抗反流黏膜切除术

抗反流黏膜切除术（anti-reflux mucosectomy，ARMS）是治疗 GERD 的一种相对较新的内镜治疗方法，该方法是通过内镜下食管胃交界处黏膜切除，导致瘢痕形成，从而引起贲门狭窄，因此，达到抗反流治疗 GERD 的目的。ARMS 治疗难治性 GERD 是有效的。ARMS 的严重并发症虽未见报道，但部分患者会出现消化道狭窄等并发症，因此操作时需注意控制切除的深度及范围，以避免因创伤过大导致相关并发症的发生。

3. 经口无切口胃底折叠术

经口无切口胃底折叠术（transoral incisionless fundoplication，TIF）是在内镜下于胃食管连接处远端重建抗反流阀瓣的方法，与传统方式相比，治疗 GERD 疗效更好、安全且术后效果持久，尤其是对于难治性 GERD 患者。

（四）外科手术

2019 年《中国胃食管反流病多学科诊疗共识》建议，对于症状持续、药物无法充分控制、有并发症和生活质量低下的 GERD 患者可考虑手术治疗。腹腔镜抗反流手术主要是通过胃底折叠术来加强抗反流屏障，从而减轻反流相关症状。磁环括约肌增强术通过腹腔镜将磁珠环置于胃食管交界处，以增强抗反流屏障。食管下括约肌电刺激治疗是指在腹腔镜下将一对电极植入食管下括约肌肌层，通过电刺激的方式提高食管下括约肌压力，减少反流。

GERD 是全球最常见的慢性疾病之一，其临床管理影响着患者的生活质量，并且会大量消耗医疗保健和社会资源，因此针对 GERD 患者做好规范化管理是至关重要的。诊断方面，通过 PPI 治疗缓解典型 GERD 症状和内镜下食管黏膜的表现通常足以确定诊断，在临床中应用广泛。治疗方面当前并未有值得关注的进展，首先对于 GERD 轻症患者来讲，生活方式改变缓解 GERD 症状是具有中等级别证据的，其次 PPI 的使用仍然是 GERD 主要的治疗方法，但是长期治疗停药后易复发，以及当前未有评估 PPI 副作用的长期随访和高级别证据，这两个问题都是日后 PPI 使用过程中最值得探究的。P-CAB，作为 2016 年研发出的强剂抑酸药，其显著酸抑制的功效已经被认可，但当前需要仔细控制可能发生的不良事件，特别是在长期治疗的患者中，同时针对 NERD 患者的研究较少，仍无法确定与 PPI 之间的优劣性。最后作为腹腔镜胃底折叠术和新的内镜和侵入性较小的外科手术正在发展，但这些技术尚未证明长期安全性和有效性，GERD 临床中并不提倡使用。就 GERD 现代医学进展而言，当前并无进一步的治疗方法上的突破。基于 GERD 发病机制的复杂性以及现有药物临床疗效和毒副作用，为了提高疗效和减少副作用，针对不同靶点的联合用药已成为临床研发的新趋势，从中医药中去寻找治疗 GERD 的有效药物成为新的选择。

第三节　中西医结合研究进展

GERD 是最常见的上消化道疾病之一，发病率高且管理成本昂贵。当前 GERD 指南仍然推荐酸抑制剂为一线用药，由于酸抑制剂疗效为不完全缓解、停药后易复发等问题，必须寻求除酸抑制剂以外的治疗方法。中医药在诱导缓解、协同 PPI 有效减轻副作用、提高生活质量、防止 PPI 停药后复发等方面优势较明显，因此要强化梳理中医药针对 GERD 的研究进展，为中医药治疗 GERD 提供更加科学完整的文献证据支撑，为 GERD 提供新的中医辨证或中医药治疗思路。

一、GERD 的证候分类研究

中国中西医结合学会消化系统疾病专业委员会在 2017 年制定了《胃食管反流病中西医结合诊疗共识意见（2017）》，中华中医药学会脾胃分会同样也在 2017 年制定了《胃食管反流病中医诊疗专家共识意见（2017）》，前者提出 GERD 主要证型有肝胃不和、肝胃郁热、中虚气逆、气郁痰阻、气滞血瘀、寒热错杂 6 类，与食管、脾、胃和肝密切相关。后者认为病位在食管和胃，与肝、胆、脾等脏腑功能失调密切相关，证型主要以肝胃郁热、胆热犯胃、气郁痰阻、瘀血阻络、中虚气逆、脾虚湿热 6 类为主。可以看出，肝胃郁热、气郁痰阻、气滞血瘀（瘀血阻络）、中虚气逆这 4 种证型是学会专家一致认可的，而中华中医药学会提出的胆热犯胃证和中国中西医结合学会提出的寒热错杂证差异较大。

二、中医证候与酸暴露特点

中医认为肝胃郁热证、胆胃郁热证的发病病机为土虚木乘，肝胆疏泄不利，郁而化热，进而出现反酸。而属于实证、热证的 GERD 患者其 24h pH 酸暴露指标更高，说明随着病情的发展、中医病机的演变、病理产物的生成，酸暴露进一步增加。《胃食管反流病中医诊疗专家共识意见（2017）》中脾虚湿热证的主症为餐后反酸及饱胀；次症为胃脘灼痛、胸闷不舒，舌淡或红，苔薄黄腻，脉细滑数。中虚气逆证的主症为反酸或泛吐清水、嗳气或反流；次症为胃脘隐痛、胃痞胀满；舌淡，苔薄，脉细弱。可见两证均有食欲不振、神疲乏力、大便溏薄等脾虚的症状，而两证的主要差别在于是否有湿热。由此可以推测，脾虚可能是食管动力异常产生的重要原因。饮食不节、禀赋不足导致的脾胃虚弱是 GERD 的发病基础，后期因虚致实，同时出现了湿、热等病理产物，可能导致更多的酸暴露。

三、病　机　演　变

本病发病之初以邪实为主，无论是肝气不舒，横逆犯胃导致肝胃不和、肝胃郁热，或气郁痰阻，胶着胸膈，还是胆热内扰、上冲口咽，均是以邪实为主。但随着病情发展，病势缠绵，中气渐损，中阳不振，运化不及，导致浊气上逆，加之痰湿、湿热等外邪侵袭，故而出现中虚气逆、寒热错杂或脾虚湿热等虚火虚实夹杂之证。

四、治　疗

（一）从实论治

1. 肝胃郁热证的临床方证研究

一项随机对照研究中，对照组 35 例患者给予艾司奥美拉唑肠溶胶囊、盐酸伊托必利片治疗，试验组在对照组基础上加用清热解郁汤（栀子 10g、川芎 10g、枳实 15g、苍术 15g、黄连 5g、陈皮 10g、干姜 5g、甘草 5g）加减治疗，疗程为 2 周。观察两组患者治疗前后反流性疾病问卷（reflux disease questionnaire，RDQ）评分、内镜下食管黏膜分级评分和中医证候评分的变化情况，并评价两组患者的中医证候疗效和安全性。结果发现，清热解郁汤治疗肝胃郁热型 GERD 疗效显著，可以明显改善患者的主观症状。还有一项研究将 70 例肝胃郁热证患者随机分为对照组（多潘立酮片联合奥美拉唑肠溶胶囊口服治疗）和观察组（八味逍遥散加味口服治疗），观察八味逍遥散加味（北柴胡 10g、白芍 15g、牡丹皮 10g、栀子 10g、黄连 6g、吴茱萸 3g、当归 10g、白术 10g、茯苓 10g、瓦楞子 15g、海螵蛸 20g、甘草 6g）对 GERD 的临床疗效及对血清胃动素（motilin，MTL）、血管活性肠肽（vasoactive intestinal peptide，VIP）水平的影响。经过 4 周治疗，发现八味逍遥散加味治疗可以明显改善患者的证候表现，并且对胃镜下黏膜炎症改善与西药相当。此外，八味逍遥散加味可以有效改善患者血清 MTL 和 VIP 的水平。

2. 肝胃不和证的临床方证研究

一项 Meta 分析研究发现，柴胡疏肝散治疗肝胃不和型 GERD 的长期疗效最好。现代药理研究表明，柴胡可有效减轻胃肠部炎症；枳壳可兴奋胃肠道平滑肌；白芍、甘草、香附挥发油具有中枢神经镇痛作用，可对肠管平滑肌解痉；陈皮可促进消化液的分泌，排除肠管内积气；川芎能改善血管内环境。可见，柴胡疏肝散可促进胃肠蠕动，加快胃肠内容物排空，进而减轻胃肠减压，缓解酸反流症状。有研究通过食管黏膜敏感性分组后观察发现，柴胡疏肝散可改善 SP、CGRP 水平。而 SP、CGRP 是在外周感觉神经中参与痛觉信息一级传递的神经递质，并占有重要地位。当 SP、CGRP 基因过度表达时，食管内脏刺激患者痛觉敏感度增加、耐受度降低。两种神经肽可直接作用于胃肠道的神经元，引起"神经源性炎症"，从而改变局部微小结构，进而使内脏敏感度改变。

3. 胆热犯胃证的临床方证研究

一项多中心、随机、双盲、双模拟研究证明，改良的小柴胡汤（柴胡 10g、枳实 10g、白芍 20g、炒白术 15g、黄连 6g、吴茱萸 3g、旋覆花 10g）在治疗具有典型 GERD 和反流性食管炎 A 级和 B 级患者方面具有与奥美拉唑相似的治疗效果。完成治疗后 1 个月和 3 个月内症状复发率明显低于奥美拉唑。说明改良小柴胡汤可能是 GERD 患者 PPI 维持的替代疗法。该项研究还发现，改良小柴胡汤增加了食管下括约肌压力（LESP），增强了食管屏障作用，减少了无效收缩以改善食管清除，减少了前期收缩以调节食管运动的协调，改善了食管清除功能。

4. 气郁痰阻证的临床方证研究

气郁痰阻证脾胃受损，运化失司或是情志愤懑抑郁导致气机不畅，可使津液代谢受阻，久则聚之成痰阻碍脾胃运化，易生热化火，湿热胶结易生酸腐，酸水随气逆抑或热邪反升口咽而致。半夏厚朴汤出自我国现存最早杂病诊治专著《金匮要略·妇人杂病脉证并治》，用于治疗妇人因气郁痰阻而出现的咽部如有"炙脔"之病，具有降气和胃，温中化痰之效。现代药理学研究显示，半夏厚朴汤可以改善食管黏膜炎症条件下缺氧微环境变化，还具有提升胃肠运动能力、促胃排空、减轻炎症反应、制酸、缓解抑郁焦虑、改善睡眠的作用。因此，该方除了 PPI 的制酸来缓解炎症反应作用外，还具有调节胃肠运动能力、促胃排空、部分改善焦虑抑郁及睡眠情况的作用。相较于单纯使用 PPI，此方中疗效可涵盖促动力药物及抑酸护胃、保护胃黏膜等药物药效，因而也就使得临床疗效更为显著。

5. 气滞血瘀证的临床方证研究

中医认为，久病必瘀。气滞血瘀证患者多病史较长，其主症为反酸时久、胸骨后刺痛或疼痛部位固定和吞咽困难；次症为嗳气、胸胁胀满、呕血便血和情绪不畅则加重；舌质暗或有瘀斑，舌苔白，脉弦细或弦涩；其治法为疏肝理气，活血化瘀；其首选方药为血府逐瘀汤加减。血府逐瘀汤出自清代著名中医大家王清任的《医林改错》，具有活血化瘀，行气止痛之功效，是治疗气滞血瘀证的首选方剂。国内一些临床工作者在中医辨证基础上，应用血府逐瘀汤治疗 GERD，取得良好的效果。江苏省中医院沈洪教授面向以气滞血瘀为主的 GERD 患者，应用血府逐瘀汤，疗效显著。而田明等人的研究中，采用了反流性疾病问卷与气滞血瘀证诊断量表相结合的方式，增强了 GERD 诊断的敏感度、特异度和判断准确率。结果发现血府逐瘀汤联合艾司奥美拉唑镁肠溶片在气滞血瘀证的改善方面的有效率为 93.1%，明显高于对照组的 67.7%，说明血府逐瘀汤治疗气滞血瘀证 GERD 的有效性。

（二）从虚论治

中虚气逆证的临床方证研究

王展儒等人的研究中将确诊为中虚气逆证 NERD 的 68 名患者随机分为实验组 35 例和对照组 33 例：实验组给予外台茯苓饮（党参 15g、白术 10g、伏苓 10g、陈皮 10g、枳实 10g、生姜 6g）加减辅助胃镜下微量射频治疗，对照组给予胃镜下微量射频治疗。30 天后比较两组的治疗总有效率和中医证候积分。结果显示实验组的治疗总有效率明显高于对照组；实验组的中医证候积分明显低于对照组。周水英等人将 120 例确诊中虚气逆证 NERD 患者按随机数字表法分为两组：中药组予参桑半佛汤（生黄芪 30g、太子参 25g、桑白皮 10g、制半夏 10g、佛手 15g、桔梗 12g、沉香 6g、吴茱萸 5g）治疗，西药组口服雷贝拉唑（10mg/次，每日 2 次）联合莫沙必利（5mg/次，每日 3 次）治疗。疗程均为 8 周，观察治疗前后临床症状总积分变化情况及患者临床症状疗效，并随访半年。结果显示两组临床总有效率分别为 88.33%、91.67%，无显著性差异。但停药半年后复发情况比较，中药组明显低于西药组，复发率分别为 12.50%、41.51%，差异有统计学意义。

（三）虚实兼治

1. 脾虚湿热的临床方证研究

谢晶日教授的一项研究中纳入 60 例确诊为脾虚湿热证 GERD 的患者，随机分为治疗组 30 例、对照组 30 例：治疗组给予自拟胃病 2 号方（炒白术 20g、炒薏苡仁 15g、苍术 10g、黄连 10g、半夏 10g、厚朴 15g、柴胡 10g、海螵蛸 15g、鸡内金 15g）治疗，对照组予以奥美拉唑镁肠溶片（20mg/次，每日 2 次），疗程均为 8 周。结果显示治疗组有效率优于对照组有效率，具有统计学意义。治疗后治疗组中医证候积分改善情况优于对照组中医证候积分改善情况，具有统计学意义。且治疗组复发率改善情况优于对照组复发率改善情况，具有统计学意义。还有一项研究将 90 位脾虚湿热证 GERD 患者随机纳入西药组、中药组以及联用组，3 组各 30 例，分别予雷贝拉唑钠肠溶片（20mg/次，每日 1 次）、芪芩乌贝汤加减（黄芪 10g、黄芩 10g、乌贼骨 15g、大贝母 10g、仙鹤草 15g、白术 10g、法半夏 6g、麦冬 10g、薏苡仁 15g）、雷贝拉唑钠肠溶片和芪芩乌贝汤加减治疗，疗程共 8 周。根据反流性疾病问卷（RDQ）总积分和中医症状积分治疗前后的变化评价 3 组疗效。根据停药 4 周的 RDQ 总积分评价复发情况。芪芩乌贝汤联合雷贝拉唑治疗脾虚湿热证 GERD 疗效肯定，在降低 RDQ 总积分、改善中医症状方面均优于单用芪芩乌贝汤或雷贝拉唑，治疗安全，远期疗效好。

2. 寒热错杂的临床方证研究

一项纳入 60 例寒热错杂证 NERD 患者的随机对照研究中，对照组采用奥美拉唑胶囊口服治疗，观察组采用半夏泻心汤加味治疗。比较两组患者临床疗效、不良反应发生情况。观察组治疗（93.3%）高于对照组（70.0%），观察组不良反应发生率（3.3%）低于对照组（23.3%），两组具有统计学差异。还有一项纳入 88 例符合肝胃不和寒热错杂证 NERD 患者的研究中，治疗组服用柴桂良附方（柴胡 10g、黄芩 10g、清半夏 10g、人参 6g、桂枝 10g、白芍 10g、高良姜 6g、香附 10g、枳实 30g、莪术 10g、八月札 30g、蒲公英 18g、焦三仙各 15g、甘草 6g），对照组服用泮托拉唑钠肠溶胶囊（40mg/次，每日 1 次），疗程为 8 周，评价柴桂良附方治疗的安全性、有效性。结果显示柴桂良附方能够有效治疗肝胃不和寒热错杂证 NERD，缓解患者的临床症状，改善酸反流情况，降低复发率。

（四）名医经验荟萃

1. 从太极升降论治 GERD

李军祥教授以易学中太极的整体观为基础，结合多年临床经验，提出运用"太极升降"论治脾胃病。李教授提出，太极升降的核心思想是肝、脾、肾左升，心、胃、肺右降，以太极易理把握气机升降的关键在于认识到气机升降并非是单一的、机械的运动，而是寓动于静、脏腑密切相关、升已而降、降已而升的过程。强调从太极阴阳的整体观、动静观、平衡观来理解气机升降。如此，可以避免单纯从脏腑角度理解气机升降的局限性，在临床实践中更能体会到动静合一，升降相应的融合。

李教授认为，GERD 主要发病机制为胃失和降、气机上逆，导致出现反酸、反流、烧心等症状，其病位虽在食管，却与其他脏腑有着密切的关系，因此以太极思维审视脏腑病位，可知心、肺、肝、胆、肾等均通过气机升降运动影响本病的发生。在治疗本病时，李教授以平衡阴阳的太极思维为本，自拟和胃降逆方为主方，结合调肝、宣肺、摄心、温肾、清胆、通肠等法随证治疗本病，临床疗效颇为显著。

2. 从郁论治 GERD

谢晶日教授认为导致 GERD 病机演变的基础为"郁"，胃液本为酸性，"无郁不成酸"，强调正常的胃液在内、外因的影响下郁而生热化火，火曰炎上，则使正常的胃酸变成病理的热酸而上泛；或素体脾胃阳虚而渐生寒变，加之饮食寒温失宜则郁于胃脘，寒变的胃酸和未被腐熟的食物阻碍胃气通降，则随逆气而上；抑或脾胃气机不畅，脾不升清，胃不降浊，中焦气机枢转不利，当升不升，当降不降，则使正常的胃酸随逆乱之气上流。

谢晶日教授强调论治 GERD 要顺应六腑之性，并提出"通法三步曲"即消食和胃法、疏肝健脾法、开郁散结法，"通""疏"结合，使壅滞的酸腐秽浊下行、郁滞的逆气散解，则吞酸或吐酸自消。治疗上，谢晶日教授在"通法"和"疏法"的基础上常加"煅四石"（煅海螵蛸、煅瓦楞子、煅海蛤壳和浙贝母）以制酸，解烧心、反酸于顷刻。此外谢教授认为胃酸本平，有寒热之变，因气机郁滞使正常胃酸不能随胃气通降，郁而化热，热与酸合，随逆气上泛，灼伤食管黏膜则病烧心、反酸，临床可加用左金丸以清肝泻火，降逆制酸。

3. 从阴火论治 GERD

阴火理论是李东垣"脾胃学说"的核心内容，是体现李东垣脾胃学说特点的重要概念之一，其基本内容为脾胃虚弱，元气不充，升降失常，阴火内生。李鲜教授根据 GERD 临床表现认为本病病机特点为"热"与"逆"，与阴火蒸腾密切相关：火性炎上，胃中浊气随阴火蒸腾上冲则可发为本病，其本为中焦脾胃不足。李鲜教授指出，从阴火论治 GERD 适用于以下三种情况：其一，以劳倦所伤，饮食不节或思虑过度，损伤脾胃元气为病因；其二，病程较长，迁延不愈，反复发作；其三，"阴火蒸腾"之象与脾胃气虚之症相兼并见。因此，治疗时应着眼于补益中焦脾胃，使元气充足。临证时根据阴火的程度和表现形式不同，采用补脾胃、充元气，泻阴火、调寒热，调气机、散郁火等治法。而对于已成之阴火，即阴火之标，本于东垣顾护脾胃的理念，李教授则强调应慎用苦寒。但阴火炽盛时亦适当佐以苦寒之药以泻阴火，且多用酒制，制约其寒凉之性，以免伤中。

第四节　研　究　展　望

GERD 是临床上的常见多发疾病，其发生、发展受多种因素的影响，发病机制涉及食管黏膜屏障受损、内脏高敏、精神心理障碍、肠道微生态等。近些年来，中医药正在成为开发新型 GERD 药物的重要来源，除了发挥中药复方多靶点整体调节的治疗优势，中药还是发现 GERD 先导化合物的重要来源。过去的一段时间，中国学者围绕中医药治疗 GERD 的临床研究、抑酸机制、炎症调控、菌群调节等领域做出了卓有成效的研究工作，在国际学术界发出了中国声音，彰显了中医药特色优势。但是必须认识到，中医药发展仍在起步阶段，还存在诸多问题，需要今后学术界同行努力探索。

一、临床研究方面

（1）中医证候研究：开展中医证型与反流性疾病问卷量表、GERD 问卷量表、内镜 RE 分级及 24h pH 阻抗监测相关性研究。

（2）开展 GERD 中医证候与多组学相关性研究，并进行药证验证，从而寻找出药物作用的最佳靶点。

（3）开展大样本、多中心、随机双盲双模拟的临床试验研究，获得高级别循证证据。

（4）针对目前疗效评价指标中患者接受度差、易受医者主观判断影响等缺点，引入具有中医特色的脾胃系疾病 PRO 量表评价临床疗效，建立具有中医特色的中医药治疗 GERD 疗效评价标准，以便更符合慢性病评价特点，并能真实反映患者感受，体现中医药治疗的优势。

二、实验研究方面

（1）开展 GERD 病证结合模型的研究，以便更能反映中药的药理作用。

（2）开展调节敏感通路治疗 NERD 的作用机制研究。

（3）开展中医药调节脑-肠互动相关作用机制防治 GERD 的研究。

（4）开展中医药调节肠道微生态相关作用机制防治 GERD 的研究。

（李军祥　姜　慧）

参 考 文 献

李军祥，陈誩，李岩，2018. 胃食管反流病中西医结合诊疗共识意见（2017 年）[J]. 中国中西医结合消化杂志，26（3）：221-226，232.

汪忠镐，吴继敏，胡志伟，等，2020. 中国胃食管反流病多学科诊疗共识[J]. 中华胃食管反流病电子杂志，7（1）：1-28.

中华医学会消化病学分会，2020. 2020 年中国胃食管反流病专家共识[J]. 中华消化杂志，40（10）：649-663.

Gyawali C P，Kahrilas P J，Savarino E，et al，2018. Modern diagnosis of GERD：the Lyon Consensus[J]. Gut，67（7）：1351-1362.

Herregods T V，Bredenoord A J，Smout A J，2015. Pathophysiology of gastroesophageal reflux disease：new understanding in a new era[J]. Neurogastroenterol Motil，27（9）：1202-1213.

Katzka D A, Kahrilas P J, 2020. Advances in the diagnosis and management of gastroesophageal reflux disease[J]. BMJ, 371: m3786.

Lundell L R, Dent J, Bennett J R, et al, 1999. Endoscopic assessment of oesophagitis: clinical and functional correlates and further validation of the Los Angeles classification[J]. Gut, 45 (2): 172-180.

Maneerattanaporn M, Pittayanon R, Patcharatrakul T, et al, 2022. Thailand guideline 2020 for medical management of gastroesophageal reflux disease[J]. J Gastroenterol Hepatol, 37 (4): 632-643.

Roman S, Gyawali C P, Savarino E, et al, 2017. Ambulatory reflux monitoring for diagnosis of gastro-esophageal reflux disease: Update of the Porto consensus and recommendations from an international consensus group[J]. Neurogastroenterol Motil, 29 (10): 1-15.

Savarino V, Marabotto E, Zentilin P, et al, 2021. Pharmacological management of gastro-esophageal reflux disease: an update of the state-of-the-art[J]. Drug Des Devel Ther, 15: 1609-1621.

第二章

功能性消化不良中西医结合研究进展

第一节 概　　述

　　功能性消化不良（functional dyspepsia，FD）是指具有慢性消化不良症状的一组症候群，其主要表现为上腹部疼痛、上腹部烧灼感、餐后饱胀和早饱感，还可伴有上腹部胀气、恶心、呕吐及嗳气等症状，且以上症状不能用器质性、系统性或代谢性疾病等来解释。FD 的发病目前尚缺乏全球范围内大规模的流行病学证据，但各国各地域调查显示其发病率较高。基于罗马Ⅳ诊断标准的一项包括 6300 名英美加普通成年人在内的健康调查表明 FD 的发病率为 8%～12%。近期一项来自马来西亚的研究，共招募初级保健的 1002 名成人受试者，结果表明不论是根据罗马Ⅲ诊断标准还是罗马Ⅳ诊断标准，FD 发病率均在 7.5%左右。一项在印度北部千余名大学生中开展的流行病学调查研究发现 FD 发病率高达 15.2%。FD 在我国发病率也相对较高，2018 年一项对 2918 名东南地方官兵的调查问卷显示 FD 的总体患病率为 6.1%，另一项对热带岛屿工作人员的调查发现 FD 的发病率为12.77%。FD 较高的发病率严重影响患者的生活质量，也给各地医疗资源带来较大负担。

　　罗马Ⅳ诊断标准对 FD 的诊断标准作出了明确规定，诊断必须包括以下 1 项或多项症状：餐后饱胀不适、早饱不适感、上腹痛、上腹部烧灼感。根据症状，FD 分为餐后不适综合征（postprandial discomfort syndrome，PDS）、上腹痛综合征（epigastric pain syndrome，EPS）两个亚型，且两者可以重叠出现。PDS：必须具有以下 1 项或 2 项症状：①餐后饱胀不适（影响日常生活）；②早饱（不能完成进食餐量）。常规检查（包括影像、生化及内镜）未发现器质性、系统性或代谢性疾病，诊断前至少有 6 个月病程，近 3 个月存在症状，每周至少 3 天。EPS：必须具有以下 1 项或 2 项症状：①上腹痛（影响日常生活）；②上腹烧灼感（影响日常生活）。常规检查（包括影像、生化及内镜）未发现器质性、系统性或代谢性疾病，诊断前至少有 6 个月病程，近 3 个月存在症状，每周至少 1 天。

　　FD 与遗传、心理、饮食、生活方式等诸多因素相关，脑-肠互动紊乱在其发病中发挥核心作用。脑-肠互动紊乱可导致胃动力感觉异常、十二指肠结构和功能异常等病理机制产生，进而引起系列消化不良症状。目前 FD 治疗方法多样，如促动力剂、酸抑制剂、神经调节剂、白三烯受体阻滞剂、益生菌等。目前虽然以上治疗方法在临床中取得一定疗效，但因 FD 复杂的发病机制，临床治疗依然面临着诸多问题。

第二节　现代医学研究进展

　　FD 是常见的功能性胃肠病之一，是起源于胃十二指肠的一组临床综合征，随着胃肠病神经学、社会心理学、精准治疗学的进展，近些年来对 FD 机制和治疗的认识已迎来新的时代。

一、FD 发病机制研究进展

（一）脑-肠互动紊乱在 FD 发病中发挥核心作用

罗马Ⅳ诊断标准明确将功能性胃肠疾病的本质定义为"脑-肠互动紊乱"的疾病，FD 作为临床常见的功能性胃肠疾病之一，脑-肠轴在其发病中发挥着关键作用，脑-肠互动紊乱是其核心发病机制。脑-肠轴是一个复杂的双向通信网络，由中枢神经系统、肠神经系统和自主神经系统共同支配，其中涉及多个环节包括神经、内分泌、免疫与肠道菌群等之间的相互作用，可对胃及十二指肠运动、分泌、感觉，甚至黏膜屏障及免疫功能等进行调节。一般胃肠道通过神经感受器将局部刺激转化为神经信号，通过传入神经系统传入大脑，进而大脑对传入信息进行整合后再通过神经-内分泌和自主神经系统将调控信息直接作用于胃肠道平滑肌细胞或传递到胃肠道神经丛，调节胃肠道功能，完成脑-肠的互动。目前随着神经影像学技术的发展，研究进一步证实 FD 患者存在功能脑区的异常。近期有研究对 67 名 FD 患者进行结构 MRI、静息状态功能 MRI、弥散张量成像技术检测，发现 FD 患者右侧岛叶灰质密度降低，右前岛叶与右侧丘脑、内外囊、扣带回皮质连接概率较低，且 FD 患者病程与右前岛叶和丘脑的功能连接呈负相关。另一项研究也发现 FD 患者中脑导水管周围灰质与岛叶的连接增加，与眶额叶皮质、背外侧前额叶皮质和海马/旁海马的连接减少，症状持续时间与中脑导水管周围灰质和壳核及辅助运动区的连接呈正相关，症状严重程度与中脑导水管周围灰质和岛叶的连接呈正相关；研究还发现伴有高度焦虑和抑郁的 FD 患者中脑导水管周围灰质与前扣带皮质、楔前叶、背外侧前额叶皮质和尾状核的连接也发生明显改变。以上研究提示大脑相关区域如岛叶、中脑导水管周围灰质内部及周围结构和功能连接的改变可能与 FD 患者内脏感觉及相关情感反应的异常有关。

下丘脑-垂体-肾上腺轴（hypothalamic–pituitary–adrenal axis，HPA）是神经内分泌调节的重要组成部分，也是功能性胃肠疾病脑-肠互动不可或缺的重要环节。近期有研究证实在 FD 患者中存在 HPA 信号通路的失调，十二指肠中 CRH-2R 的表达明显降低，且直接导致了炎症小体 NLRP6 的缺失，进而导致杯状细胞数量和黏蛋白分泌的减少，从而出现 FD 相关症状。众所周知，FD 发生与压力应激密切相关，有研究应用慢性复杂应激大鼠模型研究 HPA 轴与肠道动力的关系，发现模型大鼠中枢 CRF mRNA 表达、血浆中皮质醇水平升高，且同时胃动力功能下降，提示 HPA 轴在 FD 胃动力障碍中发挥着重要调节作用。

自主神经系统是脑-肠轴的重要参与者，是大脑皮质与肠神经系统的联络员。有研究应用碘乙酰胺灌胃新生大鼠和鼠夹尾刺激成年大鼠的方法制备 FD 模型，发现模型大鼠在行为学评分增加、胃肌电反应增强的同时，脊髓背角中 c-fos、iNOS、cGMP 和 PKG 表达增加，提示脊髓背角 NO/cGMP/PKG 信号通路在 FD 中发挥着重要作用。另有实验模拟 FD 胃高敏感状态，发现胃底外肌层的神经生长因子、胸背根神经节和脊髓的脑源性神经营养因子的表达增加，胸椎背根节 K(v) 1.1 mRNA 表达下调，提示 FD 中存在交感神经系统兴奋性的改变。

肠神经系统（enteric nervous system，ENS）与中枢神经系统拥有相似的结构和功能组成，肠道作为相对独立的神经主体在肠道感觉动力等功能调节中发挥着重要作用。就胃肠动力功能调节而言，有学者认识到 ENS、Cajal 间质细胞（interstitial cell of Cajal，ICC）、平滑肌细胞（smooth muscle cell，SMC）共同构成 ENS-ICC-SMC 网络，在 FD 大鼠中观测到肠神经纤维数量明显减少、分布分散，ICC 形态模糊、数量减少、胞体突起较少、相互之间联系不紧密、网络样结构被破坏，且肠神经纤维与 ICC、SMC 之间的紧密连接缺损，提示肠神经-ICC-SMC 网络结构紊乱可能是胃肠动力异常的结构基础。

以上均表明脑-肠互动紊乱在 FD 的发生发展中发挥重要作用，其作为核心病机贯穿疾病发展的始终。从广义上来讲，其调控过程除涉及神经调节外，还包括免疫、内分泌等多系统的参与。

（二）十二指肠病理改变在 FD 发病中发挥重要作用

一般认为胃高敏感及动力障碍是公认的 FD 主要发病机制，目前随着研究的不断深入，十二指肠结构和功能异常在 FD 发病中的作用受到越来越多的重视，其最主要病理改变包括十二指肠微炎症、通透性改变、神经元结构改变和微生态失调等。

十二指肠微炎症和黏膜通透性改变在 FD 中发挥着重要作用，近期有研究发现在 FD 患者中 $60 \sim 120min$ 尿乳果糖排泄量及乳果糖与甘露醇比值均高于正常对照组，提示十二指肠上皮屏障功能受损，另有研究发现与健康对照组相比，FD 患者十二指肠黏膜跨膜电阻降低，细胞旁通路通透性增加，与此同时紧密连接、黏附连接和桥粒蛋白表达异常，且存在黏膜中肥大细胞和嗜酸性粒细胞浸润增多，提示 FD 患者十二指肠黏膜受损，且存在炎症反应。在十二指肠管腔中存在胆汁、酸、胰液等物质，其分泌及功能异常是十二指肠炎症反应及通透性改变的潜在因素。有报道取 FD 患者十二指肠活检黏膜，应用 Ussing Chamber 技术发现其黏膜电阻下降，与胆汁酸、熊脱氧胆酸（ursodeoxycholic acid，UDCA，也称熊去氧胆酸）、鹅脱氧胆酸（chenodeoxy-cholic acid，CDCA）密切相关，熊脱氧胆酸本身也可增强细菌移位。

此外，FD 患者中还存在十二指肠神经元结构及功能的改变。有研究从 FD 患者十二指肠活检黏膜中分离黏膜下神经丛，对神经元和神经胶质细胞进行功能和形态学检查，发现在 FD 患者中存在去极化和电刺激引起的钙反应降低，提示黏膜下神经丛神经功能受损；此外，FD 患者中存在神经胶质增生、神经节结构改变；与此同时还发现 FD 患者黏膜下层浸润的嗜酸性粒细胞和肥大细胞明显多于对照组，且其与黏膜下神经节测得的钙瞬变振幅有明显相关性，这些研究结果提示 FD 十二指肠神经结构和功能异常，且在一定程度上说明 FD 十二指肠黏膜的炎症反应最终可能通过影响肠道神经发挥作用。肠胶质细胞是神经元重要的营养支持细胞，其可分泌神经胶质细胞来源的神经营养因子（glialcellline-derived neurotrophic factor，GDNF），有研究证实 GDNF 除发挥神经营养作用外，还参与调节黏膜完整性。近期有研究发现在 FD 患者中 GDNF 蛋白表达明显增加，其与上腹烧灼感的频率呈明显正相关，提示 GDNF 可能通过影响肠道神经、上皮屏障功能参与 FD 的病理过程。

另外，随着肠道菌群研究的不断深入，也有研究发现在 FD 患者中十二指肠链球菌和厌氧菌属中的普雷沃氏菌、细孔菌和放线菌明显增加，细菌载量增多，但菌群的多样性降低；评估患者生活质量和餐后症状与十二指肠细菌载量的关系，发现十二指肠细菌载量与生活质量呈负相关，与餐后症状严重程度呈正相关。目前虽然针对 FD 患者中十二指肠菌群变化相关报道相对较少，但其是临床及科研工作中不能忽视的重要环节，有待进一步研究探讨。

二、FD 治疗研究进展

（一）促动力剂及酸抑制剂

促动力剂及酸抑制剂是 FD 的一线治疗药物。就促动力剂而言，临床常用的有多巴胺 D_2 受体拮抗剂甲氧氯普胺、多潘立酮，多巴胺 D_2 受体及胆碱酯酶双重阻滞剂伊托必利，5-HT 受体 4（5 hydroxytryptamine 4 receptor，$5-HT_4R$）激动剂如西沙必利、莫沙必利等。此外随着新药研发不断深入，目前阿考替胺作为新型的促动力剂已开始应用于 FD 治疗，其主要是通过拮抗毒蕈碱 M_1 和 M_2 受体，从而抑制乙酰胆碱酯酶活性，增强乙酰胆碱的释放而发挥促动力作用。近期针对阿考替胺治疗 PDS 患者的一项 III 期临床试验发现其治疗 FD 有效性及安全性与莫沙必利相似。

此外，在 FD 治疗中抑酸治疗不容忽视。研究证实 PPI 对降低十二指肠酸暴露发挥着重要作用，且其可明显降低 FD 患者的十二指肠嗜酸性粒细胞数量、肥大细胞浸润、黏膜通透性，从而有效改善 FD 症状。此外 H_2RA 在 FD 的抑酸治疗中也发挥了一定作用；目前新型酸抑制剂钾离子竞争性酸阻滞剂如伏诺拉生在临床抑酸治疗中已得到应用，但针对 FD 的治疗尚未见到报道，需进一步试验研究。

在关注临床有效性的同时，尚需警惕药物的不良反应，如长期大量应用甲氧氯普胺可能发生锥体外系症状；多潘立酮可能诱发或加重心律失常；西沙必利可致 QT 间期延长，引起尖端扭转型室性心动过速甚至心搏骤停，很多国家已限制其临床应用；长期的 PPI 治疗可能导致菌群的失调等。

（二）心理干预及神经调节剂

心理干预在 FD 治疗中的作用也逐渐凸显，综合 2021 年开展的 14 项临床随机对照试验（RCT）研究发现，与对照组比较，心理干预能有效改善 FD 患者胃肠道临床症状，降低焦虑抑郁水平。近期一项临床研究纳入了 172 名 FD 患者，发现其中 36%患者存在抑郁状态，FD 与抑郁状态合病严重影响了患者生活质量，对患者进行心理干预及治疗对改善 FD 患者生活质量、缓解症状具有一定意义。一项纳入 130 名患者的回顾性研究发现，根据患者的症状给予个体化的抗抑郁药物治疗，最常用的药物为氟哌噻吨美利曲辛、氟西汀、舒必利、帕罗西汀、西酞普兰等，其症状改善率高达 90%以上；西酞普兰的缓解率优于舒必利和米氮平，在 PDS 亚组分析中，氟西汀的缓解率显著高于其他药物组。也有研究证实三环类抗抑郁药较选择性 5-HT 再摄取抑制剂对 FD 效果更好。小剂量的抗抑郁药物的应用可能是临床治疗 FD 尤其是难治性 FD 的有效方法之一，但其安全性有待进一步考证。在 2018 年开展的一项随机双盲安慰剂对照研究中证实对于应用 PPI 及促动力剂无效的难治性 FD 患者，低剂量三环类抗抑郁药物丙米嗪（有效率为 63.6%）优于安慰剂对照组（有效率为 36.5%），但部分患者出现临床不良反应，如口干、便秘、嗜睡、心悸等。另有研究发现应用抗焦虑药物 5-HT 受体 1（5-hydroxytryptamine 1 receptor，5-HT$_1$R）激动剂丁螺环酮对 FD 也有一定疗效。目前虽然抗焦虑抑郁药物已开始应用于 FD 治疗，但尚缺乏高级别的循证医学证据，且其临床安全性也需要综合考量。

除上述治疗方法外，生活方式干预在 FD 治疗中亦具有一定作用。如膳食管理，低 FODMAP 饮食可明显改善 FD 症状；常规治疗基础上联合每天 30min、每周 5 次的有氧运动对 FD 常规治疗具有协同增效作用。此外，近些年来随着 FD 患者十二指肠微炎症及菌群失调机制研究的不断深入，有学者发现应用肥大细胞稳定剂色甘酸钠、白三烯受体阻滞剂孟鲁司特也可缓解消化不良症状；一项随机双盲对照试验证实应用抗生素利福昔明治疗 FD 患者与安慰剂比较，可缓解 FD 患者整体消化症状，减轻嗳气和餐后饱胀等，在女性患者中尤其明显。近期还有报道提出补充益生菌亦对改善 FD 症状有一定疗效。

如上所述，目前随着研究的不断深入，在常规 PPI、促动力剂等治疗基础上，FD 患者心理及生活方式干预作为基础药物治疗的重要辅助在临床中越来越受重视，FD 治疗逐渐向"生物-心理-社会医学模式"转变，且针对 FD 患者十二指肠病理改变相关治疗方法的探索可能是未来研究的可行方向。

第三节　中西医结合研究进展

由于 FD 发病的复杂性，目前西医治疗虽然取得一定疗效，但疗效尚不能令人满意，近些年来中西医结合治疗研究取得一定进展，逐渐受到重视。本病的中西医结合亮点主要体现在"病证结合"的诊疗模式，包括西医诊断疾病、中医辨证分型及治疗等方面。

一、FD 证候分类研究

辨证施治是中医治疗的基本原则，FD 的病证结合诊断、辨证分型是辨证施治的基础。一直以来 FD 的辨证分型不完全统一、规范，一定程度上制约了中医治疗的推广。

为了规范 FD 证候分类，早在 2001 年由中华中医药学会脾胃病分会主任委员张声生教授牵头制定的《功能性消化不良中医诊治规范（草案）》中就将 FD 分为肝郁气滞证、肝郁脾虚证、脾虚痰湿证、饮食积滞证、寒热错杂证，为 FD 临床辨证分型提供了重要参考；而后 2003 年中国中西医结合学会消化病学分会发布的《功能性消化不良中西医结合诊治方案（草案）》又提出肝气郁结证、脾胃气虚证、肝气犯胃证、湿热滞胃证的证候分类；而后张声生教授团队依托"十一五"国家科技支撑计划项目，应用"寒、热、虚、实"对传统中医辨证分类进行二次辨证，提出 FD 主流证候包括虚实夹杂证（脾虚气滞证）、实热证（脾胃湿热证）、虚寒证（脾胃虚寒证）、寒热错杂证，这化繁为简的辨证分型，便于临床应用，也可供医家在实践中借鉴参考；此后在张教授研究结果的基础上，中华中医药学会脾胃病分会组织国内脾胃病专家依据循证证据形成《功能性消化不良中医诊疗专家共识意见（2017）》，对 FD 证候分类又进行规范，统一分为脾虚气滞证、肝胃不和证、脾胃湿热证、脾胃虚寒证、寒热错杂证；紧随其后，中国中西医结合学会消化系统疾病专业委员会颁布了《功能性消化不良中西医结合诊疗共识意见（2017 年）》，与上述《功能性消化不良中医诊疗专家共识意见（2017）》辨证分类一致。此后 2019 年由国家药品监督管理局药品审评中心颁布的《中药新药用于功能性消化不良临床研究技术指导原则》、中华中医药学会脾胃病分会颁布的《消化系统常见病功能性消化不良中医诊疗指南（基层医生版）》也沿用了以上辨证分类。

FD 常见证候的分布因西医亚型的不同，其分布也显示出一定的特点。天津一项纳入了 2020 年 5 月至 2021 年 1 月就诊的 233 名 FD 患者的临床研究结果显示，PDS 主要以脾虚气滞证、脾胃虚寒（弱）证、寒热错杂证为主，EPS 主要以肝胃不和证和脾胃湿热证为主。此外，广州一项纳入了 2015 年 1 月至 2016 年 6 月就诊的 326 名 FD 患者的临床研究显示，PDS 患者多表现为脾虚气滞证，而 EPS、PDS+EPS 患者多以肝胃不和证为主。此外，有研究分析了 FD 不同辨证分型中胃电图的特点，发现就正常慢波百分比而言，胃体的胃电改变在寒热错杂证组明显高于其他四组，肝胃不和证低于脾虚气滞证及脾胃虚寒证；胃窦的胃电改变在肝胃不和证组要低于脾虚气滞证、脾胃湿热证、脾胃虚寒证三个证型的患者，提示不同中医证型的患者有不同的胃电活动改变。但以上尚没有共识意见推荐，需更多循证证据证实。

二、FD 中医治疗临床研究

近些年来国内学者不断挖掘中医治疗 FD 的循证证据，不论是中药复方、中成药等内治法，还是针灸、推拿、穴位埋线等外治法，均在 FD 临床治疗中突显了一定优势。

（一）中医内治法

1. 中药复方

中药复方的辨证应用是 FD 临床治疗的主要手段。在"十一五"国家科技支撑计划项目支持下，首都医科大学附属北京中医医院消化中心对中药复方辨证治疗 FD 开展系列研究，通过多中心、随机、双盲、安慰剂对照的临床研究证实治疗脾胃虚寒证、脾虚气滞证、脾胃湿热证、寒热错杂证的胃病 1～4 号复方对 FD 消化道总体症状积分、单项症状积分、中医证候积分和生活质量均有明显改善作用。随机对照试验观察连朴饮对脾胃湿热证 PDS 临床疗效，发现连朴饮可有效缓解 PDS 患者脘腹胀满、口苦口黏、大便不爽、纳呆、头身困重症状，且未发现明显副反应。另针对 FD 脾胃虚寒证应用加味桂附理中汤治疗亦收到一定疗效，可缓解患者脘腹痞满、胃寒隐痛、食少纳呆、大便稀溏症状。此外，临床中寒热错杂证 FD 患者亦不在少数，其主要代表方剂为半夏泻心汤，既往已有 Meta 分析报道半夏泻心汤在提高 FD 患者临床总有效率、临床治愈率，改善上腹饱胀、上腹痛、上腹部烧灼感，降低复发率方面作用突出。

FD 发病以"脾虚气滞"为根本，香砂六君子汤为健脾理气治疗的主要方剂，在此基础上，随症加减，这也是另一种形式的辨证施治。已有报道分析 2007~2017 年这 10 年以香砂六君子汤为基础方治疗 FD 的随机对照试验，发现与对照组比较，香砂六君子汤能明显提高 FD 临床疗效。FD 发病与"肝"密切相关，柴胡疏肝散为疏肝和胃治疗的主要方剂。近期开展的一项关于柴胡疏肝散治疗 FD 的 Meta 分析证实柴胡疏肝散可有效提高 FD 临床症状治愈率、临床症状总有效率，降低不良反应发生率。

2. 中成药

临床中用于治疗 FD 的中成药亦显示了较好疗效。中成药的组方也遵循中医基础理论，需辨证应用。依托国家中医药管理局立项"中成药治疗优势病种临床应用指南"标准化项目，由首都医科大学附属北京中医医院和华中科技大学同济医学院附属协和医院牵头，组织行业专家制定了中国《中成药治疗功能性消化不良临床应用指南》，为 FD 中成药治疗提供指导性文件。指南推荐枳术宽中胶囊、气滞胃痛颗粒、荜铃胃痛颗粒、荆花胃康胶丸、乌灵胶囊、金胃泰胶囊、猴头健胃灵片、香砂养胃丸可用于治疗 FD。

对于脾虚气滞型 FD 可选用枳术宽中胶囊，其具有健脾和胃、理气消痞的作用，适用于 FD 患者见乏力、便溏等脾虚表现。已有 Meta 分析报道枳术宽中胶囊可缓解 FD 患者上腹痛及胀满不适症状，并可改善胃肠动力障碍。依据既有临床研究，证实枳术宽中胶囊还对缓解 FD 患者焦虑抑郁状态、增强老年 FD 患者胃肠动力具有良好疗效。对于肝郁气滞型 FD 可选用气滞胃痛颗粒，其具有疏肝理气，和胃止痛的作用，适用于 FD 患者见情志不畅、两胁胀满等肝郁表现。最近 Meta 分析发现在治疗 FD 应用促动力剂、酸抑制剂等基础上，加用气滞胃痛颗粒具有协同增效作用，并可降低不良反应。与此同时开展的一项药物经济学研究发现气滞胃痛颗粒在安全有效的同时，应用更加经济。此外临床研究发现胃苏颗粒、越鞠丸对肝郁气滞型 FD 尤其是伴有睡眠障碍或焦虑抑郁状态的患者亦具有一定疗效。对于气滞血瘀型 FD 可应用荜铃胃痛颗粒治疗，其具有行气活血、和胃止痛的作用，尤其适用于 PDS 患者的治疗。对于有寒热错杂之象的 FD 患者可用荆花胃康胶丸以散寒清热。

此外，参考专家共识意见推荐，对于脾胃虚寒型 FD 患者，温胃舒胶囊、理中丸、虚寒胃痛颗粒均可用于临床辨治；对于湿热内阻型 FD 患者可应用三九胃泰颗粒、枫蓼肠胃康颗粒、胃肠安丸进行治疗。随着临床 RCT 研究不断深入，更多中成药在 FD 治疗中疗效被证实，近期一项前瞻性、随机、双盲、安慰剂对照临床研究发现，甘海胃康胶囊治疗 FD 患者，其主要症状总评分以及单项症状上腹痛、上腹部烧灼感、早饱感症状评分均高于安慰剂组，其主要由甘草、海螵蛸、枳实、白术等药物组成，适用于脾虚气滞型 FD 患者。此外临床常用的金胃泰胶囊、猴头健胃灵片对缓解 FD 上腹痛、上腹灼热症状亦具有较好疗效，临床可用于脾胃湿热证或肝胃不和证 FD 患者。

（二）中医外治法

针灸治疗是中医外治的重要组成部分。近期 Meta 分析显示针刺对 FD 症状总积分、单项症状评分、尼平消化不良指数评分及总有效率均有改善作用，还可明显缓解 FD 患者焦虑抑郁状态。基于数据挖掘分析发现，目前 FD 针刺治疗多选用胃经、任脉、膀胱经、心包经、肝经穴位，选穴多为足三里、中脘、内关、太冲、天枢、脾俞、胃俞等，其中足三里、中脘为最常用配对主穴。针刺治疗亦需辨证取穴并配合补泻手法，FD 实证多以胃经、肝经取穴为主，如足三里、天枢、期门、太冲等，配合泻法；虚证多以膀胱经、任脉取穴为主，如脾俞、胃俞、气海、中脘等，配合补法。FD 艾灸治疗在临床中亦有应用，尤其适用于脾胃虚寒证患者，选穴多为中脘、足三里等。有学者采用温针灸刺激冲阳、公孙两穴治疗脾胃虚寒型 FD，发现在改善喜温喜按、泛吐清水、手足不温、大便稀溏方面优于对照组，对缓解胃脘隐痛或痞满、纳呆食少、疲乏方面无优势。

除针灸方法外，有研究表明应用穴位注射足三里及合谷可降低 FD 患者临床总症状积分、血清促胃液素水平，升高 FD 患者胃排空率及胃动素水平；穴位贴敷治疗在 FD 中亦显示较好疗效，贴敷中药多选用莱菔子、焦三仙、吴茱萸、白芥子、丁香等药以理气消积、和胃降逆，穴位以中脘、神阙、关元、足三里最为常用。此外，腹部推拿在缓解 FD 主要症状、改善中医证候及胃动力方面亦有一定效果。

三、FD 中医治疗科学内涵研究

深化 FD 中医治疗基础研究工作，应用现代最新技术，结合 FD 西医最新研究成果，挖掘中医疗效的生物学基础，寻找中医治疗的作用靶点，是实现 FD 中西医结合诊治的重要前提，也是中西医结合的重要体现。FD 中药治疗科学内涵研究主要集中在健脾、调肝等方面，目前针对二者的现代科学研究相对较深入。

（一）健脾理气法

健脾理气法是中医治疗 FD 的基本方法，其对改善胃肠动力、内脏敏感性、十二指肠屏障功能、十二指肠炎症反应、脑-肠轴等多个环节均有一定作用。

健脾理气中药治疗与改善 FD 胃肠动力密切相关。有研究应用蔗糖联合碘乙酰胺灌胃并加小平台站立方法制备 FD 脾虚证模型，并应用香砂六君子汤进行干预，发现香砂六君子汤治疗组胃排空率较模型组明显升高，且其发挥作用与降低胃组织促肾上腺皮质激素释放因子（corticotropin-releasing factor，CRF）、升高尿皮质素 2（recombinant urocortin 2，UCN2）表达有关。另仁术健脾理气颗粒系列研究发现，其在促进胃排空，增强胃平滑肌收缩同时亦可调节血清生长抑素（somatostatin，SS）、缩胆囊素（cholecysto kinin，CCK）、促胃液素（gastrin，GAS）、降钙素基因相关肽（calcitonin generelated peptide，CGRP）水平。且应用电子恒压器技术证实仁术健脾理气颗粒可有效改善 FD 大鼠胃顺应性，可能是通过调节一氧化氮（nitric oxide，NO）介导的胃体平滑肌张力实现的。另 2020 年发表的一项研究亦有相似结论，发现健脾理气法改善胃肠动力，与调节 5-HT 受体 3（5-hydroxytryptamine 3 receptor，$5-HT_3R$）信号通路及胃肠激素水平有关，如胃促生长素、胃动素、血管活性肠肽、缩胆囊素八肽。

健脾理气中药治疗可调节 FD 胃内敏感性。有研究应用碘乙酰胺灌胃联合夹尾刺激法制备 FD 大鼠模型，实验发现香砂六君子汤干预后 FD 大鼠胃敏感性降低，且与十二指肠嗜铬细胞含量、5-HT 含量、色氨酸羟化酶-1 水平、$5-HT_3R$ 表达、TRPV1 mRNA 表达下调有关，进一步从嗜铬细胞机械敏感性离子通道的角度入手，研究香砂六君子汤内脏高敏感调节机制，发现其可通过 EPAC1-PIEZO2 轴干预嗜铬细胞 5-HT 的释放来调节内脏感觉。

健脾理气中药在改善 FD 十二指肠屏障功能受损及炎症状态中发挥着重要作用。有系列报道证实了健脾理气方在 FD 十二指肠屏障功能中的作用，发现其对十二指肠屏障功能具有修复作用，可升高紧密连接蛋白（JAM-A、ZO-1、Claudin-1）表达，且研究发现其对紧密连接蛋白的调节作用，可能是通过抑制 MLCK，激活 PGE_2-EP4-cAMP/PKA 信号通路实现的，亦与抑制肥大细胞的激活有关。十二指肠屏障功能受损一般伴随免疫炎症反应，健脾理气方除抑制肥大细胞激活外，研究发现其对 TLR9/NF-κB/iNOS 信号通路亦有明显抑制作用，从而改善十二指肠的微炎症状态。

脑-肠轴参与 FD 发病的整个过程，多种脑-肠肽作为脑-肠轴的重要介质，直接或间接影响胃肠功能。有报道发现以健脾理气为法立方的胃痛消痞方可明显升高 FD 大鼠胃窦、下丘脑组织脑源性神经营养因子（brain-derived neurotrophic factor，BDNF）表达。此外研究发现柴芍六君子汤在提高 FD 大鼠胃排空率，降低胃肠高敏感的同时，可有效降低下丘脑、海马、胃组织及血清中的 5-HT 含量；健脾理气方可降低 FD 大鼠下丘脑、脊髓及十二指肠中 CRF 表达水平。诸如此类报道均在一定程度上揭示健脾理气法对脑-肠轴整体的调节作用。

健脾理气法作为 FD 的基本治法，其临床疗效得到充分肯定，且应用现代医学的研究方法，其作用机制不断被揭示，科学内涵日渐清晰，对其推广应用具有重要意义。

（二）调肝解郁法

中医调肝法在 FD 治疗中的作用逐步被证实，代表方剂主要为柴胡疏肝散等，目前研究发现其治疗机制有一定特点，主要集中于对胃肠激素及胃肠动力的调节。在胃肠激素调节方面，有研究发现柴胡疏肝散可有效降低 EPS 患者血浆中神经肽 Y 水平，升高瘦素水平，另外还可导致促胃液素（GAS）、胃动素（MTL）与一氧化氮（NO）水平升高，5-HT、生长抑素（SS）水平降低，对胃动力及感觉产生调节作用。动力方面，近期一项 RCT 临床研究发现应用柴胡疏肝散治疗 FD 其可有效降低总症状积分及上腹痛积分，缓解焦虑、抑郁状态，增强胃排空功能。且基础研究证实柴胡疏肝散增强 FD 大鼠胃排空率，与调节胃窦组织内质网应激相关分子葡萄糖调节蛋白 GRP78、c-Jun 氨基末端激酶 c-JNK 水平，抑制内质网应激信号通路 PERK/eIF2α 及因子 IRE1、TRAF2 表达，缓解胃窦肌间 ICC 过度自噬及 SMC 的凋亡有关。

中医 FD 治疗的健脾理气法与调肝解郁法，在临床应用中往往是相互结合的，从而形成目前 FD 肝脾同治的思想。但依据证型特点，各有侧重。肝脾同治的科学内涵依旧是今后研究的重点，这对揭示其治疗靶点，以期更好地与现代药物治疗相结合具有重要意义。

第四节 研究展望

随着 FD 基础及临床研究的不断开展，传统的中医基础理论与现代的西医病生理机制逐渐融合，中医的整体性与西医的精准性相辅相成，中西医结合开启了 FD 临床治疗新思路。从临床诊疗到疗效机制探讨再到新药研发等诸多方面，中西医相互交融，但不可避免地因中西医有着相对独立的理论体系，其结合应用尚存在一定困难，尤其是中医方面，因其现代病生理机制支撑不够、临床疗效循证医学证据不足，其国际认可度还有待提高。

（1）深入开展循证医学研究，为中医治疗 FD 有效性、安全性提供高级别循证证据。循证研究开展需构建多中心、大样本、随机、双盲、对照临床试验。随着 FD 中医诊疗专家共识不断更新颁布，规范化诊疗方案使多中心的临床研究成为可能，这也为建立中医特色 FD 循证数据库提供强有力支撑。临床研究中，除其有效性外，我们要高度重视其安全性评估，做好患者治疗过程中评估及治疗后随访工作。

（2）加强 FD 证候分型研究，对不同西医亚型的中医证候特点进行深入探讨。既有的临床研究证实 EPS、PDS 的中医证候分型存在一定的差别，但是多为单中心小样本研究，未来可开展更多高级别的循证研究加以证实；在此基础上，可开展 FD 不同中医证候的西医病理机制特点研究，以揭示其中医不同辨证的生物学基础，从而实现更精细的辨证靶向治疗，达到"态靶辨治"的新医学模式。

（3）深化中医治疗 FD 作用机制研究，阐明作用靶点。近年来，随着 FD 中医治疗机制研究开展，FD 中医治法科学内涵不断被揭示，但总体研究尚不够深入，中医中药的精髓在于组分配伍，治疗虽具有多靶点的特点，引用新技术、新方法辨识组方中君臣佐使药物不同的治疗靶点，进而探讨不同药物组分如何通过激活不同的信号机制通路进而起到协调增效的作用，将是中西医结合研究的重要方向。同时，应该建立标准化 FD 病证结合动物模型，以求更接近 FD 的西医病理和中医证候本质，为更深入地研究中医药治疗 FD 的作用机制提供了技术支持。

（4）深入开展 FD 病证结合临床诊治。中西医结合的治疗并非简单的"中药+西药"，病证结合是中西医结合的核心诊疗模式，FD 病证结合的诊治既要重视疾病局部病理改变，又要考虑患者整体的反应；既要重视患者的"已病"，又要考虑患者"未病"；既要重视患者的"生物特性"，又要考虑患者的"心理、社会特性"。在诊治中，充分发挥中西医各自优势以达到"整体化、动态化、个体化"的精准治疗。

（5）制定高水平 FD 中西医结合诊疗指南，规范诊疗过程。综合最新研究的成果，形成具有循证支撑、中西医广泛认同的、辨证施治个体化与规范化有机结合、临床易于推广的 FD 中西医结合诊疗指南，规范中西医临床诊疗过程。

（张声生　赵鲁卿　卢小芳）

参 考 文 献

李军祥，陈誩，李岩，2017. 功能性消化不良中西医结合诊疗共识意见（2017 年）[J]. 中国中西医结合消化杂志，25（12）：889-894.

张声生，陈贞，许文君，等，2008. 基于"寒、热、虚、实"二次辨证的 565 例功能性消化不良证候分布特点研究[J]. 中华中医药杂志，（9）：833-835.

张声生，赵鲁卿，2017. 功能性消化不良中医诊疗专家共识意见（2017）[J]. 中华中医药杂志，32（6）：2595-2598.

赵鲁卿，张声生，汪红兵，等，2013. 胃病 2 号对功能性消化不良脾虚气滞证患者中医证候疗效研究[J]. 北京中医药，32（6）：410-412.

《中成药治疗优势病种临床应用指南》标准化项目组，2022. 中成药治疗功能性消化不良临床应用指南（2021 年）[J]. 中国中西医结合杂志，42（1）：5-12.

中华医学会消化病学分会胃肠动力学组，中华医学会消化病学分会胃肠功能性疾病协作组，2016. 中国功能性消化不良专家共识意见（2015 年，上海）[J]. 中华消化杂志，36（4）：217-229.

Black C J, Drossman D A, Talley N J, et al, 2020. Functional gastrointestinal disorders: advances in understanding and management[J]. Lancet, 396（10263）: 1664-1674.

Stanghellini V, Tally N J, Chan F, et al, 2016. Gastroduodenal disorders[J]. Gastroenterology, 150（6）: 1380-1392.

Wauters L, Talley N J, Walker M M, et al, 2020. Novel concepts in the pathophysiology and treatment of functional dyspepsia[J]. Gut, 69（3）: 591-600.

Zhang S S, Zhao L Q, Wang H B, et al, 2013. Efficacy of Gastrosis No.1 compound on functional dyspepsia of spleen and stomach deficiency-cold syndrome: a multi-center, double-blind, placebo-controlled clinical trial [J]. Chin J Integr Med, 19（7）: 498-504.

Zhao L Q, Zhang S S, Wang Z F, et al, 2013. Efficacy of modified ban xia xie xin decoction on functional dyspepsia of cold and heat in complexity syndrome: a randomized controlled trial[J]. Evid Based Complement Alternat Med, 2013: 812143.

第三章 Hp 相关性胃病中西医结合研究进展

第一节 概 述

Hp 相关性胃病（helicobacter pylori-related gastric diseases，HPGD）是指 Hp 感染导致的胃黏膜急、慢性病变所引起的一系列临床疾病，主要包括慢性非萎缩性胃炎（chronic non-atrophic gastritis，CNAG）、慢性萎缩性胃炎（chronic atrophic gastritis，CAG）、胃溃疡（gastric ulcer，GU）、胃癌（gastric cancer，GC）、胃黏膜相关淋巴组织（mucosa associated lymphoid tissue，MALT）淋巴瘤等。流行病学调查显示，目前全球有半数人群感染 Hp，我国 Hp 感染率亦约达50%，几乎所有 Hp 感染者都存在不同程度的慢性活动性胃炎，并且 Hp 感染是 70%～80% GU 的病因，约 90%非贲门部 GC 的发生与 Hp 感染相关。因此，HPGD 是我国乃至世界胃相关疾病中的最常见、最多发的疾病。

HPGD 的临床表现根据所患疾病的不同而表现各异，Hp 相关性胃炎患者多无任何症状，有症状者主要表现为非特异性的消化不良，如上腹部不适、餐后饱胀、隐痛等，此外也可有食欲减退、嗳气、反酸、恶心等症状。Hp 相关性 GU 主要表现为上腹部反复发作性节律性疼痛，少数患者无明显症状。HPGD 的诊断关键在于 Hp 感染的诊断。检测 Hp 感染的方法是多种多样的，分为侵入性诊断和非侵入性诊断。侵入性诊断主要是通过胃镜检查获取胃黏膜标本的相关检查，非侵入性诊断的方法包括尿素呼气试验（urea breath test，UBT）、单克隆粪便抗原试验和血清学试验，UBT 是临床最常用的非侵入性诊断方法。

HPGD 的首要治疗手段即为 Hp 根除治疗。根除 Hp 使胃黏膜活动性炎性反应消退，慢性炎性反应亦可不同程度消退。对于 Hp 相关性胃炎伴消化不良症状的患者，根除 Hp 后可使部分患者的症状获得长期缓解，可促进消化性溃疡（peptic ulcer，PU）愈合和降低溃疡并发症发生率，可使约80%早期胃 MALT 淋巴瘤获得缓解，可降低 GC 发生的风险。目前推荐铋剂四联，即 PPI+铋剂+2种抗菌药物，作为主要的经验治疗根除 Hp 方案，采用 10 天或 14 天疗程，此方案的根除率可达到85%～94%。某些中药或中成药亦被证明有抗 Hp 的作用。

1994 年世界卫生组织下属的国际癌症研究机构将 Hp 定为 GC 的 I 类致癌原，约 1% Hp 感染者发生胃恶性肿瘤，但绝大多数 HPGD 患者预后良好，如能及时诊治，可阻止或延缓胃黏膜萎缩、肠上皮化生（intestinal metaplasia，IM）的发生和发展，使溃疡性病变得以治愈。需要注意，对于伴有萎缩、IM、上皮内瘤变（intraepithelial neoplasia，IN）者应定期随访胃镜检查及病理组织学检查。

基于世界庞大的 Hp 感染人数和罹患 GC 人数，HPGD 是消化病领域的主流疾病之一，亦是当今医学界需迎接的挑战和待解决的难题。

第二节　现代医学研究进展

世界卫生组织发布的《全球癌症报告》（2018 年）指出：GC 是全球第五大癌症，死亡率已跃居全球癌症相关疾病第三，年新发病例数超过 100 万、死亡人数达 78.3 万，东亚地区发病率明显升高。中国国家癌症中心发布的最新数据（2019 年）显示，GC 已经成为我国高发癌症，新发病例位居第二、死亡人数位居第三。HPGD 中的 CAG、慢性 GU，均属于胃癌前状态。进展为胃腺癌最常见的胃黏膜状态即是胃黏膜萎缩。研究数据显示，胃黏膜萎缩患者的 GC 年发生率为 0.1%，胃黏膜萎缩合并 IM 者年 GC 发生率为 0.25%，GU 的癌变发生率为 1%～3%。HPGD 已经成为我国和国际学术界高度关注并且研究广泛的疾病领域，主要研究进展包括以下三个方面。

一、Hp 感染的诊断

在检测 Hp 感染的多种方法中，Hp 特异性抗体免疫组织化学染色是最准确的诊断方法，尿素呼气试验（UBT）是临床最受推荐的非侵入性诊断方法，单克隆粪便抗原试验可以作为备选，血清学试验是应用最广泛的诊断方法，主要用于流行病学调查，不作为 Hp 现症感染的诊断方法。近年来，图像增强技术、电子染色技术的发展，提升了胃镜在 Hp 感染中的诊断价值。

（一）非侵入性诊断方法

UBT 是临床最常用的 Hp 感染诊断和 Hp 根除后评估的方法，具有操作简便、准确性高和不受 Hp 在胃内灶性分布影响等优点。UBT 包括 ^{13}C-UBT 和 ^{14}C-UBT，^{14}C-UBT 包含的 ^{14}C 是不稳定核素，具有放射性，不推荐应用于妊娠期、哺乳期妇女和儿童，^{13}C-UBT，包含的 ^{13}C 是稳定核素，无放射性，是 Hp 感染诊断最佳的非侵入性方法。临床研究表明，^{13}C-UBT 和 ^{14}C-UBT 均具有较高的敏感度和特异度。系统评价分析显示 ^{13}C-UBT 具有 96% 的敏感度、94% 的特异度，^{14}C-UBT 具有 97% 的敏感度、91% 的特异度。值得注意的是，使用任何导致胃内菌群改变的药物和手段会影响 UBT 的准确性，导致假阴性或假阳性。使用 PPI、钾离子竞争性酸阻滞剂、铋剂和抗生素，或者上消化道急性出血和胃大部分切除手术，均可能导致 UBT 假阴性。CAG 等疾病导致胃酸分泌减少，导致胃内含脲酶的非 Hp 细菌过度生长，会导致 UBT 假阳性，假阳性是反复治疗失败的一个原因。单克隆粪便抗原试验准确性与 UBT 相似，Meta 分析显示，单克隆粪便抗原试验具有 91.6% 的敏感度、98.4% 的特异度，是诊断儿童和胃部手术后 Hp 感染的替代方法。胃内低密度 Hp 感染和粪便低载量抗原是导致其假阴性的主要原因。血清学试验主要检测血清中抗 Hp IgG。临床研究显示，血清学试验具有 98% 的敏感度、71% 的特异度，但抗体阳性不能反映现症感染，不能用于 Hp 根除后治疗的复查，对于 PU 出血、胃 MALT 淋巴瘤等疾病患者，Hp IgG 阳性，且未接受根除治疗，可认为存在现症感染。

（二）侵入性诊断方法

侵入性诊断主要是通过胃镜检查获取胃黏膜标本的相关检查，包括快速尿素酶试验（rapid urease test，RUT）、病理 Hp 检查、组织细菌培养、组织 PCR 技术，另外胃镜检查本身对 Hp 感染也具有一定的诊断价值。RUT 具有快速、简便和准确性相对较高等优点，在完成胃镜检查后即能较快获得 Hp 检测结果。病理检查是评估 Hp 相关胃炎的有效标准，通过胃黏膜 HE 染色可判断是否存在 Hp 感染。当 Hp 数量较少时，可使用特殊染色进一步明确诊断，包括 Warthin-Starry 银染色、Giemsa 染色、免疫组织化学染色。组织细菌培养和组织 PCR 技术主要用于 Hp 对相关抗生素的耐药检测，对 Hp 根除治疗有重要的指导价值。根据内镜下的黏膜形态学特点可将 Hp 感染分为无感染、现症感染和既往感染。研究显示，在常规白光内镜下，规则排列的集合细静脉（regular arrangement of collecting venules，RAC）、胃底腺息肉（fundic gland polyps，FGP）、脊状发红对预测无感染状态有较好的价值，结节、弥漫性发红、黏膜肿胀、皱襞肿大、白色浑浊黏液与现症感染有关，地图状发红与既往感染有关。图像增强内镜，包括放大内镜和电子染色内镜，如窄带成像、智能分光比色、联动成像、蓝光成像等，对 Hp 感染诊断亦有一定价值。放大胃镜下，RAC 特征性结构可作为 Hp 感染阴性的依据，RAC 特征性结构包括细小红点对应集合静脉、真性毛细血管在集合静脉周围形成网状结构、真性毛细血管网的中心可见胃小凹。一项基于放大胃镜下胃体黏膜形态的临床研究，将 RAC 特征性结构分为四种类型：Z-0 型，具有集合静脉、网状真性毛细血管和针孔样胃小凹；Z-1 型，具有真性毛细血管，无集合静脉；Z-2 型，具有白色的胃小凹和胃沟，既无集合静脉亦无真性毛细血管；Z-3 型，具有被周围红色包绕的广泛性扩张的胃小凹。其中 Z-0 型提示 Hp 感染阴性，其他提示 Hp 感染阳性。另一项基于放大窄带成像内镜下胃体黏膜形态的研究，将胃镜下表现分为四种类型：正常型，小而圆的胃小凹，有规则的上皮下毛细血管网（subepithelial capillary network，SECN）；1 型，轻度扩大的圆形胃小凹，不清晰或不规则的 SECN；2 型，明显扩大的椭圆形或拉长的胃小凹，不规则血管的密度增加；3 型，界限清晰的椭圆形或管状绒毛状胃小凹，清晰可见的盘绕状或波浪状血管。在 106 例患者中，正常型、1 型、2 型和 3 型的 Hp 感染率分别为 7.5%、92.9%、94.5% 和 66.7%。在一项基于蓝光成像模式下萎缩的胃窦黏膜分类研究中，将患者分为三种类型，包括：斑点型，有一定数量的直径为 1~2mm 的白色斑点聚集；裂隙型，由线条组成的白色网状裂缝，裂缝可窄可宽，但宽度小于棕色区域；斑驳型，斑驳程度可密可疏，包括不能归类为斑点型或裂隙型。斑点型诊断 Hp 感染阳性的准确率、敏感度和特异度分别为 72.9%、41.8% 和 95.3%，裂隙型诊断 Hp 感染阴性的准确率、敏感度和特异度分别为 62.0%、41.2% 和 90.8%。

二、Hp 感染的治疗

Hp 根除方案的选择需根据当地的 Hp 抗菌药物耐药率和个人药物使用史，无论是用于其他疾病或根除 Hp 治疗，对曾经使用过克拉霉素、喹诺酮类药物和甲硝唑者，其感染的 Hp 有潜在的耐药可能。此外，方案的选择应该权衡疗效、费用、潜在不良反应和药物可获得性，做出个体化抉择。目前推荐铋剂四联（PPI+铋剂+2 种抗菌药物）作为主要的经验治疗根除 Hp 方案。

经典铋剂四联方案由 PPI+铋剂+四环素+甲硝唑组成，这一方案确立于 1995 年，先于 1996 年确立的标准克拉霉素三联方案。由于后者疗效高、服用药物少和不良反应率低，因此很快就替代前者作为一线方案。然而随着克拉霉素耐药率上升，后者疗效不断下降。一项涵盖了来自亚太地区 24 个国家的 176 篇文章的研究表明，克拉霉素、甲硝唑、左氧氟沙星、阿莫西林和四环素 Hp 耐药率分别为 17%、44%、18%、3% 和 4%。在我国，克拉霉素的耐药率为 20%~50%、甲硝唑为 40%~70%，左氧氟沙星为 20%~50%。Hp 可对这些抗菌药物发生二重、三重或更多重耐药，报道的克拉霉素和甲硝唑双重耐药率 >25%。总体上，这些抗菌药物的耐药率已很高，但存在一定的地区差异。因此，如果选择克拉霉素三联方案作为一线治疗方案时，建议通过组织细菌培养和组织 PCR 技术评价 Hp 耐药性，但是耐药性检测中的成本、准确性、可用性也还需要进一步评估。

目前我国推荐 7 种铋剂四联根除方案（表 2-3-1），所有方案中均含有 PPI 和铋剂，因此选择方案就是选择抗菌药物组合。除含左氧氟沙星的方案不作为初次治疗方案外，根除方案不分一线、二线，应尽可能将疗效高的方案用于初次治疗。初次治疗失败后，补救治疗避免选择已用过的方案，可选含左氧氟沙星方案，因此仍有 6 种方案可供选择。克拉霉素和左氧氟沙星应避免重复使用。所推荐的 7 种经验治疗方案采用 14 天的临床试验，根除率 >90%，因此尽可能将疗程延长至 14 天应该是合适的选择。

表 2-3-1　《第五次全国幽门螺杆菌感染处理共识报告》推荐的 Hp 根除四联方案中抗菌药物组合、剂量和用法

方案	抗菌药物 1	抗菌药物 2
1	阿莫西林 1000mg，2 次/日	克拉霉素 500mg，2 次/日
2	阿莫西林 1000mg，2 次/日	左氧氟沙星 500mg，1 次/日或 200mg，2 次/日
3	阿莫西林 1000mg，2 次/日	呋喃唑酮 100 mg，2 次/日
4	四环素 500mg，3 次/日或 4 次/日	甲硝唑 400mg，3 次/日或 4 次/日
5	四环素 500mg，3 次/日或 4 次/日	呋喃唑酮 100mg，2 次/日
6	阿莫西林 1000mg，2 次/日	甲硝唑 400mg，3 次/日或 4 次/日
7	阿莫西林 1000mg，2 次/日	四环素 500mg，3 次/日或 4 次/日

注：标准剂量（PPI+铋剂）（2 次/日，餐前半小时口服）+2 种抗菌药物（餐后口服）。标准剂量 PPI 为艾司奥美拉唑 20mg、雷贝拉唑 10mg（或 20mg）、奥美拉唑 20mg、兰索拉唑 30mg、泮托拉唑 40mg、艾普拉唑 5mg，以上选一；标准剂量铋剂为枸橼酸铋钾 220mg。

三、Hp 感染与胃内生物学改变

既往研究表明，Hp 通过产生各种酶类和代谢产物，改变胃内环境，引起一系列生物学变化，从而导致慢性胃炎（chronic gastritis，CG）、GU、GC 的发生。经典的致病机制包括：①Hp 产生尿素酶及其代谢产物氨、过氧化氢、蛋白溶解酶、磷脂酶 A 等，对黏膜有破坏作用，且氨升高局部黏膜的 pH 值，引起促胃液素分泌增多，导致胃酸分泌增加，损伤胃黏膜；②Hp 分泌的细胞毒素含有细胞毒素相关基因(cytotoxin-associated gene A，cagA)和空泡毒素(vacuolating cytotoxin A，vacA)，导致胃黏膜细胞的空泡样变性及坏死；③Hp 感染导致腺体萎缩后，引起胃内 pH 升高使胃内细菌过度繁殖，将食物中摄入的硝酸盐还原成亚硝酸盐，最终生成 N-亚硝基化合物，一方面加重胃黏膜萎缩，另一方面可损伤胃黏膜上皮细胞 DNA，诱发基因突变；④Hp 感染还可以引起胃黏膜上皮细胞增殖与凋亡失衡，所诱发炎症产生的氧自由基也可损伤胃黏膜上皮细胞 DNA，诱发基因突变。近年来，随着研究的深入，发现 Hp 感染还可以引起胃内菌群失调、DNA 甲基化异常及非编码 RNA 表达异常等。

（一）胃内菌群失调

研究发现，Hp 阴性个体具有高度多样化的胃内微生物群，主要由 5 个门组成：变形菌门、厚壁菌门、放线菌门、拟杆菌门和梭杆菌门。相比之下，感染 Hp 之后，Hp 占据了胃内大多数的生态位，成为优势菌群，比例可达 72%～97%。其他细菌生存空间被挤压，乳酸菌、放线菌、普氏菌和拟杆菌等的相对丰度明显降低，导致胃内微生物的多样性显著下降，在根除 Hp 后胃内微生物的丰度和多样性随之升高，并逐渐恢复至与 Hp 阴性者相似的程度。动物实验表明，仅感染 Hp 的无菌小鼠发生 GC 的时间比同时感染 Hp 和其他胃内微生物的小鼠明显延迟，提示 GC 的发生是多因素共同作用的结果，除 Hp 外，胃内其他微生物也参与了 GC 的发生发展。

（二）DNA 甲基化异常

DNA 甲基化是一种表观遗传修饰，是在 DNA 甲基转移酶催化下，利用 S-腺苷甲硫氨酸提供的甲基，将胞嘧啶的第 5 位碳原子甲基化，从而使胞嘧啶转化为 5-甲基胞嘧啶。DNA 甲基化改变有两种类型，包括位点特异性 CpG 岛启动子高甲基化和整体 DNA 低甲基化。已有研究认为 Hp 感染与胃黏膜上皮细胞 DNA 异常甲基化密切相关，其导致相关抑癌基因或原癌基因功能失调，从而启动 "CNAG-CAG-IM-IN-GC" 这一进程。研究证实，Hp 感染所引起的 *p16*、*CDH1*、*Runx-3*、*PCDH10*、*PCDH17*、*LOX* 等基因的高甲基化和 *LINE-1*、*COX-2*、*NRN1* 等基因的低甲基化在 GC 的发生发展

中有重要作用。进一步研究表明，DNA 甲基化异常与 Hp 感染引起的慢性炎症密切相关，使用环孢素 A 抑制 Hp 感染小鼠的炎症反应，虽然胃黏膜中 Hp 的数量没有减少，但却抑制了胃黏膜异常的 DNA 甲基化，而在乙醇、氯化钠等因素诱导的胃黏膜慢性炎症中，未发现 DNA 甲基化异常。

（三）非编码 RNA 表达异常

越来越多的证据表明，非编码 RNA 在 GC 的发生发展中扮演重要角色。非编码 RNA 包括微小 RNA（miRNA）、环状 RNA（circRNA）和长链非编码 RNA（lncRNA）等。研究表明，Hp 感染可影响胃黏膜上皮细胞 lncRNA 的表达谱。其中，lncRNA PVT1 在 Hp 感染的正常胃黏膜上皮细胞 GES-1 中表达明显升高。敲低 lncRNA PVT1 后，Hp 感染引起的炎症标志物表达减少。另外，lncRNA AF147447 可以通过与 miRNA-34c 相互作用而抑制肠道特异性蛋白 MUC2 的表达，而 lncRNA AF147447 的表达水平可被 Hp 感染所抑制。研究发现，Hp 感染还可直接影响胃黏膜 miRNA 的表达。Hp 分泌的 cagA 可上调 miR-155 的表达，促进上皮-间质转化和肿瘤生长。Hp 分泌的脂多糖可促进 MDM2 蛋白的表达，而 MDM2 通过 p63 抑制 RNA 剪切酶，导致 miR-106b 的生成减少，而 *JAK1* 和 *STAT3* 是 miR-106b 的下游靶基因。同时，许多信号通路参与了 Hp 感染与 miRNA 之间的调控。Hp 感染引起 NF-κB 信号通路激活，导致 miR-7 表达下调，而 miR-7 是通过靶向 IκB 激酶 IKKε 以抑制 RELA 的活化，RELA 抑制作用减弱促进了细胞增殖和肿瘤发生。

第三节　中西医结合研究进展

HPGD 是全球流行性疾病，Hp 感染是目前 GC 发病最重要的危险因素，是当前 GC 防治需重点关注的问题。研究显示，Hp 根除治疗并不能降低部分患者 GC 发生风险，特别是黏膜病变已进展至中重度萎缩、IM 者。另外，由于 Hp 根除治疗中存在抗生素耐药与不良反应、根除后复发等问题，寻求中医、中西医结合治疗成为迫切需求。HPGD 是中医优势病种，已有全国多中心随机平行对照的临床研究显示，中药联合西药治疗 HPGD 有良好疗效，不仅能提高 Hp 根除率，而且有利于缓解症状，减少治疗中的不良反应，还有可能缩短抗生素疗程周期。对 Hp 治疗失败的患者也能取得较好的疗效，包括根除率、症状等。其中一项包括了 14 个临床研究、总计 1408 例患者的系统评价证明，中药联合四联疗法治疗 Hp 相关性胃炎比单用四联疗法更为有效和安全，提高了治疗总有效率和根除率，降低了药物不良反应发生率。随着中医药在逆转黏膜病变、改善患者预后等方面研究的深入，中医药有望成为 HPGD 治疗的重要组成部分，是中医药在国际学术领域的突破口。

一、HPGD 的证候分布研究

一项纳入 5544 名 Hp 感染患者的回顾性分析研究显示，Hp 感染患者中医证候前 5 位依次为脾胃湿热证（41.21%）、肝胃不和证（21.48%）、脾胃气虚证（12.17%）、寒热错杂证（9.93%）、胃络瘀阻证（8.17%）。从中医体质学说而言，Hp 感染患者中医体质类型主要为湿热质、气郁质、平和质、气虚质、痰湿质、阳虚质、阴虚质等。在 Hp 相关性胃炎中，主要证候依次为脾胃湿热证、肝胃不和证、脾胃虚弱证、胃阴亏虚证、肝胃郁热证。Hp 相关性胃炎与非 Hp 相关性胃炎在中医证候分布上有明显差异，Hp 相关性胃炎脾胃湿热证、肝胃郁热证多于非 Hp 相关性胃炎，非 Hp 相关性胃炎脾胃虚弱证、肝胃不和证、胃阴亏虚证多于 Hp 相关性胃炎。对 Hp 相关性 CNAG 和 CAG 进行比较，两者在主要证候类型分布一致，均以脾胃湿热证、肝胃不和证、脾胃虚弱证为主要证候。在 Hp 相关性消化性溃疡（PU）中，主要证候类型为脾胃湿热证、肝胃不和证、胃阴亏虚证、肝胃郁热证、脾胃虚弱证。Hp 相关性 PU 脾胃湿热证、肝胃郁热证高于非 Hp 相关性 PU，非 Hp 相关性

PU 肝胃不和证、胃阴不足证高于 Hp 相关性 PU。综上可得，Hp 感染虽然可引起胃黏膜炎症、萎缩、糜烂、溃疡等不同的变化，从而导致不同类型的疾病，但是 Hp 相关性胃病的中医证候表达趋于一致，尽管证候的表达还受到地理环境、工作、饮食习惯、情志等因素的影响。因此，Hp 相关性胃病可作为探寻当代中医病证结合思路的典型代表，采用"以病统证"或"以证统病"的研究思路，进一步挖掘疾病与证候的内涵，从而做到中医和西医的有机结合。

　　舌象是中医辨证的重要依据，是反映人体内环境变化的关键表征。舌苔是 Hp 的主要聚居地之一，口腔中 Hp 与胃中 Hp 存在一定病因学联系。一项包括了 6 个临床研究、总计 975 例患者的 Meta 分析显示，厚苔和薄苔与 Hp 感染与否存在明显关联。在黄苔亚组，厚苔患者感染率明显高于薄苔患者。不同苔色患者比较，黄苔患者 Hp 感染率明显高于白苔患者。在 Hp 相关性胃炎、GU 中，Hp 与舌象的相关性亦得到证明，Hp 相关性胃炎多见黄腻苔，Hp 相关性 GU 患者舌苔多为薄黄苔、白腻苔、黄厚苔、黄腻苔。通过对 Hp 相关性胃炎患者的舌苔微生物菌群进行 16S rRNA 基因测序，结果表明，Hp 相关性胃炎患者舌苔菌群主要为拟杆菌门、变形菌门、厚壁菌门、放线菌门、梭杆菌门，在菌群种类、菌群相关作用网络上与非 Hp 相关性胃炎患者有明显区别。相对于其他证型，Hp 感染的脾胃虚弱证与舌苔微生物间相似性和物种进化关系相关。这些研究揭示了 Hp 感染与舌象变化必然存在着某种内在联系和规律性，对于探究中医辨证分型与 Hp 感染有一定的启发性。

二、HPGD 证候与基因多态性研究

　　Hp 感染引发相关胃病存在个体差异性，研究表明个体感染 Hp 发展为 CG 或 PU 或胃息肉或 GC，与 Hp 菌株的种类差异无明显关联。同时，在印度、泰国等这些国家，虽然 Hp 感染率非常高，但是 GC 的发病率却很低。究其原因，HPGD 发生发展的主导因素除了 Hp 以外，还应考虑宿主的遗传因素，即个体的遗传差异性。基因中单核苷酸多态性是单核苷酸的突变，是人体差异的最基本因素，这些差异形成了不同的基因型，决定了人对于某疾病的易感性。研究发现，IL-1B、IL-1RN、TNF-α 和 IL-10 的基因多态性与 GC 的高风险密切相关，而 Hp 感染可激活人体的基因多态性。一项纳入 244 名健康对照者和 690 名 HPGD 患者的临床研究证明，IL-8 基因多态性与 HPGD 发生发展有密切关系，与 Hp 相关性 CAG 的进展有关，与 GC 和 GU 的风险紧密相关。然而不同人种的同种基因型对于疾病的易感性也不相同，正如遗传定律中所说，表型=基因型+突变，即环境、个体因素在表型中亦有重要的作用，这与中医的证候、体质理论不谋而合。证候、体质学说认为体质决定着证候的倾向性，是决定病性、病变发展趋势、病程转变的重要因素。因此，基因多态性不仅影响 HPGD 的发生发展，而且与 HPGD 的中医证候类型有潜在的联系。

　　基于基因多态性的角度探讨 HPGD 从良性到恶性病理演变过程中中医证候动态变化的病理学实质，是 HPGD 中西医结合研究的重要分支。通过纳入 HPGD 患者，包括 CNAG、CAG、PU、GC 等，采集患者胃黏膜组织进行一代直接测序法检测基因多态性。研究发现，HSP70-2-1267 GA 基因型与 HPGD 胃黏膜 IM、IN 有关联。HSP70-2-1267 GG 基因型可能与 PU 的发生有关联。HSP70-2-1267 AA 基因型可能与 HPGD 脾胃湿热证相关联。MUC1-568 AG 基因型可能与 HPGD 脾气虚证相关联。炎症因子 IL-1β-511 的 T 等位基因和 TNF-α-308 AG 杂合基因型可能是 Hp 感染的易感基因，与 HPGD 患者脾胃湿热证及肝胃不和证的发生相关。携带 COX-2 C 等位基因且表现为脾胃湿热证、肝胃不和证可能是 GC 发生的低危因素，携带 COX-2 G 等位基因，且表现为瘀血内阻证者是 GC 或严重的癌前病变的高危因素。以及 miR-146aCG、miR-196a2GT 突变杂合基因可能是 Hp 的易感基因，且分别以瘀血内阻证、肝胃不和证居多，均呈现出在中医证候实证者中高于虚证的趋势。miR-27a rs895819 位点的突变型 CC 基因型及 C 等位基因可能是胃黏膜癌变的风险基因且易发展为脾气虚证，野生型 T 等位基因则可能是胃黏膜病变的保护基因且更易形成中医证候无证型者，而 rs11671784 位点突变可能性较小。这些研究结合中医证候及现代分子学手段探索了 HPGD 中医证候与基因多态

性的关系，突破既往针对 HPGD 单一病种的研究模式，以 HPGD 为框架，采用"宏观中医辨证""中观组织学"与"微观生物学"相结合的方式，验证某种基因型可能与 Hp 感染、Hp 相关某种胃病相关，以及多因子的某种基因型可能与中医某种证候、体质相对应的假说，力图找出 HPGD 发生发展的易感基因型及其相关证候，进一步来揭示中医"证"的实质，为中医"证"的实质研究提供理论基础，对 HPGD 的发生发展过程提供了一定的实验依据。

三、HPGD 脾胃湿热证的方证研究

（一）HPGD 与脾胃湿热证的相关性探讨

研究发现，HPGD 以脾胃湿热证居多，证候要素以热、湿为主，说明湿热在 HPGD 中很常见，且普遍存在于各种临床证候中，提示 Hp 感染可能促进脾胃湿热证的形成。研究进一步发现，脾胃湿热证中 Hp 感染率较其他证型更高，提示脾胃湿热者容易感染 Hp，胃内"湿热环境"可能有利于 Hp 的入侵致病。综上，Hp 可能就是脾胃湿热的病理基础，而湿热所造成的病理变化又成为 Hp 赖以生长、繁殖的内在环境。多数医家认为，Hp 感染类似中医邪气致病，具有"湿热邪气"的致病特点。一者，Hp 多从口入，侵袭途径、易感因素符合湿热邪气的致病特征。二者，Hp 具有明显的传染性，与湿温、痢疾、霍乱等疾病一致。三者，Hp 感染最常见引起的疾病为 HPGD，而湿热之邪最易损伤脾胃，可见 Hp 致病病位与湿热之邪一致。四者，HPGD 皆顽固易复发，以疼痛胀满为主症，Hp 活动期的胃黏膜充血，甚至红肿糜烂，这些表现与湿热之性十分吻合。近些年来 Hp 多种黏附素被相继报道，如血型抗原结合黏附素（blood-group-antigen-binding adhesin，BabA）、唾液酸黏附素（sialic acid-binding adhe-sion，SabA）和黏附相关脂蛋白 Alp A/B 等，黏附是持久定植的前提，具有延迟表达和长久持续的特点，与湿邪"黏滞胶着，病程缠绵"的致病特点相符。另外，研究发现，在 HPGD 脾胃湿热证中 ICAM-1 表达较高，而 ICAM-1 在胃黏膜炎症损伤机制中起重要作用，被认为是胃肠道局部炎症的攻击性因子之一，亦具有延迟表达和持续长久的特点。因此，Hp 被认为属于"湿热邪气"范畴，是脾胃湿热证的关键外因。

（二）HPGD 脾胃湿热证的生物学基础

基于细胞重要功能蛋白的角度探讨 HPGD 脾胃湿热证的生物学基础，是 HPGD 中西医结合研究的重要方向。多项研究发现，热休克蛋白（heat shock protein，HSP）与 HPGD 有密切关系，其中以 HSP60、HSP70 为代表。HSP 是一组具有重要生理功能、高度保守的蛋白质分子，是细胞受应激原刺激后诱导产生的一组保护性蛋白，具有维持细胞蛋白自身稳定及结合受体调节细胞周期等许多重要功能。研究还发现 HPGD 与 IL-8、PCNA、p53 等蛋白有一定联系。脾胃湿热证 Hp 相关性糜烂性胃炎 HSP60、PCNA、p53 表达程度较正常对照组及脾虚证显著增强，脾胃湿热证 Hp 相关性 CNAG、PU 的 HSP70、IL-8 表达程度较正常对照组及脾虚证显著增强，均呈现脾胃湿热证患者＞脾气虚证患者＞正常对照者的趋势。这些研究为 HPGD 脾胃湿热证的微观辨证提供了依据，是脾胃湿热证客观化研究的证据。

目前借助信息技术和系统生物学技术进行以信息整合为基础的证候生物学基础研究，有望揭示 HPGD 脾胃湿热证的物质基础。现阶段基于代谢组学的 CG 湿热证研究较多，采集的样本主要是尿液、血液及唾液。基于尿液代谢组学的 CG 湿热证临床研究发现，CNAG 脾胃湿热证患者尿液差异代谢产物为马尿酸、牛磺酸、岩藻糖、葡萄糖、琥珀酸、肌酐等。另一项研究发现，CG 脾胃湿热证组上调的差异代谢物为牛磺酸、岩藻糖、甘油、氧化三甲胺、葡萄糖，下调的差异代谢物为马尿酸、胡芦巴碱、磷酸肌酸。基于血液代谢组学的 CG 湿热证临床研究发现，CG 和 PU 湿热证患者的血液代谢谱与其他证型有明显差异。CAG 脾胃湿热证患者的血浆代谢组学中缬氨酸、乳果糖较脾胃虚寒证患者含量降低，异丁酸、甲酸、肌肽较脾胃虚寒证患者含量升高。基于唾液代谢组学的 CG 湿热证临床研究发现，CG 脾胃湿热证组的唾液代谢产物与脾气虚证组、正常对照组比较，乙酸、丙酸盐、牛磺酸等物质含量相对较高。基于代谢物明显差异的基础上，进一步研究脾胃湿热证患者的代谢相关基因发现，CG 脾胃湿热证与脾虚证在物质能量代谢相关基因上有明显差异，其中与脂质代谢相关的基因主要涉及脂肪酸、胆固醇、磷脂和糖脂的代谢，与蛋白质代谢相关的基因主要涉及蛋白质的生物合成、蛋白质泛素化、靶向输送和翻译后修饰过程，与糖类代谢相关的基因主要涉及糖原的分解和糖复合物的合成。通过代谢组学、转录组学、蛋白质组学等对 HPGD 脾胃湿热证的物质基础进行研究，可拓宽对脾胃湿热证的研究思路，搭建中西医结合研究的桥梁。

（三）从湿热论治 HPGD 的转化医学研究

基于上述认识，可以认为对于 HPGD 的治疗，清热祛湿是基本治法，所谓"胃为戊土属阳，脾是己土属阴，湿土之气，同类相召，故湿热之邪，始虽外受，终归脾胃"。20 世纪 90 年代即有学者对 200 种中药进行了初步筛选，发现其中 38 种有不同程度的体外抑制 Hp 的作用，其中以黄芩、黄连、大黄、黄柏等具有清热化湿解毒作用的药物效果明显。除对 Hp 有直接抑杀作用外，也通过改变胃内环境，从根本上改变脾胃功能及脾胃湿热的内环境，而不利于 Hp 的生长繁殖。另外，还有许多清热祛湿复方对 HPGD 有明显的效果。

黄连温胆汤是中医治疗湿热证的经典名方，一项纳入 60 例患者的临床观察显示，对比西医三联疗法，黄连温胆汤能明显改善脾胃湿热证 Hp 相关性 CNAG 患者的临床症状，减轻胃镜下黏膜充血、水肿、糜烂、出血点及组织病理学炎症的损害，并能根除 Hp，根除率达 66.67%。另一项纳入 80 例患者的清利化浊方联合铋剂四联治疗 Hp 相关性 CNAG 脾胃湿热证的临床观察发现，主要由黄连、黄芩、茵陈等清热祛湿中药组成的清利化浊方能明显改善胃镜下胃黏膜表现、中医证候评分，并提高 Hp 根除率。还有一项化浊解毒方治疗 Hp 相关性 CAG 的临床研究，共招募 120 名患者，按 1∶1 的比例随机分为中药组或西医四联疗法组。研究发现，主要由茵陈、黄芩、白花蛇舌草等清热祛湿中药组成的化浊解毒方抑杀 Hp 效果好，复发率低，且可有效缓解临床症状、改善病理组织学病变、促进黏膜修复。除此之外，还有灭幽汤等方剂专以治疗脾胃湿热证 HPGD，同样取得明显的临床疗效。

（四）清热祛湿中药治疗 HPGD 作用机制研究

利用复合造模方法诱导小鼠 Hp 相关性胃炎脾胃湿热证模型，给予高脂饮食，置入湿热环境饲养，同时予以接种 Hp，小鼠出现明显胃黏膜炎症病变，并伴有懒动、食欲下降、饮水减少、皮毛松弛潮湿、小便黄、大便软、肛温升高等表现。基于细胞凋亡、细胞焦亡、细胞自噬及炎症反应等通路研究清热祛湿复方的作用机制。研究发现，清热祛湿复方能增强 Hp 相关性胃炎脾胃湿热证小鼠胃黏膜 PI3K、p-Akt、P27 的蛋白表达水平，降低 PTEN、FoxO3a、FasL、Bim、NLRP3、caspase-1、mTOR、NF-κB p65、IKKβ、TLR4 的蛋白表达水平，从而调控细胞死亡与炎症反应，同时还可以改善机体免疫水平与肠道菌群失衡。进一步通过网络药理学分析清热祛湿复方的作用机制，研究发现清热祛湿复方主要通过癌症通路、TNF 信号通络、p53 信号通路、HIF-1 信号通路、IL-17 信号通路、ErbB 信号通路等发挥作用。另外，某些中药、单体其作用机制可能是抑制 Hp 功能蛋白合成、破坏细胞结构、抑制生物膜合成、抑制毒力因子释放、降低黏附力、调节免疫反应、调节胃内微生态、增强抗生素菌活性等。

Hp 为湿热之邪，脾胃湿热证作为 HPGD 的基本证候，上述研究通过自然人群流行数据证实了脾胃湿热证在 HPGD 中的重要地位，并发现了不同 HPGD 证候存在不同的基因多态性，证实热休克蛋白 HSP60、HSP70 激活是脾胃湿热证 HPGD 的关键标志事件，同时探索了在代谢组学上 HPGD 脾胃湿热证的物质基础。还获得了清热祛湿复方单独或联合西药治疗 HPGD 的循证证据，通过清热祛湿复方方证效应证实了 HPGD 脾胃湿热证与细胞死亡、炎症反应的关系,体现了中医病证结合和异病同治的治疗理念,为 HPGD 中西医结合研究奠定了坚实的基础和开拓了崭新的方向。

第四节 研究展望

　　HPGD 发生发展的核心是 Hp 感染,发病机制涉及炎症反应、免疫反应、原癌基因激活和抑癌基因抑制等,但同时还受到多种协同因素和宿主因素的影响,如遗传因素、饮食习惯、胃内菌群等。Hp 感染的广泛性、致癌性、复发性,是目前临床治疗的主要难题。中医药除了正在成为 Hp 根除治疗的重要组成部分外,还在逆转黏膜病变、改善患者预后等方面展现出巨大的潜在优势。迄今为止,中国学者围绕 HPGD 的证候研究、中医临床治疗研究、基因多态性研究、抗炎机制研究等取得了一定的进展,突显了中医药特色与发展前景。然而,无论是临床研究还是基础研究,HPGD 的中医药相关研究与国际前沿还有相当大的差距,还处在萌芽成长阶段,还需付出百倍努力去追赶。未来亟须在以下几个方面开展相关工作,争取早日实现 HPGD 中医研究的规范化、现代化、国际化。

　　(1)开展实用性随机对照研究。依据真实世界研究规范组织多中心、大样本的实用性随机对照的临床研究,以改善患者预后为切入点,以病理组织学评价为结局指标,评价中药复方在符合日常医疗实际的真实世界下的疗效,为临床决策提供最直接的循证证据。

　　(2)开展有效复方药效物质基础研究。临床有效复方物质基础是深入阐明中医药作用机制、促进中医药现代化与国际化的关键。结合血清药物化学和高效液相色谱技术鉴定有效复方入血成分,提高中药有效成分发掘和研究效率。

　　(3)开展病证结合的药效机制研究。建立 Hp 感染的脾胃湿热证动物模型和胃"炎-癌"多阶段的细胞模型,构建模型评价体系和中医药疗效标准,从多组学、免疫学、微生物学等角度探究中医药疗效,提高中医药机制研究质量与层次。

(刘凤斌　黄远程)

参 考 文 献

侯伯南,曾逸笛,梁昊,等,2018. 幽门螺杆菌感染与舌象关联性的 Meta 分析(英文)[J]. Digital Chinese Medicine, 1(2): 155-163.

胡伏莲,张声生,2018. 全国中西医整合治疗幽门螺杆菌相关"病-证"共识[J]. 中国中西医结合消化杂志, 26(9): 715-723.

黄超群,吕文亮,周姝含,等,2022. 16549 例脾胃病科患者幽门螺杆菌感染现状及中医证型相关分析[J]. 时珍国医国药, 33(5): 1155-1158.

李京尧,王盼,刘文静,等,2020. 幽门螺杆菌相关性胃炎患者中医体质与中医证型相关性研究[J]. 时珍国医国药, 31(10): 2416-2418.

刘斌斌,胡运莲,林敏,等,2019. 幽门螺杆菌感染与中医"湿热生虫"关系的研究[J]. 中国中医基础医学杂志, 25(8): 1094-1096.

刘文忠,谢勇,陆红,等,2017. 第五次全国幽门螺杆菌感染处理共识报告[J]. 中华内科杂志, 56(7): 532-545.

吕晨辉,张艺,赵晶,等,2022. 中药联合四联疗法治疗幽门螺杆菌相关性胃炎的 Meta 分析[J]. 现代消化及介入诊疗, 27(2): 210-214.

杨闪闪,王灼慧,张学智,等,2018. 幽门螺杆菌感染与脾胃湿热证的相关性探讨[J]. 北京中医药, 37(10): 938-941.

杨泽民,陈蔚文,王颖芳,2012. 慢性浅表性胃炎脾虚与脾胃湿热证患者物质能量代谢基因差异表达研究[J]. 中国中西医结合杂志, 32（9）: 1180-1187.

朱春梅, 杨德才, 曹阳, 等, 2020. 基于代谢组学的湿热证研究进展[J]. 中华中医药杂志, 35（10）: 5077-5080.

Lee Y C, Dore M P, Graham D Y, 2022. Diagnosis and treatment of helicobacter pylori infection[J]. Annu Rev Med, 73: 183-195.

Ohyauchi M, Imatani A, Yonechi M, et al, 2005. The polymorphism interleukin 8 -251 A/T influences the susceptibility of helicobacter pylori related gastric diseases in the Japanese population[J]. Gut, 54（3）: 330-335.

Wang C, Hu Y, Yang H, et al, 2021. Function of non-coding RNA in helicobacter pylori-infected gastric cancer[J]. Front Mol Biosci, 8: 649105.

Yang H, Hu B, 2021. Diagnosis of helicobacter pylori infection and recent advances[J]. Diagnostics（Basel）Jul, 11（8）: 1305.

Yousefi B, Mohammadlou M, Abdollahi M, et al, 2019. Epigenetic changes in gastric cancer induction by Helicobacter pylori[J]. J Cell Physiol, 234（12）: 21770-21784.

第一节　概　　述

慢性胃炎（chronic gastritis，CG）是指各种因素引起的胃黏膜慢性炎症或萎缩性病变。CG 尚无统一的分类，根据病理活检胃黏膜是否存在萎缩，可分为慢性非萎缩性胃炎（chronic non-atrophic gastritis，CNAG）、慢性萎缩性胃炎（chronic atrophic gastritis，CAG）；根据病因可分为 Hp 胃炎和非 Hp 胃炎；根据病变部位，可分为胃窦为主胃炎、胃体为主胃炎和全胃炎。由于多数 CG 患者无明显临床症状及体征，因此自然人群中的确切患病率难以获得。2014 年，中华医学会消化内镜学分会组织开展的一项大型横断面研究表明，我国 CNAG 内镜诊断检出率为 49.4%，CNAG 伴糜烂检出率为 42.3%，CAG 检出率为 17.7%；病理诊断萎缩占 25.8%，胃黏膜肠上皮化生（gastric intestinal metaplasia，GIM）占 23.6%，异型增生占 7.3%。

Hp 是我国 CG 最主要的病因，胆汁反流、药源性损伤（非甾体抗炎药如阿司匹林等）、酒精源性损伤、食物源性损伤、高龄、营养因子缺乏是相对常见的病因，自身免疫机制、遗传易感性、感染性、嗜酸性粒细胞性、淋巴细胞性、肉芽肿性胃炎和肥厚性胃炎（Menetrier 病）是相对少见的病因。CG 的诊断依赖于内镜诊断和病理诊断，尤其病理组织学检查可通过判断胃黏膜状态将 CG 分为 CNAG 和 CAG 两大基本类型，此外，特殊类型胃炎的诊断除内镜结合组织病理学检查外，还当结合病因进行诊断，如嗜酸性粒细胞性胃炎有明确的过敏原接触史，淋巴细胞性胃炎多与 Hp 感染后异常反应相关等。

CG 的治疗目的在于去除病因、缓解症状和改善胃黏膜炎性反应。对于明确存在 Hp 感染患者，无论是否存在症状和并发症，均应行 Hp 根除治疗，除非存在抗衡因素，如患者伴存某些疾病、社区再感染率高、卫生资源优先度安排等。在药物治疗方面，胃黏膜保护剂可强化胃黏膜防御功能，促进黏膜修复，部分抗酸剂还可通过中和胃酸发挥黏膜保护效应，包括具备直接抗酸能力的铝碳酸镁、硫糖铝、胶体铋剂、谷氨酰胺类（麦滋林-S）和发挥代谢性黏膜保护作用的替普瑞酮（施维舒）、吉法酯（惠加强-G）、瑞巴派特等；抑酸治疗通过阻断壁细胞分泌胃酸可减少胃黏膜激惹，若存在黏膜损伤伴反酸、嘈杂、上腹痛等症状，可短期选用 H_2RA（雷尼替丁、法莫替丁等）、PPI（奥美拉唑、艾司奥美拉唑、泮托拉唑等）或抗酸剂（碳酸氢钠、氢氧化铝、硫糖铝等）；胆汁反流性CG 可使用促动力剂如盐酸伊托必利、莫沙必利、多潘立酮等以阻碍胆汁反流，也可使用某些具备胆酸结合作用的胃黏膜保护剂如铝碳酸镁或短期使用熊去氧胆酸以拮抗胆汁造成的胃黏膜损伤；若CG 患者以腹胀、食欲缺乏等消化不良症状及焦虑、抑郁状态为突出表现，则可酌情使用助消化剂及神经调节剂。此外，饮食和生活习惯个体化调整（如减少摄入刺激性食物、避免大量饮酒、戒烟等）也是 CG 的重要的干预手段。

大多数 CG 预后良好，仅少部分患者会最终演变为胃癌。因此，对于 CAG 患者，尤其是高风险 CAG 伴有癌前病变者应注意预防其恶变。1975 年首次发现肠型非贲门型胃腺癌（intestinal-type non-cardia gastric，NCGA）在最终的恶性转变之前是由一系列组织学阶段发展而来的，即由正常胃黏膜逐步发展为 CNAG、CAG、GIM，最终形成异型增生。目前公认 Hp 感染是启动这一级联反应的主要始发因素，这也被称为 Correa 级联反应模式（Correa cascade），然而其他自身免疫功能紊乱也可能是诱发因素。长期 Hp 感染后诱发的胃黏膜活动性炎症及慢性炎症状态可特异性增加胃部疾病发生风险，其中约有 10% 的感染人群发展为消化性溃疡，1%～3% 发展为胃腺癌，<0.1% 发展为 MALT 淋巴瘤。尽管 Hp 感染患者进展为胃癌的发生率很低，但 89% NCGA 患者存在 Hp 感染。且既往多数研究均表明 Hp 与胃癌发生直接相关，根除 Hp 后可显著降低胃癌发生风险。因此，根除 Hp 是预防胃癌的有效手段。上述 NCGA 演变过程并结合病理可识别的癌前病变阶段，为胃癌的早期发现并及时进行内镜下治疗提供了可用于筛查和监测的有效时机。

第二节　现代医学研究进展

CG 患者中 CAG 和 GIM 是 Correa 级联反应的重要阶段，现代研究表明，胃黏膜萎缩、肠上皮化生（简称肠化生）及异型增生是胃癌的独立高危因素，为胃癌的发生提供了基础病变背景，因此 CAG、GIM 被公认为 NCGA 重要的癌前状态或癌前病变，而异型增生，国际癌症研究协会也称为上皮内瘤变，则是一种直接的癌前病变。识别、监测和有效干预胃癌前疾病和胃癌前病变是实施胃癌二级预防的重要方法。因此，明确 CG 发病机制及诊断标准，并针对 CAG 及胃癌前病变患者制定合理监测策略，寻找炎癌转化的有效干预机制已成为国内外学术界的研究热点。

一、CG 的主要发病机制

（一）Hp 感染

Hp 是一种革兰氏阴性螺旋状细菌，通过口-口途径或粪-口途径在人与人之间传播，其可特异性定植于胃型上皮，由于胃内特殊环境，机体难以自发清除，最终可造成持久或终生感染。目前随着我国卫生、经济条件的不断改善，我国总体 Hp 感染率已从 20 世纪 90 年代初报道的 50%～80% 降至 2010 年前后的 40%～60%，但与发达国家相比，我国仍是 Hp 高感染率国家，大量国内外循证医学证据均已经证实 Hp 感染可引起胃黏膜活动性炎症，这是启动炎癌转换的始动因素，根除 Hp 对肠型胃癌具有一定的预防效果。早在 2000 年，我国首部 Hp 感染共识早已将胃炎伴明显异常（胃黏膜糜烂、中-重度萎缩、中-重度肠化生、不典型增生）列为支持根除指征，随着 2003 年、2012 年、2017 年先后 4 次的共识修订，Hp 根除指征和相关疾病谱也在不断扩大，而 CG 伴消化不良症状、CG 伴轻度萎缩、CG 伴轻度肠化生、CG 伴糜烂也被列入根除指征。

（二）胆汁反流

胆汁反流性胃炎主要由胃肠结构异常、幽门括约肌功能失调或胃部手术等各种因素引起含有胆酸、肠液、胰液等的十二指肠内容物异常反流入胃，破坏胃黏膜屏障，引起胃黏膜慢性炎症性损伤，具有病程迁延，反复发作的特点。单纯的胆汁并无直接黏膜损伤作用，但胆汁、肠液、胰液、胃酸共同作用则可引起胃黏膜损伤，因此肠胃反流引起的胃黏膜损伤是多因素协同作用的结果，其中损伤因素以胆汁酸和胆盐为主，也称为胆汁性损伤。无论是否感染 Hp，胆汁酸长期作用于胃黏膜的结局是诱导肠化生作为适应性反应，细胞凋亡、肠特异性转录因子 CDX2 激活、法尼醇 X 受体活化等可能是潜在分子机制。

（三）自身免疫机制

自身免疫性胃炎以胃底、体萎缩为主要表现，其发病机制主要在于异常免疫介导胃底腺壁细胞破坏，胃酸分泌减少，进而影响维生素 B_{12} 及二价铁吸收，最终出现恶性贫血；此外，促胃液素反射性分泌增加可导致胃体肠嗜铬样细胞增生，这大大增加了进展为 I 型神经内分泌瘤及腺癌风险。临床上，自身免疫性胃炎常合并其他自身免疫系统疾病，如自身免疫性甲状腺炎、类风湿关节炎、1 型糖尿病等。目前该病发生机制尚不清楚，多种细胞及体液免疫机制均可能有所参与。

二、CG 的诊断标准

CG 的症状表现无特异性，且与胃镜所见、病理组织学分级无明显相关性。胃镜下 CNAG 可明确诊断，而普通白光内镜下判断萎缩与病理诊断的符合率较低，故确诊 CAG 应以病理诊断为主。随着内镜技术的进展，高清染色内镜及放大内镜能清楚显示胃黏膜微小结构，对萎缩、肠化生的诊断和鉴别诊断以及早期诊断胃癌前病变的敏感度和特异度明显优于普通白光内镜，且有助于提高活检阳性率。病理组织学检查是确诊 CAG 及胃癌前病变的主要手段，但对内镜活检的块数，我国历届 CG 共识均存在争议，中华医学会病理学分会消化病理学组提倡遵循新悉尼系统的 5 点取材法，即在胃窦、胃角各取 2 块，胃角 1 块，这有助于完善我国病理资料库；而中华医学会消化病学分会则从临床实际出发，建议取 2～3 块组织，分别于胃窦、胃角及胃体处活检，可疑病灶处另取活检。此外，由于多数 CAG 及胃癌前病变患者表现为多灶性病变，胃内黏膜缺乏精确的定位标志导致复查容易出现定位偏差和病灶漏诊，2009 年浙江大学姒健敏教授首先提出定标活检技术（marking targeting biopsy，MTB）试图解决这一问题。MTB 采用特制的活检钳进行活检的同时于活检部位采用定标液进行标记，协助复诊活检进行准确定位，使得病理组织学结果具有可比性。

三、CG 及胃癌前病变风险监测及干预

（一）CG 及胃癌前病变风险因素

CAG 作为公认的胃癌前背景病变，表现为胃黏膜慢性 Hp 感染或自身免疫损伤所形成的伴或不伴有化生性改变的慢性炎症状态。准确识别与预测胃癌发生风险是重要防治内容，主要包括临床信息相关风险因素（性别、年龄、家族史、种族、饮食习惯、吸烟、饮酒、Hp 感染等）和内镜病理相关风险因素（胃黏膜萎缩和肠化生范围、程度）。目前借助包括血清学筛查及多种内镜、病理分类标准有助于识别疾病风险，筛查胃癌高危人群。

（二）胃癌高危人群的风险筛查

针对普通人群，筛查手段当注重简便易行，血清学筛查恰好具有简单、非侵入性等优点，具有"血清学活组织检查"价值。胃蛋白酶原（pepsinogen，PG）可反映胃黏膜的萎缩程度，日本首先提出血清学 ABC 法，即通过血清 PG 联合 Hp 抗体筛选需进一步优化胃镜检查的人群，以此进行大规模胃癌筛查，这种方法将人群分为 A 组 Hp（-）PG（-）、B 组 Hp（+）PG（-）、C 组 Hp（+）PG（+）、D 组 Hp（-）PG（+），并将 PG I≤70μg/L，PG I／II＜3 定义为 PG（+），其中 A 组人群不必行内镜随访，B 组人群应每 3 年至少行 1 次内镜检查，C 组人群每 2 年行 1 次内镜检查，D 组人群需每年进行内镜检查。2015 年"中国早期胃癌筛查方案"国际研讨会上重新界定了血清学检测的临界值，并引入促胃液素-17（G-17）指标，G-17 是胃窦部萎缩的标志物，之后国家消化病临床研究中心进一步提出了胃癌筛查 PG 联合 G-17 法，即新 ABC 法应用于我国早期胃癌筛查。新 ABC 的具体分组方法为：A 组 G-17（-）PG（-）、B 组 G-17（+）PG（-）或 G-17（-）PG（+）、

C 组 Hp（+）PG（+）、D 组 G-17（+）PG（+），将 G-17≤1pmol/L 或≥15pmol/L，定义为 G-17 阳性；将 PG Ⅰ≤70μg/L，PG Ⅰ/Ⅱ≤7 定义为 PG（+），胃癌发生风险 A 组＜B 组＜C 组。有研究指出，与旧 ABC 法相比，新 ABC 法对胃癌诊断的敏感度、特异度和诊断符合率较高，对胃癌前状态诊断的特异度较高而敏感度稍低。由于前述 ABC 法定义所筛查出的胃癌高危人群在实际上胃癌/早期胃癌的检出率并不高，为进一步提高筛查方法的检验效能，2017 年《中国早期胃癌筛查流程专业共识意见（草案）》首次提出"新型胃癌筛查评分系统"，将年龄、性别、血清 Hp 抗体、血清 PGR、血清 G-17 共 5 项风险因素赋值量化，总分为 0～23 分，根据分值可将胃癌筛查目标人群分为胃癌高危人群（17～23 分），中危人群（12～16 分），低危人群（0～11 分），旨在对胃癌高危人群采取内镜精查策略，低危人群采取适合的随访策略，筛查胃癌的效能显著提高。

　　MG7-Ag 是近年来发现的胃癌特异性标志物，可辅助用于胃癌高危人群的筛查，组织学或血清学提示 MG7-Ag 阳性的患者均应完善内镜检查。

（三）内镜下胃癌风险评估

　　胃镜下对高危背景黏膜进行准确的病变范围及严重程度评估对于胃癌风险分层至关重要，目前公认有效的评估手段包括木村-竹本分类、京东胃炎分类及 OLGA/OLGIM 系统。

　　木村-竹本分类起源于 1969 年，主要根据内镜下胃黏膜萎缩界限范围进行分类，有闭合型（close type）和开放型（open type）两类，每个类型可再分三个亚型，即 C1，萎缩界限局限在胃窦；C2，萎缩界限超过胃角；C3，萎缩界限超过胃角且接近贲门；O1，萎缩界限刚过贲门；O2 萎缩界限已经遍及整个胃底；O3，萎缩界限延伸至胃体。由于此法简便易行，具有一定的实用性，近年来逐渐为学者所重视。2018 年日本金科大学基于木村-竹本分类法将 CAG 患者分为低危（C1）、中危（C2、C3）、高危（O1、O2、O3），发现高危人群胃癌发病率是低危人群的 3 倍，表明萎缩程度与胃癌发生成正比，通过此分类可实现单纯使用白光内镜识别胃癌高危人群。

　　2013 年第 85 届日本消化内镜学会制定《京都胃炎分册》，中文版 2018 年于我国出版，其内统一规范胃炎内镜表现记录，包括内镜描述术语和诊断标准，该评分系统纳入萎缩、肠化生、皱襞肿大、鸡皮样改变、弥漫性发红共 5 项指标，分别予赋值评分，相较木村-竹本分类更加具体。《京都胃炎分类》对于内镜下胃黏膜 Hp 感染状态进行直接判读具有重要意义，参考《京都胃炎分类》，可通过内镜下表现对无 Hp 感染胃黏膜、现症感染胃黏膜、既往感染胃黏膜进行直观判定，目前越来越多的研究也表明，《京都胃炎分类》对于胃癌风险同样具有重要价值。该分类于 2014 年发布，但目前使用并不广泛，且未通过国际评价，有待进一步大样本研究评估其效度和信度。

　　为了客观评价胃炎病变范围和严重程度，2005 年 Rugge M 首次提出胃黏膜炎症反应和萎缩程度的分期、分级标准，即胃炎评价（operative link on gastritis assessment，OLGA）系统，其在悉尼系统对胃黏膜炎症及萎缩程度半定量评分基础上，采用胃炎分期代表胃黏膜萎缩范围和严重程度，共分为 OLGA 0～Ⅳ期，其中 OLGA Ⅲ～Ⅳ期代表高风险。2010 年 Capelle L 进一步提出基于肠化生的胃炎评价（operative link on gastritis assessment based on intestinal metaplasia，OLGIM）系统，涵盖 GIM 的发生部位（胃窦、胃体）和病变程度（轻、中、重度），分为 0～Ⅳ期，将内镜和组织病理学信息与胃癌危险性相联系，为临床医生提供更加直观的信息，具备较好的胃癌风险预测价值，也有助于高危人群的后续监测和随访，在欧美国家广泛应用。2017 年发布的《中国慢性胃炎共识意见》亦推荐采用 OLGA/OLGIM 系统对接受内镜检查及病理活检的 CAG 患者进行风险预测。值得注意的是，此系统需要按照新悉尼系统标准进行多点活检，在临床实践中较难开展；两个系统同时使用需具备较高的契合度，若 OLGA Ⅲ～Ⅳ期患者在 OLGIM 分期中降至 OLGIM 0～Ⅱ期，则可能遗漏某些高危人群；且具备高风险的不完全型肠化生在 OLGIM 低分期中发生率更高。

　　胃镜结合病理活检是诊断胃癌的金标准，但因属侵入性操作且价格较血清学检查昂贵，不适宜大规模人群筛查。普通白光内镜相对较容易在基层医院广泛开展，通过直观发现胃癌病灶对胃癌诊断具有较好的敏感度，但对早期胃癌（early gastric cancer，EGC）的检出率则明显降低。我国胃癌的早期诊断技术与世界先进水平差距较大，EGC 的诊出率仅为 5%～20%。近年来在白光内镜基础上可进一步发展利用放大内镜、色素内镜、电子染色内镜、超声内镜、共聚焦显微镜等内镜精查辅助技术对比强化病变黏膜表现及发现微小病变，进而得以提高 EGC 的检出率和活检阳性率。目前我国学者已经建立了符合我国基本国情的 CAG 及 EGC 的筛查流程，2017 年我国发布的 EGC 筛查流程即包括非侵入性血清学筛查和侵入性胃镜筛查，建议首先采用非侵入性筛查手段筛选出胃癌高危人群，然后进行有针对性的胃镜监测及精查策略。

（四）CG 及胃癌前病变的监测随访

早期消化道癌筛查是符合国家健康发展战略的重大课题，如何通过制定最优化的内镜随访监查策略的卫生经济学效益也是目前面临的难题。目前国内外对胃癌前病变风险监测的时机存在部分差异。2019 年欧洲胃癌前状态和胃癌前病变管理指南指出，局限于胃窦的轻中度萎缩或 GIM 患者尚无证据支持胃镜随访；单一部位肠化生具备更高的风险，但若已完善高质量内镜检查排除 OLGA Ⅲ/Ⅳ期 CAG，可不行胃镜复查；有胃癌家族史，或伴有不完全型肠化生，或有持续 Hp 感染，需每 3 年进行一次胃镜检查及活检；重度 CAG（胃体、胃窦同时出现萎缩或 GIM、OLGA/OLGIM Ⅲ/Ⅳ期）需每 3 年进行一次高质量内镜随访；具有胃癌家族史的重度 CAG 需每 1～2 年进行一次胃镜检查；轻度和重度异型增生分别于 6～12 个月完善高质量内镜监测。2015 年美国胃肠内镜学会（American Society for Gastrointestinal Endoscopy，ASGE）指南指出对于具有种族背景或家族史的胃癌高风险 GIM（合并不完全型肠化生或肠化生范围广泛）进行内镜监测，最佳监测周期当个体化处理。而后 2020 年美国胃肠病协会（AGA）发布的 GIM 临床管理实践指南对这类患者推荐完成基线内镜检查后 1 年复查，合并靶向/非靶向活检，并且不推荐对 GIM 患者进行常规内镜监测。2017 年发布的《中国慢性胃炎共识意见》推荐 CAG 患者，尤其是伴有中重度肠化生或异型增生患者需定期进行胃镜随访，中重度 CAG 伴肠化生者需每年进行 1 次胃镜检查，CAG 不伴有肠化生或异型增生者可酌情进行胃镜随访；自身免疫性胃炎可每 3～5 年进行内镜随访。2020 年发布的《中国胃黏膜癌前状态和癌前病变的处理策略专家共识》推荐累及全胃的重度 CAG（OLGA/OLGIM Ⅲ/Ⅳ期）建议每 1～2 年复查高清内镜，轻中度局限于胃窦部的 CAG 建议每 3 年复查一次胃镜；伴有肠化生的轻中度 CAG 每 2～3 年复查一次胃镜；高清染色内镜显示边界不清的低级别上皮内瘤变建议每年复查高清染色内镜，边界清晰、未行内镜治疗的低级别上皮内瘤变建议每 6 个月复查高清染色内镜。而 2022 年发布的《中国整合胃癌前病变临床管理指南》则推荐高风险 CAG 每隔 1 年复查胃镜，低级别异型增生每隔 6～12 个月进行高质量内镜检测。

由于各个国家和地区的国情不同，胃癌发病率高低不一，医疗资源不均衡，对胃癌前状态及癌前病变监测的指南或共识推荐意见不尽相同，但总体原则较为一致：为了减少胃癌发生，并达到卫生经济学最大效益，对于萎缩、肠化生病变分布不广泛、病理特殊染色分型无不完全型肠化生、无胃癌家族史等危险因素的患者可判定胃癌发生风险较低，不必进行胃镜监测或可延长监测时间，而对于病变分布广泛，累及胃体甚至全胃的 CAG 患者，肠化生病理提示不完全型，存在家族史及种族相关危险因素，其胃癌发生风险较高，应至少在 1～3 年内完善胃镜监测，其中胃癌家族史是重要的独立危险因素，此类患者至少 1～2 年内要进行定期监测。值得注意的是，我国共识对于对内镜结合病理活检检测较其他国家更为积极，而欧美国家认为对于这种为了明确 GIM 的存在或发生范围进行短间隔重复内镜检查及活检的行为是值得考量的。

（五）CAG 及胃癌前病变的干预策略

CAG 及胃癌前病变的早期干预是胃癌防控的关键，以确定合适干预时机为目标，需要靶向正确，同时重心向炎症、炎癌边界性病变前移，治疗应从生物医学模式（单一生物致病因素模式）向慢性病多因素机体调节方向转变。

Hp 感染是启动 Correa 肠型胃癌演变进程的重要始动因素，亦被认为是影响胃癌发生及环境中的最可控因素之一，至 2015 年京都胃炎共识发布以来，Hp 感染就被定义为一种传染性疾病，并认为 Hp 感染与胃癌发生密切相关，根除 Hp 是预防胃癌的有效措施。2019 年发布的《中国幽门螺杆菌根除与胃癌防控专家共识意见》明确指出：Hp 感染是我国胃癌的主要病因，根除 Hp 可降低胃癌发生风险，有效预防胃癌。研究表明，根除 Hp 可改善胃黏膜的炎症反应，阻止或延缓胃黏膜萎缩、肠化生恶性转变，且可逆转萎缩，但难以逆转肠化生。因此，在萎缩、肠化生发生前进行 Hp 根除治疗可有效阻断 Correa 级联反应，达到最佳干预效应。此外，OLGA/OLGIM Ⅲ/Ⅳ 期 CAG 及轻度异型增生患者均需要进行内科干预，这部分人群也可纳入不确定性异型增生，而可见病变的轻度异型增生及重度异型增生则需进行内镜治疗。2021 年哥伦比亚大学一项纳入 800 人、随访 20 年的队列研究分析指出，在高胃癌风险的拉丁裔人群中，Hp 根除治疗在拮抗组织学 Correa 进展上有明显的干预效应，且不完全型肠化生是监测胃癌风险的有力预测指标。

EGC 的治疗手段包括内镜下治疗和外科手术，两者效果相当，5 年生存率均可超过 90%，因此内镜下切除是 EGC 的首选治疗方法。胃癌前病变中最严重的重度异型增生，病理可见病变多局限于黏膜层，内镜切除治疗可保证完整切除。正由于内镜下微创手术治疗的大力发展及良好预后，故现阶段针对 CAG 及胃癌前病变的内科干预多重视不足，多数学者认为除 Hp 根除治疗以外，单纯依靠药物难以逆转胃黏膜萎缩及 GIM。目前可用于延缓胃癌前病变进展的药物如环氧化酶-2 抑制剂、阿司匹林、瑞巴派特、叶酸、抗氧化维生素等的临床疗效有限，尚缺乏公认有效的内科干预方法。

第三节 中西医结合研究进展

CG 是临床常见病，然其与胃癌的关系一直为研究热点。2018 年我国胃癌发病人数为 45.6 万，占国内新发癌症患者的 10.6%，占全球胃癌患者的 44.1%。但目前胃癌病因未明，难以开展一级预防措施，CAG 及癌前病变尚处于胃癌发展的第一阶段甚至更早期，将防控关卡提前至这一阶段具有重要干预效应。目前全球尚无针对性治疗、逆转胃黏膜萎缩、肠化生甚至异型增生的药物，发挥中医"治未病"在肿瘤预防中的特色与优势，从中医药中寻找治疗的有效方法成为迫切需求。文献计量研究表明，中医药有关 CAG 及胃癌前病变的研究日趋深入：1989～2000 年主要针对 CAG 及胃癌前病变病理演变过程及相应的中医病因病机探讨，有关中药干预机制的基础实验研究处于起步阶段；2000～2012 年集中在名医经验的总结及辨证施治方面；2013 年至今随着研究深入和技术进展，国内学者更多关注局部辨证和辨病的结合，提出治未病的新理念，并出现了数据挖掘、网络药理学等研究手段。

一、CG 病证结合动物模型研究进展

动物实验相较临床研究具备操作可控、伦理受限小等优势，通过建立 CG 病证结合动物模型进行中药复方或中成药干预后评价药物疗效，并进一步研究药物作用机制是目前中医药药效学及药理学普遍研究模式。

CAG 及胃癌前病变动物模型的构建多遵循病因模拟，包括：①化学药物诱变法：使用化学试剂或药物溶液进行喂养，包括 N-甲基-N'-硝基-N-亚硝基胍（N-methyl-N'-nitro-N-nitrosoguanidine，MNNG）、盐酸雷尼替丁、脱氧胆酸钠、水杨酸钠、非甾体抗炎药、乙醇、氨水等，是较为普遍的一种造模方法，其中 MNNG 使用最为广泛，后者是一种强效的化学诱癌剂，可直接作用于胃肠道

上皮，促进上皮-间质转化，模拟胃内转化的亚硝酸胺等致癌物质导致胃癌递进发展，然而给药方式及给药浓度在不同研究间差异较大。②物理因素刺激法：包括 ^{60}Co 照射法、X 射线照射法等，主要通过射线照射刺激胃黏膜形成放射性损伤。③生物因素刺激法：通过灌入 Hp 菌株复制 Hp 感染状态启动 Correa 级联演变。④手术造模法：包括幽门弹簧插入法、胃空肠吻合术后吻合口功能不良法等，通过手术改变胃肠管道促进肠液反流刺激胃黏膜形成反流性胃炎。⑤基因工程造模法：包括基因敲除杂合子动物 *ATP4a⁺/−*、*C57BL/6J-ApcMin/+* 诱导动物自发出现胃癌前病变。在上述单个或多个病因造模的基础上进行证候因素的叠加是目前构建病证结合动物模型的主要方法，包括：①脾虚证候模型：苦寒药物泄下法、小平台站立劳累过度法，饥饱失常饮食失宜法等。②肝郁证候模型：夹尾刺激法，慢性不可预知多因素造模法。③湿热证候模型：高脂饲料喂养法、湿热箱等。

现阶段虽然 CAG 及胃癌前病变动物模型的造模方法多样，但多数造模方法存在建模周期长，死亡率高等特点；部分基因工程动物可自发产生胃癌前病变，但缺乏炎癌转化过程，难以准确复制 CAG-肠化生-异型增生的演变进程；广泛使用诱癌剂进行造模，可能导致动物个体间的演变进程差异大，缺乏炎癌转化进程直接出现异型增生。因此，实验者当根据研究目的及研究平台可行性选择不同的造模方法。

二、CG 传统辨证与内镜局部辨证相结合

CG 病程长且病情反复，中医认为其是在外邪侵袭、饮食失节、情志不遂、药毒损伤、劳倦过度和禀赋不足等病因作用下，正虚与邪实长期相互作用的结果，究其病机，当 CG 进展至 CAG 甚至胃癌前病变，则病机以脾虚毒损为主，病性多为虚实夹杂，本虚主要为脾气（阳）虚和胃阴虚，贯穿疾病始终，为发病基础；标实主要为毒邪外袭或内生后形成气滞、痰湿、瘀血留着胃腑，为病理改变的推进因素。临床上 CNAG、CAG、肠化生及异型增生具有一定的递进演变关系，这其中的病机演变，主流中医学家认为起病之初，邪实以湿热为主要病理因素，正虚以脾胃虚弱为基础，两者贯穿于炎癌转化始终；久病脾虚累及肝肾，湿邪得以生痰化瘀，交阻内伤，进而浊邪酿毒，最终发生癌变。因此，Correa 级联发展模式是由气及血入络的复杂渐变过程，因虚夹邪、因实致虚、由虚转实是重要的病机转变规律。

值得注意的是，CAG 及胃癌前病变作为目前研究热点，在早期辨治中尤其具备治未病的意义，其证候分类研究主要是通过归纳不同病理阶段的证候表现，试图寻找出病-证对应的分布特征及演变规律。综合多项临床研究：单纯的轻中度萎缩以脾胃虚弱、脾胃气滞和肝胃不和居多；重度萎缩以脾胃湿热、胃络瘀血和胃阴不足多见；轻中度肠化生以脾胃湿热为主，重度肠化生可在脾胃湿热基础上兼见阴虚、虚寒和痰瘀等；轻中度异型增生则以湿瘀阻滞多见，而重度异型增生则痰湿瘀胶结和阳虚更为显著。目前，相关的中医辨证诊断标准不统一，加上兼夹证的诊断混乱，很大程度上制约了 CAG 及胃癌前病变的中医证候的规范化诊治。因此，2022 年《中国整合胃癌前病变临床管理指南》指出：尚需要在开展大规律证候流行病学调查基础上，对证候进行量化和规范化，同时结合内镜、病理组织学、血清学等客观表现和参数的变化，筛选证候相关的客观化指标。最终梳理核心病机及证候，以指导临床进行专病专方或病证结合专方的研究。

2013 年至今，随着内镜技术的普及，有学者开始更多地关注镜下辨证论治。胃镜下黏膜辨证是通过辨析黏膜色泽、表面形态、皱襞、分泌物、蠕动、黏膜血管等判断病机证候，可作为指导局部治疗的客观依据，也是对整体辨证的重要补充，其原理在于结合内镜下基本黏膜特征及伴随病变、胃液状态与胃腑虚实状态、气血充盈程度是否直接相关。根据《慢性胃炎中医诊疗专家共识意见（2017 年）》的诊断标准，局部辨证包括肝胃不和证、脾胃湿热证、脾胃虚弱证、胃阴不足证、胃络瘀阻证 5 类。对于 CAG 及胃癌前病变阶段大部分患者缺乏特征性症状、体征，有诸内而未行诸外时，结合内镜下表现进行局部辨证，适时结合宏观辨证，可最终达到准确辨证的目的。

三、CAG 及胃癌前病变的中西医结合风险监测

2021 年《中国整合胃癌前病变管理指南》建议在血清学、内镜木村-竹本分型、OLGA/OLGIM 风险评估的基础上，纳入中医证候以开展中西医结合风险监测。综合临床多项横断面研究，内镜下木村-竹本分型中开放型患者胃阴不足证、肝胃郁热证、胃络瘀阻证、脾胃虚弱证比例较高，血清学前列腺素（PG）强阳性患者胃络瘀阻证、脾胃虚弱证比例较高；OLGA/OLGIM 高分期患者胃络瘀阻证比例较高。然而，中医证候判断主观性强，受限于医师水平及临床经验，且目前临床研究为横断面研究，以单中心小样本为主，研究质量普遍不高，相关结论有待进一步高质量循证医学证据支持。

四、CG 中西医结合治疗进展

根除 Hp 感染是阻止 CG 患者 Correa 级联反应启动和演进的重要环节，目前部分中成药已证实可辅助用于 CG 合并 Hp 感染的根除治疗。一项来自浙江 4 个分中心，共纳入 471 人的 RCT 研究表明荆花胃康胶丸联合四联疗法与单纯四联疗法治疗 10 天无疗效差异；另一项来自国内 6 个中心，共纳入 357 人的 RCT 研究对比荆花胃康胶丸联合三联疗法及含铋剂四联疗法补救治疗 10 天的疗效，结果无疗效差异；这提示荆花胃康胶丸可取代铋剂奏效，且两项研究荆花胃康胶丸均可显著改善部分患者消化不良症状。

多项 Meta 分析指出，中医药治疗 CAG 及胃癌前病变在改善患者临床症状、胃镜及病理征象等方面显著优于西药组。然而，多数 Meta 分析检索出的高质量临床研究文献较少，均存在方法学方面的缺陷，使结果的可信度不高，并且缺乏长疗程的观察，难以对中药干预炎癌恶性转化类疾病的远期疗效、安全性问题等得出合理结论。北京市脾胃病研究所一项基于胃黏膜定标活检技术的多中心 RCT 临床研究显示摩罗丹逆转胃黏膜异型增生有优于叶酸的趋势（24.6% vs. 15.2%），改善萎缩、GIM 有效率（34.6% vs. 23.0%）高于叶酸（24.3% vs. 13.6%），但未达到统计学差异，改善临床症状有明显优势。该研究被 2019 年欧洲胃癌前病变管理指南引用，这也是国外指南中首次且现阶段唯一被纳入 CAG 及胃癌前病变临床管理指南中推荐的中成药。因此，胃癌前病变的中医药临床评价研究质量总体有待提高，规范研究设计，严格质量控制措施，翔实报告研究结果是提高中医药治疗 CAG 及胃癌前病变干预证据等级的重要前提。

第四节　研究展望

CG 是临床常见病，胃黏膜的病变程度与临床症状体征往往不平行，在及时去除生物、化学源性损害因素后 CNAG 胃癌发生发展风险大幅降低，因此，中高风险 CAG 及胃癌前病变在胃癌二级预防中发挥着重要作用。现阶段中西医在 CAG 及胃癌前病变的诊治中各有优势和不足，西医内镜诊治技术先进，但内科干预手段有限；中医具备自己独特的理论体系和干预手段，但治疗模型不一，存在学术流派理法方药间的差异，规范化标准制定及实施较为困难。现阶段中西医结合防治慢性胃炎取得了一些共识和进步，但完善的研究对策仍需要在以下几方面进一步开展：

（1）遵循国际规范开展高质量临床试验，针对 CG 常见亚型及特殊亚型开展大队列研究，深化病证结合的风险评估研究，科学评价 CAG 及癌前病变的中医药临床疗效。

（2）以辨证论治为框架，整合新技术及多学科协同创新，结合现代医学作用靶点及生物分子机制，开展科学严谨的中药药效物质基础研究。

（3）集中临床基础一体科研机构优势力量，融入中医辨证论治理念，收集 CG 不同证型病例生

物样本，构建病证结合生物样本库，为临床基础研究提供高质量病例资源。

（4）基于区块链技术构建 CAG 及癌前病变临床队列研究的数据库及可信联盟分析平台，整合中西医结合诊治策略、风险监测手段，为高质量临床基础研究提供强大支撑。

（唐旭东　尹晓岚）

参 考 文 献

丁霞，魏玮，沈洪，等，2018. 从中医学视角看慢性胃炎"炎-癌转化"[J]. 北京中医药大学学报，41（11）：885-889.

李建勋，吕宾，杜勤，等，2018. 荆花胃康胶丸联合铋剂四联治疗幽门螺杆菌阳性慢性胃炎多中心随机对照研究[J]. 中国中西医结合消化杂志，26（12）：998-1004.

李兆申，2021. 慢性萎缩性胃炎的早筛、早诊、早治与胃癌的预防[J]. 中华消化杂志，41（Z1）：5-8.

梁依敏，梁文心，杨鑫龙，等，2022. 基于 CiteSpace 和 VOSviewer 的国内近 30 年来中医药治疗胃癌前病变研究的文献计量学分析[J]. 时珍国医国药，33（3）：752-755.

吕农华，谢川，2021. 我国幽门螺杆菌感染研究的回顾与展望[J]. 中华消化杂志，41（4）：217-220.

王宁，刘硕，杨雷，等，2019. 全球癌症统计报告解读[J]. 肿瘤综合治疗电子杂志，5（1）：87-97.

王萍，李鹏，陈萦晅，等，2022. 中国整合胃癌前病变临床管理指南[J]. 中国中西医结合消化杂志，30（3）：163-183.

王霄腾，冀子中，韩丰，等，2021. 新型胃癌筛查评分系统与血清学新 ABC 法在胃癌及癌前病变筛查中的比较研究[J]. 中华内科杂志，60（3）：227-232.

Bray F，Ferlay J，Soerjomataram I，et al，2018. Global cancer statistics 2018：GLOBOCAN estimates of incidence and mortality worldwide for 36 cancers in 185 countries[J]. CA Cancer J Clin，68（6）：394-424.

Capelle L G，de Vries A C，Haringsma J，et al，2010. The staging of gastritis with the OLGA system by using intestinal metaplasia as an accurate alternative for atrophic gastritis[J]. Gastrointest Endosc，71（7）：1150-1158.

Du Y Q，Bai Y，Xie P，et al，2014. Chronic gastritis in China：a national multi-center survey[J]. BMC Gastroenterol，14：21.

Plummer M，Franceschi S，Vignat J，et al，2015. Global burden of gastric cancer attributable to helicobacter pylori[J]. Int J Cancer，136（2）：487-490.

Tang X D，Zhou L Y，Zhang S T，et al，2016. Randomized double-blind clinical trial of Moluodan for the treatment of chronic atrophic gastritis with dysplasia[J]. Chin J Integr Med，22（1）：9-18.

Yamaguchi Y，Nagata Y，Hiratsuka R，et al，2016. Gastric cancer screening by combined assay for serum anti-helicobacter pylori IgG antibody and serum pepsinogen levels—The ABC Method[J]. Digestion，93（1）：13-18.

第五章 胃下垂中西医结合研究进展

第一节 概　　述

　　胃下垂是指站立时胃的下缘达盆腔，胃小弯角切迹低于髂嵴连线的病症。发生在瘦长体形、久病体弱、长期卧床少动者，常伴有其他脏器下垂。目前认为胃下垂的发病机制主要与膈肌悬吊力不足，支持腹内脏器的韧带松弛，腹内压降低，以及胃内移动度增大有关。轻度胃下垂多无明显症状。中度以上胃下垂患者则可表现为不同程度的上腹部饱胀感，食后尤甚，并可见嗳气、厌食、便秘、腹痛等症状。腹胀可于餐后、站立过久和劳累后加重，平卧时减轻。此外患者常有消瘦、乏力、低血压、心悸和眩晕等表现。本病是临床的常见病、多发病，2012 年有研究报道 3124 例 X 线钡餐透视检查，结果显示胃下垂的总体发生率为 9.80%，女性明显高于男性。胃下垂患者的生活质量受到严重影响，也给患者带来了严重精神负担及经济负担。

　　中医方面，胃下垂是在拥有现代检查手段后才明确诊断的病名，古代中医文献中没有"胃下垂"这一名词。现代认为有关胃下垂的记载最早来源于《灵枢·本脏》："脾应肉，肉䐃坚大者，胃厚；肉䐃么者，胃薄。肉䐃小而么者，胃不坚；肉䐃不称身者，胃下，胃下者，下管约不利。肉䐃不坚者，胃缓……"因此，现代中医用"胃缓"指代"胃下垂"。

　　治疗方面，胃下垂的西医治疗多根据患者的症状给予相应的药物治疗。常用的药物包括促动力剂、胃黏膜保护剂、消化酶制剂等。外科多采用胃大部分切除术、胃体缩短加悬吊术等方法，但存在并发症及疗效差异较大等问题；此外还有胃黏膜针刺、体外反搏、胃托等治疗，但仍缺乏高级别的证据支持。中医在治疗胃下垂方面积累了丰富的经验，近年来，大量临床报道表明，内服中药、针灸、推拿、穴位埋线等方法治疗胃下垂均有较好的临床疗效。因此，中西医结合方法治疗胃下垂，针对不同病变程度给予不同的治疗方案，值得在临床上大力推广及应用。

第二节 现代医学研究进展

一、胃下垂发病原因及机制

（一）腹内压减低

　　腹内压是指腹壁和内脏之间相互作用引起的腹腔内稳态压力，随吸气增高，随呼气下降，直接受实质性脏器和空腔脏器、腹水、血液或其他占位性病变和限制腹壁扩张因素等的影响。腹内压的变化根据呼吸摆动和腹壁阻力的变化而变化，成人生理情况下为 0～5mmHg。但肥胖患者的腹内压可以达到 10～15mmHg。腹外斜肌、腹内斜肌、腹横肌、腹直肌 4 块肌肉组成腹前外侧肌群，该肌群的作用是共同形成牢固而有弹性的腹壁，是保护腹腔脏器，产生腹内压的一个主要因素。当腹肌力量减弱和腹壁脂肪层变薄时，会导致腹内压降低，进而引起腹腔脏器的下垂，其中包括胃下垂。在患者自身因素与腹内压的关系上，有研究通过对患者性别、年龄、身高、体质指数等 14 项因子与腹内压的关系进行分析，认为只有性别和体重指数（body mass index，BMI）对腹内压有影响，一般男性患者平均腹内压为（6.4±3.4）mmHg，比女性患者平均高 2mmHg，而随着 BMI 的升高，腹内压也会明显升高，这也进一步说明胃下垂多见于体形消瘦者，且女性多见。

（二）邻接脏器、相关韧带的固定作用减弱及膈肌位置下降

胃的两端是相对固定的，这主要靠食管的贲门部韧带（胃结肠韧带、胃脾韧带、肝胃韧带）的固定及十二指肠空肠弯在后腹壁的固定。除上述两端外，正常胃体可在一定范围内上下、左右或前后方移动。当邻接的脏器和相关韧带的固定作用减弱时，容易出现胃下垂。

（三）胃肌张力减退

胃肌张力减退是引发胃下垂的重要因素，平滑肌张力的降低是胃肌张力减退的主要因素，也是探索胃下垂发病的重要靶点。而肌张力减退较复杂，可以是平滑肌本身的问题，也可以由神经系统调节异常、胃肠激素水平异常、药物影响等所导致。

1. 胃平滑肌异常

组成平滑肌的细胞数量减少和（或）内部结构改变将导致电活动不能被良好扩布，而使平滑肌运动质量下降。这些变化可导致胃的紧张性收缩和容受性舒张障碍，蠕动减弱，从而诱发或加重胃下垂。

2. 神经系统调节异常

神经系统对整个胃肠运动的调控可由三个层次的相互协调作用实现。第一层调控是由胃肠道神经丛和内在肌源性的自律性活动对其运动和分泌进行局部调控，而胃肠神经系统则受外来自主神经系统（支配胃肠的自主神经，包括交感神经和副交感神经）的控制。第二层调控位于椎前神经节，其中含有外周交感神经的节后神经元的胞体，并接受和调控来自肠神经系统和中枢神经系统的信息。第三层调控是中枢神经系统，是脑的各级中枢和脊髓在接受外界环境各种变化时传入的各种信息，经整合后由自主神经系统和神经内分泌系统（如脑-肠肽）将其调控信息传送到胃肠道神经丛或直接作用于效应器平滑肌细胞。

当食物的颜色、形状、气味、声音等刺激视、嗅、听觉器官，当咀嚼和吞咽时，食物刺激口、咽等处的机械和化学感受器，这些感受器的信号经传入神经，传到位于延髓、下丘脑、边缘叶和大脑皮质的反射中枢。经由迷走神经引起胃的容受性舒张，在这个阶段，如果某些病理因素导致自主神经调节功能紊乱，交感神经和迷走神经功能失衡，迷走神经兴奋性降低，交感神经相对亢进；或者某些病理因素导致卡哈尔（Cajal）间质细胞引起的慢波电位无法达到阈值，静息电位无法缩小，最终无法起搏胃底平滑肌细胞，以上两种因素都有可能使胃的舒张收缩障碍，导致食物入胃后，胃内压升高明显，从而诱发或加重胃下垂。

3. 胃肠激素水平异常

消化道器官的功能除了受神经调节外，还受胃肠激素调节，这些激素可作用于消化道的分泌细胞和平滑肌细胞，影响其分泌功能和运动。目前的一些研究表明：P 物质能够增强狗的胃底、胃体和胃窦纵行肌和环行肌肌条的收缩活动；胃动素能够使胃底和胃体平滑肌收缩增强，升高胃内压，促进胃内液体的排空。而抑胃肽、促胰液素、缩胆囊素、酪酪肽、肠高血糖素、生长抑素、血管活性肽抑制胃分泌和胃排空；促胃液素是胃黏膜分泌的主要调节激素，促进胃窦、胃体收缩，增加胃肠道的运动，同时促进幽门括约肌收缩，整体的综合作用是使胃排空减慢。因此，P 物质、胃动素等激素水平的降低，抑胃肽、促胰液素、缩胆囊素、YY 肽、肠高血糖素、生长抑素、血管活性肽、促胃液素等激素水平的升高可能会导致胃下垂的发生。

4. 药物影响

在传出神经系统中，胃肠平滑肌通过兴奋胆碱能 M 受体产生收缩作用，胃壁通过兴奋肾上腺素能 β_2 受体产生松弛作用，肠壁通过兴奋肾上腺素能 β_1 受体产生松弛作用。那么，M 受体阻断药如阿托品、山莨菪碱，以及合成解痉药中的溴丙胺太林、甲氧氯普胺，治疗帕金森的抗震颤麻痹药左旋多巴均有降低胃肠壁平滑肌肌张力的作用。另外，机体的组胺受体分为 H_1 受体和 H_2 受体，胃肠道平滑肌上存在 H_1 受体，使胃肠道平滑肌收缩，H_1 受体阻断药苯海拉明可以对抗此作用。部分麻醉药也对胃肠道平滑肌有松弛作用。如果患者有服用该类药物的既往史，可能是导致胃下垂的一个重要发病原因。

综上所述，胃下垂的产生主要和腹内压降低、膈肌悬吊力不足、支持腹内脏器的韧带松弛、胃内移动度增大及胃肌张力减退等有关。常见于瘦长体形、经产妇、多次腹部手术而伴腹肌张力消失者，尤多见于消耗性疾病和进行性消瘦者。

二、胃下垂的诊断技术

（一）X 线钡餐造影检查

X 线钡餐是诊断胃下垂有效的检查方法之一。检查时须注意以下几点：①不能使用低张药物；②站立位充盈像检查（透视或摄片）是必不可少的，因为它可以客观地判断胃下垂的程度（位置高低）和形态（张力高低），且便于复查对比；③应在平静呼吸下，屏气摄取站立位充盈像 X 线片，因为深呼吸时可使腹内脏器（包括胃）上下移动，从而影响胃下垂严重程度的判断。

胃张力极度低下的 X 线表现有以下几种：胃形上窄下宽，胃泡缩小变长，胃下部扩张膨大呈囊袋状，胃体明显向下延长且向左移位，胃小弯角切迹位于两髂嵴连线以下并呈锐角状，胃体部小弯侧与胃窦部小弯侧相互靠近，甚至呈平行走行，十二指肠球部被拉长、位置下移呈垂直位，且接近腹中线甚至位于腹中线左侧，胃蠕动减弱，排空迟缓（服钡剂 4~6h 后复查胃内仍有钡剂潴留），胃潴留（禁饮食 4~6h 以上，透视下可见胃内有空腹潴留液）。

胃下垂 X 线检查一般可见到胃的位置下降、紧张力低下、蠕动波稀疏、滞留物较多，胃由膨大形，变为袋形或其他胃形。根据病史，消化系统典型症状及全身情况，结合体征与 X 线检查，对其诊断并不难。

目前最常用的 X 线诊断标准即为角切迹的位置低于髂嵴连线的水平，即立位时可见胃体明显下降、向左移位，胃小弯角切迹低于髂嵴连线水平，胃蠕动减弱或见有不规则的微弱蠕动收缩波。根据站立位胃角切迹与两侧髂嵴连线的位置，将胃下垂分为三度：轻度：角切迹的位置低于髂嵴连线下 1.0~5.0cm；中度：角切迹的位置位于髂嵴连线下 5.1~10.0cm；重度：角切迹的位置低于髂嵴连线下 10.1cm 以上。

（二）超声检查

目前最常用的超声诊断标准为：口服胃造影剂可见充盈扩张的胃腔无回声区，站立位时位置降低，胃小弯低于脐水平。轻度胃下垂者在脐水平以下 5cm 以内，中度胃下垂者胃小弯在脐水平下 5~8cm，重度胃下垂者大于 8cm。

（三）内镜检查

由于内镜检查的普及，胃镜检查已成为胃部疾病的主要检查和微创治疗的重要手段，几乎替代了上消化道钡餐检查。因胃下垂的诊断需要体表参照物，故胃镜对于胃下垂的诊断仍有待进一步探讨。有文献表明，对胃下垂的诊断方法中钡餐检查检出率高于超声检查，超声检查检出率高于内镜检查。

胃下垂患者一般动力低下，胃腔狭长，有学者建议可通过胃镜计算门齿幽门间距/身高比值，判定有无胃下垂。胃镜对胃窦动力学的观察，有助于为临床诊断提供依据。

（四）其他检查

胃排空功能测定、体表胃电图、胃腔内压力测定等也有助于明确是否存在胃运动功能障碍。

第三节　中西医结合研究进展

近年来，随着饮食结构改变、生活节奏加快、社会心理等因素影响，我国胃下垂的发病率较高，现代医学对其发病的病因、机制及治疗方法仍然面临着一系列亟待研究和解决的问题。目前西医临床上主要以对症治疗为主。中医学强调整体观念、辨证论治，已逐渐成为我国胃下垂治疗手段之一。

在胃下垂的中医治疗中，内治法主要采用辨证论治的手段，国内学者多采用中医辨证论治联合西药治疗胃下垂已取得较好的临床疗效。一项补中益气颗粒联合复方阿嗪米特治疗胃下垂相关性消化不良的临床研究发现：补中益气颗粒联合复方阿嗪米特可以有效缓解胃下垂相关性消化不良患者的餐后饱胀不适、早饱等症状，改善食欲，临床安全有效。一项中西医结合治疗 107 例胃下垂患者的临床观察：治疗组给予中成药补中益气丸，加西药多潘立酮片联合治疗，对照组只给予多潘立酮片，结果显示治疗组疗效较好。提示补中益气丸与多潘立酮联合应用，可发挥中西医各自的优势，增强胃动力和吸收功能，加速胃排空。

胃下垂的中医外治法手段多样，常用针刺、灸法、按摩、推拿、穴位埋线、穴位贴敷、穴位注射等。大量文献研究证实，针灸是治疗胃下垂的有效治疗方法。有学者将胃下垂患者穴位伏安曲线进行定性定量分析，发现梁丘的惯性面积和伏安面积两项指标均明显大于正常人，因此认为梁丘穴对胃下垂的检测可能具有特异性。

针刺对胃运动、分泌及消化吸收功能均有重要调整作用，对胃电、胃黏膜均有影响。一项通过针刺天枢、关元、上巨虚等穴的研究发现，血浆胃动素显著升高，说明针刺有效改善胃肠运动失调。研究发现针刺家兔足三里后血清 5-HT、促胃液素显著上升，表明针刺的调整作用，可使胃窦组织 G 细胞和血液中 5-HT、促胃液素含量减少，缓冲过量 5-HT、促胃液素对靶细胞的刺激，从而使胃窦部位运动趋于正常，胃节律恢复正常，胃排空不受阻碍。

胃下垂中西医结合治疗的目的是改善临床症状，防治并发症，降低住院率、复发率，降低西药副作用，提高患者的生存质量。中西医结合治疗可以实现治疗手段多样化、治疗方案个体化，中西医优势互补。因此如何探求中西医学之间融合的积极因素也成为迫切需求。辨证论治是中医学的核心，中医证候是中医诊疗的关键所在，临床研究中应积极开展中医证候研究，使中医学与现代医学有机结合，向规范化道路发展，是中医走向现代化的必经之路。

一、胃下垂的证候分类研究

脾虚气陷证、胃阴不足证、脾肾阳虚证、脾虚饮停证是中医诊疗胃下垂指南推荐的辨证分型标准，该标准在一定程度上规范了中西药治疗胃下垂的诊治过程，有效地指导临床，也有研究发现未纳入基础证型的脾胃湿热证在胃下垂患者中有较高的出现频率。

一项研究对 10 年来胃下垂中医治疗涉及证型的文献进行整理和分析，从证候频次统计，胃下垂常见的证候类型虚证以气虚证、阳虚证、血虚证为主，实证以气滞证、痰饮证、血瘀证为主等。症状以腹胀、神疲、乏力为主，舌质以淡、胖大、红多见，苔以薄、白、腻，脉以细、沉、弦常见。单一病位类证候要素按频数由高到低依次为脾、胃、肝、肾、大小肠。虚性证候要素中，气虚＞阳虚＞血虚＞阴虚，实性证候要素中，痰饮＞血瘀＞水饮＞实热。

然而在临床实践过程中，单纯证型并不常见，往往多见复合证型。但是从单纯证型入手解释病证关系是现阶段病证结合研究的有效途径。

二、胃下垂的中医方证研究

胃下垂，中医又称"胃缓""胃下"，中医学认为其是由于长期饮食失节，或情志内伤，或劳倦过度，伤及脾胃，致中气下陷，升降失常，胃肠功能失调，而出现本虚标实之象，以中气下陷或脏腑虚损为本，气滞、瘀血、食积、痰饮内阻为标，其基本病机总不离"脾虚气陷"。对于脾虚气陷证胃下垂患者，临床医家常用补中益气汤加减治疗，对于虚实夹杂证，常选用枳术丸加减，均取得良好的临床疗效。

现代药理研究表明，补中益气汤对脾虚型胃肠动力学大鼠具有增加胃肠动力及保护胃肠组织结构的作用，显著上调外周血血浆胃动素（motilin，MTL）、血清促胃液素（gastrin，GAS）水平并下调外周血血清肌酸激酶（creatine kinase，CK）水平，且其促胃肠动力作用优于莫沙必利组。而进一步采用代谢组学方法研究发现：补中益气汤改善脾虚型大鼠胃肠动力学障碍可能与其影响代谢物轮廓，调控谷氨酰胺代谢、初级胆汁酸生物合成、不饱和脂肪酸生物合成、氨基酸代谢等有关。

补中益气汤中"益气升阳"的配伍（黄芪、柴胡、升麻）具有改善小鼠抗疲劳功能，增加脾脏、胸腺等免疫器官重量，促进胃肠道蠕动。研究表明补气药（黄芪、党参、白术）能够增强鼠骨骼肌细胞能的荷值，增加肌细胞中腺苷三磷酸（ATP）、腺苷二磷酸（ADP）、腺苷一磷酸（AMP）含量。黄芪、党参、白术、甘草具有增强胃底环形肌和纵行肌肌张力的作用，其中以黄芪力量最强；党参、甘草、白术具有增强胃体纵行肌的肌张力作用；党参、黄芪可以提高胃窦环形肌、纵行肌收缩波的振幅；党参能够增加幽门环形肌指数；由此推出补气类中药有兴奋离体的大鼠胃平滑肌的作用。另一项研究认为，柴胡可通过体液刺激分布于十二指肠及近端空肠的 Mo 细胞，促进胃动素分泌而增强胃和小肠的排空功能。这些研究表明，补中益气汤方中药物可能通过改善消化系统的组织结构或者影响消化系统信号转导起到健脾、益气的作用。

枳术丸的现代药理研究表明：枳术丸有调节动物胃肠功能的作用，特别是枳术丸能促进小鼠唾液分泌和胃酸分泌，有帮助消化的作用。其机制是枳术丸能提高健康大鼠血及肠组织神经肽 P 物质（substance P，SP）含量，尤其对血中 SP 含量提高明显，并呈一定的量效关系，SP 是胃肠运动调节中起重要作用的脑-肠肽，对胃肠道的兴奋作用表现为对胃肠纵行肌和环行肌有双重的收缩效应。说明升高血及胃肠组织 SP 含量是枳术丸与枳术汤促进胃肠运动作用的机制之一。关于枳实对小鼠胃肠运动影响的研究较多，许多药理实验证明枳实水煎剂能促进小鼠胃肠运动，其中促进小鼠胃肠运动的有效成分为挥发油，且发现挥发油的含量多少与其促胃肠推进功能的药理作用呈正相关。白术对胃肠道平滑肌具有兴奋和抑制的双向调节作用。白术可兴奋胃肠道 M 受体和乙酰胆碱受体，促进胃肠蠕动与排空，还可抑制胃肠运动和治疗脾虚证。

三、胃下垂的常见中医分型与胃肠动力学相关指标的研究

有研究发现，消化间期，肝胃不和组、脾虚饮停组的移行性复合运动（migrating motor complex，MMC）周期Ⅲ相时程均小于正常对照组，且脾虚饮停组的 MMC 周期Ⅲ相时程小于肝胃不和组。脾虚饮停组的十二指肠通道、空肠通道Ⅲ相振幅指数均小于正常对照组和肝胃不和组。消化期，肝胃不和组和脾虚饮停组胃幽门十二指肠协同收缩（APDCC）和胃幽门十二指肠收缩（PDC）的发生率明显低于正常对照组，孤立幽门压力波（isolated pyloric pressure wave，IPPW）的发生率明显高于正常对照组。

也有研究对 180 例中医诊断为胃缓者进行无低张胃双对比造影检查，并进行 X 线测量，X 线检查采用胃气、钡双重对比造影检查，不使用低张药物。脾虚气陷型在张力和下垂度两方面分布均较广泛，但以中重度胃无力与胃下垂者多见。以上提示胃阴不足型在张力和下垂度两方面分布也较广泛，但以轻度胃无力与胃下垂多见。脾虚气陷型有空腹潴留液者多且量较大，常有胃蠕动微弱、幽门痉挛、排空延缓等表现，但合并胃炎少见。胃阴不足型有空腹潴留液者少且量较小，常有胃蠕动亢进、幽门较松弛、排空增速等表现，而合并胃炎多见。

第四节 研 究 展 望

目前对胃下垂的治疗方法尤以中西医结合的疗法比较理想。中西医结合并治，采取个体化治疗方案，在方法上采取多学科相结合，在给药途径上内外并治，在治疗方法上大力创新，运用标本兼治的辨证思维，随症加减的灵活用药特点，经过多年的研究，中西医结合在治疗胃下垂方面的研究取得可喜的成绩，同时具有广泛的适用性，但也存在一些问题亟待解决：①目前对本病辨证分型和疗效判断缺乏统一标准，导致分型过多，不利于经验总结和理论升华。②临床研究内容多，而动物实验研究少。③科研设计欠严密，缺乏多中心、大样本率的随机、对照、双盲研究，疗效的重复性差，无法与国际接轨。④缺乏统一的分级量化指标。⑤临床报道有效品种繁多，需进一步筛选，开发出真正有效的药物，研制出携带方便的剂型。

相信随着我们对胃下垂的研究不断深化，并对以下几个方面予以加强，必将逐步突破瓶颈，提高中西医结合治疗胃下垂的水平，更好地服务于广大患者：①推进中西医结合诊疗规范化；②提高中医药临床试验质量，加强基础实验研究；③建立临床复合证型的统一标准；④开发出真正有效的药物，研制出携带方便的剂型。

（柯　晓　方文怡　李世琪）

参 考 文 献

曹海根，王金锐，2006. 实用腹部超声诊断学[M]. 2 版. 北京：人民卫生出版社：222.

陈文柳，戴益琛，申爱华，2002. 胃镜诊断胃下垂方法探讨[J]. 中华消化内镜杂志，（3）：46-47.

成敬锋，陈小燕，周永均，2010. 中西医结合治疗胃下垂 107 例临床观察[J]. 中国医学创新，7（9）：111-112.

丁雷，2007. 胃下垂的临床研究进展[D]. 北京：北京中医药大学.

杜泽姗，李悦，贺俊芝，等，2022. 胃下垂中西医临床特征初探与诊疗思路讨论[J]. 辽宁中医药大学学报，24（7）：151-154.

郭蕾，李强，陈少丽，等，2018. 补中益气汤"要药"的配伍对脾虚大鼠胃肠动力影响的机制研究[J]. 中华中医药学刊，36（9）：2156-2160.

郝庆，李岩，张恒军，2002. 柴胡枳实促胃肠动力作用机制的实验研究[J]. 辽宁药物与临床，5（2）：65-66.

黄均毅，2009. 胃下垂的中医病因病机及证治的理论研究[D]. 北京：北京中医药大学.

黄裕新，1997. 针刺可促进胃动素分泌[J]. 山东中医杂志，（5）：44.

景忠良，翟瑞，2009. 辨证治疗胃下垂 150 例疗效观察[J]. 实用中医内科杂志，23（11）：59.

琚婉君，郭蕾，陈少丽，等，2020. 补中益气汤改善脾虚型胃肠动力障碍大鼠代谢组学研究[J]. 中华中医药学刊，38（5）：69-73，271-272.

李兴泰，张家俊，陈为文，等，2000. 补气与理气中药及多糖类成分对鼠骨骼肌细胞能荷值的影响[J]. 北京中医药大学学报，23（5）：36-38.

李迎春，2014. 补中益气颗粒联合复方阿嗪米特治疗胃下垂相关性消化不良的临床疗效观察[J]. 中国医药导刊，16（1）：141-142.

廖辰，姚壮凯，2016. 腹腔间隔室综合征的诊疗进展[J]. 临床外科杂志，24（5）：398-400.

刘玉材，2001. 辨证治疗胃下垂 90 例临床观察[J]. 江苏中医，（1）：26-27.

麻晓慧，缪红，程建军，2007. 枳术丸煎剂与枳术汤对大鼠 P 物质的影响[J]. 时珍国医国药，18（7）：1605.

马玉富，2001. 胃下垂 X 线钡餐诊断标准的探讨[J]. 中国医学影像学杂志，9（6）：462-463.

梅学仁，2002. 枳术丸对胃肠道功能的影响[J]. 中国药科大学学报，33：112-114.

莫剑忠，江石湖，萧树东，2014. 江绍基胃肠病学[M]. 2 版. 上海：上海科学技术出版社：549-550.

彭薇淇，2013. 胃下垂的常见中医分型与胃肠动力学指标的相关性研究[D]. 广州：广州中医药大学.

彭薇淇，尚文璠，陈其城，等，2020. 胃下垂的常见中医分型与胃肠动力学指标的相关性研究[J]. 中医临床研究，12（16）：9-12.

钱蕴秋，2008. 超声诊断学[M]. 2 版. 西安：第四军医大学出版社：368.

施旭光，翟理祥，邓淙友，等，2011. 补中益气汤"益气升阳"配伍对脾虚小鼠作用的研究[J]. 辽宁中医药大学学报，13（8）：45-47.

孙德福，于生和，范培珍，等，1992. 粗长针治疗胃下垂 1500 例临床总结[J]. 针灸学报，（3）：19-21.

唐旭东，温艳东，王凤云，2020. 胃缓（胃下垂）中医临床诊疗指南[J]. 中医杂志，61（22）：2010-2015.

王彩虹，沈雪勇，张海蒙，等，2000. 胃下垂患者穴位伏安曲线的定性定量分析[J]. 中国针灸，20（7）：29 31，4.

王朝辉，2002. 常见胃病体针治疗近况概述[J]. 通化师范学院学报，2（2）：60-63.

王倩，范文涛，2005. 白术调节胃肠运动的研究进展[J]. 现代中医药，（1）：65-66.

王维，2013. 钡餐检查、超声胃造影检查、胃镜检查对胃下垂诊断价值的比较[J]. 医学理论与实践，26（22）：3038-3039.

吴鸿宾，王秀玲，1991. 中医胃缓症的 X 线观察[J]. 福建中医药，22（3）：27-29.

徐笨人，葛书翰，1979. 针刺治疗胃下垂 120 例疗效观察及原理初步探讨[J]. 辽宁中医，（5）：39-41.

杨树斌，王琦，张典瑞，等，1993. 6 种商品枳壳的质量分析[J]. 中成药，15（2）：21-22，56-57.

杨新平，黄卫民，朱上林，等，2004. 正常腹内压影响因素的临床研究[J]. 中国普外基础与临床杂志，11（5）：444-446.

张安莉，1997. 针刺调整旋转法实验性家兔 5-羟色胺、胃泌素的研究[J]. 中国针灸，17（5）：299-302.

张涛，包纯安，刘畅，等，1995. 长针提胃法治疗胃下垂 74 例疗效观察[J]. 中国针灸，（5）：19-20.

张有军，2013. 胃下垂与年龄、性别相关性的 X 线研究[J]. 泰山医学院学报，34（10）：752-754.

郑天珍，李伟，翟颂义，等，1998. 补气类中药对大鼠离体胃平滑肌条的作用[J]. 兰州医学院学报，24（3）：5-7.

周文艳，2007. 中医治疗胃下垂研究进展[J]. 中医药临床杂志，19（3）：307-309.

第六章　消化性溃疡中西医结合研究进展

第一节　概　　述

消化性溃疡（peptic ulcer，PU）主要指发生在胃和十二指肠球部的慢性溃疡，亦可发生于食管下端、胃-空肠吻合口附近的肠袢以及含有异位胃黏膜的梅克尔（Meckel）憩室，这些溃疡的形成均与胃酸和胃蛋白酶的消化作用有关。本病绝大多数（95%以上）位于胃和十二指肠，故又称胃、十二指肠溃疡。PU 在我国人群中的发病率尚无确切的流行病学调查资料，有资料显示占国内胃镜检查人群的 10.3%～32.6%。但在不同国家、不同地区其发病率有较大差异。本病可见于任何年龄，以 20～50 岁居多，男性多于女性（2～5∶1），临床上十二指肠溃疡（duodenal ulcer，DU）多于胃溃疡（gastric ulcer，GU），两者之比约为 3∶1。

第二节　现代医学研究进展

一、病因与发病机制

发生 PU 的关键因素是攻击因子增强与防御因子减弱。1910 年施瓦茨（Schwartz）首先提出"无酸无溃疡"的概念，这是 PU 病因认识的起点，也是治疗 PU 理论基础之一。1983 年马歇尔（Marshall）和沃伦（Warren）从人体胃黏膜活检标本中找到 Hp，证实 Hp 是 PU 发病的独立危险因素。此外胃肠黏膜防御作用以及药物、神经精神等因素与 PU 发病也有密切关系。

（一）胃黏膜屏障的防御功能

胃黏膜屏障功能在溃疡发生和愈合的过程中发挥着重要的作用。胃黏膜屏障是指胃黏膜具有防止胃液自身消化抵御食物或药物等损伤因子的刺激进而保护胃黏膜细胞阻止 H^+ 逆向弥散，同时阻止 Na^+ 从黏膜细胞扩散到胃腔的生理功能的特殊结构。胃黏膜的防御因子包括黏液-碳酸氢盐屏障、黏膜屏障、黏膜血流细胞更新、前列腺素（prostaglandin，PG）、表皮生长因子（epidermal growth factor，EGF）、一氧化氮（nitric oxide，NO）、胃肠激素、抗氧化系统等。

1. 黏液-碳酸氢盐屏障

黏液-碳酸氢盐屏障由黏液凝胶层和碳酸氢盐层组成，可以防止胃内高浓度的盐酸、胃蛋白酶、病原微生物及其他刺激性物质对胃上皮细胞的损伤，并能保持酸性胃液与中性黏膜间的 pH 梯度，为胃黏膜上皮细胞的快速修复提供良好的中性环境。其中，黏液层所含的水分充填于糖蛋白的分子间，有利于 H^+ 的逆弥散，还可以起到润滑作用。碳酸氢盐可以中和胃酸并与胃黏液共同形成胃上皮屏障。

2. 黏膜屏障

胃黏膜上皮细胞间通过一些粗细不等、结构复杂的条索紧密连接，组成了一道胃黏膜细胞屏障。这些紧密连接将细胞旁通路封闭从而阻止胃腔内的 H^+ 逆向扩散到黏膜内，同时也阻止黏膜细胞间隙中 Na^+ 弥散入胃腔内使胃腔与胃黏膜之间的 H^+ 浓度保持在一个高浓度的生理状态。

3. 黏膜血流细胞更新

胃的血液供应直接接受胃左右动脉、胃网膜左右动脉、脾动脉等 6 条动脉的血液，形成了丰富的毛细血管，且血管内皮通透性大，有利于胃黏膜上皮细胞和胃腺细胞获得充足的养料、氧气和激素等功能物质，也可及时有效地清除细胞代谢产物和反向弥散至黏膜内的 H^+，以维持局部微环境的相对稳定。

4. PG

PG 对胃黏膜具有重要的保护作用，其保护胃黏膜的机制尚未完全阐明，一般认为，与其促进黏液及 HCO_3^- 的分泌，改善细胞内对 H^+ 的中和能力，增加表面疏水性、保护黏膜屏障、调节胃黏膜血流量等作用有关。

5. EGF

EGF 通过与其特异性受体（EGFR）结合来发挥生物学作用，能刺激 DNA 合成，抑制胃酸分泌，调节消化液分泌，保护胃肠黏膜，促进黏膜损伤修复，在保护胃黏膜免受损伤因子破坏，维持胃肠黏膜完整性方面起着非常重要的作用。

6. NO

NO 是一种由血管内皮细胞释放，具有舒血管活性的小分子物质，可通过提高超氧化物歧化酶活性、降低丙二醛活性来清除胃黏膜急性损伤过程中产生的氧自由基；还可促进胃黏液及碳酸氢盐分泌，从而在维持黏膜完整性和防御中发挥作用；NO 还可以扩张胃黏膜血管，抑制胃黏膜微循环的血小板凝集，改变血管通透性，促进胃黏膜上皮的更新和修复。

7. 胃肠激素

常见的胃肠激素如促胰液素、生长抑素等能够抑制胃酸分泌，并且能够抑制炎症介质的释放，从而减少胃酸对胃黏膜防御屏障的刺激。

8. 其他因子

三叶因子（trefoil factor family 3，TFF）在生理条件下，能保持胃黏膜完整与稳定；在急性损伤时 TFF 分泌量增多，可能在促进胃黏膜修复中起重要作用。其中 TFF2 具有保持胃肠道黏膜完整的功能。血管内皮生长因子（vascular endothelial growth factor，VEGF）能增加血管的通透性，促进纤维蛋白原和其他血浆蛋白外渗，沉淀于细胞基质，形成纤维凝胶，有利于新生毛细血管的生成；能刺激内皮细胞增生、分化、迁移和管状结构的形成，进而形成血管，增加胃黏膜血流；还能促进胃肠黏膜上皮细胞的分化、增殖，维持胃肠道黏膜的完整性，加速胃溃疡的愈合。

（二）攻击因子对胃黏膜屏障的影响

攻击因子（胃酸、胃蛋白酶、Hp 等）过强或防御因子（胃黏膜、胃黏液、碳酸氢盐等）减弱是形成消化性溃疡的根本病理机制。攻击因子对胃黏膜屏障的影响主要体现在以下几个方面：Hp 的定植、毒素引起的胃黏膜损害、宿主的免疫应答介导的胃黏膜损伤以及 Hp 感染后促胃液素和生长抑素调节失衡导致胃酸分泌异常。Hp 作为主要的攻击因子，其作用机制目前有 2 种假说：①"漏屋顶"假说：强调 Hp 感染损伤了胃黏膜屏障造成 H^+ 反弥散导致胃溃疡的形成。②综合因素致病假说：有遗传因素基础者，胃窦部 Hp 感染后胃酸分泌增多，作为黏膜损伤因素导致十二指肠黏膜损伤和炎症，进而引起十二指肠黏膜胃上皮化生，为 Hp 定植提供了条件，又使十二指肠黏膜防御机制减弱，形成溃疡。NSAID 同样可以削弱胃黏膜屏障，通过局部和全身效应引起溃疡。其作用机制在于黏膜前列腺素的耗竭导致胃黏膜防御的其他介质的代偿性增加，以限制和修复损伤。当这些代偿机制不堪重负时，溃疡就会发生。

（三）其他致病因素

吸烟、饮食、精神心理、遗传等导致 PU 的因素同样不容忽视。与非吸烟者相比，吸烟者更易患溃疡病且吸烟降低治愈率、破坏治疗的应答、增加穿孔等溃疡相关并发症。遗传易感性可能在溃疡发生中发挥作用。PU 患者一级亲属患病风险增加 3 倍，接触 Hp 以致感染可能是发病风险增加的主要原因。O 型血及非分泌状态也是溃疡的遗传危险因素，Hp 优先结合 O 抗原。随着生物-心理-社会医学模式的发展，精神心理因素影响患者健康状况和生活质量，易导致 PU 发病。饮食与消化性疾病相关，如某些食物及乙醇饮料与消化不良相关，但目前尚无令人信服的研究表明溃疡形成与某种特定食物相关。某些慢性疾病与 PU 密切相关，如慢性肺部疾病、慢性肾衰竭、甲状旁腺功能亢进等人体各系统疾病。

二、PU 检查及诊断

（一）电子胃镜检查

电子胃镜是确诊 PU 的首选方法，在胃镜直视下 PU 通常呈圆形、椭圆形或线形，边缘锐利基本光滑，为灰白色或灰黄色苔膜所覆盖，周围黏膜充血、水肿略隆起。根据溃疡发展过程及胃镜下表现按照日本畸田隆夫的分期法将溃疡分为活动期（A 期）、愈合期（H 期）和瘢痕期（S 期）而每期又分为 2 个阶段，分别为 A1 期、A2 期、H1 期、H2 期、S1 期、S2 期。

A1 期：溃疡可见（椭）圆形厚白苔，苔面秽浊，可伴渗出或血痂，周围黏膜色红，充血肿胀明显。

A2 期：溃疡被黄色或白色厚苔覆盖，苔面清洁无出血，周缘充血水肿逐渐减轻。

H1 期：溃疡苔变薄，周围充血水肿明显减轻，可见红色再生上皮，皱襞开始向溃疡集中。

H2 期：溃疡继续变浅变小，充血水肿基本消失，再生上皮增宽，皱襞集中明显。

S1 期：溃疡白苔消失，缺损处被上皮细胞覆盖，呈红色，称为红色瘢痕期。

S2 期：溃疡新生黏膜由红色转为白色，有时不易与周围黏膜区别，称白色瘢痕期。

（二）钡餐检查

钡餐检查是非首选的 PU 辅助性检查方式，PU 的钡餐影像特点是壁龛或龛影。正面观龛影呈圆形或椭圆形，边缘整齐。胃溃疡的龛影多见于胃小弯且常在溃疡对侧见到痉挛性胃切迹。十二指肠溃疡的龛影常见于球部，通常比胃的龛影小。

（三）Hp 检测

Hp 的检测方法分非侵入性和侵入性两类。

1. 非侵入性检测方法

非侵入性 Hp 检测方法包括尿素呼气试验、粪便抗原试验和血清学试验。

尿素呼气试验（urea breath test，UBT），包括 ^{13}C-UBT 和 ^{14}C-UBT，是临床最常应用的非侵入性试验，具有 Hp 检测准确性相对较高、操作方便和不受 Hp 在胃内灶性分布影响等优点。具体方法：^{13}C-UBT 检测在早上空腹时或禁饮食 2h 后进行，检测前漱口，受试者维持正常呼气，先采集基线的呼气，然后服尿素胶囊，服药后保持坐位 30 分钟之后采集呼气，将两个集气袋进行检测，判断值≥4.0，可判定受检查者为 Hp 阳性。呼气试验是种快速灵敏、特异并无痛苦的检测方式，为临床检测 Hp 感染的金标准。

单克隆粪便抗原试验的准确性与 UBT 相似，但需收集粪便，在成年人中接受度有限；在不愿接受 UBT，或呼气配合欠佳者（如儿童），单克隆粪便抗原试验有优势。

血清学试验：最常用 ELISA（酶联免疫吸附试验）法检测血清抗 Hp-IgG 抗体，优点是快速、简便、可重复性好，缺点是不能用于诊断现症感染，血清抗体可以存在 6 个月以上，故不能用于评估根治疗法的疗效。限于一些特定情况的使用，如消化性溃疡出血、胃 MALT 淋巴瘤等疾病患者 Hp 抗体阳性，且未接受过根除治疗，可视为现症感染。

2. 侵入性检测方法

胃镜下活检：若患者无活组织检查（以下简称活检）禁忌，胃镜检查如需活检，推荐快速尿素酶试验作为 Hp 检测方法。但此方法的准确性受活检标本细菌密度、检测时间和检测温度等因素影响，可出现假阴性结果。此外，还可对胃黏膜组织行常规染色（苏木精-伊红染色）或特殊染色判断是否存在 Hp 感染。

细菌培养与分子生物技术：一次或多次根除 Hp 治疗失败后，可应用分离培养及分子生物技术进行药敏试验、基因检测等，以便精准根除 Hp。

（四）西医诊断

中上腹痛、反酸是 PU 的典型症状。腹痛发生与进餐时间的关系是鉴别胃与十二指肠溃疡的重要临床依据。由于 NSAID 有较强的镇痛作用，临床上 NSAID 相关溃疡以无症状者居多，部分以上消化道出血为首发症状或表现为恶心、厌食、纳差、腹胀等消化道非特异性症状。

胃镜检查及胃镜下黏膜活检是诊断 PU 最主要的方法。胃镜检查对鉴别良恶性溃疡具有重要价值。对不典型的或难愈合的溃疡要分析其原因，必要时做进一步相关检查如胃肠 X 线钡餐、超声内镜、共聚焦内镜等以明确诊断。

三、消化性溃疡的治疗靶点与治疗进展

根据对消化性溃疡致病机制的理解，消化性溃疡的治疗靶点可以分为两类：减少侵袭因素和增强防御因素。

（一）减少侵袭因素

1. 抑制胃酸和降低胃蛋白酶

胃酸和胃蛋白酶自身消化的侵袭作用是溃疡的发病基础，导致了溃疡的最终形成。胃酸由胃黏膜分泌，其作用成分为盐酸，在生理状态下，它可以激活胃蛋白酶一同参与食物消化。胃蛋白酶由主细胞分泌的胃蛋白酶原经激活转变而来，它能降解蛋白质分子，所以对黏膜有侵袭作用。胃蛋白酶的活性受到胃酸的制约，因而抑制胃酸分泌是一个减轻侵袭因素的重要靶点，M 受体拮抗剂（哌仑西平）、钾离子竞争性酸阻滞剂（伏诺拉生）、H_2 受体拮抗剂（雷尼替丁等）、促胃液素受体拮抗剂（丙谷胺）、H^+/K^+-ATP 酶抑制剂（奥美拉唑等）、生长抑素受体激动剂都可以起到抑制胃酸分泌的作用。同样胃蛋白酶抑制剂也可以通过降低胃蛋白酶的活性减少侵袭因素对胃黏膜的破坏。

2. 根除 Hp

针对 Hp 的靶点除了传统的抗菌药物靶点（青霉素结合蛋白、50S 核糖体蛋白、16S rRNA、DNA 等）外，还有微生物特有的合成代谢及酶相关的靶点、Ⅱ 型脂肪酸合成途径、转硫途径、莽草酸途径和多肽脱甲酰化酶（pep-tide deformylase，PDF）等。

（二）增强防御因素

增强防御因素可以提高胃黏膜保护屏障的功能，可以在溃疡发生后防御损伤进一步加剧，为损伤后修复提供良好环境，对溃疡治疗具有积极的意义。

1. 内皮素和 NO

内皮素（endothelin，ET）和 NO 是体内一对相互拮抗的血管活性物。

2. PG

胃黏膜上皮细胞不断地合成和释放大量内源性 PG，具有强烈的细胞保护作用。其中地诺前列酮是公认的胃黏膜防御修复因子，能够调节胃黏液和碳酸氢盐的分泌，增加胃黏膜血流量，抑制胃酸分泌、扩张血管等。因而，PG 类似物及前列腺素受体激动剂都有可能成为其治疗靶点。

3. 生长因子

生长因子（growth factor，GF）在胃黏膜上皮细胞再生和脱落的动态更新过程中发挥重要作用。同样在溃疡愈合过程中，GF 及其受体高度表达，调节细胞增殖、迁移、分化等。这些重要的 GF 包括 EGF、转化生长因子-α、血小板源性生长因子、血管内皮生长因子、碱性成纤维生长因子等。EGF 是一种重要的生物活性肽。

（三）临床治疗进展

1. 新药研发

西医治疗的研究重点仍集中于抑酸药物的研发，研发出作用更迅速、持续作用时间更长的抑酸药物。钾离子竞争性酸阻滞剂（P-CAB）是一类新型的抑酸药物，其代表药物为伏诺拉生。该类药物与 K^+ 竞争 H^+/K^+-ATP 酶（质子泵）上的结合位点从而抑制胃壁细胞分泌胃酸，其新颖的作用机制及特有药动学特征，使其显示出优于 PPI 的特性，如起效快、结构稳定、抑酸效果持久、个体差异小和不良反应少等。

2. PPI 的应用

奥美拉唑、艾司奥美拉唑、兰索拉唑、雷贝拉唑及泮托拉唑是苯并咪唑取代衍生物，可共价结合和不可逆性抑制 H^+/K^+-ATP 酶。

3. 胃黏膜保护剂

黏膜保护剂是促进黏膜修复、提高溃疡愈合质量的基本手段，联合应用胃黏膜保护剂可提高 PU 的愈合质量，有助于减少溃疡的复发。常用的胃黏膜保护剂有铋剂（枸盐酸铋钾、胶体果胶铋等）、硫糖铝、米索前列醇（喜克溃）、复方谷氨酰胺、吉法酯、瑞巴派特、替普瑞酮等。

4. 难治性溃疡

难治性溃疡指经 8~12 周治疗后仍愈合缓慢或常复发的溃疡，对于难治性溃疡的病因及机制目前还没有明确阐述。根据临床经验，其与大量饮酒、精神压力、服用 NSAID（阿司匹林）和根除 Hp 失败等因素相关，上述因素可导致溃疡愈合质量差。病菌耐药性逐渐升高，根除 Hp 西药的治疗作用显著下降，病情复发率升高，因此临床上更多考虑结合中医中药进行治疗。用辨证论治方法对患者疾病症状进行分型，而后针对不同类型患者给予不同中药组方，整体上可以达到理气、和胃、止痛的效果。辨证治疗时，则依据患者病情给予通络、养阴、除湿、消食等治疗手段，以达到标本兼治的功效。对难治性溃疡，宜采用 PPI+黏膜保护剂+中医药联合治疗，以加快黏膜愈合，提高愈合质量。

5. 根除 Hp 治疗

对 Hp 阳性的 PU，无论初发或复发，有无并发症，均应根除 Hp，这是促进溃疡愈合和防止复发的基本措施。根除 Hp 的铋剂四联疗法：标准剂量（PPI+铋剂）+2 种抗菌药物。《第六次全国幽门螺杆菌感染处理共识报告》在《第五次全国幽门螺杆菌感染处理共识报告》的基础上，首次提出高剂量双联方案（阿莫西林+PPI），也可用于 Hp 感染初次和再次的根除治疗，且与四联疗法相比，疗效相当。

第三节 中西医结合研究进展

由于各种新型酸抑制剂的问世，单纯西医内科治疗可使绝大部分溃疡在短期内愈合，有效地减少了并发症的发生和外科干预。单纯中医药治疗虽对溃疡近期愈合效果不及西药，但对缓解症状针对性更强，在调整内脏功能、防止溃疡复发、解决并发症、促进溃疡愈合等方面也发挥重要作用。两者结合则可充分发挥中、西医之长，提高疗效。当前 PU 中西医结合治疗的基本格局是以内科治疗为主，在溃疡活动期以西药抑制胃酸和根除 Hp 为主，以中医药协同运用提高愈合率、Hp 根除率，缓解症状，治疗并发症。在溃疡愈合期则以中医药治疗调理脏腑功能，巩固疗效，防止复发为主。

一、PU 中医病因病机和辨证分型研究进展及展望

（一）关于 PU 中医病因病机的认识及临床研究

中医无"消化性溃疡"的病名，本病相当于中医的"胃痛""嘈杂""胃疡"。依据历代文献相关记载及临床实践经验，各医家对消化性溃疡的病因病机也有不同见解。

国医大师周学义教授创立了胃癌前状态疾病活动期"毒热"病因学说，指出胃毒热证是以毒热为发病原因，以毒蕴、热盛、肉腐、溃疡为病机演变过程，提出"以痈论治"PU 的学术观点，将中医外科的"消、托、补"等治法融入内科溃疡病的治疗，取得较好临床疗效。胃溃疡活动期"毒热"病因的致病特点：毒热之邪蕴结于胃，初则损伤胃络，"毒热"之邪属阳，阳（热）邪易伤气血，易生痈疡；毒热之邪导致脾胃气机升降失常；毒热之邪导致胆气上逆而胆汁反流；毒热之邪导致热盛肉腐，甚则灼伤脉络；毒热之邪久稽于胃，可致气血津液不足。刘林等选取胃溃疡活动期符合中医胃毒热证患者 300 例，随机分为试验组 150 例，对照组 150 例，试验药为具有清热解毒、消痈生肌功效的中药新药消痈溃得康颗粒，对照药选用溃疡胶囊。结果治疗组痊愈率、总有效率均显著高于对照组。通过消痈溃得康颗粒对胃溃疡活动期患者的临床疗效，"以效证因"反证"毒热"为胃溃疡活动期的病因。

全国名中医李乾构教授认为 PU 等胃病患者多以脾虚为本，病程迁延，易导致因虚致瘀的病理改变。因此在健脾益气的基础上加养血活血之品，可提高临床疗效。胃脘痛存在气血凝滞不通的瘀血症状，瘀血是各种致病因素形成的病理性产物，这是活血化瘀法在胃病中应用的共同基础。但见瘀治瘀，实属治标之举，只能取得临时疗法。只有根据中医理论，辨别胃病的寒热虚实，分别采用温胃散寒、清胃泻热、补益脾胃、泻胃通腑等不同的治则，方是治本正法。胡一莉认为溃疡病易形成瘀血，瘀血又作为一种病理产物而产生广泛的病理改变。樊群等通过现代药理研究发现，活血化瘀药能通过改善微循环，增加胃黏膜血流和溃疡周围的血流和氧供，改善局部组织营养，增强吞噬细胞功能，帮助皮下组织结构的修复重建，减少结缔组织的增生，能降低毛细血管通透性，减少炎症渗出，促进炎症吸收，加速溃疡愈合和提高溃疡愈合质量（quality of ulcer healing，QOUH）。

国医大师李振华教授认为脾胃病的病机主要为脾虚、胃滞、肝郁。并将本病分为三证论治：脾胃虚寒证治宜温中健脾，理气活血。方用自拟理脾愈疡汤；气滞血瘀证治宜活血化瘀，理气止痛。方用自拟活血愈疡汤；肝郁化火证治宜养阴和胃，疏肝泄热。方用自拟养阴疏肝汤。贺盘良等通过理脾愈疡汤治疗复发性十二指肠球部溃疡 58 例临床分析得出，1 个疗程治疗结束后总有效率达到94.8%，在实践中观察到复发性十二指肠球部溃疡具有脾胃虚寒、气滞血瘀两大病机的占总病例数的 85%以上。

许鑫梅教授认为饮食不节、情志失调、气候变化及过度劳倦等因素，产生脾胃虚弱、气血瘀滞和湿热内蕴的病理变化，由此而导致 PU 的形成和复发，认为中医辨治应立足顾护脾胃、重视调畅

气机、辅以清热祛湿和酌加活血化瘀。在 PU 复发的病理机制中主要是脾胃虚弱、肝气郁结、湿热内蕴、瘀血阻络。石伟松等自拟中药消疡康联合四联方案治疗 57 例 PU，并在用药方面遵循健脾益气、养胃和中、升清降浊、祛瘀生新的原则，有效减少 Hp 复发和 PU 复发。

（二）关于证型的认识与发展

中医学辨证的理论和方法是在不同历史条件下形成的，辨证方法有八纲辨证、气血津液辨证、脏腑辨证、六经辨证、卫气营血辨证等。由于辨证方法多样，概念混淆，内容交织、重叠，给临床辨证带来很大困难。另外，中医辨证主要是凭借医者对收集到的四诊信息的总结分析，因而主观因素较多，以致诊断结论及辨证论治的疗效存在明显差异。

因医者对疾病认识及地域、饮食等因素不同，辨证分型有较大差别。有的将本病分为虚寒与实热两大类型，或将本病分为脾胃虚寒型、脾虚胃热型、气滞血瘀型 3 型，还有的将本病分为肝胃不和型、中虚气滞型、胃络瘀阻型、胃阴不足型 4 个证型。有的归纳本病分为脾胃虚寒型、肝胃郁型、肝气犯胃型、瘀阻胃络型、胃阴亏虚型 5 型。有的按照病情发展的不同阶段，将其分为脾胃湿热型、肝胃不和型、胃阴亏虚型、脾胃虚弱型、寒热错杂型、瘀血阻络型 6 型。有的将本病总结为寒邪客胃型、饮食伤胃型、肝气犯胃型、湿热中阻型、胃阴亏耗型、脾胃虚寒型 7 型。2017 年中华中医药学会脾胃病分会出台了《消化性溃疡中医诊疗专家共识》将 PU 中医辨证分型分为 6 型——脾胃虚寒证、脾胃湿热证、肝胃不和证、肝胃郁热证、胃阴不足证、胃络瘀阻证，所选方剂分别为黄芪建中汤加减、连朴饮加减、柴胡疏肝散加减、化肝煎合左金丸加减、益胃汤加减、失笑散合丹参饮加减。2022 年中华中医药学会脾胃病分会对 2017 年的《消化性溃疡中医诊疗专家共识》进行了更新，对其辨证分型及中医药治疗原则进一步进行了规范和强化。

（三）存在的问题及展望

尽管近年来对于 PU 的中医病因病机和证候研究取得了一定进展，但是仍然存在不足之处和亟待解决的问题，如：①PU 病名多种多样，不同医家对于 PU 有不同的论述，相同疾病亦可对应不同的病名，缺少中医的统一规范；②PU 复发率高，而中医对于其复发机制尚未有成形的理论研究；③多数医家治疗该病多依靠自身理解及经验，鲜有多中心、大样本的随机双盲双模拟的临床对照研究。因而临床上缺少有循证医学证据的研究成果。所以建立统一的有循证证据的病因病机和辨证体系势在必行。可以通过以下几个方面进行研究：①规范症状和症状集合：是辨证的基本条件。因此，解决症状存在的各种问题，是辨证规范的关键。针对 PU 辨证症状繁杂的现状，应侧重解决同症异名，症名冗长，症名奇特，舌象、脉象众多且交叉重叠等情况。注意全身症状的来历以及与 PU 的关系，剔除与疾病毫无关系且来历不明的症状；舌象、脉象交叉重叠情况，应当遵照辨证标准，精简范围，进而实现症状"瘦身"。②证名规范：症状规范为证名规范创造了必要前提条件。实现证名规范，首先要识别和确认同证异名，并用规范的术语统一各证的称谓。其次是明确 PU 各证的相关联系，如脾胃虚寒、脾胃虚弱、脾胃气虚是适当合并，还是并存；肝胃气滞和肝郁气滞的区别；阴虚证、郁热证、气滞证、血瘀证、虚寒证等均未及病位，是否有必要明确；如果补充中医病位，必然与相关其他诸证发生重叠，是否合并。这些问题均需要从理论、从实践进一步加以规范和认定。最后，厘清单证与复合证存在的合理性，并做出必要取舍。解决了上述 3 个方面的问题，辨证的不规范问题可得以解决，并为今后的中医病证的规范性诊疗研究打下科学的基础。

二、中西医结合研究进展及展望

（一）方证研究进展

医家在临床实践中因个人认知、经验、地域不同等因素，对治疗 PU 具有诸多不同，但临床总以"理气和胃止痛"为论治之法，并根据寒热虚实之不同加以辨治，取得较满意的疗效。

付裕收集 PU 患者 60 例进行研究，探讨疏肝和胃法配合奥美拉唑治疗肝气犯胃型 PU 的治疗效果，对照组患者给予 PU 一般治疗，观察组患者在对照组基础上联合疏肝和胃法治疗。结果表明，疏肝和胃法配合奥美拉唑治疗肝气犯胃型 PU，缓解临床症状，降低复发率。

马文军等将 194 例脾胃虚寒型 PU 患者分为中药组和西药组各 97 例，西药组采用铋剂四联疗法治疗，中药组给予黄芪建中汤治疗，两组均观察治疗 2 周。最后得出结论，黄芪建中汤治疗脾胃虚寒型 PU 可取得与铋剂四联疗法同样的效果，在改善中医证候方面具有明显优势。

王建康等观察健脾愈疡合剂对脾胃虚寒型 PU 的治疗作用及对血清中 EGF、VEGF 水平的影响。证明健脾愈疡合剂对脾胃虚寒型 PU 有效，能够促进溃疡愈合。

李淑红等通过研究 48 例脾胃虚弱型 PU，观察香砂六君子汤联合四联疗法治疗 Hp 感染致脾胃虚弱型 PU 的临床疗效及安全性。研究结果显示，香砂六君子汤联合西药治疗后患者的胃痛、胃胀、纳呆、疲倦等脾虚症状改善，且治疗效果优于单纯西药对照组。通过中药的健脾理气和胃等功效，结合西药保护胃黏膜、抑酸、根除 Hp 的作用，协同治疗，最终达到高成功率、低不良反应的临床疗效。

（二）溃疡的愈合质量和研究进展

PU 复发率高仍是急需解决的一大临床问题，溃疡愈合质量与溃疡复发密切相关。美国学者 Tarnawski 于 1991 年提出溃疡愈合质量的概念，主旨是溃疡之愈合不仅需黏膜上层的修复，还需黏膜下组织的修复与重建。评价溃疡愈合的质量不仅要强调溃疡局部再生组织结构成熟度，更要重视其功能成熟度及防御能力（包括胃黏膜血流量，胃黏膜 PG、EGF 及其受体以及多种细胞因子表达），因此单一的内镜下愈合标准不能全面反映溃疡病的愈合质量。

禄保平等研究安胃清幽方对胃溃疡大鼠的防治效果及其机制。将 60 只大鼠随机分为模型组，安胃清幽方高、中、低剂量组，雷尼替丁对照组和空白组。采用乙酸注射法复制胃溃疡模型，并在光镜下观察胃黏膜修复情况。得出安胃清幽方能够通过升高胃液 pH，提高 PGE_2、EGF、NO 水平，直接或间接地起到修复胃黏膜、促进溃疡愈合、提高溃疡愈合质量的作用。研究结果还提示，安胃清幽方在治疗胃溃疡、提高溃疡愈合质量方面，疗效与剂量并不成正比，中剂量组效果最佳。

申秋艳研究七方胃痛中药制剂治疗消化系统疾病的作用机制，七方胃痛中药制剂由四君子汤、金铃子散、左金丸、枳术丸、二陈汤、丹参饮、良附丸 7 个不同功效古方化裁而来，由红参须、白术、黄芪、丹参、吴茱萸、黄连、木香、茯苓、炙甘草、白芍、枳实等药物组成，具有健脾益气、疏肝理气、清热化湿、化滞消胀、制酸止痛、活血化瘀等功效。研究发现，七方胃痛胶囊能降低溃疡指数，加快胃溃疡愈合速度，减少炎症细胞浸润，增加溃疡底部肉芽组织中的微血管数量，促进胃黏液的分泌，增强胃黏膜防御功能，促进再生黏膜 EGF 及其受体、HSP 的表达，提高溃疡愈合质量，降低溃疡复发率。

梁国强等研究采用改良 Okabe 乙酸涂抹法制作大鼠胃溃疡模型，通过奥美拉唑、益气活血方及益气活血方+奥美拉唑治疗 28 天后，除模型组外各治疗组溃疡完全愈合，胃黏膜组织愈合质量评价，益气活血方+奥美拉唑治疗组较奥美拉唑治疗组胃黏膜组织结构规则，再生黏膜厚度增厚，再生微血管增多，均有显著性差异（$P<0.05$），显示了明显改善溃疡愈合质量的效应。与对照组相比，实验组各项指标均有进一步改善；微血管数则显著增多；提示中西药联合应用具有协同增强作用，能够明显提高溃疡愈合质量。

（三）中西医结合治疗提高治愈率

PU 的治疗目的在于缓解症状、促进愈合、预防复发和防止并发症。治疗的手段不外是抵抗致溃疡的攻击因子和增强胃十二指肠黏膜的保护因子。目前西医药对缓解症状，促进愈合方面已有显著的疗效。中医药在缓解症状方面也有较好的临床疗效，但在如何进一步地提高治愈率和缩短愈合时间及减少溃疡复发等方面仍有许多工作要做。对于需采用中西医结合方法治疗 PU 者，最好要根据患者的具体情况来确定选择何种方式：①对单独采用中药或者西药正规治疗效果欠佳者，应采用中药加西药予以治疗；②对于 PU 反复发作者，宜采用中西医结合治疗，减少复发；③对于 PU 出现较严重并发症，如出现上消化道出血、幽门梗阻等并发症时，应先予西药抑酸、保护胃黏膜、止血等对症治疗，待病情缓解后可施以中药辅助治疗；④对于溃疡较大，或病理活检有恶变倾向者，应积极采取内镜下治疗或外科手术治疗，术后可加用中药调理。

Hp 感染是 PU 的独立危险因素，所以对于 Hp 阳性的 PU，根除 Hp 是其治疗的绝对适应证。但由于根除 Hp 治疗方案多用四联方案，其中两种抗生素联用 10～14 天，使许多患者耐受不了其产生的副作用，导致其中途停药而根治失败。更多的原因是细菌耐药现象越来越严重进而导致临床上虽正规应用了根除方案，但多有根除失败的现象。迄今为止，已有相当多的实验研究证实许多中药具有拮抗和杀灭 Hp 的药理作用，尽管临床上尚缺乏大样本的随机对照试验予以验证，但已有诸多中药方剂在临床上根除 Hp 作用的临床报道，显示出其可喜的成绩。针对目前抗生素副作用较多、耐药现象严重、根除率下降这一临床现状，整合中西医优势，发挥各自所长，共同应对 Hp 根除率下降所带来的各种挑战，已成为中西医业界的共识。为此，中西医业内专家于 2018 年共同出台了《全国中西医整合治疗幽门螺杆菌相关"病-证"共识》，该共识的出台，为中西医整合治疗 Hp 奠定了基础，指明了方向。

第四节 研 究 展 望

无论是用中药还是用西药治愈活动期的 PU 已不是临床治疗难点。特别是西药如 PPI 的临床应用，其抑酸作用显著，可有效治愈溃疡。但是由于溃疡快速愈合，其愈合质量欠佳，导致 5 年内仍有较高的溃疡复发率。近年来，尽管应用根除 Hp 的规范疗法，Hp 根除后 PU 复发率明显下降，但临床上仍有不少患者因多种因素溃疡复发，或者根除后又可重新感染 Hp。所以，预防 PU 复发仍是一大难题。另外，Hp 的耐药导致根除率下降。近年随着抗生素的广泛使用，Hp 耐药菌株日益增多，目前共识意见推荐的标准四联方案的 Hp 根除率越来越低，这不但给临床治疗带来困难，也增加了患者的负担，导致医疗资源极大的浪费。某些中药或中成药具有抗 Hp 的作用，但确切疗效和如何组合根除方案，尚待更多研究验证。如何避免和克服耐药，成功根除 Hp 成为当前临床工作中较为棘手的问题。针对上述情况，西医提出了加强黏膜保护和使用表皮生长因子等方法；而中医药在这方面具有潜在优势，中药药理研究证实健脾益胃、行气活血方药改善胃的内环境，不仅能促进溃疡在急性期的快速修复，而且可以加强溃疡的慢性修复过程，从而使溃疡得到彻底的治愈，减少溃疡复发。在 Hp 的根除方面，要严格掌握 Hp 根除适应证并规范选择其治疗方案，加强抗 Hp 新药的研发，联合中药治疗，提高 Hp 的根除率，同时，减少抗生素的副作用，提高患者的依从性，这无疑是今后中西医结合研究的一大方向。

自 1984 年发现 Hp 的致病性以来，采用联合多种药物抑杀 Hp 的方法使 Hp 根治后能明显减少溃疡病的复发率。现代医学在治疗溃疡病方面取得了突破性的进展。然而，多因素致病的特点决定了 PU 的治疗尚存在一些难点，如难治性溃疡、复发性溃疡、吻合口溃疡还未得到有效解决，维持治疗中较长期服用西药，副作用及耐药性使患者的依从性下降，这需要使用中西医结合的方法。中西医治疗 PU 各有长处，尤其是中医治疗本病不仅针对局部病变，更擅长调整全身脏腑和气血功能；在治疗难治性溃疡和预防复发方面有一定优势，故中西药联合治疗 PU，降低复发率，仍是今后努力探索的不变方向。PU 的中医辨证论治结合西药治疗本病虽取得了很大进展，但中医辨证分型尚缺乏统一的客观标准，多数文献资料辨证分型未能准确反映 PU 虚实夹杂、寒热错杂的病理及病证特点，因而出现辨证分型多且不规范。所以尽早制定出统一的客观化、规范化的辨证分型标准，对探讨 PU 的辨证论治规律具有重大意义。除了辨证论治，固定方药治疗 PU 已有较多临床报道。在 Hp 根除、胃黏膜修复等方面开展了诸多研究，为临床进一步深入研究，开发治疗本病的中药新药打下了坚实基础。但对治疗 PU 的作用机制研究甚少，更缺乏药物化学成分、药代动力学研究等。所以，加强固定方药治疗 PU 的临床研究，而且注重其制剂的作用机制、药物化学成分、药代动力学研究及中西药联合的药理研究等是今后研究的方向。

（王垂杰　李玉锋　苗　丽　于　蕊）

参 考 文 献

陈灏珠，林果为，王吉耀，2013. 实用内科学[M]. 14 版. 北京：人民卫生出版社：1915.

房殿春，彭志红，2007. 胃黏膜屏障功能研究概况[J]. 现代消化介入及诊疗，12（1）：48-52.

李军祥，陈誩，肖冰，等，2018. 消化性溃疡中西医结合诊疗共识意见（2017 年）[J]. 中国中西医结合消化杂志，26（2）：112-120.

林洁，王清丽，2002. 一氧化氮在消化性溃疡中的研究进展[J]. 华中医学杂志，26（6）：324-326.

沈贵芳，赵伟春，张文诗，2011. 胃黏膜损伤防御机制的研究进展[J]. 世界中西医结合杂志，6（3）：257-260.

司亚龙，2018. 消化性溃疡的进展概述[J]. 世界最新医学信息文摘，18（28）：62-63.

袁耀宗，汤玉茗，2014. 消化性溃疡病诊断与治疗规范（2013 年，深圳）[J]. 中华消化杂志，34（2）：73-76.

张声生，王垂杰，李玉锋，等，2017. 消化性溃疡中医诊疗专家共识意见（2017）[J]. 中华中医药杂志，32（9）：4089-4093.

中华消化杂志编委会，2016. 消化性溃疡病诊断与治疗规范（2016，西安）[J]. 中华消化杂志，36（8）：508-513.

中华医学会消化病学分会幽门螺杆菌学组，2022. 第六次全国幽门螺杆菌感染处理共识报告[J]. 中华消化杂志，42（5）：289-303.

第七章 肠易激综合征中西医结合研究进展

第一节 概 述

肠易激综合征（irritable bowel syndrome，IBS）是一种脑-肠功能紊乱疾病，其特征症状是与大便形态或频率变化相关的腹痛或腹胀。IBS会造成严重的疾病负担，包括生活质量下降、心理共病率升高和经济负担增加。流行病学研究显示本病全球患病率为5%～10%，我国普通人群IBS总体患病率为1.4%～11.5%，其中25%的IBS患者到医院就诊。性别、异常应激反应与心理困扰（如焦虑、抑郁或躯体化）相结合以及感染或炎症反应的严重程度是IBS的最常见风险因素。此外IBS与其他功能性胃肠病（functional gastrointestinal disease，FGID）和GERD的重叠现象十分普遍，给IBS的诊断和治疗带来一定的难度。

IBS症状包括一系列源于脑-肠功能障碍的症状，包括肠道运动或转运异常，对腹部症状（如疼痛或腹胀）的感觉或知觉增加，以及心理障碍（包括躯体化或多躯体共病）。目前还没有针对IBS的单一或特定诊断标准。根据Bristol粪便性状量表可以将IBS分为腹泻型肠易激综合征（irritable bowel syndrome with predominant diarrhea，IBS-D）、便秘型肠易激综合征（irritable bowel syndrome with predominant constipation，IBS-C）、混合症状型肠易激综合征（irritable bowel syndrome with mixed bowel habits，IBS-M）或未定型肠易激综合征（irritable bowel syndrome unclassified，IBS-U）4种亚型，这些亚型的作用是提高临床试验患者的同质性，指导有效的诊断和治疗。根据罗马Ⅳ标准，诊断IBS需要具备以下3项条件：①患者反复腹痛（≥在前3个月内，平均每周1天）≥诊断前6个月。②腹痛至少与以下3种症状中的2种有关：与排便有关的疼痛；大便次数变化；大便形态（外观）变化。③患者没有以下任何警告迹象：年龄≥50岁，既往无结肠癌筛查，且存在症状；近期排便习惯的变化；明显胃肠道出血的证据（即黑便或便血）；夜间疼痛或大便；非刻意体重减轻；结直肠癌或炎症性肠病家族史；腹部包块或腹水；贫血；粪便隐血试验阳性。

然而基于症状的诊断标准不能单独用于IBS诊断，越来越多的研究表明需要结合以下2个方面：①获取更多病史，特别是询问是否存在多种躯体共病的症状和心理障碍（尤其是情感障碍）。②针对IBS不同亚型的诊断测试：a. 对于以慢性便秘为主的IBS患者进行直肠指检在内的体格检查是必要的，有助于发现提示盆底功能障碍的体征。b. 对于伴有腹泻或腹泻和便秘的IBS患者，测量粪便钙卫蛋白或C反应蛋白水平可以很好地区分IBS和炎症性肠病。c. 进行血清学测试，以筛查乳糜泻，以及乳糖呼气测试糖类消化不良。d. 此外还需要考虑胆汁酸腹泻的可能性，主要的诊断工具是进行^{75}SeHCAT保留测试或治疗试用胆汁酸螯合剂。结合全面的病史、躯体形式或心理障碍症状和临床上可用的相对廉价的方法来识别特定的功能障碍可以提高下消化道症状患者中识别IBS的阳性比和特异性。

IBS的治疗目标是消除或缓解症状，改善生活质量，恢复社会功能。治疗的主要内容包括：①加强对患者进行有关病情、饮食方式、药物使用的教育；②相关心理障碍的管理；③建立有效的医患关系以及共同决策，本点是有效管理 IBS 的关键。治疗手段包括饮食疗法、心理疗法、药物疗法、微生物疗法、中医药疗法和其他疗法在内的个性化方案。研究表明采取低发酵性寡糖、双糖、单糖和多元醇饮食模式有助于缓解腹痛、腹胀等症状。

对于有心理合并症的患者，心理认知和行为学指导是 IBS 治疗中的必要环节，心理疗法对部分 IBS 患者有效，但需要在有资质的医疗机构实施。

药物疗法主要包括改善腹痛的解痉剂如匹维溴铵，止泻剂如洛哌丁胺，肠道不吸收抗生素如利福昔明，渗透性泻剂如聚乙二醇，促分泌剂如利那洛肽和神经递质调节药物如三环类抗抑郁药、选择性 5-HT 再摄取抑制剂可用于缓解 IBS 的腹痛和肠功能障碍，同时也带来一些药物的副作用。

益生菌和粪便微生物移植显示出对全球 IBS 症状有益，研究方法的异质性和粪便微生物群移植导致严重感染的潜在风险也是不能忽视的一方面。

中草药或针灸被多项随机安慰剂对照研究证实可改善 IBS 患者的整体症状，但仍需要更多高质量的研究提供高级别的循证依据。

综上，IBS 与其他 FGID 的高重叠发病率，缺乏准确的、非侵入性的诊断试验以及高复发率是有效防治 IBS 的难点，已成为医学界关注的热点之一。

第二节　现代医学研究进展

近年来，随着研究的深入，人们对于 IBS 的认识也愈发成熟，在 IBS 的发病机制、诊断和治疗等方面都积累了丰富的研究成果。

一、脑-肠互作机制与 IBS

近年来，学界对于脑-肠轴的认识不断深入，包括 IBS 在内的许多 FGID 与脑-肠互作机制异常密切相关。2016 年发布的罗马Ⅳ标准更是将"脑-肠互作障碍"作为 FGID 的新总括术语，指出 FGID 的发病与胃肠动力紊乱、内脏高敏感性、黏膜屏障和免疫功能改变、肠道菌群改变以及中枢神经系统处理功能异常相关，并强调脑-肠轴在其中的核心作用。而在 IBS 的发病过程中，脑-肠互作机制可能是串联诸多发病诱因的重要线索；肠道微生态紊乱、胆汁酸代谢异常以及免疫激活等是 IBS 的重要诱因。

肠道微生态可以通过脑-肠轴影响 IBS 的发病，研究表明，"微生物-脑-肠轴"之间的信息交流往往是交互的，肠道微生态可以通过神经元、内分泌和免疫信号通路影响中枢神经系统功能，同样，来自中枢神经系统的信号也可能通过调节肠道功能（如运动、免疫调节和分泌）和应激介质诱导的毒力基因表达进而影响肠道微生态结构。健康个体的肠道菌群可以影响宿主的营养代谢，同时还可以通过其内部竞争机制（包括竞争营养物质、改变肠道 pH、分泌生物活性物质、促进肠道免疫系统发育以及诱导宿主免疫激活等方式）维持肠道菌群稳态，抵御有害菌群的繁殖。而在肠道菌群与肠上皮之间则存在着黏膜屏障、生物屏障、免疫屏障、机械屏障等生物屏障，这些生物屏障共同组成肠道屏障，可以避免肠道内容物直接刺激肠道上皮，还可以有效抵御病原菌的侵袭。但是，在各种生物应激因素的影响下，肠道微生态结构可能发生紊乱，有害菌群可以通过调节紧密连接蛋白的表达或产生破坏性的代谢产物等方式破坏肠道屏障功能，从而导致肠菌移位并直接接触肠上皮细胞，刺激肠嗜铬细胞和树突状细胞等信号转导细胞分泌多种递质样物质，如 5-HT、生长抑素、缩胆囊素和促肾上腺皮质激素释放激素等，进而参与"微生物-脑-肠轴"的信号转导。并且，肠道菌群产生的脂多糖（lipopolysaccharide，LPS）和肽聚糖（peptidoglycan，PGN）等免疫激动剂可以通过肠上皮屏障进入循环系统，激活 Toll 样受体、PGN 受体等微生物识别受体从而调节肠道神经系统的发育和功能改变；同时，上述免疫激动剂还可以通过血脑屏障直接介导大脑炎症。除此之外，肠道微生态还可以产生多种代谢产物，包括胆汁酸（bile acid，BA）、短链脂肪酸、氨基酸、色氨酸、神经递质（5-HT、多巴胺、γ-氨基丁酸）、维生素 D 和维生素 B_6、次黄嘌呤等，这些代谢产物可以通过各种通路，包括脑-肠轴、神经内分泌通路、炎症通路、细胞代谢通路、嘌呤代谢通路等，导致机体的肠道屏障、免疫应激、胃肠感觉、胃肠道运动等生理功能发生改变，最终诱发 IBS。

胆汁酸（BA）代谢紊乱是 IBS 的重要病因之一，关于 BA 在脑-肠互作机制中发挥的作用是近年来的研究重点。16.9%～35.3%的 IBS-D 患者存在粪便 BA 排泄增加或 BA 吸收不良。BA 可以通过多种途径参与脑-肠互作机制，从而诱发 IBS。首先，BA 与肠道菌群之间存在一个相互作用的机制，肠道菌群可以直接影响 BA 的代谢并调节宿主 BA 池的大小，但同时，BA 也可以通过诱导细菌蛋白质错误折叠、核酸破坏、内代谢受损、细菌膜损伤、FXR 信号激活等方式调节肠道菌群的结构，进而通过上述途径从多维度（包括但不限于脑-肠轴）影响 IBS 的发病。其次，BA 还是一类作用广泛的信号分子，已知法尼醇 X 受体（farnesoid X receptor，FXR）、Takeda G 蛋白偶联受体 5（Takeda G protein-coupled receptor 5，TGR5）等是 BA 的天然受体，在肠道中与 BA 结合发挥效应，它们在大脑组织中表达，虽然循环中 BA 通常不会穿过血脑屏障，但当血清 BA 增加时（如胆汁淤积症），它们可以通过损伤的血脑屏障进入中枢神经系统，并集中在下丘脑，并可能由此激活大脑组织中的受体而诱发 IBS。因此，BA 在 IBS 的发病过程中，尤其是其在脑-肠互作的过程中发挥了重要的作用，这对于理解 IBS 的发病机制具有重要意义。但是，由于目前相关的研究仍比较有限，这种由 BA 介导的脑-肠信号转导机制仍有待进一步阐明。

免疫激活与 IBS 的发病也密切相关，近年来的研究表明免疫激活可能是 IBS 发病过程中脑-肠互动的重要原因。临床研究发现，IBS 患者存在轻度肠道炎症，而肠道免疫细胞（主要是 T 细胞和肥大细胞）、血清炎症因子（如 IL-1β、IL-6、IL-8、TNF、IFN-γ、IL-10 等）和炎症相关基因（如 *IL-10*、*FOXP3* 等）的表达异常在 IBS 的发病过程中发挥重要作用。目前认为，肠道微生物、蛋白酶以及食物抗原（如高脂食物、糖类、富含生物胺或可以释放组胺的食物）均可能刺激肠道黏膜免疫系统释放大量炎症相关细胞因子并招募免疫细胞，由此激活免疫反应，该过程与肠道屏障功能的损伤密切相关。肥大细胞可能在 IBS 患者肠道免疫激活的过程中发挥了重要的作用；既往研究表明，IBS 患者肠道神经元周围的肥大细胞数量明显升高；并且，由肥大细胞等免疫细胞分泌的细胞因子（如 IL-6、IL-1β、TNF-α）可以直接影响神经元活性，进而影响肠道收缩性、吸收和分泌能力，调节 IBS 的发病。

综上所述，肠道微生态紊乱、BA 代谢异常以及免疫异常激活等可能是 IBS 发病过程中脑-肠互作的重要诱因，三者在脑-肠轴中发挥的作用可以通过复杂的网络串联彼此，共同诱导 IBS 的发病。

二、IBS 新的诊断方法

目前，IBS 主要采用基于临床症状的诊断方法，其中，2016 年发布的罗马Ⅳ标准是目前应用比较广泛的 IBS 诊断工具。但是，单纯依赖临床症状的诊断方法对 IBS 的诊断能力比较有限，临床上仍需要通过其他辅助检查以排除器质性疾病，但这可能在一定程度上加重患者的经济负担以及不信任感。近年来的研究显示，积极的诊断策略（即对于符合诊断标准的 IBS 患者，在全面询问其是否存在警报征象、排除器质性疾病的基础上，尽早做出 IBS 诊断，避免不必要的检查和手术；对有警报征象的患者，则有针对性地选择辅助检查以排除器质性疾病）的诊断能力与排除性诊断策略相当，目前各个国家的共识均推荐采用积极诊断策略以提高 IBS 的诊断效率。除此之外，随着近年来相关研究的深入，一些新兴技术如肠道菌群检测、miRNA 技术等或许可以成为诊断 IBS 的有效工具。

IBS 患者具有独特的肠道菌群特征，除鞭毛虫等已知 IBS 相关病原体外，其他如类杆菌属、粪杆菌属、双歧杆菌属等也可能是 IBS 的特征菌群，并且，患者的肠道菌群结构也有助于区分 IBS 的主要亚型（IBS-C 和 IBS-D）。除此之外，肠道菌群代谢产物如 BA、短链脂肪酸、维生素、氨基酸、5-HT 和次黄嘌呤等对于 IBS 也具有一定的诊断价值。但是，由于菌群分布存在种群及地区差异，且目前关于 IBS 的菌群研究存在较大的异质性，IBS 的特征性菌群仍无法确定，因此目前尚未将肠道菌群检测作为 IBS 的诊断工具加以推广。不过随着相关领域研究数据的更新，未来关于 IBS 的菌群特征（包括但不限于疾病、地区以及种群分类下的菌群特征）或许将逐渐明确。

除此之外，既往研究表明部分调控肠道屏障功能、内脏疼痛、炎症途径以及压力应激的 miRNA（如 miR-29a/b、miR-24、miR-510、miR-212、miR-150、miR-342-3p、miR-199a、miR-125b-5p、miR-16、miR-144、miR-200a、miR-214 和 miR-103 等）与 IBS 的发病密切相关，通过 miRNA 的差异性表达或许有助于区分 IBS 的不同亚组以及其他肠道疾病。但是，与肠道微生态相似，目前关于 miRNA 的研究数据仍不足以确定特异性诊断 IBS 的 miRNA，因此，未来仍需要进一步扩展相关领域的研究以确定 IBS 的 miRNA 特征。

三、IBS 新的治疗方法

由于 IBS 复杂的发病机制和临床表现，目前仍无法开发出针对 IBS 的"特效药"，对于 IBS 的临床治疗往往需要综合多种治疗手段（包括行为干预、药物治疗以及饮食治疗等）。目前，IBS 的常用治疗药物包括止泻剂或缓泻剂、解痉剂、促分泌剂、抗抑郁药、抗生素等，近年来基于类似机制开发的新药不断进入市场，为临床医生提供了丰富的选择。除此之外，近年来的研究还发现饮食干预、微生态疗法、BA 螯合剂等对 IBS 也具有比较显著的治疗效果。

研究表明，限制性饮食如低 FODMAP 饮食（包括低聚糖、双糖、单糖和多元醇）、无麸质饮食、低膳食晚期糖基化终末产物饮食等可以有效改善 IBS 的临床症状，部分研究甚至发现限制性饮食疗法对 IBS 的疗效更优于其他药物治疗方法。其中，低 FODMAP 饮食是最常见的限制饮食方法，其主要包括限制、重新引入和个性化 3 个阶段，大量研究表明低 FODMAP 饮食可以有效提高患者对食物的耐受性。但是，由于中国人群的饮食结构比较复杂，且国内目前尚缺乏足够的研究数据证明饮食疗法对于中国人群的疗效，因此目前国内共识暂未采用限制性饮食疗法作为 IBS 的治疗方法，但是共识仍建议 IBS 疾病管理流程应从调整饮食和生活方式开始。由此可见，饮食疗法对于 IBS 的治疗和预后具有重要意义，目前可能仍需要继续加强相关领域研究，并针对中国人群的饮食习惯开发出适合中国人群的饮食疗法。

基于肠道微生态的疗法包括益生菌、益生元、合生元以及粪菌移植等可能是治疗 IBS 的有效手段。其中，益生菌是应用最广泛的生物制剂，多项随机对照试验显示益生菌对缓解 IBS 的临床症状具有比较确切的疗效。但是，由于目前用于 IBS 治疗的益生菌菌株较多，且各研究之间存在较明显的异质性，导致无法有效评估益生菌对于 IBS 的具体疗效，因此，仍需要对益生菌的疗效进行更加全面的研究以确定有效菌株。除此之外，粪菌移植是比较具有争议性的治疗方法，目前学界关于粪菌移植治疗 IBS 的疗效尚无共识。最近的一项系统综述显示，在不同的研究中，粪菌移植对于 IBS 的疗效具有较大的差异，而供体、受体及操作方法（剂量、移植方式）可能是影响研究间差异的主要原因。考虑到肠道菌群在 IBS 发病过程中的特殊作用，有必要进一步改良粪菌移植治疗方法，为 IBS 的治疗提供更加丰富的选择。

除饮食疗法及微生态疗法外，BA 螯合剂也被证实对 IBS 的临床症状具有一定的缓解作用。既往研究表明 BA 螯合剂包括考来替泊、考来维仑等对 IBS-D 患者的临床症状有缓解作用，提示基于调控 BA 开发新型治疗药物可能是 IBS 治疗的新思路。然而，由于目前对 BA 吸收不良的检测手段比较有限，且目前针对 BA 螯合剂治疗 IBS-D 的研究依旧比较缺乏，因此仍然需要开展更大规模的随机对照试验以确定 BA 螯合剂的具体疗效。

第三节　中西医结合研究进展

近年来 IBS 在世界范围内患病率呈逐年攀升的趋势,对患者的生活质量以及社会功能上均存在重大影响。IBS 是中医药治疗的优势病种之一,中西医结合干预作为治疗 IBS 的新入口、新思路,也将成为防治 FGID 的特色任务之一。

一、不同亚型中 IBS 的证型多样化分类研究

基于大多数中西医结合临床诊疗指南共识意见,通过罗马Ⅳ诊断标准并且应用 Bristol 粪便性状量表区分 IBS 不同的临床亚型。在我国,临床上以 IBS-D 最为多见,约占 IBS 的 23.4%,IBS-C、IBS-M 和 IBS-U 则相对较少。在不同亚型 IBS 辨证论治中,遵循"整体观念""审证求因"等中医学理论基本法则,目前证候以肝郁脾虚证、脾虚湿阻证、脾肾阳虚证、脾胃湿热证、肝郁气滞证、肠道燥热证以及寒热错杂证作为大多数 IBS 中医辨证标准。一项研究通过利用多维项目反应理论与病证因子结合,对广州地区 1155 例 IBS 临床病例进行个体化辨证,提取得到 IBS 病机关键核心是"脾虚为本,肝郁脾虚"。另外一项临床流行病学调查通过采集 360 例 IBS 病例资料,分别从聚类分析以及传统辨证的角度探讨 IBS-D 以肝郁脾虚证最具研究特色。此外,通过数据挖掘研究探究了 2043 例不同亚型中 IBS 体质分布规律,发现与正常人群体质对比,气郁质以及阳虚质更为多见,平和质和血瘀质相对较少,这一研究进一步从体质学说角度证明 IBS 和健康个体之间存在显著差异,进而拓宽更兼具科学性、实用性的 IBS 证候分类方法学研究。

通过规范中医证候类型和对应匹配相应证候中的疾病进程和病理特征,IBS 患者在疾病过程中多为"加重-缓解-平稳"这 3 个疾病演变过程,以肝郁临床表现为主,则更侧重于反映少腹胀满窜痛,并伴随情志不畅的 IBS 症状加重表现;因情志不畅,肝郁横逆克脾,气机斡旋失御,发而共见痛泻,泻后痛减,则充当了 IBS 缓解期兼有肝郁以及脾虚证候的科学解释;脾虚日久,脾肾阳气耗损更接近 IBS 病程迁延难愈,反复发作的疾病中晚期阶段。

尽管在证候繁多且病理因素错杂情况下,学者们依据中医理论,并通过现代医学诊断标准统一规范,形成了一定的行业共识,这为中医药多阶段病证结合治疗 IBS 的临床实践提供了指导方针,推动了 IBS 证素及多组学研究中传统医学与现代医学二者的相向而行。

二、IBS 临床病证相关研究以及生物学效应研究价值

(一)不同 IBS 经典分型以及病证研究现状的基本概述

鉴于不同患者的个体差异性,通过 IBS 主要症状特征以及病理生理特点,将 IBS 分为 IBS-D、IBS-C、IBS-M 以及 IBS-U 四种亚型:IBS-C 临床表现多见大便秘结,认为其发病主要与情志变化密切相关,强调肝"气内滞而物不行"的脏腑功能,治宜疏肝解郁通腑导滞;IBS-M 临床表现多见腹泻与便秘交替并作,除脾虚特点之外尚有上热下寒的表现,强调应重视区分虚实以及寒热多寡分别论治,治宜寒热平调补虚泻实;IBS-D 临床表现多见腹痛腹泻、肠鸣矢气、泻后痛减以及胸胁胀满窜痛、喜太息等肝失疏泄的四诊特点,强调气机条畅以及疏肝理脾的重要性,治宜调和肝脾化湿止泻。结合现代医学对 IBS 的认识,探讨各亚型中的发病规律,在辨病基础上分型施治也能收效甚佳。IBS 作为经典的临床心身疾病之一,其证型烦冗且演变复杂,临床中患者常因饮食不慎或情志刺激,肝气不舒,脾失健运出现反复发作和经久难愈,因此调畅情志成为治疗 IBS 的关键点。与此同时,在各种亚型中以 IBS-D 尤为常见,具有较高的研究探索意义,更加为个体化治疗提

供绝佳契机。

（二）肝郁脾虚证充当 IBS-D 核心证候类型的循证医学证据

IBS-D 中医证候流行病学调查发现，肝郁脾虚证占比为 44.7%~50.8%，研究证实 IBS 患者病程分为≤1 年、1~3 年、3~5 年和 5~10 年四个阶段，结果发现病起多以肝郁脾虚证为主，伴随病程延长而脾胃虚弱证和脾肾阳虚证逐渐增加。同时，审查不同年龄层面发现中、青年中肝郁脾虚证更为常见，与正常人群对比，IBS-D 患者气郁体质高达 28.4%，由此可见年龄、病程和体质与 IBS 肝郁脾虚证候分布相关。IBS 作为一种心身疾病，焦虑及抑郁是疾病发生过程中的危险因素，且患者多见焦虑、抑郁等心理异常情况，研究表明，IBS 合并抑郁状态的中医证候，以肝郁气滞型与脾胃虚弱型患者较多（26.73%、25.86%）；合并焦虑状态，以脾胃虚弱型与肝气乘脾型患者较多（29.25%、26.41%）；而汉密尔顿抑郁量表（Hamilton Depression Scale，HAMD）评分以肝郁气滞型患者最高，汉密尔顿焦虑量表（Hamilton Anxiety Scale，HAMA）评分以肝气乘脾型患者最高。基于以上诸多研究，进一步证实肝郁脾虚是 IBS 疾病发生过程中的关键核心特色病机，也是功能性胃肠道疾病最为经典的中医证候类型，肝失疏泄以及脾失健运贯穿 IBS 疾病始终，是肠道出现症状的关键因素，为中医证候研究提供相关循证医学依据。

（三）透过微观视角阐明 IBS-D 肝郁脾虚证的分子生物学机制

通过文献计量学方法针对 2007 年至 2022 年间 IBS 疾病研究结构、演变以及趋势变化规律，发现研究引用最为高频的关键词为"嗜铬粒蛋白 A""肠道微生物""胃肠道肽类激素"以及"FODMAP"，更多聚焦于神经胃肠病学以及胃肠病动力研究领域，为实现 IBS 研究领域关键生物分子信息可视化提供文献依据。一项研究采用代谢组学方法，鉴定出 IBS 模型大鼠尿液内源性代谢物中潜在的 9 种生物标志物，包括 L-丝氨酸、4-甲基甘氨酸、L-苏氨酸、琥珀酰丙酮等物质，主要参与半胱氨酸以及蛋氨酸的代谢途径、维生素 B_6 代谢、血清素突触、色氨酸代谢、鞘脂代谢、蛋白质吸收以及氨基酸代谢，以上 6 种代谢途径均与神经系统、胃肠道功能障碍、全身炎症反应综合征以及其他疾病有关，这与肝失疏泄、横逆犯脾，肝脾不调的中医学理论可能存在某些客观量化内在联系。另外，一项研究采用全外显子高通量测序技术针对 IBS-D 肝郁脾虚证患者进行全外显子测序，筛选与神经递质相关的疾病易感基因：rs12437941、rs2402073、rs8187730、rs1390938 等 18 个基因可能是肝郁脾虚证患者的易感基因，进一步相关性统计分析发现其中 rs6704505 基因与 IBS-D 肝郁脾虚证患者病程、BMI、大便性状、黏液便、排便不尽感、性行为、社会功能、自体意象、关系拓展等条目相关性均具有统计学意义，是非共有基因中相关条目最多的一个基因，故此考虑 rs6704505 基因可能与 IBS-D 肝郁脾虚证患者密切相关。从基因多态性角度深入剖析 IBS-D 病证相关性，从而提供肝郁脾虚证与脑-肠肽神经递质基因分子水平层面中更加客观清晰研究证据。为深入探索不同中医证候下的 IBS-D 患者潜在生物标志物，采集肝郁脾虚证、脾肾阳虚证、脾虚湿盛证患者的血清样本进行血清代谢组学富集分析鉴定出肝郁脾虚证 IBS 生物标志物 34 种、脾肾阳虚证 36 种、脾虚湿盛有 31 种，三者共有的 13 种被确定为研究 IBS 潜在的生物标志物，同时证实与甘油磷脂代谢密切相关，交叉存在的生物标志物也体现了"同病异证，异证同治"的生物学机制。诸多研究认为脑-肠轴学说有助于推动肝郁脾虚病理机制的实质性研究，通过 IBS-D 内脏高敏感性模型大鼠研究发现通过疏肝健脾法干预粪便含水量下降，AWR 评分以及相关伤害性神经递质如 5-HT、SP、血管活性肠肽（vasoactive intestinal peptide，VIP）以及 CGRP 均显著下降，保护性神经递质神经肽（neuropeptide Y，NPY）反之升高，提示内脏高敏感性以及脑-肠肽异常机制与肝郁脾虚存在内在联系。在 30 例 IBS-D 患者临床研究中，通过肛门直肠测压法观察患者初始感觉阈值、排便阈值以及疼痛阈值，逆转录聚合酶链反应（RT-PCR）、蛋白免疫印迹法以及免疫组化法检测吲哚胺-2,3-双加氧酶（indoleamine-2,3-dioxygenase，IDO）蛋白以及 mRNA 表达水平；另外对患者空腹静脉血采用高效液相色谱法检测

5-HT、5-羟吲哚乙酸（5-HIAA）、色氨酸（TRP）、犬尿氨酸（KYN）以及犬尿喹啉酸（KYNA）浓度，通过 TRP 代谢通路以及 5-HT 生成代谢等在 IBS 内脏高敏感的机制中多层面、多角度、多手段地提供有力的实验依据，对 IBS-D 病理生理机制研究起到一定启示意义，为临床辨证用药提供更加明确精准的理论体系。研究表明 IBS 患者肠黏膜肥大细胞（mast cell，MC）数量以及释放细胞因子含量增多，MC 与神经系统、内分泌系统以及免疫系统功能效应互作频繁，参与内脏感觉、肠道动力、肠道功能免疫调节等多种机制调节，因此以 MC 作为研究靶点为治疗 IBS 提供基础医学应用价值。也有研究中证明疏肝健脾类中药复方通过降低血浆中胃动素、胰高血糖素样肽-1、生长抑素、P 物质等含量，升高肠道组织中的 NO 水平，降低血液中以及结肠组织中的 5-HT 浓度以及含量，减少血管活性肠肽（VIP）的表达，这一系列发现可能都是肝郁脾虚证通过"血三脏"理论对应脑-肠轴学说的合理解释。

（四）医家治疗 IBS 学术经验举隅以及临床转化意义

众多医家在实践以及总结的道路上逐渐拓宽了中西医结合治疗 IBS 的内涵及作用，一定程度上涵盖了诸多名医的学术经验荟萃以及临床转化特色研究成果。国医大师杨春波教授特别指出"脾胃湿热"是慢性腹泻发生的重要病机，其中湿热久稽、肝失疏泄以及脾肾不足是病程反复缠绵的关键环节，杨老临床实践中尤其重视诊察舌脉，从"三因制宜"角度辨证论治，临证中灵活采用理气活络、健脾益肾、消导安神等法，尤重清化且立"清化湿热"之法，并创清化肠饮治疗久泻之湿热蕴肠证，收效甚佳。李佃贵教授以浊毒理论为纲领，具体运用泻热、化湿、理气、补虚等方法，并将化浊解毒通腑法贯穿治疗 IBS-C 始终，疗效显著。现今诸多名医经验精髓广泛应用于世，常屡起沉疴，疗效有口皆碑。譬如唐旭东教授针对 IBS-D 辨证治疗中，强调重视"脾虚"之病机根本，把握"肝郁脾虚"之关键病机，追溯"脾肾阳虚"之病机演变，另外通过实验证明对症使用肠安Ⅰ号方能够显著增强大鼠免疫功能以及增强抗炎活性，通过脑-肠轴提高内脏敏感性进而有效治疗 IBS-D。张声生教授在脾胃病治疗中，应当灵活应用"补消温清"之法，针对 IBS-D 主张应当遵循抑肝扶脾的治法，并且通过基础实验证实，痛泻要方针对 IBS-D 大鼠内脏敏感性有改善作用，具体作用机制可能与通过降低外周以及中枢中 5-HT 转运体（SERT）表达，进而增加肠道中 5-HT 含量有关。黄绍刚教授围绕"血三脏"理论提出疏肝健脾、宁心安神应为 IBS-D 的根本治则，调整肝气疏泄功能，改善脾气运化功能，促进心神得以调摄从而实现三位一体的辨证模式。各家学术思想博采众长，触类旁通，在临证中重视肝郁脾虚贯穿疾病始终的经验要点百虑一致。

（五）痛泻要方（加减）调节 IBS "脑-肠-菌轴"的相关性机制研究

正如《医方考》中所言"泻责之脾，痛责之肝，肝责之实，脾责之虚，故令痛泻"，痛泻要方被作为 IBS 肝郁脾虚证的经典中药方剂，发挥调和肝脾的作用。通过蛋白免疫印迹法以及 RT-PCR 等基础实验，阐明了痛泻要方能通过调节 IBS 大鼠肠神经系统活性，进而改变 5-HT 以及 SP 有关神经递质的活性进而实现治疗 IBS 的作用，从动物组织学层面提供可信的研究证据。现今肠道菌群在胃肠病学领域研究热度不减，一项研究也通过测序技术分析，对比双歧乳杆菌三联活菌片改善效果，证实痛泻要方不仅优于对照组，而且可通过增加有益菌群丰度，降低含较多致病菌的变形菌门丰度，有效纠正 IBS-D 患者菌群失调状态，促使菌群结构趋于正常，主要围绕转录水平角度做了肠道菌群有关机制探讨。另外一项基础实验通过基因水平提供研究线索，进一步证实痛泻要方干预后 IBS-D 模型大鼠细胞癌基因 *c-Fos* 表达水平显著降低，有效调节肠道功能亢进，阐述 *c-Fos* 基因在高级中枢神经中的表达可能与痛泻要方调控相关机制密切相关；此外，还在免疫组化、RT-PCR 实验中发现痛泻要方通过调节 ENS 结肠神经元兴奋性，影响胃肠激素的释放以及含量，进而发挥调控内脏慢性痛觉应激反应的作用；动物实验中通过腹部撤退反射（abdominal withdrawal reflex，AWR）评分以及粪便含水量（faecal water contents，FWC）评估肠道敏感性、肥大细胞数量以及肠黏膜胰蛋白酶以及 c-Fos 免疫荧光实验，测定血清中细胞因子以及组胺水平，再次阐明痛泻要方通过缓解行为痛觉过敏和止泻来改善症状，其潜在机制涉及痛泻要方对激活黏膜肥大细胞、下调胰蛋白酶和 c-Fos 表达以及降低血清 TNF-α 和组胺水平的抑制作用；痛泻要方还能减少中枢促肾上腺皮质素释放激素（corticotropin-releasing hormone，CRH）的含量，调节肠道初级感觉神经纤维 VIP 的分泌，减少伤害性刺激向脊髓后角上传，减弱背角神经兴奋性，从而提高内脏痛阈，降低内脏敏感性，从而发挥治疗疾病作用。以上诸多实验提示痛泻要方针对 IBS 中"脑-肠互动失调"或是调整"菌群紊乱"这些病理机制发挥作用，进一步验证"血三脏"疏肝健脾、宁心安神的宝贵治疗价值。

痛泻要方作为目前临床治疗 IBS 以及基础机制研究最多的传统中药复方，其具体起效机制可能涉及多层面且相互交叉联系，为"补脾土而泻肝木，调气机而止痛泻"提供了药物配伍辨证治疗上的科学内涵，进一步提高中医理论思想以及经典传统中药复方在防治现代难治性疾病的认可度以及参与度。

（六）IBS 其他亚型的临床及机制研究

IBS 其他亚型中，IBS-C 患者主要以气郁和湿热体质为主，常见中医证型包括肝郁脾虚、肝郁气滞等，主要治疗方法有疏肝健脾等。近年来的研究显示，疏肝理气的中药方剂对 IBS-C 具有显著的治疗作用，而四磨汤则是其中的代表方剂；一项纳入多项 RCT 的 Meta 分析显示，四磨汤联合西药可以明显改善 IBS-C 的临床症状，并且与单纯使用四磨汤或西药相比，四磨汤联合西药治疗 IBS-C 具有更好的临床疗效。由于目前积累的与 IBS-U 和 IBS-M 相关的研究较少，行业内对于 IBS-U 和 IBS-M 的认识仍然比较局限。但是，部分临床研究显示，薄荷油、益生菌等药物对 IBS 具有泛治疗作用，其对不同 IBS 亚型同时具有治疗意义，但是，这些药物对 IBS-U 和 IBS-M 等的确切疗效及作用机制依旧无法确定。因此，未来或许有必要针对 IBS-U 和 IBS-M 开展针对性较强的 RCT，以提供充分的循证医学依据。

值得注意的是，不同 IBS 亚型之间的致病因素基本相似（如前所述），但其具体发病机制则有一定的差异。例如，不同 IBS 亚型患者的肠道菌群结构具有明显的差异，既往研究显示，梭菌属可能是区分不同 IBS 亚型的特征菌属，并且，不同 IBS 亚型之间的菌群代谢产物（如短链脂肪酸等）的表达水平也不一致。除此之外，既往研究还报道了不同 IBS 亚型之间细胞因子及神经递质表达水平的差异，提示不同亚型 IBS 患者在免疫激活及脑-肠互动的层面上同样存在显著的差异。由此可见，相似的致病因素可能从不同角度发病，最终导致了不同 IBS 亚型之间的临床表现差异。

第四节　研　究　展　望

IBS 是中医药治疗的优势病种之一，中医学以整体观念和辨证论治为主要特点，西医学以明确诊断、探索病因和对症治疗为主要优势，中西医结合诊治 IBS 俨然已成为最具有优势与特色的疗法之一。当前中西医结合治疗 IBS 的形式主要以中西药物联合及内治法和外治法（如针刺和艾灸）联合应用为主；研究目的大多定位于 IBS 患者肠道症状及复发率的改善、精神心理及睡眠状况的改善以及 IBS 重叠其他疾病的治疗；治疗优势主要体现在毒副作用小、临床疗效显著、复发率降低、患者生活质量提升、医疗资源整合利用最大化等方面。

IBS 的中西医结合治疗应注意以下问题：

（1）更新治疗观念：现代医学治疗 IBS，注重局部对症治疗；中医学强调整体观念，辨证论治，标本兼治；须不断将现代医学的诊治方法与中医特色诊疗特点科学结合，例如将 IBS 不同分型和中医证型相对应，采用"病-证"结合理念和模式开展 IBS 临床及科研工作。

（2）转变治疗模式：既往的医学模式是"生物医学模式"，重点从生物学角度研究疾病的发病、诊断和治疗，随着人类疾病谱的转变，提出了"生物-心理-社会医学模式"，心理和社会因素在 IBS 的诊治过程中尤为重要。中西医结合治疗 IBS 在改善临床症状的同时，通过改变生活方式、调整饮食、心理疏导等方法，有效缓解患者焦虑、抑郁等状态，以及通过调整患者的体质，增强机体免疫力，从而减少疾病复发。

（3）巧用现代科技：在 IBS 的基础研究方面，利用多组学等分子生物学技术展开对该病机制的研究也在不断深入，已由整体器官水平进入细胞和分子水平；在临床医学中，随着人类基因组计划顺利完成，IBS 的基因诊断和治疗也在不断发展，同时挖掘不同中医证型的 IBS 生物标志物，如血液、粪便、免疫学、病原体、RNA 等，从而开展个性化治疗也将是中西医结合诊治 IBS 的科学结合。

（4）实现转化医学：随着对 IBS 认识的不断深入，转化医学的理念也在不断深化，临床指导基础，基础服务于临床，须逐渐跨越基础医学-药物研发-临床医学之间的鸿沟，建立彼此之间的紧密关联，把基础研究的新成果快速转化为临床治疗新方法，使患者直接受益。IBS 是一类基因-心理-社会因素相关的功能性疾病，如何做到中西医优势互补、科学整合将是今后该疾病研究的重要课题。

（黄绍刚　吴皓萌　占　凯）

参 考 文 献

张声生，魏玮，杨俭勤，2017. 肠易激综合征中医诊疗专家共识意见（2017）[J]. 中医杂志，58（18）：1614-1620.

中华医学会消化病学分会胃肠功能性疾病协作组，中华医学会消化病学分会胃肠动力学组，2020. 2020 年中国肠易激综征专家共识意见[J]. 中华消化杂志，40（12）：803-818.

Aguilera-Lizarraga J, Hussein H, Boeckxstaens G E, 2022. Immune activation in irritable bowel syndrome：what is the evidence?[J] Nat Rev Immunol, 22（5）：332.

Drossman D A, Hasler W L, 2016. Rome Ⅳ-functional GI disorders：Disorders of gut-brain interaction[J]. Gastroenterology, 150（6）：1257-1261.

Lacy B E, Pimentel M, Brenner D M, et al, 2021. ACG Clinical Guideline：Management of irritable bowel syndrome[J]. Am J Gastroenterol, 116（1）：17-44.

Pittayanon R, Lau J T, Yuan Y, et al, 2019. Gut microbiota in patients with irritable bowel syndrome：A systematic review[J]. Gastroenterology, 157（1）：97-108.

第八章 功能性腹泻中西医结合研究进展

第一节 概 述

功能性腹泻（functional diarrhea，FDr）是指除外器质性病变的持续性或反复性排稀便（糊状便）或水样便的肠道功能紊乱综合征，不伴腹痛或腹部不适且实验室检查不伴随细菌、病毒、寄生虫的感染。本病在全球范围内多发，给人们带来了沉重的经济负担，并且对人们的生活质量造成了一定的影响。目前，该病的发病率尚缺乏权威性流行病学证据，多数流行病学研究未将 FDr 与腹泻型肠易激综合征（diarrhea-irritable bowel syndrome，IBS-D）加以严格区分。根据罗马Ⅳ诊断标准，美国、加拿大和英国成人 FDr 的患病率为 3.6%～5.3%。老年人 FDr 的发病率明显高于青壮年，与年龄呈正相关；同时，BMI≥18.5kg/m^2、存在消化道疾病家族史者更易患 FDr。

目前，FDr 的病因与发病机制尚未完全阐明，主要认为与胃肠动力、肠道离子转运异常、肠黏膜机械屏障损害、肠道菌群失调、胃肠激素与脑-肠轴、社会心理因素及饮食因素等密切相关。FDr 亦可能与相关遗传因素有关，呈现家族遗传现象。生活方式干预是 FDr 明确有效的干预手段，包括制定合理的饮食结构方案、纠正不良生活方式和行为等。本病的药物治疗主要采取对症治疗：肠道菌群紊乱给予微生态制剂，如益生菌、益生元和合生元；腹泻予吸附止泻药物，如蒙脱石散，或予肠道运动抑制剂，如地芬诺酯、洛哌丁胺和昂丹司琼等；或使用解痉类药缓解肠道平滑肌痉挛以达到止泻作用，如马来酸曲美布汀、奥替溴铵、匹维溴铵和阿托品，并配合补充微量元素和维生素；考虑有焦虑抑郁时，予多塞平、阿米替林和氟西汀抗焦虑抑郁治疗。西药治疗 FDr 虽然短期可较明显改善患者的临床症状，但仍存在很多不足，比如止泻剂容易引起腹部不适，应用收敛剂、吸附剂、微生态制剂等方法的疗效持久性欠佳，复发率较高。

绝大多数 FDr 预后良好，经及时诊治可以治愈。部分 FDr 迁延难愈，反复复发，降低患者生活质量，影响身心健康。

第二节 现代医学研究进展

国内外研究发现，随着人们生活和工作压力越来越大，FDr 的发病率呈上升趋势，危害生命健康。在我国，FDr 的患病率已由 2012 年的 1.54% 上升至 2018 年的 3.3%，我国是亚洲 FDr 患病率最高的国家。FDr 已经成为我国和国际医学界高度关注的疾病，国内外学者对其发病机制、诊断、治疗进行了深入研究，以期减轻其对人体健康的危害，研究主要进展包括以下三个方面：

一、FDr 的病因和发病机制新进展

FDr 是临床常见的功能性肠病，目前发病机制尚未完全阐明。随着现代科学技术的进步和临床诊断水平的提高，FDr 的病因及发病机制逐渐明晰，从以下三个角度探讨 FDr 病因及发病机制是目前研究的热点：

（一）肠道菌群稳态失衡

有研究表明，FDr 患者粪便中菌群的数量、菌种及比例常发生改变，如双歧杆菌等有益菌减少，肠杆菌等致病菌增多，肠道内专性厌氧菌对致病性需氧菌定植的阻抗力减弱及肠道定植抗力降低等。因此，肠道菌群失调是 FDr 的主要致病因素之一。肠道菌群失调导致 FDr 的机制主要有：

（1）有益菌可通过竞争性结合于肠黏膜细胞而形成具有阻止致病菌及条件致病菌侵害的生物学屏障。有益菌减少，肠道生物学屏障功能减弱，同时致病菌及其释放的内毒素增加而进一步损伤肠黏膜屏障，肠黏膜通透性增加，局部抗感染性肠黏膜分泌型免疫球蛋白 A（sIgA）含量降低，致使肠内致病菌及其抗原透过肠黏膜，通过激活肥大细胞释放组胺、5-HT、前列腺素、类胰蛋白酶等多种活性物质增强平滑肌收缩，增加肠道蠕动，导致腹泻发生。

（2）小肠类杆菌、双歧杆菌、肠球菌等厌氧菌过度生长，导致小肠内游离胆汁酸增多，影响甘油单脂和脂肪酸的吸收，导致并加重腹泻。

（二）肠黏膜屏障破坏

人体的肠黏膜屏障由单层肠上皮细胞通过细胞顶端的连接复合体相互连接构成，其细微结构主要包括紧密连接、黏着连接、其他膜复合物。肠黏膜屏障的紧密连接蛋白（ZO）和闭合蛋白（Occludin）表达降低，导致肠黏膜屏障破坏，肠上皮细胞通透性增加，致使小肠血管中的电解质、水分等流入肠道则可引起 FDr。

（三）脑-肠互动异常

罗马Ⅲ诊断标准明确指出 FDr 与脑-肠轴密切相关。机体通过脑-肠轴之间神经-内分泌网络的双向环路调节胃肠道功能称为脑-肠互动。脑-肠肽是脑-肠互动的物质基础，可作为神经递质参与脑-肠之间的信号传递，且以胃肠激素的形式参与胃肠感觉、运动功能的调节，从而维持神经-内分泌网络稳态。研究表明，血管活性肠肽、缩胆囊素、生长抑素、胃动素、促胃液素和 5-HT 等脑-肠肽激素水平的紊乱在 FDr 的发生发展中起关键作用。

二、FDr 的诊断新进展

FDr 是一种功能性胃肠道疾病，其特征是慢性或复发性腹泻，不能用结构或生化异常来解释。首先，需要将 FDr 与 IBS-D 区分；其次，必须将 FDr 与慢性腹泻的众多器质性病因区分。

（一）FDr 的诊断标准

根据罗马Ⅳ功能性肠病诊断标准，FDr 的诊断需具备以下条件：①25%以上排便为松散粪或水样粪，且不伴有明显的腹痛或腹胀不适；②诊断前症状出现至少 6 个月，近 3 个月症状符合以上标准；③应排除符合 IBS-D 诊断标准的患者。

目前 FDr 的诊断仍主要是排他性诊断，因此可先通过临床消化道肿瘤"报警症状和体征"进行排除：年龄 >45 岁、有器质性疾病家族史、发热、食欲不佳、恶心呕吐、体重减轻、盗汗、便血、夜间大便觉醒、尿失禁、空腹持续腹泻，以及其他提示分泌性、炎症性、传染性或吸收不良因素引起的腹泻，通常可以排除 FDr。

基于特征性病史、标准性症状和体检，不足以排除器质性病因并确定诊断 FDr，因此将需要进一步的检查：如检测血常规、电解质、肝肾功能、血糖、胰酶、腹腔积液血清学及其他自身免疫疾病标志物；大便常规可检查粪便中的白细胞和寄生虫（尤其是蓝氏贾第虫），培养病原体，并评估艰难梭菌毒素（尤其是在最近使用抗生素的情况下）的含量与生长情况；还可以检测血脂（定性为抽检或 72h 定量收集）等。该测试应以初始病史和检查后产生的结果为指导进行全方位排除性诊断，如果初步评估结果均为阴性，则应通过消化道内镜活检进行黏膜评估，判断是否出现肠道黏膜受损，若无则可能为功能性病变，但仍需结合其他检查排除。

（二）FDr 诊断标准的更改

2016 年罗马Ⅳ委员会专家对 FDr 的诊断标准进行了修订，把症状出现的腹泻频度阈值由 75% 调整为 25%，即罗马Ⅲ标准要求"至少 75% 的排便为不伴有腹痛的稀粪或水样粪"，修改为"25% 以上的排便为松散粪或水样粪，且不伴有明显的腹痛或腹胀不适"。修订诊断标准后 FDr 的发病率从 1.2%（罗马Ⅲ）上升到 3.3%（罗马Ⅳ），大约是罗马Ⅲ标准的 3 倍。该次修订优化了 FDr 的诊断，但我们仍需结合中国人 FDr 的临床特点，灵活应用罗马Ⅳ诊断标准。

三、FDr 的药物靶点和新药研发

目前对 FDr 的治疗手段较为单一，缺乏特效药物，主要以对症支持为主，以维生素、口服补液盐、电解质液体营养支持和纠正水电解质紊乱辅助治疗。

（一）微生态制剂

肠道菌群紊乱是引起 FDr 的重要病因。因此，FDr 的主要治疗方法是调节肠道微生态，药物包括益生菌、益生元和合生元三大类，临床多采用含有双歧杆菌、乳酸杆菌等的单联或多联微生态制剂。目前，国内外应用最广的为益生菌，而益生元及合生元对本病治疗的临床报道甚少。益生菌对 FDr 治疗的主要作用是通过补充有益菌而恢复及增强肠黏膜屏障功能，增加肠黏膜固有层 sIgA 的分泌功能。

（二）固定吸附药物

蒙脱石散是目前临床常规治疗 FDr 的天然药物，其作用机制主要是能够提高患者胃肠道黏液，改善屏障功能，从而促进黏膜上皮再生，层纹状结构有效地固定肠道紊乱病原体所产生的毒素，同时还具有吸附气体和局部止血的作用。由于该药不被胃肠道吸收，故而不会进入血液循环，不良反应较少。国内大样本量随机多中心研究表明，蒙脱石粉剂在改善 FDr 患者的大便次数及性状方面优于双歧三联活菌胶囊，但双歧三联活菌胶囊在服用方法、口感等方面优于蒙脱石粉剂，且能改善肠道菌群及微环境，从而有效缓解腹泻症状。此外，动物实验研究则表明，蒙脱石散能够显著减少番泻叶诱导的小鼠 FDr 模型，以剂量依赖为特点，具有显著止泻作用，尚可减轻结肠的炎症反应。

（三）微量元素与维生素

FDr 患者对营养的吸收受到腹泻的影响，从而可能导致吸收不良。锌是人体必需微量元素，在碳酸酐酶、乳酸脱氢酶、超氧化物歧化酶等酶系中作为蛋白质、核酸、糖的合成和维生素 A 利用的重要物质。研究认为，锌缺乏会导致小肠黏膜水-钠转运作用降低，导致胃肠黏膜修复作用减少，从而增加腹泻的严重程度。同时，锌还具有提高免疫功能、改善上皮组织完整和维持肠道屏障作用的特点。

当前全球尚无针对性的特效治疗药物，从中医药中寻找治疗的有效办法成为迫切需求。FDr病证结合研究是中西医结合研究最活跃的领域，随着中医药在改善 FDr 肠道菌群、纠正代谢紊乱等方面研究的深入，中医药已经成为 FDr 综合治疗的重要组成部分，是中医药在国际学术领域的新亮点。

第三节　中西医结合研究进展

FDr 已逐渐成为消化系统常见疾病，长期腹泻会导致营养吸收障碍，进而导致营养不良、贫血、免疫缺陷，甚至低蛋白血症、生长发育障碍，是目前消化系统疾病防治的新方向。综上，当前 FDr 的病因及发病机制尚未完全阐明。全世界尚无治疗 FDr 的针对性药物，现代西医药治疗存在一定的局限性，且易反复，故从中医药中寻找治疗的有效办法迫在眉睫。

一、FDr 的证候分类研究

肝郁脾虚证、脾胃虚弱证、湿热内蕴证、寒热错杂证、脾肾阳虚证是多数中医药治疗 FDr 诊疗指南推荐的辨证分型标准。这些标准在 FDr 的中医药临床实践中起到了一定程度的范式性指导作用，有效提高了该病的临床治疗效能。结合国内外大量相关文献，可以将 FDr 的中医证候分型归纳为以下 4 种常见的复合证型：肝郁脾虚证、脾肾阳虚证、脾胃虚弱证及脾胃湿热证，并认为 FDr 的基本病机为"脾虚湿盛"。在这些复合证型中，肝郁脾虚证和脾肾阳虚证最具代表性和广泛性。

然而，在当今的医学研究系统中，这种复合证候分类法显著降低了临床诊疗的精确性，证候要素相互夹杂给病证结合研究的深入探讨增加了难度，以简单证候作为切入点来阐述病证的相互关联性是目前病证结合研究有效且创新的方法，因此需要对 FDr 证候从"单元证候"的角度进行重建。综合国内外有关 FDr 的中医证候研究，总结出以下 2 个单一证候类型："湿热证"及"脾虚证"，其中"脾虚"被认为是泄泻最根本的病因病机。借此，FDr 基本证候的分类逐步明了，为疾病证候分类研究提供了较为清晰的指导方向。新的证候分类加强了中西病证相互联系的紧密性，为中医药病证结合治疗 FDr 的临床实践提供了基本准则，推动了 FDr 证候组学研究的国际化进程。

二、FDr 的方证结合研究概况

（一）FDr 肝郁脾虚证的方证研究

肝郁脾虚证是 FDr 代表性中医证型，其病机是情志不遂导致肝郁气滞，肝木胜则克脾土，木旺土虚，则发为肝郁脾虚证泄泻，临床症状特点为肠鸣音活跃，腹部疼痛不适，痛则必泻，泻后痛止。由于当今社会的生活工作节奏愈发加快，工作压力及心理压力增加，肝郁脾虚证 FDr 发病率逐步增加。动物实验证实了"脑-肠轴"互动失调是 FDr 的关键病理机制。可见，该证型 FDr 的生物学基础逐渐被揭示，其中"脑-肠轴"互动失调在其病理生理过程中发挥了关键作用。5-HT 及其受体是"脑-肠轴"相互联系的关键媒介。5-HT 系统出现病理性改变，导致胃肠道动力改变、内分泌异常、内脏敏感性增高及痛觉反应增强，进而引起排便次数增加、肠鸣、腹痛及大便稀软等土虚木旺的表现。痛泻要方（由炒白术、白芍、陈皮、防风组成），为治疗肝郁脾虚证 FDr 的代表方剂，有研究证明其可降低肝郁脾虚证 FDr 模型小鼠体内 5-HT 水平，升高 D-木糖含量，抑制胃肠蠕动，从而达到解郁止泻的效果。

（二）FDr 脾肾阳虚证的方证研究

脾肾阳虚是 FDr 的另一典型中医证型，其发病病机是肾阳亏损不能上温于脾胃，中焦阴寒内生，传导失职，清浊不分，发为泄泻，临床表现特点为腹泻日久、大便清稀呈水样、多在黎明时发生，伴有口渴多涎、喜温喜按、腰膝酸软、小便清长。附子理中丸及二神丸是治疗脾肾阳虚证 FDr 的代表性方剂。基础研究发现，二神丸可显著降低脾肾阳虚证 FDr 大鼠的腹泻评分和空肠回肠组织学评分，减少泄便次数和重量，升高血清神经肽 Y（neuropeptide Y，NPY）、水通道蛋白 4（aquaporin 4，AQP4）和钠/氢交换异构体 3（NHE3）表达水平和血管活性肠肽（vasoactive intestinal peptide，VIP）水平。在另一项研究中发现，二神丸可显著增加脾肾阳虚证 FDr 大鼠的体重，降低腹泻指数，减轻肾脏病变程度，增加结肠组织中水通道蛋白 3（AQP3）基因转录和蛋白表达水平。上述结果提示，二神丸通过调节水液代谢和脑-肠轴而有效治疗 FDr，并具有维持电解质平衡的作用。临床研究发现，附子理中汤可明显改善脾肾阳虚证 FDr 患者的大便性状，降低患者腹泻和腹痛积分，其总有效率达 92.4%，疗效显著，未见任何不良反应，证实附子理中汤是治疗脾肾阳虚证 FDr 的代表方剂之一，安全有效。以上证据均表明附子理中丸及二神丸治疗脾肾阳虚证 FDr 的方剂效果优异，证实了其作为代表方的科学性，为今后脾肾阳虚证 FDr 的治疗提供了探索方向与依据。

（三）FDr 湿热证的临床方证研究

湿热证是 FDr 代表性的单元证候。病证结合的研究显示，湿热证 FDr 与炎症状态相关，临床上代表了 FDr 疾病的早期阶段。湿热证可促进 TNF-α、NF-κB、转化生长因子-β（TGF-β）、IL 等促炎性细胞因子表达，同时在肠膜内外产生不同程度级联反应出现炎症。另一方面，湿热邪气作为致病因素也可使机体内各系统动态平衡失调，其中就包括肠道菌群。大量研究发现，湿热证 FDr 患者肠道菌群失调多表现为菌群结构破坏或品种异常等情况，如肠道厌氧菌或致病菌、益生菌出现各种失衡趋势，具体表现为致病菌菌属含量明显增多，益生菌含量明显下降。

大量研究对该证型 FDr 的防治进行了探索，其中最具代表性的方药为芍药汤、葛根芩连汤和白头翁汤。芍药汤由黄芩、黄连、当归、槟榔、大黄、芍药、木香、官桂等组成。研究发现，与模型组比较，经芍药汤治疗的湿热证 FDr 大鼠腹泻指数、体内炎症因子水平、致病菌和条件致病菌的丰度均降低，益生菌的增殖增加，肠道菌群结构更接近正常组。以上结果说明芍药汤可通过抗炎和调节肠道菌群紊乱促进湿热证 FDr 大鼠的转归，也初步证实了芍药汤治疗湿热证 FDr 的循证科学性。

葛根芩连汤为治疗湿热泄泻的经典方剂，具有解热抗菌、抗腹泻、增强机体免疫、降糖降脂等功效。基础研究发现，葛根芩连汤可显著增强湿热证 FDr 模型小鼠肠道乳糖酶、蔗糖酶和淀粉酶活性，促进益生菌增生，升高 B/E 值，提高菌群生物丰富度指数与多样性指数，抑制有害菌的繁殖，降低肠道微生物活度趋向正常。以上研究说明，葛根芩连汤可能通过调节肠道微生态与肠道酶活性来有效治疗湿热证 FDr。

白头翁汤治疗湿热证 FDr 的实验研究及网络药理学表明，该方能有效改善 FDr 患者中医证候，显著降低血清炎症因子中 TNF-α、IL-1β、IL-6 和 IL-2 的水平，并通过多种成分调控必需脂肪酸的代谢，作用于多个靶标（PLA2、NOS2、NOS3、PTGS2、PTGS1）抑制湿热证 FDr 的炎症反应，揭示了白头翁汤治疗 FDr 的作用机制可能是抑制活性氧（ROS）的生成、调节肠道氧化应激、抑制炎症及细胞凋亡等。

由上述各项研究可知，湿热证 FDr 主要与肠道微生态、机体炎症反应及免疫功能等方面发生变化密切相关。随着 FDr 患者感受湿热外邪日久，困遏脾土加重，导致疾病逐渐向脾虚阶段发展，脾虚则运化失职，无力驱邪外出，造成湿热之邪壅积于内，故湿热既是致病因素，也是病理产物，会造成机体内脾虚与湿热之间的恶性循环。

三、FDr 脾虚证的生物学基础和临床转化

（一）系统揭示 FDr 脾虚证的生物学基础

体质偏颇—气运失和—脏腑·经络枢机失衡是 FDr 的关键病机，其中脏腑病机以脾胃升降枢机失衡为核心病机，"内伤脾胃，百病由生"（《脾胃论》），"泄泻之本，无不由于脾胃"（《景岳全书·泄泻》）。在单一证候中，脾虚证是 FDr 的主要流行证候。近年来，FDr 脾虚证的生物学基础逐渐被揭示：

1. 肠道菌群稳态失衡

肠道菌群紊乱可看作中医"脾失健运"病理体现。基于对脾虚证 FDr 大鼠的肠道菌群的研究发现，脾虚证 FDr 模型大鼠肠道微生物群的集群明显分离，在门、属分类水平上存在菌群结构失衡，物种丰富度较正常大鼠减少，益生菌数量显著减少，肠道厌氧菌数量显著增加；进一步探索发现，脾虚证 FDr 大鼠肠道中拟杆菌属、副拟杆菌属、考拉杆菌属、梭菌属XIVa 丰度显著升高，疣微菌门、乳杆菌属、艾克曼菌、普氏菌属丰度显著降低。这些肠道菌群组成的变化反映了脾虚证 FDr 的临床表型，揭示肠道菌群稳态失衡与脾虚证 FDr 发生密切相关，为使用肠道菌群标志物对 FDr 患者脾虚证候分类提供了一种新策略。中药复方可有效恢复肠道菌群稳态，故肠道菌群为 FDr 预后判断提供了新依据。

2. 机体代谢异常

用气相色谱和质谱的代谢组学方法分析脾虚证 FDr 患者尿液的代谢产物，最终确定谷氨酸、丝氨酸、苯丙氨酸、组氨酸等 87 种尿液代谢产物和乙酸、丙酸、丁酸、异丁酸、戊酸、异戊酸等 26 种粪便代谢产物是脾虚证 FDr 的潜在生物标志物，涉及氨酰 tRNA 生物合成，D-谷氨酰胺与 D-谷氨酸代谢，甘氨酸、丝氨酸和苏氨酸代谢，组氨酸代谢，丙氨酸、天冬氨酸和谷氨酸代谢，苯丙氨酸代谢，乙醛酸和二羧酸代谢，精氨酸生物合成，丁酸代谢，谷胱甘肽代谢，牛磺酸和低钙氨酸代谢共 11 条相关代谢通路的紊乱；涉及精氨酸和脯氨酸代谢，β-丙氨酸代谢，嘧啶代谢，甘氨酸、丝氨酸和苏氨酸代谢，丙氨酸、天冬氨酸和谷氨酸代谢，泛酸和辅酶 A 生物合成，D-谷氨酰胺和 D-谷氨酸代谢，氮代谢，苯丙氨酸代谢共 9 条相关粪便代谢通路的紊乱，揭示了脾虚证 FDr 的科学内涵。其中，尿液中的顺乌头酸、粪便中的谷氨酰胺和胍基乙酸可作为脾虚证 FDr 患者最有前景的特异性代谢标志物，有助于脾虚证 FDr 的诊断和治疗的作用靶标推测。

3. 免疫功能紊乱

"脾为之卫"出自《灵枢·五癃津液别》："五脏六腑，心为之主……脾为之卫。""脾为之卫"中的"卫"一指"卫气"之意，如《素问·痹论》曰："卫者，水谷之悍气也。"二指"护卫"之意，如《医旨绪余·宗气营气卫气》云："卫气者，为言护卫周身……不使外邪侵犯也。"卫气的生成需经过饮入胃—胃腐熟—脾运化—小肠泌别—大肠传化五个步骤，故大肠功能完整是脾行使卫外防御功能的基础。现代免疫学认为，卫气有免疫防御、免疫监督及免疫自稳功能。因此，肠道免疫功能是"脾为之卫"的生物学基础。脾旺则肠道免疫可实现自我维持动态平衡，避免疾病发生。动物实验研究中发现，脾虚证大鼠 $CD8^+T$ 淋巴细胞、$CD4^+T$ 淋巴细胞计数及 $CD4^+/CD8^+T$ 淋巴细胞比值均显著降低，反映机体胃肠吸收能力的尿 D-木糖排泄率降低，同样证实脾虚证 FDr 与免疫功能降低的关系。这一发现从免疫学角度、分子层面阐释了"脾为之卫"的科学内涵，为脾虚证 FDr 的证候诊断标志提供了重要依据。

4. 肠黏膜屏障破坏

从中西医结合角度理解，"脾为之卫"观点与肠黏膜机械屏障功能相符合，都是对机体抗御病原体的描述。肠黏膜屏障破损是"脾为之卫"失常的表现。在透射显微镜下观察发现，正常小鼠小肠吸收上皮微绒毛排列紧密整齐，表面光滑完整无缺损，细胞器完整，而脾虚证 FDr 模型小鼠小肠

上皮细胞微绒毛稀疏脱落，绒毛长度变短，细胞结构变形、间隙增宽，线粒体结构模糊，内质网退化，结肠中上皮黏膜受损，出现大量炎症细胞浸润，腺体排列紊乱。对肠连接相关蛋白进行检测发现，脾虚泄泻大鼠肠组织中的肠道紧密连接蛋白 ZO-1 和 Occludin 的表达显著降低。以上结果提示肠黏膜屏障功能破坏有助于解释脾虚证 FDr 的发生发展，并进一步丰富了"脾为之卫"的科学内涵。

5. 水液代谢异常

FDr，顾名思义，粪便的水分增加是最为突出的症状特征。肠道水液代谢异常是 FDr 不可忽视的病理机制。中医理论指出肺、脾、肾三脏与津液代谢密切相关，其中脾主运化水液，是津液代谢的枢纽。AQP 是一类疏水性跨膜蛋白，参与水分的重吸收和液体分泌，是维持身体水分代谢平衡的分子基础。因此，AQP 的生物学功能与"脾主运化水液"之功能相似，作为"脾主运化水液"的物质基础。这一结论在多项基础研究中得以证实。脾虚证 FDr 模型大鼠较正常大鼠的 AQP3、AQP4 及 AQP8 表达显著降低，表明 AQP3、AQP4 及 AQP8 介导的水液代谢异常参与了 FDr 的发生发展。这几个 AQP 可作为脾虚证 FDr 有价值的预测和治疗靶标。

6. 脑-肠互动异常

脑-肠轴交互作用是维系肠道功能的关键，以 5-HT 为代表的脑-肠肽是脑-肠交互作用的物质基础。当 5-HT 含量增高时，其与肠道中相应的受体相结合，改变肠道运动功能，增强内脏敏感性，从而导致腹泻。由此，5-HT 及其相关受体（如 5-HT$_3$R、SERT、5-HT$_4$R）异常与 FDr 的发生密切相关。基于脑-肠轴与脾虚证 FDr 相关性的研究发现，脾虚证 FDr 模型大鼠的 5-HT 及其受体 5-HT$_3$R 的表达水平较正常大鼠升高，SERT、5-HT$_4$R mRNA 相对表达量显著降低，提示 5-HT 及其相关受体参与脾虚证 FDr 的关键病理过程。脾虚证 FDr 模型大鼠下丘脑及外周血中促生长激素释放素（Ghrelin）、缩胆囊素（cholecystokinin，CCK）表达上调、VIP 表达下调，表明 FDr 脾虚证"脾失健运"生物学机制可能为脑-肠肽表达异常诱发肠道稳态失衡，胃肠功能紊乱。Ghrelin、CCK、VIP 有可能是脾虚证 FDr 的生物学特异性指标及有效治疗靶点。"脑-肠互动"的桥梁，脑-肠肽可看作是脾转化和输布的精微物质之一，其正常的分泌和分布与脾胃升清降浊的生理功能相类似，可当作脾主运化的一种表现形式。

（二）建立脾虚证 FDr 风险预测模型

综述国内外研究，但尚未发现有研究报道脾虚证 FDr 的易感基因。未来研究可对脾虚证 FDr 进行单核苷酸多态性基因检测，为 FDr 脾虚证提供科学的临床证据，为其有效治疗提供有价值的靶标。

基于 FDr 脾虚证肠道多态性的研究明确了大鼠肠道中拟杆菌属、副拟杆菌属、考拉杆菌属、梭菌属XⅣa 丰度显著升高，疣微菌门、乳杆菌属、艾克曼菌、普氏菌属丰度显著降低，提示脾虚证 FDr 患者的典型特征可能是肠道微生物群失调，菌群可作为预测脾虚证 FDr 高风险的生物学指标。

代谢组学研究发现，脾虚证 FDr 患者体内 87 种尿液代谢产物，涉及 11 条相关代谢通路异常；26 种粪便代谢产物，涉及 9 条相关粪便代谢通路紊乱。这些有差异的代谢产物可作为脾虚证 FDr 潜在的特异性生物标志物，其中尿液中的顺乌头酸、粪便中的谷氨酰胺和胍基乙酸可作为脾虚证 FDr 患者最有前景的特异性代谢标志物。这些代谢物改变在 FDr 发生发展过程中发挥重要作用，与脾虚证 FDr 风险升高密切相关，丰富了脾虚证 FDr 风险预测的临床证据。

如前所述，脾的生理功能与免疫的生理特性相似。在脾虚证 FDr 大鼠中，红细胞免疫与 T 淋巴细胞免疫均受到破坏，阐述了脾虚证 FDr 与机体免疫紊乱的相关性，免疫功能降低在脾虚证 FDr 的发生发展过程中发挥关键作用。对脾虚证 FDr 大鼠肠组织连接蛋白进行检测发现，肠道紧密连接蛋白 ZO-1、Occludin 和密封蛋白-1（Claudin-1）表达显著降低，二胺氧化酶（DAO）及血浆 *D*-乳酸含量大幅增加，提示脾虚证 FDr 患者肠紧密连接蛋白及细胞内酶失调可能是肠黏膜屏障受损的典型特征，并与机体肠道免疫功能减退关系密切。

水液代谢相关的水通道蛋白 AQP3、AQP4、AQP8 可以预测脾虚证 FDr 的发病风险，依据这些蛋白可以了解水液代谢的程度，并能够反映脾虚证 FDr 的病情发展程度。

由此，脾虚证 FDr 可能存在特异性菌群组成和代谢标志物，以及肠组织连接蛋白（ZO-1、Occludin 和 Claudin-1）和水通道蛋白（AQP3、AQP4、AQP8）表达异常。这些菌群、代谢物、ZO-1、Occludin、Claudin-1、AQP3、AQP4、AQP8 的改变在 FDr 发生发展过程中发挥重要作用，是脾虚证 FDr 潜在的生物标志物。

（三）从湿论治 FDr 的转化医学研究

《素问·阴阳应象大论》云"湿胜则濡泻"，《素问·宣明五气》也提出"脾恶湿"的理论，李东垣也有"百病皆由脾胃衰而生"论述。因此，FDr 与脾的生理功能失常密切相关。脾升促进胃降，胃降带动脾升，废一不可。黄元御气机升降之说认为：脾升带动肝升，肝升之极成心火，胃降带动肺降，肺降之极成肾水，肾水随脾升上济于心，心火随胃降下达于肾。黄元御强调脾胃为枢机之本，在肝肺、心肾等脏腑气机升降中起重要作用。肝气的升发，胆气的下降，肺气的宣发肃降，心肾相交等，无不受到脾胃的升降之气的影响。由此，脾升胃降，连通上下，是升降枢纽之根本，在诸脏升降运动中起主导作用。脾升则胃降，脾胃升降枢机正常，则五脏枢机调和。通过调理脾胃以调和心肺肝肾脏腑枢机，从而使"人体气归于权衡"。《金匮要略》云："四季脾王不受邪。"因此在重视调和脏腑枢机的同时，还要重视"四季之末一十八日"脾胃对其他脏腑的调和作用，即"时枢调衡"观。

健脾运湿法是临床治疗 FDr 的基本法则，其代表方剂为参苓白术散。参苓白术散出自《太平惠民和剂局方》，具有益气健脾、渗湿止泻的功效。方中人参、白术健脾燥湿，茯苓健脾利水渗湿，共为君药。山药益气补脾，莲子肉补脾涩肠；白扁豆健脾化湿，薏苡仁健脾利湿，共为臣药。砂仁化湿醒脾，行气和胃；桔梗宣开肺气，通利水道，并载诸药上行而成培土生金之功，为佐药。炙甘草益气和中，调和诸药，为佐使。诸药配伍，补脾气之虚，祛停聚之湿，行气机之滞，恢复脾胃纳运之职。若见气虚乏力较甚者，加黄芪以增强补中益气之功；扁豆、薏苡仁、山药、莲子既可和胃理气健脾，又能渗湿止泻，标本兼顾；砂仁芳香醒脾，促进中焦运化，畅通气机。若纳差食少者，加炒谷芽、炒麦芽、神曲等以消食和胃；若见脘腹胀满甚者，常加用枳壳、枳实、大腹皮、大腹子等品以行气滞；若见舌苔白腻者，常酌加佩兰、白豆蔻、荷梗等芳香化湿之品以醒脾，苍术等品以健脾，若见肝气不畅者，常用药物有苏梗、苏子、香附、柴胡、青皮、陈皮、甘草、枳壳、佛手；若见疼痛者，常加延胡索、川楝子；若见失眠者，选加浮小麦、珍珠粉、珍珠母。研究表明，参苓白术散治疗脾虚证 FDr 的临床疗效高达 95%，为该方治疗 FDr 提供了循证证据。

（四）参苓白术散治疗 FDr 的机制研究

1. 调节肠道菌群及其代谢产物

研究发现，脾虚证 FDr 模型大鼠经参苓白术散干预后，肠道内益生菌如乳酸杆菌、双歧杆菌、类杆菌等益生菌含量均比模型组显著上升，且双歧杆菌超过正常水平；条件致病菌肠球菌、大肠杆菌数量比模型组明显下降，低于正常水平。这一结果揭示了参苓白术散通过扶植益生菌，抑制条件致病菌及病原菌，以达到治疗 FDr 的作用。参苓白术散可显著降低患者粪便中总短链脂肪酸含量，尤其异戊酸含量的变化最为显著。以上研究结果证实了参苓白术散具有调节肠道菌群的作用，同时为肠道菌群紊乱所致疾病的"异病同治"提供了思路。

2. 增加免疫功能

基于参苓白术散方证效应的研究表明，机体红细胞免疫功能和淋巴细胞免疫功能异常与 FDr 的发生密切相关，参苓白术散干预后，脾虚证 FDr 患者肠系膜淋巴结 Treg 细胞明显升高，CD4[+] 及

CD4$^+$/CD8$^+$水平升高，CD8$^+$水平降低，提示参苓白术散能够增强机体的免疫防御能力，维持机体免疫平衡，从而减少脾虚腹泻症状的出现，进一步论证了"脾为之卫"中医理论与免疫功能的相关性。

3. 修复肠黏膜屏障

研究发现，参苓白术颗粒能增加 ZO-1、Occludin 和 Claudin-1 的 mRNA 转录水平，上调 ZO-1 和 Occludin 的蛋白表达。在动物实验研究中发现，与模型组相比，参苓白术散不同剂量组均可通过降低模型组 DAO 及血浆 D-乳酸水平，提高结肠组织增殖细胞比率，并有效修复脾虚证 FDr 大鼠肠黏膜结构损伤。上述研究结果说明参苓白术散可修复肠黏膜机械屏障，降低肠黏膜通透性，从而有效治疗 FDr，并验证了 ZO-1、Occludin 和 Claudin-1 为参苓白术颗粒治疗 FDr 潜在有价值的治疗靶点。

4. 促进水液代谢

研究表明，参苓白术散可显著提高调节水液代谢的关键蛋白 AQP3、AQP4、AQP8 和 Na-葡萄糖协同转运载蛋白 1（SGLT1）的水平，证实了 AQP3、AQP4、AQP8 和 SGLT1 是治疗 FDr 脾虚证的关键靶点，揭示了参苓白术散通过调节结肠组织中 AQP3、AQP4、AQP8 和 SGLT1 的表达来调控水液的分泌和重吸收，减少肠腔内的含水量，起到治疗脾虚湿盛证 FDr 的作用。这将为参苓白术散治疗"脾虚失运"水液代谢障碍相关疾病提供科学依据。

5. 调节脑-肠互动

研究发现参苓白术散高中低剂量组可降低血清中 5-HT 含量、5-HT$_3$R mRNA 转录水平及色氨酸羟化酶-1（TPH-1）表达水平，提高 SERT、5-HT$_4$R、VIP、MTL 及生长抑素（somatostatin，SS）的含量，证实了脑-肠肽是调控脑-肠互动的物质基础，该方以此调节胃肠道运动及功能，降低胃肠道敏感性，维持脑-肠互动稳态，从而有效改善脾虚证 FDr 的疾病状况，为日后参苓白术散治疗脑-肠互动失调相关疾病提供了理论基础与启示。

6. 减轻炎症反应

研究发现，参苓白术散可明显降低脾虚证 FDr 患者血清中的 DAO、IL-6、高敏 C 反应蛋白（hs-CRP）、TNF-α 因子表达水平及并发症发生率，显著上调血清 IL-2、IL-12 水平，这一结果使脾虚证 FDr 机体内存在炎症反应的说法得到证实，采用参苓白术散治疗 FDr 有助于减轻机体炎症反应，对脾虚证 FDr 有较好的治疗效果，并能明显降低并发症发生率，促进肠道黏膜结构和功能的恢复，恢复肠黏膜屏障功能。

第四节　研　究　展　望

大量证据表明，FDr 的发生发展与多种因素密切相关，其发病机制涉及水液代谢、代谢、炎症、肠道微生态、脑-肠轴等。中医药通过辨证论治 FDr，可发挥其多靶点整体调节的优势，疗效确切，已逐渐成为 FDr 新药开发重要的来源。中国学者围绕中医药治疗 FDr 的调节肠道菌群、水液代谢、机体代谢、脑-肠轴等方面进行了深入研究，并取得了卓越成果，使中医药在 FDr 的防治方面走向世界，彰显了祖国医学的特色优势。然而，不可否认的是，中医药在 FDr 的研究中仍处于起步阶段，离得到国际广泛认同的距离甚远，仍需一代一代学者继续付出艰辛的努力。未来应在以下几个方面予以加强，力争取得突破：

（1）要进一步建立 FDr 证型风险预测研究。目前，关于 FDr 证型风险预测的证据甚少，在未来研究中应开展有关建立 FDr 各个证型的风险预测模型，用严谨、科学的方法挖掘出 FDr 各证型可预测的风险特征，对今后 FDr 的防治具有重要指导意义。

（2）要进一步提高中医药治疗 FDr 的临床研究质量。目前，关于中医药治疗 FDr 的临床研究质量偏低。在未来应按照国际临床试验规范，组织开展组织学评价为结局指标的多中心、随机、双盲、安慰剂对照临床试验，用严谨、科学的方法评价中医药治疗 FDr 的临床疗效。

（3）要进一步加强中医药干预 FDr 的机制研究。FDr 临床疗效的提高，关键在于阐明其发病机制，中医药可多靶点多途径靶向治疗 FDr。然而，当前 FDr 的发病机制尚未完全明晰，中医药治疗 FDr 的效益机制仍有待进一步探索。未来研究应加强中医药对 FDr 的效应机制研究，以为临床治疗提供科学依据。

（4）进一步加强 FDr 体质与病机相关研究。基于病机研究，对 FDr 确定治法方药以达到更加精准治疗。目前的体质分类主要有九种体质、五态人格体质、经方体质、五行十态体质等，其中五行十态体质分型与疾病病机关系较为紧密，对指导 FDr 的临床治疗意义重大，有必要开展对 FDr 等功能性胃肠病的体质病机相关研究。

（谢　胜　黄晓燕　刘礼剑　黎丽群）

参 考 文 献

方秀才，2017. 罗马Ⅳ功能性肠病诊断标准的修改对我国的影响[J]. 胃肠病学和肝病学杂志，26（5）：481-483.

何晗，但林蔚，王巧珍，等，2022. 基于 16S rRNA 高通量测序研究麸炒前后白术水煎液及多糖对脾虚泄泻型大鼠肠道菌群的影响[J]. 中药药理与临床，38（2）：136-141.

华永丽，马琪，张晓松，等，2022. 基于尿液代谢组学和网络药理学整合策略研究白头翁汤治疗湿热泄泻的作用机制[J]. 中国中药杂志，48（14）：3887-3897.

刘娅薇，吴仪，惠华英，等，2020. 小鼠肝气乘脾泄泻模型的建立及痛泻要方的疗效[J]. 应用与环境生物学报，26（4）：1023-1027.

仇瑞莉，张小瑞，刘江波，2018. 参苓白术散治疗功能性腹泻（脾胃虚弱证）疗效及对 DAO、TNF-α 等炎症因子的影响[J]. 中华中医药学刊，36（8）：1957-1959.

田帝，王垂杰，2019. 中西医治疗功能性腹泻研究进展[J]. 辽宁中医药大学学报，21（11）：222-224.

魏玮，尹璐，刘力，等，2020. 消化系统常见病功能性腹泻中医诊疗指南（基层医生版）[J]. 中华中医药杂志，35（3）：1360-1364.

谢胜，刘园园，2019. 四象脾土六气调神论[M]. 北京：中国中医药出版社：174-179.

Drossman D A，2006. Rome Ⅲ：the new criteria[J]. Chin J Dig Dis，7（4）：181-185.

Singh P，Mitsuhashi S，Ballou S，et al，2018. Demographic and dietary associations of chronic diarrhea in a representative sample of adults in the United States[J]. Am J Gastroenterol，113（4）：593-600.

Xiong R，Li W，Li Y，et al，2018. Er Shen Wan extract reduces diarrhea and regulates AQP 4 and NHE 3 in a rat model of spleen-kidney Yang deficiency-induced diarrhea[J]. Biomed Pharmacother，98：834-846.

Xu S，Wang S，2020. GC-MS and metabolomics analysis of amino acids，glucose and urinary metabolic pathways and characteristics in children with spleen-deficiency diarrhea[J]. Cell Mol Biol（Noisy-le-grand），66（5）：125-130.

第九章 功能性便秘中西医结合研究进展

第一节 概　述

功能性便秘（functional constipation，FC）是一种功能性肠病，表现为排便困难、频次减少或排便不尽感，且不符合便秘型肠易激综合征（irritable bowel syndrome with predominant constipation，IBS-C）。排便困难包括排便费力、排出困难、排便费时、肛门直肠堵塞感、需要手法辅助排便；频次减少是指每周排便少于 3 次。FC 的临床类型分为慢传输型便秘（slow transit constipation，STC）、功能性排便障碍（functional defecation disorder，FDD）、正常传输型便秘（normal transit constipation，NTC）。

根据功能性便秘的特点，大致相当于祖国医学的"便秘"范畴，便秘之症首见于《黄帝内经》，其称便秘为"后不利""大便难"。汉代张仲景所著《伤寒杂病论》称便秘为"脾约"。《景岳全书·秘结》将便秘分为阳结、阴结。而"便秘"一名首见于清代沈金鳌所著《杂病源流犀烛》，并沿用至今。

目前临床治疗方法主要包括中医治疗、西医治疗以及中西医结合治疗。绝大多数 FC 的患者治疗后症状改善明显，治愈率较高，预后良好，但部分患者容易复发。临床上的 FC 往往不是单纯的功能性异常，常重叠结构性异常的现象，治疗上应先纠正功能异常，再评估形态结构的改变，在此基础上有针对性地选择手术治疗。针对难治性 FC，治疗较为棘手，应采用中西医结合综合治疗的方式，并针对不同类型、不同程度的患者给予不同的治疗方案。因此，难治性 FC 是当代医学领域的新挑战，这将会是中西医结合优势的体现。

第二节　现代医学研究进展

一项基于罗马Ⅳ诊断标准的流行病学调查结果显示，FC 的全球患病率为 10.1%，女性多于男性，老年人的患病率更高；而一项研究显示我国七省（市）女性 FC 患病率为 12.8%，其中城市为 15.2%，农村为 10.4%，城市高于农村。目前国内有关 FC 患病率的报道存在差异，除与地域、性别、年龄等有关外，抽样方法和所应用诊断标准的不统一亦有影响。随着人类寿命延长、饮食结构改变、生活节奏加快和社会心理因素影响，FC 的患病率呈上升趋势。FC 已经成为国内外高度关注并且研究广泛的疾病，主要研究进展包括以下三个方面。

一、FC 的发病机制

罗马Ⅳ标准将 FC 的发病机制概括为"肠-脑互动异常"。脑-肠轴是涉及中枢神经系统（central

nervous system，CNS）、自主神经系统（autonomic nerves system，ANS）和肠神经系统（enteric nervous system，ENS）3 个系统的复杂神经-内分泌-免疫网络。胃肠道是人体内唯一由 CNS、ANS、ENS 共同支配的系统。大脑的各级中枢和脊髓接受体内、外环境传入的信息，经整合后由自主神经和神经内分泌系统将调控信息传递到胃肠道内的神经丛（肌间或黏膜下神经丛），抑或直接作用于胃肠道平滑肌细胞。大量研究已显示，精神心理因素与肠道动力失调和内脏敏感机制密切联系，行为和认知可以通过间接复杂的通路影响肠活动：焦虑和抑郁，可使迷走神经张力减低，从而诱发便秘或加重便秘的程度。ANS 是中枢神经系统与肠神经系统的桥梁，主要由交感神经和副交感神经完成。副交感神经节前纤维接收食管至近端结肠的信息，远端结肠和直肠的副交感神经是由骶神经的 $S_2 \sim S_4$ 发出并终止于背侧角。它们的初级神经元的神经末梢终止于肠壁，细胞体位于脊髓后根神经节。迷走神经在支配胃肠运动中可增加胃肠的蠕动，促进腺体的分泌。ENS 是自主神经的一部分，广泛分布于消化管的全长，被称为"第二大脑"，可控制消化系统的局部生理和合成释放多种脑-肠肽作用，如便秘患者结肠黏膜 P 物质（SP）含量明显降低，且肌间神经丛中 SP 样免疫反应物也明显下降。因此，脑-肠轴在消化道功能调节中具有不可替代的作用，脑-肠互动异常不仅影响消化道的紊乱，而且还会导致功能性胃肠病的发生。

STC 的原因多为结肠推进力不足，与肠神经损伤、Cajal 间质细胞（ICC）减少、神经递质异常等有关。在一部分严重的 STC 患者中发现存在 ANS 紊乱的表现，还出现肌间神经丛和黏膜下神经丛形态学的改变，组织学研究同样显示肌间神经丛神经元数目存在异常。有研究发现，STC 患者肌间神经丛神经节细胞和神经元细胞明显减少，而黏膜下神经丛却无此改变，提示肌间神经丛在便秘发病中起主要作用。有研究表明，ICC 减少及分布异常是引起 STC 患者肠道运动功能障碍的重要原因，ICC 不仅在数量上有减少，同时形态学上也存在异常，表现为表面标志不规则和树突的数量减少。

FDD 多为盆底肌协调障碍、排便推进力不足所致。正常排便首先直肠要有完整感知粪便的功能，接着腹内压增加，盆底肌和肛门内外括约肌松弛等一起协调完成，这一环节中任何异常改变均可导致 FDD 的发生，尤其是盆底肌群、肛门内括约肌和肛门外括约肌在此过程中发挥关键作用。FDD 患者的腹部、肛门直肠和盆底肌群的协调运动存在障碍，其主要特征为直肠排出受阻，表现为直肠推进力不足和（或）排出阻力增加。有研究发现，一部分患者用力排便时肛门外括约肌和耻骨直肠肌不协调收缩，另一部分患者在排便时存在盆底松弛不充分，直肠推进力不足的情形。

NTC 多由直肠顺应性和（或）敏感性异常所致。直肠顺应性是腔内压力增大时直肠扩张的容积变化，反映直肠壁的弹性情况。一般情况下，直肠的顺应性越大，便意越轻，反之便意越强烈。直肠敏感性通过直肠最低敏感量和最大耐受量来评估，最低敏感量和最大耐受量的增加，反映了直肠壁对内容物刺激的反应性下降，造成便意缺乏，反之便意增强。研究发现，该类型患者常存在直肠顺应性增加、直肠敏感性下降，或者两者同时存在。除此之外，其他类型的慢性便秘患者也可能存在直肠顺应性增高和（或）直肠敏感性下降等问题。

此外，精神心理因素在 FC 中的作用越来越受到人们重视。大量研究表明，精神心理行为干预对 FC 的治疗具有重要意义。便秘可作为一种躯体化症状伴随焦虑、抑郁等异常的精神心理状况的发展而持续存在，甚至逐渐加重。焦虑、抑郁能够提高 FC 患者直肠感觉阈值，增加盆底肌群的紧张度，从而引起排便时肛门直肠矛盾运动增加。经常精神紧张、工作疲劳、情绪不好或曾受过重大的精神打击，对便秘的发病或有重要影响。

二、FC 的诊断技术

FC 的诊断参照罗马Ⅳ标准，需要排除肠道及全身器质性因素、药物及其他原因导致的便秘并符合以下标准：

（1）必须符合下列 2 个或 2 个以上的症状：①至少 25%的时间排便感到费力；②至少 25%的时间排便为块便或硬便（参照布里斯托粪便量表 1~2 型）；③至少 25%的时间排便有不尽感；④至少 25%的时间排便有肛门直肠梗阻或阻塞感；⑤至少 25%的时间排便需要手法辅助（如用手指协助排便、盆底支持）；⑥每周自发性排便少于 3 次（有便意，且在不服用补救性泻剂或手法辅助情况下排便过程通畅，便后无不适感）。

（2）不使用泻药时很少出现稀便。

（3）不符合 IBS-C 的诊断标准。诊断之前症状出现至少 6 个月，且近 3 个月症状符合以上诊断标准。如患者符合阿片引起的便秘（opioid-induced constipation，OIC）的诊断标准，就不应该诊断为 FC，但临床医生要注意 FC 和 OIC 二者可重叠。

FC 的诊断需要进行以下 5 个循序渐进的步骤：①临床病史；②体格检查；③实验室检查；④结肠镜检查或其他检查；⑤特殊的检查用以评估便秘的病理生理机制。其中，特殊的检查主要有结肠传输试验、肛门直肠测压、球囊逼出试验、排粪造影、盆底肌电图等，借助这些检查可判断临床类型。

（一）肛门直肠指诊

肛门直肠指诊可以作为不协调性排便或需要肛门直肠压力测定检查的初筛指标。肛门直肠指诊简便、易行，通过常规肛门直肠指诊可获得排除肛门直肠器质性病变的第一手资料，同时可初步评估肛门静息压力、肛门括约肌的收缩和舒张功能、直肠推进力及耻骨直肠肌在排便过程当中的收缩程度等。

（二）结肠传输试验

结肠传输试验是 STC 的主要诊断依据，对 FDD 的诊断价值有限。方法包括口服不透 X 线标志物法、核素法、氢呼气法等，其中以口服不透 X 线标志物法在临床应用最为广泛。不透 X 线标志物法根据标志物的分布计算结肠传输时间、排出率及结肠传输指数（transit index，TI），判断是否存在结肠传输延缓、排便障碍：TI 为 72h 直乙结肠区存留标志物数与全结肠标志物数之比，TI≤0.5 说明 STC 可能性大；TI>0.5，提示标志物残留在乙状结肠和直肠部位多，TI 数值越大，FDD 可能性越大。

简易法：随标准餐顿服不透 X 线的标志物（如直径为 1mm、长 10mm 的标志物 20 个），于 48h 拍摄腹部 X 线片 1 张，若 48h 在乙状结肠以上的标志物数量不少于 80%，可于 72h 再摄片 1 张，该方法简易、价廉、安全。国内有学者采用改良后结肠传输试验用于诊断亚洲人群（快速结肠运动人群）便秘，有一定的实用价值。采用核素法可检测结肠各节段的传输时间，但因价格昂贵而难以普及。也有报道通过新型钆剂胶囊的磁共振结肠传输试验完整复制 X 线传输试验的结果，在此基础上还具有无辐射，获得图像资料丰富，清晰显示结肠形态并定位及半定量标志物，更准确发现残留标志物的数量及位置等优势，在未来可作为结肠动力学的动态功能评估应用于临床。

（三）全结肠压力测定

全结肠压力测定可以帮助诊断结肠的肌病或神经病变。全结肠测压可对休息、睡眠、醒来后及餐后的整体活动进行完整评估。研究表明 STC 患者表现出阶段性结肠运动、胃结肠反射和早晨醒来的反应减弱以及高振幅传播性收缩的次数显著减少，具有提示结肠神经病变或肌病的测压特征的作用，可能有助于描述潜在的病理生理学特征及指导治疗。

（四）肛门直肠测压

肛门直肠测压能评估肛门内外括约肌及耻骨直肠肌肌张力和收缩力、排便协调性、直肠感觉和顺应性及直肠推进力等。肛门直肠压力测定正常类型是以用力排便时直肠内压力升高、肛门松弛为特征。协同失调主要表现为排便推进力不足和不协调性排便。推进力不足（直肠内压力<45mmHg）：Ⅱ型同时伴有肛门括约肌反常收缩；Ⅳ型同时伴有肛门括约肌松弛不充分（0%<松弛率<20%）。不协调性排便（直肠内压力≥45mmHg）：Ⅰ型同时伴有肛门括约肌收缩引起肛管压力升高（<0%）；Ⅲ型同时伴有肛门括约肌不松弛或松弛不充分（0%<松弛率<20%）。

（五）球囊逼出试验

球囊逼出试验是功能性排便障碍的初筛方法，简单、易行，可根据患者排出直肠内充水或充气球囊所需的时间来评估直肠的排出功能，但结果正常并不能完全排除盆底肌不协调收缩的可能。排出球囊所需的时间取决于使用的方法，健康人一般可在1min内排出50ml充水球囊。

（六）排粪造影

排粪造影能检出便秘患者存在的盆底形态学异常和排便功能异常，包括X线法和核磁共振法。通常采用X线法，即将一定剂量的钡糊或钡液注入直肠，模拟生理性排便活动，动态观察肛门直肠的功能和解剖结构变化。核磁共振法具有能同时对比观察盆腔软组织结构、多平面成像、分辨率高、无辐射等优点。对难治性FDD，排粪造影结果是外科决定手术方式的重要依据。笔者团队研究比较发现，X-排粪造影与3D高分辨率肛门直肠测压对于耻骨直肠肌诊断的一致性、阳性预测值呈较低水平，敏感度、特异度及阴性预测值水平较高，建议当X-排粪造影与3D高分辨率肛门直肠测压被用于诊断耻骨直肠肌痉挛，指导临床治疗，尤其是指导外科手术时须两项检查诊断结果一致。

通常采用X线法，即将一定剂量的钡糊或钡液注入直肠，模拟生理性排便活动，动态观察肛门直肠的功能和解剖结构变化。

（七）盆底肌电图

盆底肌电图主要包括盆底表面肌电图和针式盆底肌电图，盆底表面肌电图能明确是否为肌源性病变，主要用于生物反馈治疗的指导；针式盆底肌电图可精细检测到每块肌肉的活动情况，是诊断盆底肌不协调的重要方法，同时可作为肉毒素注射引导定位肌肉的方法。针式盆底肌电图观察指标为定量运动电位和干扰相。盆底痉挛综合征患者模拟排便时盆底肌电图显著表现为反向收缩。

（八）盆底超声

盆底超声可动态评估盆底肌运动的协调性及合并的盆底解剖结构的异常，用于FDD的诊断，主要包括直肠腔内超声与经会阴超声。通过盆底超声检查可以诊断盆底失弛缓：经阴道超声力排动作时肛直角的变化，与静息时的肛直角相比，当肛直角在拉伸过程中未打开或变窄时，即可诊断盆底失弛缓；同时可以排除直肠前突、会阴下降、直肠内套叠、肠疝、子宫脱垂、膀胱脱垂等异常结构所致便秘。

总之，FC的诊断分型，需要借助特殊的检查手段才能明确，精准诊断对FC患者的临床治疗具有重要的指导意义。以上多种诊断技术，其准确性及特异性有较大差异，适用范围也不同，普及率较低，但是联合不同的检查手段或方法可以提高诊断的准确率，但仍需进一步深入研究。

三、FC 的治疗手段

（一）一般治疗

便秘患者应保证摄入充足水分以及足够的膳食纤维，适度运动可改善便秘症状，便秘患者需建立良好的排便习惯。

（二）药物治疗

容积性泻药、渗透性泻药适用于轻、中度便秘患者。容积性泻药被 FDA 批准用于轻度便秘患者。一项研究发现，可溶性纤维（如欧车前、麦麸等）可改善便秘患者的总体症状，增加每周自发性排便次数，减少排便间隔天数。聚乙二醇口服后不被肠道吸收、代谢，其含钠量低，不引起肠道净离子的吸收或丢失，不良反应少。乳果糖除了渗透性作用外，还具有益生元样作用，在结肠中可被分解为乳酸和乙酸，促进生理性细菌的生长，二者疗效相当。

促动力剂可缩短结肠传输时间，增加患者排便次数。促动力剂能作用于肠神经末梢，释放运动性神经递质、拮抗抑制性神经递质或直接作用于平滑肌，增加肠道动力，对 STC 有较好的效果。促动力剂的代表药物有高选择性 $5-HT_4R$ 激动剂普芦卡必利。

鸟苷酸环化酶 C（guanylate cyclase C，GC-C）激动剂（如利那洛肽、普卡那肽）可促进肠腔内液体分泌，调节内脏敏感性，加快结肠传输，缓解便秘。多项大样本分析，利那洛肽的安全性得到证实，且对于 FC 患者的排便及各种腹部症状有明显改善作用。治疗 4 周后若症状未改善，应重新检查患者，并重新评估继续治疗的风险。已知或疑似有机械性胃肠道梗阻的患者禁用。

微生态制剂可作为治疗 FC 的方法之一。益生菌能够改善 FC 患者的临床症状，如增加排便次数、缩短肠道传输时间、改变大便性状，提高患者生活质量。但益生菌治疗便秘目前仍作为辅助手段，且以乳酸杆菌与双歧杆菌属两者为主。

润滑性泻药通过肛内给药，润滑并刺激肠壁，软化粪便，使其易于排出，适用于便干结、粪便嵌塞患者临时使用。开塞露仅推荐便干结、粪便嵌塞患者临时使用，长期使用易增加排便依赖性，且有研究发现便秘患者长期使用开塞露可导致肛管直肠环（耻骨直肠肌）在用力排便时出现痉挛、僵硬或反常收缩等松弛障碍现象，以致加重便秘。

刺激性泻药是一类通过刺激结肠黏膜中的感觉神经末梢，增强肠道蠕动和肠道分泌的泻剂，包括比沙可啶、酚酞、蒽醌类药物和蓖麻油等。有研究显示，长期使用刺激性泻药可能导致不可逆的肠神经损害，长期使用蒽醌类泻药可致结肠黑变病，后者与肿瘤的关系尚存争议，因此，建议刺激性泻药应短期、按需服用。

（三）非药物疗法

生物反馈是 FDD 的一线治疗方法，有效率可达 70%左右。循证医学证实生物反馈是盆底肌功能障碍所致便秘的有效治疗方法。生物反馈是一种在行为疗法基础上发展的身心治疗技术，可能通过改善不协调排便患者的双向脑-肠轴功能失调而发挥作用。

肉毒杆菌毒素注射可作为盆底失弛缓症的治疗方法之一，可暂时阻断错误的条件反射，降低肛管压力，适用于肌张力较高，肌肉弹性好，不伴有直肠感觉功能减退者。常和生物反馈联合使用，可缩短疗程及提高远期疗效。

骶神经刺激可用于常规治疗无效的难治性便秘。骶神经刺激治疗慢性便秘的疗效机制尚在探讨中，但多数研究认为骶神经刺激能够调节迷走神经和躯体神经的传入神经，改善肠道感觉和运动功能，影响盆底器官和低位肠段（主要影响左半横结肠、降结肠和直肠肛管），促进排便。但其临床疗效有待进一步研究。

（四）精神心理治疗

有精神心理问题的便秘患者很难获得满意的疗效。可给予患者心理指导和认知治疗等，使患者充分认识到良好的心理状态和睡眠对缓解便秘症状的重要性；可予合并明显心理障碍的患者抗抑郁焦虑药物治疗；存在严重精神心理异常的患者应转至精神心理科接受专科治疗。注意避免选择多靶点作用的抗抑郁焦虑药物，注意个体敏感性和耐受性的差异。

（五）粪菌移植技术

粪菌移植作为一种新的治疗手段，可供医生和患者选择，是治疗难治性 STC 的可选择的治疗方法之一，需要全面评估后考虑使用。一项 Meta 分析提示粪菌移植治疗慢性便秘的短期效果明显，但缺乏长期的有效率观察。

（六）外科手术治疗

系统保守治疗无效，并经精神心理评估无明显精神心理障碍者，可考虑手术治疗。应慎重掌握手术指征，针对病变选择相应的手术。STC 手术方式：全结肠切除回直肠吻合术、次全结肠切除盲肠直肠吻合术、金陵术、顺行结肠灌洗术等。FDD 手术方式：主要是针对耻骨直肠肌痉挛综合征，可采用经肛门或骶尾入路的耻骨直肠肌束切断术、挂线疗法等。

第三节　中西医结合研究进展

随着人们生活节奏的加快，不良生活习惯的增多，精神压力的增加以及社会人口的老龄化，FC 发病率呈逐年上升的趋势。长期便秘不仅会影响患者的工作与生活，还可诱发心脑血管、肛周疾病、肠道肿瘤等并发症。尽管目前西医治疗在不断完善与规范，但临床疗效尚不理想。因此，从中医药中寻找治疗的有效方法成为迫切需求，在 FC 治疗中，中医药具有不良反应少、治疗效果显著、依从性高及手段丰富等应用优点。病证研究是中西医结合医学的核心，一项包括了 13 项随机对照临床研究总计 1342 例患者的 Meta 分析表明，中医药对 FC 的疗效确切，在 FC 治疗中起着不可忽视的作用。随着中医药在改善 FC 肠道动力、促进肠道分泌、纠正菌群紊乱等方面研究的深入，中医药已经成为 FC 综合治疗的重要组成部分。

一、FC 的证候学研究

气滞秘、热积秘、寒积秘、气虚秘、血虚秘、阳虚秘、阴虚秘是中医及中西医结合诊疗 FC 共识意见推荐的辨证分型标准，该标准在一定程度上规范了中医药治疗 FC 的诊治流程，有效地指导临床。在临床实践过程中，单纯证型并不常见，往往多见复合证型。但是，从单纯的证型入手阐释病证关系是现阶段病证结合研究的有效途径。一项证候学调查显示，FC 的证型主要是以气滞秘与热积秘为主。针对 FC 不同分型的证候学研究结果显示，STC 与 FDD 主要是以气滞秘为主。可见，气滞秘是 FC 最常见的证型，气机升降失常是 FC 的基本病机，"气机郁滞"在便秘中占据主导位置。气滞秘反映了 FC 的动力障碍状态，为病证结合治疗 FC 的临床实践提供了基本导向，推动了 FC 证候学研究的进程。

二、FC 的方证研究

一项单中心、随机、双盲、安慰剂对照临床研究评价了理气通便方的有效性与安全性，结果显示理气通便方能够有效增加肠道气滞证 FC 患者的排便次数，改善患者粪便性状，减少排便时间，降低排便困难程度，安全性较高。研究还发现，理气通便方能够调节脑-肠肽的分泌，从而改善大鼠胃肠动力和肠道水液代谢。另一项随机、双盲、安慰剂对照研究观察行气导滞汤治疗气滞证 FC 的临床疗效，结果提示行气导滞汤治疗气滞型 FC 疗效显著，可明显改善腹胀、排便费力症状。针对阳虚证 FC 老年患者采用益气固肾润肠方治疗 FC，结果提示该方治疗阳虚证老年 FC 疗效显著，可以较好地改善患者临床症状，降低疾病复发率。

三、FC 的中西医结合机制研究

（一）调控 ICC 治疗 STC 的研究

有研究发现 ICC 的数量和功能异常可导致胃肠道传导功能紊乱，而 ICC 数量与表型的改变与干细胞因子/酪氨酸激酶膜受体基因（SCF/c-kit）通路的变化有关，同时现有的研究可以证实推拿、针灸、中药汤剂可以有效调控结肠 SCF/c-kit 信号通路，上调 *SCF*、*c-kit* 基因及蛋白的表达，起到调节 ICC 形态及数量的作用，保持 ICC 起搏功能，在细胞和基因水平上治疗 STC。

（二）调节肠运动的神经递质的研究

参与肠道运动的肠神经递质较多，包括乙酰胆碱（Ach）、5-HT、VIP、NO 等，此类神经递质可调控结肠功能。便秘的发生与结肠存在肠神经递质的异常有关，如 Ach 释放异常能影响胃肠肌肉的收缩，有研究发现宣肺补肾养阴汤可通过提高血清胃动素含量及降低结肠诱导型一氧化氮合酶（iNOS）表达来缓解 STC 的症状。

（三）调控 ENS 的研究

ENS 是黏膜下神经丛和肌间神经丛组成的具有高度自主性的胃肠道神经网络，可感知调控胃肠运动，ENS 的功能状态与结肠动力直接相关。针刺疗法可调控肠神经系统，改善便秘的症状，研究发现采用针刺疗法对便秘大鼠肠神经进行研究，发现针刺可改善大鼠肌间神经丛超微结构，从而改善结肠的传输功能，进一步起到治疗便秘的作用。

（四）恢复平滑肌形态和功能的研究

胃肠道平滑肌形态和功能的改变将导致结肠动力改变，FC 患者存在不同程度的结肠平滑肌的改变。中医药可改善平滑肌的形态和功能，有学者观察济川煎对 STC 的作用机制，发现济川煎能够改善结肠平滑肌的纤维断裂与坏死，并促进结肠蠕动，改善便秘。

（五）调节肠道微生态的研究

目前研究已经证实，FC 与肠道菌群密切相关，菌群的紊乱是 FC 发生发展的重要原因之一。研究发现，中药黄芪润肠丸通过调节气虚型便秘患者的肠道菌群比例而改善便秘症状，可升高革兰氏阳性杆菌与球菌比例。进一步研究发现，黄芪多糖治疗后，可明显升高大鼠肠道菌群中双歧杆菌的含量，恢复大鼠肠道菌群失调的比例。研究表明桑葚可提高复方地芬诺酯诱导的便秘小鼠粪便中乙酸、丙酸、丁酸、戊酸和异戊酸的浓度，增加粪便中乳酸杆菌和双歧杆菌的丰度，降低粪便中 Hp 和前孢霉科的丰度。

（六）调控肠道水液代谢的研究

AQP 既是水液代谢的桥梁，也是肠液分泌变化的信使，还是维持肠道细胞环境稳态的重要保障，在一些肠神经功能调控中具有重要作用。一项研究观察白芍的通便作用及其对小鼠结肠 VIP 及 AQP4 的影响，结果显示，白芍中、高剂量组 AQP4 水平明显降低，提示白芍可通过降低 AQP4 表达达到通便的效果。观察硝菔通结方对 FC 大鼠结肠组织中信号通路 VIP-cAMP-PKA-AQP3 的作用，结果显示模型组 AQP3 含量水平较正常组低（$P<0.05$），硝菔通结方组 AQP3 含量水平较模型组高（$P<0.05$），且低中高剂量组呈梯度上升趋势，提示硝菔通结方可通过 cAMP-PKA 通路调节 AQP3 mRNA 和蛋白的表达，从而影响 FC。

四、FC 的中西医结合研究策略

（一）中、西医研究的不足

中医研究不足：病因认识较为笼统，主要有内、外二因；疾病诊断以症状为主，导致治疗针对性不够；辨证未结合现代医学发病机制进行分型；疗效评价以症状为主进行评定，不能反映疾病的全貌，缺乏高质量的循证医学证据；中医药的疗效机制探讨仅停留在宏观，微观机制不清；中药的毒副作用重视不足，特别是蒽醌类药物会造成肠神经损害、结肠黑病变及增加结肠肿瘤风险等问题。

西医研究不足：现有的疾病分型，特别是 NTC 的分型，极易造成临床的误解与歧义；缺乏 FDD 的动物模型，限制了 FDD 的机制研究；诊断方法不够全面，难以区分 STC 是神经源性还是肌源性；精准治疗有待进一步提高，单纯以促动力为目的，容易忽视存在平滑肌损伤的可能。

（二）中、西医研究的对策

针对中医研究的不足，应结合现代医学技术手段明确病因（功能性、器质性及药物相关性）；采用病证结合模式（中医辨证论治应与西医的病名结合），做到精准化辨证；开展高级别循证医学研究，提供高质量的临床证据；疗效机制探讨应走向微观，用现代科学内涵解释疗效机制；对于含有蒽醌类的中药，应短期、按需使用。

针对西医研究的不足，应进一步规范疾病的诊断与分型；建立 FDD 的动物模型，不断深入机制研究；进一步完善现代诊断技术手段，明确病因；深入研究发病机制，做到精准治疗。

（三）中西医结合的研究模式

主要模式有三：一是采取病证结合模式即辨病与辨证相结合模式，充分体现出中西医结合的优势互补；二是对于某些西医疾病的中医药治疗，应结合西医的研究认识，根据疾病病理生理特点及整个病程中分不同的时期，中医药的治疗原则也应产生相应的改变；三是基于现代药理学分类来认识与运用中药，有助于提高中医药的治疗效果。

（四）中西医结合的循证研究

一项在我国 15 家医院进行的多中心、随机、平行、假电针对照试验表明，电针刺激穴位天枢、腹结、上巨虚能够促进胃肠蠕动，缓解 FC 的症状。国内学者采用多中心、随机对照、双盲的研究方法，将 92 例老年 STC 患者随机分为治疗组（通便汤）和对照组（酪酸梭菌活菌散剂），其中治疗组 47 例，对照组 45 例，药物干预 4 周，结果发现，通便汤可显著改善粪便性状积分、每次排便时间积分、排便间隔时间积分、排便困难程度积分，且临床总有效率达 91.4%。停药 4 周和 8 周时治疗组患者的复发率均显著低于对照组，且无明显不良反应发生。

2020 年《美国胃肠病学》收录刘志顺与刘保延团队最新研究成果，采用非劣效性、多中心、随机对照试验设计，纳入 560 例严重慢性便秘患者，分别给予电针和普芦卡必利治疗，结果提示电针治疗严重慢性便秘疗效不劣于阳性药物普芦卡必利，且电针治疗停止后，疗效可持续 24 周；因此对于严重慢性便秘而言，电针为一项颇具潜力的治疗方法。

（五）FC 的中西医结合治疗策略

FC 的中西医结合治疗，以达到减毒增效为最终目标，提出"探究病因、疾病分型及分度治疗"的原则，采取中西医结合个体化综合治疗策略。

轻中度 STC 可单纯采用西药或中药治疗；轻中度 FDD，生物反馈是其首选治疗方法。对于重度 STC、FDD 患者，应采用中西医结合综合治疗。STC 可在中药辨证施治的同时配合针灸、推拿、中药贴敷，以增强腹肌力量，促进肠道蠕动，加快粪便排出。西药可选用莫沙必利、普芦卡必利等促肠动力药，或聚乙二醇、乳果糖等渗透性泻药，或番泻叶等刺激性泻药，或金双歧、地衣芽孢杆菌等调节肠道菌群的药物。FDD 可在中药辨证施治的同时配合生物反馈及针灸治疗，使盆底肌肉及肛门括约肌协调运动。西药可选用开塞露栓剂纳肛，或聚乙二醇、乳果糖等渗透性泻药。若采取中西医结合治疗无效，可短期、按需使用刺激性泻药，中病即止。

对于顽固性便秘患者若伴有焦虑、抑郁等精神心理障碍可加用抗焦虑抑郁等药物治疗，必要时可手术治疗。

第四节　研　究　展　望

迄今为止，FC 的病因仍不明确，其发病机制十分复杂，涉及肠道动力紊乱、肠神经系统异常、平滑肌病变、ICC 损害、神经递质与激素分泌异常、肠道微生态失衡等。目前，西医治疗 FC 尚无特效药物，主要采用泻剂、促动力剂等，结合生物反馈及心理疗法进行治疗。而基于整体观念指导的中医学在长期实践中对 FC 有独特的认识，采取"辨病与辨证、外治与内治、整体与局部"相结合模式，允分体现个体化治疗，具有临床疗效好、安全可靠、副作用少的优势。基础研究表明中医药和针灸能够改善 FC 的肠道动力、神经、肌肉等多个病变环节。然而，中医药对于 FC 的研究仍然处于起步阶段，尚存在一些瓶颈问题亟待解决，还需要付出更多汗水和努力。相信随着我们对 FC 的研究不断深入，并对以下几个方面予以加强，必将逐步突破瓶颈。

（1）建立临床复合证型的统一标准。目前 FC 的中医辨证分型多参考《功能性便秘中西医结合诊疗共识意见》《便秘中医诊疗专家共识意见》中的 7 种单纯证型，缺乏复合证型的标准。因此，需要针对不同分型进行证候学的调查，以便中医临床研究的开展。

（2）推进中西医结合诊疗的规范化。中、西医治疗 FC 各有优势与不足，要使临床医师迅速选择最优治疗方案，就必须开展 FC 中西医结合诊疗方案规范化的研究，制定针对不同类型 FC 的多学科交叉诊疗方案。

（3）提高中医药临床试验质量。目前 FC 中医药临床试验研究较少，并缺乏高级别循证医学证据的支持，应开展真实世界的研究，并设计高质量的中医临床试验，积极开展中医药疗效机制的研究，是解决问题的关键。

（4）加强基础实验研究。开展基础研究能够深入了解 FC 的发病机制与中医药疗效机制，为临床应用和推广提供理论依据，从而更好地解决临床问题。

（柯　晓　刘启鸿）

参　考　文　献

高丽鹏，朱书斌，刘金响，等，2021. 基于 SCF/c-kit 通路探讨中医药调控 Cajal 细胞治疗慢传输型便秘的研究进展[J]. 现代消化及介入诊疗，26（6）：779-781，785.

李玉锋，姜巍，刘阳，等，2021. 理气通便方治疗功能性便秘（肠道气滞证）的随机双盲安慰剂对照临床研究[J]. 世界中西医结合杂志，16（10）：1900-1904.

刘启鸿，柯晓，骆云丰，等，2021. 基于"脑-肠-菌"轴观察理气通便方对气滞证慢传输型便秘患者的影响[J]. 中华中医药杂志，36（6）：3324-3328.

门唤钊，刘斌，2020. 中医药治疗功能性便秘的研究进展[J]. 中国肛肠病杂志，40（9）：73-74.

汤水华，李思汉，林翔英，等，2021. 理气通便方对功能性便秘气滞证大鼠脑-肠肽的影响[J]. 北京中医药大学学报，44（7）：615-624.

王璐，隋楠，2022. 基于大肠主津理论助阳通便膏对便秘模型小鼠结肠组织 VIP-CAMP-PKA-AQP3 通路的影响[J]. 中华中医药学刊，40（5）：147-151，277-278.

颜帅，董宏利，乐音子，等，2018. 通便汤治疗老年慢传输型便秘多中心、双盲、随机对照临床研究[J]. 中华中医药杂志，33（3）：1171-1174.

姚飞，甘淳，吴旭涛，等，2022. 益气固肾润肠方治疗老年功能性便秘（阳虚型）的临床研究[J]. 实用中西医结合临床，22（4）：59-61.

朱兰，郎景和，王静怡，等，2009. 七省（市）城乡成年女性功能性便秘的流行病学调查[J]. 中华医学杂志，89（35）：2513-2515.

Aziz I，Whitehead W E，Palsson O S，et al，2020. An approach to the diagnosis and management of Rome Ⅳ functional disorders of chronic constipation[J]. Expert Rev Gastroenterol Hepatol，14（1）：39-46.

Barberio B，Judge C，Savarino E V，et al，2021. Global prevalence of functional constipation according to the Rome criteria：a systematic review and meta-analysis[J]. Lancet Gastroenterol Hepatol，6（8）：638-648.

Liu B，Wu J，Yan S，et al，2021. Electroacupuncture vs prucalopride for severe chronic constipation：a multicenter，randomized，controlled，noninferiority trial[J]. Am J Gastroenterol，116（5）：1024-1035.

第十章 炎症性肠病中西医结合研究进展

第一节 概 述

炎症性肠病（inflammatory bowel disease，IBD）是一种慢性非特异性肠道炎性疾病，包括溃疡性结肠炎（ulcerative colitis，UC）、克罗恩病（Crohn's disease，CD）和未定型结肠炎（indeterminate colitis，IC）。

中医古代文献无"炎症性肠病"之病名，但历代医籍有不少类似临床表现的文献记载。UC 根据其临床主要表现可归为"泄泻""肠澼""滞下""下利""泄泻""休息痢"等范畴。CD 根据其证候特征，可归为"久痢""腹痛""肠痛""积聚"等范畴。《黄帝内经》提出了"肠澼"和"赤沃"。东汉张仲景统称为"下利"，并有"久利"之述和系列治疗方剂。隋代巢元方在《诸病源候论》中设"痢病"专论，提出"凡痢皆由荣卫不足，肠胃虚弱，冷热之气，乘虚入客于肠间，虚则泄，故为痢也"等病机，详细描述了水谷痢、赤白痢、赤痢、血痢、久痢、休息痢等 34 种临床表现，如"凡痢，口里生疮，则肠间亦有疮也。……此由挟热痢，脏虚热气内结，则疮生肠间；热气上冲，则疮生口里。然肠间、口里生疮，皆胃之虚热也"。历代治疗痢疾的方剂如白头翁汤、葛根芩连汤、黄芩汤、乌梅丸、桃花汤、芍药汤、驻车丸、开噤散等在临床上广为应用于 IBD 的治疗。

IBD 首先于 19 世纪随着工业化进程在西方开始出现并报道，进入 20 世纪后其发病率迅速上升。目前 IBD 是北美和欧洲的常见病。北美及欧洲地区，UC 和 CD 的患病人数分别超过了 150 万及 200 万。挪威 UC 患病率为 505/10 万人，德国 CD 患病率为 322/10 万人，美国 UC 患病率为 286/10 万人，加拿大 CD 患病率为 319/10 万人。在亚洲，IBD 发病率达 1.4/10 万人，其中 UC 和 CD 的发病率均明显上升。韩国的 UC 患病率达 5.0/10 万人，CD 患病率为 2.8/10 万人。新兴工业体近期也出现了类似发达国家几十年前的情况。我国近年来 IBD 就诊人数增加趋势非常明显，研究发现 IBD 新发例数明显上升。从城市来看，成都 UC 和 CD 的发病率分别为 0.43/10 万人及 0.14/10 万人；西安分别为 0.42/10 万人及 0.07/10 万人；大庆分别为 1.64/10 万人及 0.13/10 万人，中山分别为 2.05/10 万人及 1.59/10 万人。整体估计，UC 和 CD 患病率分别为 11.6/10 万人及 1.4/10 万人。由于流行病学调查登记问题，实际的患病人群可能远高于以上数据。

IBD 缺乏诊断金标准，主要结合临床、实验室检查、影像学检查、内镜和组织病理学表现进行综合分析，在排除感染性和其他非感染性结肠炎的基础上做出诊断。若诊断存疑，应在一定时间（一般是 6 个月）后进行内镜及病理组织学复查。UC 临床表现为持续或反复发作的腹泻、黏液脓血便（UC 最常见的症状）、腹痛、里急后重及不同程度的全身症状。CD 主要症状包括腹痛、便血、营养不良、消瘦等，临床表现呈多样化，包括消化道表现、全身性表现、肠外表现和并发症。UC 病变部位病变连续，局限于结直肠黏膜层，绝大多数直肠受累，末端回肠受累少见，肠腔狭窄少见，呈中心性，瘘管罕见。CD 病变部位呈节段性，全消化道受累，肠壁深层最明显，直肠受累少见，末端回肠受累多见，肠腔狭窄多见，呈偏心性，瘘管多见。UC 内镜下可见溃疡浅，黏膜弥漫性充血水肿、颗粒状，脆性增加，病理示病变主要在黏膜层，有浅溃疡、隐窝脓肿、杯状细胞减少等。CD 内镜下呈纵行或匍行溃疡，伴周围黏膜正常或鹅卵石样改变，病理示节段性全壁炎，有裂隙状溃疡、非干酪性肉芽肿等。UC 属于 Th2 型疾病，涉及的细胞因子主要包括 IL-4、IL-5、IL-9、IL-13；CD 属于 Th1 型疾病，涉及的细胞因子主要包括 IL-1、IL-6、IL-8、IL-12、IL-17、IL-18、TNF-α、IFN-γ 等。

近年来，IBD 治疗得到了长足进展，治疗药物包括 5-氨基水杨酸（5-amino salicylic acid，5-ASA）、糖皮质激素、免疫调节剂、生物制剂和中医药等。柳氮磺吡啶是较早应用于 IBD 治疗的药物，5-ASA 曾是主要治疗药物，现仍是轻、中度 UC 治疗的首选。5-ASA 的特殊制剂到达远端回肠和结肠释放发挥作用。糖皮质激素（glucocorticoid，GC）可调控靶基因转录，抑制 NF-κB 表达，从而发挥抗炎作用。免疫抑制剂常用药物有硫唑嘌呤、6-巯基嘌呤、甲氨蝶呤及环孢素 A 等，主要用于糖皮质激素治疗效果差或者对激素依赖的 IBD 患者，可以减少激素的用量。生物制剂和小分子药物是新兴的一类治疗药物，包括抗 TNF-α 制剂、Janus 激酶（Janus kinase，JAK）抑制剂、抗整合素抗体、白细胞介素拮抗剂、鞘脂代谢物 1-磷酸鞘氨醇（sphingosine-1-phosphate，S1P）受体调节剂、磷酸二酯酶（phosphodiesterase，PDE）抑制剂、SMAD7（small mothers against decapentaplegic homolog 7）抑制剂等。轻中度 UC 可予 5-ASA 诱导和维持缓解，难治性及重度、急性暴发型 UC 或 CD 需予糖皮质激素、免疫抑制剂或生物制剂诱导缓解，免疫抑制剂或生物制剂维持缓解。需要重点关注的是：UC 可合并中毒性巨结肠、大出血、穿孔、癌变等严重并发症，或坏疽性脓皮病、结节性红斑、原发性硬化性胆管炎等肠外表现，需予以积极治疗。部分 CD 可呈渐进性进展，造成腹腔脓肿、瘘、狭窄等全层病变，形成致残性损害，特别是儿童患者，容易引起营养不良，影响生长发育，需注意营养治疗。

外科是 IBD 治疗手段之一，目前 UC 有四种手术方式可供选用：全结直肠切除加永久性回肠造口术、全结直肠切除加回肠贮袋肛管吻合术、全结直肠切除加节制性回肠造口术、全结肠切除加回直肠吻合术。CD 手术方式主要有肠部分切除术、单纯短路手术等。无肠缺血或腹膜炎的急性小肠梗阻的 CD 成人患者，首选择期手术。对于 CD 回肠末端短狭窄（<5cm）的患者，内镜球囊扩张或手术都是合适的治疗选择。有限的、非狭窄的、回肠 CD 患者（病变的末端回肠<40cm）可行腹腔镜切除术以替代生物制剂治疗。当临床或影像学检查表明肠穿孔时，需要紧急手术和切除病变肠袢。

第二节 现代医学研究进展

一、发 病 机 制

现代研究认为，遗传、环境及微生态互相作用可引起人体免疫系统失衡，从而启动 IBD 的病理进程，逐渐形成亚临床炎症，随着病情的继续发展，进而出现临床表现。

（一）环境因素

环境因素与 IBD 的发病关系密切。国外统计发现，城市居住、维生素 D 缺乏、抗生素暴露等增高 IBD 风险；儿童时期不分床、母乳喂养、高维生素 D 等降低 IBD 风险。我国研究发现，工作紧张、家族史、肠道感染史和油炸食品的摄入是 IBD 的危险因素。情绪和压力等均会对 IBD 的发生及复发产生影响。心理压力可通过脑-肠轴促进炎症因子的释放，提高肠道通透性，影响肠道菌群，结合吸烟、遗传易感等因素引起 IBD。饮食习惯的调整在早期预防和疾病控制中可发挥重要作用。有学者发现，西式饮食习惯可导致微生态紊乱，继而导致肠黏膜屏障受损，最终免疫失衡，诱发炎症。中式饮食可引起巨噬细胞向 M2 型分化，从而提高肠道菌群多样性，西式饮食不仅可导致肥胖，还可导致巨噬细胞向 M1 型分化，降低肠道菌群多样性，促使肥胖相关 IBD 的发生。

（二）遗传易感性

遗传易感性受到重视，并应用于 IBD 早期的识别。有学者发现，8%~14%的 UC 和 20%的 CD 患者具有 IBD 家族史。IBD 患者的一级亲属 IBD 风险明显增加，为其他人的 4~8 倍，远大于一般人群。一级亲属中患 IBD 的人数越多，IBD 风险也越大。全基因组研究发现，超过 200 个等位基因与 IBD 发病相关。*NOD2* 为高加索人种特异的易感基因，而 *TNFSF15* 为亚洲人种的特异基因，*IRGM* 为两者共同的易感基因。中国人 *FUT2* 基因的 rs601338 多态性与 UC 明显相关（*OR*=2.38），白种人中无类似发现。总体来看，*NOD2*、*CARD9*、*ATG16L1*、*JAK2*、*STAT3*、*TPTN22*、*CD441*、*IL10*、*HLA-DRB1*、*MDR1* 等基因与 IBD 风险关系密切。

（三）微生态紊乱

微生态紊乱是 IBD 发生发展的重要因素，多种因素可引起微生态的变化，诱发 IBD。与健康对照组相比，IBD 患者变形菌门、放线菌门菌群丰度升高；而拟杆菌门、厚壁菌门菌群丰度出现下降。真菌及病毒的组成也发生了变化。CD 患者的白色念珠菌、马拉色菌、热带念珠菌等丰度均明显升高；IBD 患者线黑粉菌、酿酒酵母菌、小球腔菌等丰度均出现了降低。肠道病毒主要由噬菌体、真核病毒及植物来源病毒组成。一项对 IBD 患者的研究发现，UC 患者真核嗜肝病毒科丰度明显升高，CD 患者的肝炎病毒科丰度明显升高。UC 的多 DNA 病毒科、芜菁黄花叶病毒科低表达，CD 的双 DNA 病毒科低表达。对肠道细菌、真菌、病毒等微生态异常的检测，有助于对 IBD 易感人群和早期发病人群的识别。

（四）免疫调控网络失衡

免疫调控网络失衡贯穿于 IBD 的发生发展，是治疗干预的新靶点。肠上皮细胞间淋巴细胞是肠黏膜免疫的第一道防线，肠黏膜组织内 $CD4^+T$ 细胞在微生物和食物抗原诱导下增殖分化，辅助性 T 细胞 17（T helper cell 17，Th17）是近年来受到重视的 $CD4^+T$ 细胞亚型，可通过特异性释放细胞因子 IL-17 等，从而上调下游的炎性因子"瀑布样释放"。肠黏膜组织内肥大细胞被各种物质激活释放多种促炎性细胞因子、化学物质及生物活性介质，在 IBD 的发病中起着重要作用。近年来研究发现 miRNA 在 IBD 肠上皮细胞和肠黏膜组织内免疫细胞上表达异常，通过调节靶基因表达调控上述细胞的增殖、分化、凋亡、代谢等过程，因此对肠黏膜屏障功能和肠黏膜内环境稳定有重要调节作用。

（五）肠道屏障功能受损

肠道屏障功能受损参与了 IBD 的发生，成为其病理损伤的主要表现。肠上皮细胞之间的紧密连接是肠黏膜屏障的主要组织结构基础，在 IBD 发生时，肠上皮细胞间紧密连接功能受损，紧密连接蛋白如 Claudin、Occludin、连接黏附分子表达下降，肠黏膜通透性增加，促使大量微生物和食物抗原吸收。另外，炎症信号诱导肠上皮细胞间淋巴细胞功能激活，增强细胞毒杀伤功能，产生促炎性细胞因子，引起上皮细胞损伤，加重肠黏膜屏障破坏。

（六）其他原发性疾病

原发性硬化性胆管炎、风湿病、肥胖等疾病与 IBD 关系密切。70%的原发性胆汁性胆管炎与 IBD 有关，二者拥有共同的易感因素和病理特征，具有相似的遗传易感性、免疫介导的疾病进程、肠道微生态及胆汁酸代谢的变化。慢性风湿病与 IBD 具有类似的肠道微生态改变，如葡萄球菌、肠球菌、乳杆菌等丰度均升高，粪杆菌属、罗斯氏菌属及疣微菌、梭杆菌门的数个种类丰度出现了下降。肥胖也是 IBD 的高危因素之一。其致病机制可能是肥胖导致脂肪组织释放大量炎症因子、趋化因子，引起免疫失衡，瘦素-脂联素失衡，菌群失调，肠黏膜损伤，通透性改变，从而诱发 IBD。

（七）精神心理异常

IBD 与精神心理异常有关。多项研究显示，部分 IBD 患者有疾病相关的焦虑、抑郁等症状，20% 的 IBD 患者伴有焦虑，15% 的 IBD 患者伴有抑郁。精神生活质量较差的 IBD 患者，精神疾病患病率达 70.3%，心境障碍患病率达 45.8%，紧张患病率达 31.4%，饮食障碍患病率为 5.1%，情绪调节障碍患病率为 30.5%。与缓解期相比，IBD 活动期更易伴发焦虑。

二、诊断进展

（一）实验室标志物检测

对 IBD 高危人群或治疗患者进行实验室标志物的监测，有利于 IBD 的识别和疗效的评估。识别的标志物主要包括全血细胞、炎症标志物、粪微生物（包括艰难梭菌）和粪钙卫蛋白（faecal calprotectin，FC）、弹性蛋白酶、溶菌酶、乳铁蛋白等指标。其中临床价值较高的主要是 C 反应蛋白（c-reactive protein，CRP）和 FC。CRP 与 UC 患者的临床活动程度、内镜和组织学分级有明显的相关性。UC 活动期患者 CRP 水平比缓解期和健康者升高，经过有效治疗后 CRP 水平下降。CRP 与 CD 亦明显相关。FC 来源于中性粒细胞，是 IBD 敏感度较高的肠道炎症标志物，与疾病活动内镜指数一致，在首次诊断、复发诊断、治疗应答中具有重要价值。对于未知是否为 IBD 的患者，FC 可用于筛查。对于已明确的 IBD 患者，FC 可用于监测 IBD 的黏膜愈合情况，预测 IBD 的复发和监测 CD 肠道切除术后的复发。其他研究还发现，基质金属蛋白酶 9（matrix metallo proteinase 9，MMP-9）下调及 MMP-14 上调能有效区分正常人群与 IBD 患者；骨保护素在 UC 及 CD 中的表达具有显著差异。

（二）内镜和组织学检查

内镜和组织学检查在 IBD 筛查及评价中具有核心价值。肠镜检查可发现 UC 病变多从直肠开始，呈连续性、弥漫性分布。活动期炎症的内镜特征为红斑、黏膜充血和血管纹理消失、黏膜糜烂、自发性出血及溃疡等。缓解期可见正常黏膜表现，部分患者可有假性息肉形成，或瘢痕样改变。对 CD 患者无症状的一级亲属进行小肠及结肠镜检查发现，10% 有典型的 CD 内镜和病理特征，30% 有表浅糜烂和损伤，40% 有亚临床炎症。早期 CD 内镜下表现为阿弗他溃疡，随着疾病进展，溃疡可逐渐增大加深，彼此融合形成纵行溃疡。CD 病变内镜下多为非连续改变，病变间黏膜可完全正常。其他常见内镜下表现为卵石征、肠壁增厚伴不同程度狭窄、团簇样息肉增生等。少见直肠受累和（或）瘘管开口，环周及连续的病变。小肠胶囊内镜检查（small bowel capsule endoscopy，SBCE）对小肠黏膜异常相当敏感，但对一些轻微病变的诊断缺乏特异性，且无组织活检功能和发生滞留的危险。主要适用于疑诊 CD 但结肠镜及小肠放射影像学检查阴性者。SBCE 检查阴性倾向于排除 CD，阳性结果需综合分析并常需进一步检查证实。小肠镜下 CD 病变特征与结肠镜所见相同。少部分 CD 病变可累及食管、胃和十二指肠，但一般很少单独累及。

（三）影像学检查

影像学检查在 IBD 的诊断及评估中越来越受到重视。目前 IBD 常用的影像学检查方法有腹部超声、小肠造影、CT/MRI、小肠造影/灌肠等。横断面影像对小肠或结肠狭窄的诊断具有较高的敏感度和特异度。有症状的狭窄往往存在不同程度的炎症和纤维化，超声、CT 或 MRI 横断面成像可帮助鉴别狭窄段的炎症和纤维化。肠道超声因其无创性、便利性及对肠壁厚度的良好判断在临床受到重视，对狭窄性 CD 患者研究发现，超声弹性成像（ultrasonic elasticity imaging，UEI）结果与手术切除后直接测量肠壁刚度之间存在显著相关性。这证明了 UEI 能够区分健康肠道和纤维化组织。

（四）临床症状评估和患者报告的结局指标

重视临床症状评估和患者报告的结局指标（patient reported outcome，PRO）的应用。几十年来，临床症状一直是监测策略的基础。治疗时首先需要确定患者的症状是否好转，如果没有，需要确定症状是否由活动性疾病引起。对于患者而言，症状的缓解仍是最重要的治疗结果之一。PRO 量表通过捕捉与患者健康或状态相关的感觉或功能的概念，提供了一种测量治疗收益的手段。这些由 PRO 量表所测量的概念、事件、行为或感觉有些可以被容易地观察或证实（如行走），而有些则不可能被观察到（如感觉沮丧），只能通过患者本身来了解。通过 PRO 量表，患者为疗效提供其自己的意见。相较于基于症状和生物标志物评估（CRP 和 FC）的复合策略，仅基于症状的监测策略也存在一些不足，如导致黏膜愈合率较低，症状与内镜下炎症相关性差（尤其 CD 患者），存在主观判断导致的偏差。

（五）生存质量评价

随着医学模式和医学理念的转变，对疾病的疗效评价已从片面单纯地追求实验室理化指标的好转，转变到重视对患者整体生活质量提高的综合评价。《溃疡性结肠炎诊断与治疗欧洲循证共识（第二版）》推荐采用 Gordon 编制的炎症性肠病的评价量表（inflammatory bowel disease questionnaire，IBDQ）进行生存质量分析。生活质量评分标准包括 32 个定性和半定量的问题，测量 IBD 患者生活的 4 个方面：肠道症状（10 个问题）、全身症状（5 个问题）、情感能力（12 个问题）、社会能力（5 个问题）。每个问题均设有从 1 到 7 不同程度的答案（即 7 个级别）。分值越高，代表生存质量越好。IBDQ 的准确性、可信度和反应度良好。国内学者运用中国版 IBDQ 对 UC 患者的健康相关生存质量（health-related quality of life，HRQOL）进行评估。结果显示，中度 UC 比轻度 UC 患者的 IBDQ 评分更高，IBDQ 评分与 Mayo 评分呈负相关。需要强调的是，在进行生存质量评价时需重视患者残障情况的评价。IBD 残障指数量表（IBD-DI）包括 17 个问题，主要涉及生理功能损伤、生活受限、活动受限等内容。

三、治疗进展

（一）治疗目标

UC 传统的治疗目标主要是快速诱导缓解，减少对长期使用激素的需求，促进黏膜愈合，维持缓解，防止并发症，降低住院和手术率、降低癌变的风险和提高生活质量。随着生物制剂的应用，提出了深度缓解（包括临床缓解、内镜缓解、组织缓解）的新目标和达标治疗的新策略。CD 治疗目标主要是改善短期及长期预后，诱导和维持完全缓解，包括症状、内镜或影像学缓解，促进黏膜愈合及组织愈合、透壁愈合，防止狭窄、梗阻、内瘘、穿孔和致残等并发症。

国际炎症性肠病研究组织（IOIBD）启动了选择炎症性肠病治疗目标（selecting therapeutic targets in inflammatory bowel disease，STRIDE）计划。在 IBD 疾病领域，"达标治疗"（treat-to-target，T2T）的原则是通过尽早控制疾病的活动，来降低肠道功能障碍、限制疾病进展并改善长期预后。2021年 STRIDE-Ⅱ更新了共识的 IBD 治疗目标。临床应答是短期目标，临床缓解和生化指标（CRP+FC）正常化是中期目标，黏膜愈合、避免残疾和生活质量提高是长期目标。UC 和 CD 可分别考虑组织学愈合和透壁愈合作为治疗目标。

（二）生物制剂及小分子药物

1. 抗 TNF-α 制剂

TNF-α 是激活免疫和炎性细胞的重要促炎性细胞因子。TNF-α 单抗可以诱导 UC 短期应答，降低结肠切除率，并可维持长期的临床应答与临床缓解，严重不良反应的发生率也较低。抗 TNF-α 制剂广泛应用于 CD 诱导和维持缓解、黏膜愈合和深度愈合。目前主要的抗 TNF-α 制剂有英夫利昔单抗（infliximab，IFX）、阿达木单抗（adalimumab，ADA）。针对中重度 UC 的 Meta 分析显示，英夫利昔单抗治疗 UC 的诱导缓解率和维持缓解率分别为 34%～39% 及 50%；阿达木单抗为 10%～21% 及 23%～37%。英夫利昔治疗 CD 维持临床缓解率和黏膜愈合率分别达 21% 及 30.1%；阿达木单抗诱导临床缓解率和黏膜愈合率分别为 36% 及 27%。

2. JAK 抑制剂

JAK 包括 JAK1、JAK2 和 JAK3，是多种细胞因子的下游信号通路，在免疫细胞的生长、生存、发育和分化中具有重要作用。托法替布（tofacitinib）、GLPG0634、JNJ-54781532、GLPG0974 等治疗 IBD 的小分子新药可通过结合不同的 JAK，抑制 JAK-STAT 通路的磷酸化。托法替布是 JAK3 选择性小分子抑制剂，体外活性实验表明其能干预 Th2 和 Th17 细胞分化，阻断 IL-17 和 IL-22 的产生，从而达到抑制肠道病理性免疫反应的作用。利特昔替尼是一种口服靶向 JAK3 抑制剂，用于治疗中重度 UC，在降低不良反应方面更有优势。非戈替尼（选择性 JAK1 抑制剂）II 期临床试验显示其对 CD 有效（临床缓解率 47% vs. 23%），对 CD 和 UC 的 III 期临床试验正在进行。乌帕替尼（选择性 JAK1 抑制剂），对中重度 UC 和 CD 都有效，III 期临床试验正在进行。

3. 抗整合素抗体

黏附分子包括胞间黏附分子 1（intercellular adhesion molecule 1，ICAM-1）、血管细胞黏附分子 1（vascular cell adhesion molecule 1，VCAM-1）和黏膜地址素细胞黏附分子 1（mucosal addressin cell adhesion molecule 1，MAdCAM-1），整合素 α4β1、α4β7 和 α2β2 可分别与 VCAM-1、MAdCAM-1 和 ICAM-1 相互作用以调节白细胞与内皮细胞的结合。故黏附分子也是 IBD 治疗的重要靶点。维多珠单抗通过抑制主要分布于肠道的炎症细胞 α4β7 整合素对 MAdCAM-1 的结合而起效，具有肠道选择性的特征。维多珠单抗治疗 UC 诱导临床缓解率和黏膜愈合率分别达 16.8% 及 40.9%，治疗 CD 临床缓解率为 14.5%。

4. IL 拮抗剂

IL 作为介导和调节机体免疫应答及炎症反应过程中重要的信号传递分子，在 IBD 的发病中起着十分重要的作用。乌司奴单抗为抗 IL-12/23 抗体。IL-12/23 抗体结合 IL-12 和 IL-23 的 P40 亚单位，阻止它们与自然杀伤细胞或 T 细胞表面白介素受体 IL-12Rβ1 结合，抑制 IL-12 和 IL-23 信号转导，减少促炎性细胞因子产生，其对 TNF 拮抗剂二次抵抗的患者疗效优于安慰剂，治疗 CD 临床缓解率为 18.5%。

5. S1P 受体调节剂

S1P 受体调节剂是一种合成的用于治疗免疫介导的炎症性疾病的口服小分子药物。其中 S1PR1 主要表达于 T 细胞，参与调控 T 细胞从淋巴结的迁出，因此靶向作用于该靶点的药物可以抑制炎症性 T 细胞转移出淋巴结，并减少其进入肠道组织而加剧炎症反应。奥扎莫德（Ozanimod）已被 FDA 批准用于 UC 的治疗；CBP-307 是我国自主研发的临床 1.1 类新药，是第一个在我国开展 IBD 临床试验的 S1PR1 调节剂，目前处于 II 期研究中。

其他尚处于临床阶段的生物制剂包括磷酸二酯酶抑制剂（PDE）、SMAD 7 抑制剂等，有望在不久的将来为 IBD 的治疗提供更多的选择。

生物制剂在使用中需注意有效药物浓度和抗抗体的监测，预防原发性或继发性失应答，防治继发性感染、肿瘤等并发症，优化治疗方案，制定个体化的治疗策略，必要时需联合免疫抑制剂或不同作用靶点生物制剂之间联合用药。

（三）关注特殊情况的治疗

1. 妊娠期治疗

研究显示 UC 患者和普通人群的生育力无明显差异。对于有怀孕愿望的患者应进行恰当的治疗，以减少孕期病情突然加重的风险。甲氨蝶呤和沙利度胺在孕期禁用，5-ASA、糖皮质激素、硫唑嘌呤、抗 TNF 药物等在孕期使用风险较低。5-ASA、硫唑嘌呤、抗 TNF 药物和糖皮质激素在哺乳时为低风险。

2. 营养不良的治疗

营养不良是 IBD 常见并发症。针对营养不良人群采取肠内营养支持，取得了良好的效果。肠内营养治疗包括全要素、半要素、配方营养等方式。UC 的营养治疗可以改善患者症状，CD 的营养治疗还可以促进黏膜愈合，降低手术率。由于慢性病消耗或肠道出血及铁、叶酸等吸收不良，IBD 常合并贫血。贫血患者需注意补充铁剂及叶酸、维生素 B_{12} 等营养素。IBD 患者还应注意维生素 D 的补充。

3. 肠纤维化的治疗

目前还没有针对肠道纤维化治疗的药物。对于较短的狭窄，内镜球囊扩张、狭窄成形术、肠切除术是合理的治疗选择。内镜球囊扩张术成功率高，临床短期和长期疗效良好，并发症发生率可接受。早期手术应是有症状的长狭窄 CD 患者的首选。短小肠狭窄最好用纵切横缝式幽门成形术（Heineke Mikulicz 技术）、长狭窄芬尼样手术或等蠕动狭窄成形术。腹腔镜手术治疗纤维狭窄，恢复好，美容效果好，粘连和切口疝少，手术复发率相近。

第三节　中西医结合研究进展

一、病证结合研究

IBD 证候规律及生物学基础研究是热点之一。UC 的辨证分型调查发现大肠湿热证最为常见，不同病情分期有各自的证型分布规律，活动期以实证为主，缓解期虚证及虚实夹杂为主，为临床指南的制定提供了循证医学数据。《溃疡性结肠炎中医诊疗共识（2017）》将 UC 分为 7 种证型，分别为大肠湿热证、热毒炽盛证、脾虚湿蕴证、寒热错杂证、肝郁脾虚证、脾肾阳虚证、阴血亏虚证。常用方剂有芍药汤、白头翁汤、参苓白术散、乌梅丸、痛泻要方、四逆散、附子理中汤、四神丸、驻车丸等。陈氏等将 452 例 UC 患者分为 6 型，即脾胃虚弱型、脾肾阳虚型、阴血亏虚型、肝郁脾虚型、湿热内蕴型、气滞血瘀型；其中脾胃虚弱证型患者人数最多，为 185 人，其次为脾肾阳虚证（81 人）；初发型患者中以湿热内蕴证最为多见。

周氏进行的一项回顾性研究发现，CD 中医证型涉及脾胃虚寒、肝郁脾虚、湿热蕴结及寒湿困脾 4 种。陈氏根据国内外近 10 年的研究报道发现，CD 多从湿热内蕴、气滞血瘀、肝郁乘脾、脾虚湿困、脾肾阳虚证 5 个主要证型进行辨证论治。陈氏将其分为湿热内蕴、痰瘀互结、脾虚湿困、脾肾阳虚 4 种证型，急性期或新发病多见湿热内蕴、痰瘀互结 2 种证型，病情好转或稳定期多见脾虚湿困型，而脾肾阳虚型临床较少见，多见于疾病后期。

中医证候与炎症因子有关。IL-8 参与了大肠湿热证 UC 的发生，并与大肠湿热证 UC 严重程度呈正相关。UC 模型大鼠 Toll 样受体 2（toll-like receptors 2，TLR2）表达与中医证候相关性研究发现，脾虚模型组 TLR2 蛋白表达水平明显高于肝郁脾虚模型组。

中医证型与镜下表现、组织病理学的相关，镜下肠黏膜的微观区别可印证中医宏观辨证。水肿、糜烂、溃疡以大肠湿热证、脾肾阳虚证、肝郁脾虚证居多；息肉、肠蠕动异常、颗粒感以大肠湿热证、肝郁脾虚证居多；皱襞变浅或结肠袋消失以脾肾阳虚证、大肠湿热证居多；黏膜桥以脾肾阳虚证、肝郁脾虚证为多；质脆或接触性出血以大肠湿热证、脾气亏虚证、肝郁脾虚证为多；肠出血淡红色血以脾气亏虚证为多，暗红色血以大肠湿热证为多；脓苔集中在大肠湿热证、脾肾阳虚证和肝郁脾虚证，白脓苔以脾肾阳虚证为多，黄脓苔以大肠湿热证为多；黏液以脾肾阳虚证、肝郁脾虚证、脾气亏虚证为多；肠腔狭窄或肠管纤维化、铅管样表现以血瘀肠络证为多；黏膜萎缩以血瘀肠络证和阴血亏虚证为多。说明证候的表象有其相应的微观基础。

对 IBD 中医证候/易感体质的研究发现，UC 存在易感体质，湿热质、气虚质是 UC 患者比较常见的体质类型，尤其是湿热质可能比其他体质人群更容易患 UC，大肠湿热和脾胃气虚是最常见的中医证型。体质与 UC 中医证型具有密切相关性，湿热质与大肠湿热证及血瘀肠络证的关系密切；气虚质、阳虚质与脾胃气虚证关系密切；气郁质与肝郁脾虚证关系最为密切。体质和证型共同反映着人体的生理病理状态。UC 中医药治疗仍以辨证论治为主，可以将体质辨治纳入其中，通过对不同体质的 UC 患者进行针对性的用药及饮食生活方式的指导，对患者偏颇体质进行调整，以达到更好的疗效及减少复发的目的。也可以对 UC 易感体质的人群进行早期的干预，达到对 UC 的预防目的，更能体现中医"治未病"的思想。

二、治疗方药研究

（一）治则治法

1. 清肠化湿

郑氏等用葛仙汤治疗湿热内蕴型的 UC 患者 30 例，疗效显著，此方由葛根、仙鹤草、白花蛇舌草、乌梅、白及、诃子、黄芪、薏苡仁、甘草组成，以葛根为君升阳解肌、透邪止泻，白花蛇舌草清热利湿解毒，薏苡仁健脾渗湿，伍以诃子、乌梅止痢，黄芪益气健脾，共奏清热利湿、涩肠止泻之功。

2. 疏肝理气

UC 患者情志不遂，肝气郁结，肝失条达，横逆犯脾，致脾胃、肠腑气机不畅，治以健脾疏肝、调气行血。如钱氏以补脾泻肝，佐以清热化湿之法治疗 UC 患者 42 例，方选痛泻要方加味治疗，若腹痛明显加木香、香附，气虚甚者加党参，脓血便者加仙鹤草，临床疗效较好。

3. 活血化瘀

中药药理研究表明，活血化瘀法对不同类型的炎性浸润有明显的治疗作用。连氏以具活血化瘀之功的结肠安胶囊（蒲公英、黄连、三七、白及、黄柏、木香、当归、秦皮、枳实、败酱草、黄芪、白头翁、白芍）治疗 UC 患者 62 例，治疗组不管是临床综合疗效还是肠镜下肠黏膜疗效均优于对照组（口服柳氮磺吡啶）。唐氏认为，在辨证论治的基础上合理、适时地使用活血化瘀药，以做到活血而宁血，止血而不留瘀，是 UC 临证治疗中的重要环节。

4. 泄浊解毒

从浊、毒论治本病，亦取得良好疗效。李氏认为浊、毒致病程度虽有不同，但始终贯穿其中，故治疗上予以化浊解毒，常用藿香、佩兰、白蔻仁等芳香化浊之品，配合黄连、蒲公英、连翘、白头翁等清热解毒。王氏用泄浊解毒法治疗 UC 患者 28 例，其以败酱草、鱼腥草、车前子清热解毒、除湿化浊，红藤、黄连、黄芩清热利湿、化瘀解毒，配伍以止泻升阳之葛根，健脾利湿排脓之生薏苡仁，理气止痛之木香，共奏升清泄浊、解毒祛瘀之功，促进溃疡面的愈合，获得较好的临床疗效。

5. 温补脾肾

UC 反复发作，迁延不愈，日久耗伤正气，从而导致脾肾两虚。巩跃生、刘氏等人经临床总结认为，在常规治疗的基础上加服七味温肾胶囊后，患者临床症状改善明显。吴氏等通过对动物模型的实验发现健脾方可减轻 CD 大鼠结肠黏膜炎症，下调 CD 大鼠结肠 NF-κB p65，同时降低 CD 大鼠结肠 IL-23、CCL20 及其受体 CCR6 的表达。有学者临床选取 29 例缓解期 CD 患者，进行 6 个月的干预，分别观察健康状况调查简表评分（SF-36）、CDAI（CD 活动指数）、IBD 患者生活质量分析表评分（IBDQ）在干预前后的变化，观察 CD 患者使用补土方案（以四君子方为基础加减）3 个月和 6 个月后的简化 CDAI 评分，显示其较使用前 CDAI 评分下降显著，SF-36 评分与 IBDQ 评分较使用前提高，结果证明补土方案对 CD 有效。

（二）辨证论治

谢氏将 UC 分为五型：湿热偏盛型用参苓白术散合白头翁汤；食积于内用参苓白术散加减；肝郁脾虚用参苓白术散合四逆散；脾肾两虚用四神丸合参苓白术散；气血瘀滞用少腹逐瘀汤。治疗 43 例，总有效率为 81%。杨氏等将 100 例 UC 患者分为湿热型、寒热错杂型、脾肾两虚型，分别以白头翁汤、当归四逆汤和十全大补汤加减治疗，治疗 100 例，治愈 68 例，有效 30 例，好转 2 例，临床总有效率为 98%。王氏等按照观察组和对照组各 30 例方式，将脾肾阳虚型 CD 患者进行随机分组，观察组给予美沙拉嗪缓释片联合阳和汤治疗，对照组给予美沙拉嗪缓释片治疗，结果观察组治疗有效 25 例，对照组治疗有效 17 例，说明阳和汤联合西药疗效优于单用西药。

（三）分期治疗

任氏等采用中医分期序贯治疗 UC，活动期口服败毒理肠汤；缓解期口服加味葛根芩连汤。对照组口服美沙拉嗪，活动期每次 1g，每日 4 次，缓解期每次 0.5g，每日 3 次。结果显示，治疗组复发 8 例，复发率为 18.18%；对照组复发 11 例，复发率为 35.48%，治疗组疗效优于对照组。

（四）中药灌肠

UC 的病变部位以远端结肠和直肠多见，因此，灌肠给药既可使高浓度药液直接作用于局部病损，起到清热祛湿、敛疮生肌的治疗作用，又能避免燥湿解毒药物苦寒败胃之弊，是 UC 活动期患者必不可少的重要治疗手段。对于病变在直肠和远端结肠者，中药保留灌肠可以起到良好的治疗作用。商氏等用加味地榆汤保留灌肠，方药组成为生地榆 30g，石菖蒲 15g，白及 15g，白术 15g。以 2 周为 1 个疗程，连续治疗 2 个疗程，总有效率 95%。樊氏等用加味二妙散（黄柏、苍术、马齿苋、白头翁、乌梅、白及）加云南白药 2g 保留灌肠，总有效率为 96%。

（五）其他疗法

除了中药内服与保留灌肠治疗外，尚有许多其他的中医特色疗法治疗本病，针灸亦是治疗本病的中医特色之一，很多中医学者多年来致力于针灸、穴位埋线、穴位注射、穴位外敷、穴位艾灸、拔罐、中药栓剂等的实验及临床研究，亦取得了较好的疗效。目前普遍认为药穴结合可调节机体免疫，调整肠道功能，促进溃疡愈合。王氏等以柳氮磺吡啶组为对照，对肝郁脾虚型 UC 大鼠脾俞（双）、太冲（双）使用隔姜灸，结果提示隔姜灸可能通过降低大鼠结肠 VIP、增加大鼠结肠 IL-10 而达到治疗 UC 的目的。有学者则用火针点刺神阙穴治疗 CD，发现可有效降低 CRP 和升高白蛋白（albumin，ALB）而起作用。此外，尚有直肠点滴法、中药汤坐浴熏洗法等取效的报道。

综上所述，近年来中医药治疗 UC 报道较多，方法多样，具有疗效确切、复发率低、无明显毒副作用等特点，显示出中药治疗本病的优势和广阔的应用前景。治疗方法多采取中医辨证分型、中药灌肠、针灸等，可达到辨病与辨证相结合，局部与整体相结合，取得较好的疗效。

三、循 证 研 究

（一）中药单药及有效成分

一项姜黄素联合 5-ASA 治疗轻中度 UC 的随机、双盲、安慰剂对照研究，将 50 位服用 5-ASA 足量仍为轻中度的 UC 患者（SCCAI 积分≥5 并<12），随机分为 3g/d 治疗组（姜黄素组）（26 例）及安慰剂组（24 例），均继续服用 5-ASA，疗程 4 周。结果显示：治疗组临床缓解率为 14/26（53.8%），安慰剂组临床缓解率为 0/24（$P=0.01$），治疗组内镜缓解（Mayo 内镜亚积分≤1）率为 8/22（36.3%），安慰剂组内镜缓解率为 0/16（$P=0.04$）。

穿心莲是一种具有抑制 TNF、IL-1β 和 NF-κB 作用的中草药。研究显示，穿心莲内酯治疗 8 周，1800mg 穿心莲内酯组的临床应答率、黏膜愈合率优于安慰剂组（分别为 59.5% vs. 40%；50% vs. 33%）。

青黛具有清热解毒、凉血消斑、泻火定惊的功效，《本经逢原》记载其可"治产后热痢下重"。日本学者进行了一项青黛治疗 UC 的多中心、双盲、随机对照研究。86 名患者（Mayo 评分>6 分）随机分组，分别每天服用 0.5g、1.0g、2.0g 青黛或安慰剂（1:1:1:1 比例），持续 8 周。结果显示：青黛组第 8 周的临床应答率、临床缓解率、黏膜愈合率均明显优于安慰剂组（$P<0.05$）。

（二）中成药治疗

传统中药制剂临床应用广泛。中成药如锡类散、青黛粉、云南白药，也被世界胃肠病组织 IBD 全球实践指南推荐使用。锡类散源于清代《金匮翼》，由牛黄、青黛、珍珠、冰片、人指甲、象牙屑、壁钱炭组成，有清热解毒、化腐生肌等功效。国内有系统评价显示锡类散对 UC 的疗效与美沙拉嗪相当。Li R 等首次提示云南白药不仅具有抑制淋巴细胞生长和促炎性细胞因子表达的有效抗炎作用，而且具有促进肠上皮伤口愈合和修复的作用，可用于 IBD 的治疗。一项以美沙拉嗪肠溶片为对照，客观评价虎地肠溶胶囊和美沙拉嗪肠溶片联合用药治疗活动期 UC（湿热蕴结证）的临床有效性和安全性的随机、双盲双模拟、阳性药对照临床试验，共纳入 355 例轻中度湿热蕴结证 UC。结果显示虎地肠溶胶囊组与美沙拉嗪组在临床有效率、临床缓解率、内镜应答率、黏膜愈合率等方面疗效无统计学差异。虎地肠溶胶囊联合美沙拉嗪用药组均显著优于虎地肠溶胶囊组、美沙拉嗪组。

（三）中药方剂研究

一项多中心、随机、对照研究中医序贯治疗轻中度活动期 UC 的临床疗效的研究，活动期采用清肠化湿方口服，缓解期予扶正清肠方口服，研究显示试验组和美沙拉嗪对照组相比，缓解率为 64.15% vs. 51.61%，复发率为 13.24% vs. 14.58%，试验组对脓血便和腹痛的缓解显著优于美沙拉嗪对照组。

清肠化湿颗粒治疗中度活动期 UC 的多中心、随机、双盲、安慰剂对照研究也证实清肠化湿颗粒组临床有效率、临床缓解率、黏膜应答率、黏膜愈合率均显著优于对照组。

徐氏回顾性分析 59 例 CD 患者，根据内科治疗方案分为治疗组（血竭散联合英夫利昔）27 例和对照组（英夫利昔）32 例。结果发现：治疗后两组患者临床缓解率（96.3% vs. 93.8%）和 CDAI 评分（108.3±11.4 vs. 106.9±10.2）差异无统计学意义（$P>0.05$）；治疗组腹痛缓解率（82.4% vs. 45.0%）、内镜缓解率（88.9% vs. 59.4%）、英夫利昔谷浓度[（4.2±1.1）μg/mL vs.（2.4±0.7）μg/mL]均高于对照组（$P<0.05$）。

赵氏观察扶正活血汤联合英夫利昔单抗治疗 CD 的临床疗效。共纳入 96 例中重度 CD 患者，随机分为治疗组与对照组，每组 48 例。对照组给予静脉滴注英夫利昔单抗，治疗组在对照组治疗基础上给予扶正活血汤，两组均治疗 6 个月。结果发现，治疗组有效率为 81.25%，对照组有效率为 64.58%，治疗组显著高于对照组（$P<0.01$）。

四、中药治疗机制研究

中医方药可通过抗炎、抗氧化应激、抗凋亡、恢复免疫平衡、修复肠黏膜屏障等机制治疗 IBD。

有研究发现，清肠化湿方可下调 UC 模型大鼠结肠 TLR-4、NF-κB、p65 蛋白表达及调控 NF-κB/Tolls 信号通路发挥抗炎作用。促炎因子与抑炎因子的平衡失调在 UC 发病中起主要作用，清肠化湿方能降低促炎因子 IL-6、IL-8 含量，明显减轻 HT-29 细胞炎症反应，抑制巨噬细胞趋化。清肠化湿方通还能通过抑制 NF-κB 入核，降低树突状细胞表面 CD40、MHC Ⅱ 表达，影响树突状细胞成熟与分化，下调其抗原提呈功能，抑制免疫反应，减轻炎症。清肠化湿方还可能通过增强 UC 大鼠结肠 Occludin、Claudin-1、ZO-1 表达，修复肠黏膜紧密连接，进而恢复肠屏障功能。

芍药汤是临床治疗湿热痢疾的经典方药，能有效改善 UC 患者的临床症状。实验研究发现芍药汤可通过抑制 MKP1/NF-κB/NLRP3 通路减轻 UC 肠上皮细胞的焦亡、巨噬细胞和 NLRP3 炎症小体活化，对 UC 具有保护作用。芍药汤还可通过调节肠道菌群紊乱和抗炎两方面治疗 UC，能有效减少致病菌和条件致病菌的丰度，增加益生菌的增殖。

白头翁汤具有清热解毒、凉血止痢功效。研究发现白头翁汤口服治疗可显著提高临床疗效，其作用机制可能与降低炎症因子 IL-1β、IL-17、TNF-α 水平相关。

参苓白术散是治疗脾虚湿蕴证 UC 的常用处方。其可显著改善脾虚湿蕴证 UC 模型大鼠一般生存状况，上调结肠黏膜组织内 IL-4 蛋白含量及其 mRNA 表达水平，下调 IL-1β 和 p38 MAPK 基因蛋白表达水平。

有研究用 LPS 处理构建体外炎症细胞模型，分别用黄芩苷和黄芪甲苷以及两种药物共同处理。结果发现，黄芪甲苷、黄芩苷可促进间充质干细胞（MSC）炎症模型细胞增殖，抑制细胞凋亡。进一步研究发现其促增殖抗炎机制可能与 MAPK/ERK 通路有关。

姜黄素是从姜科、天南星科中的一些植物的根茎中提取的一种二酮类化合物。研究认为，姜黄素可活化氧化还原反应诱导的转录因子 Nrf，促进合成亚铁血红素氧化酶 1（HO-1）、对氧磷酶 1（PON1）、谷胱甘肽（GSH）；抑制胞浆型磷脂酶 A2（cPLA2）的磷酸化，抑制花生四烯酸的有效性；抑制转录因子 NK-κB、DNA 结合 STAT3；抑制 COX2、iNOS 的 mRNA 水平，从而发挥抗炎、抗氧化、抗肿瘤作用。

研究发现，盐酸小檗碱可通过降低 IL-9 水平以及 TLR2 mRNA、TLR2 蛋白表达来增强美沙拉嗪治疗 UC 的作用。小檗碱和干姜有效成分 6-姜烯酚单独或联合应用均能有效修复受损结肠黏膜治疗 UC 小鼠，小檗碱和 6-姜烯酚联合应用疗效优于单独应用，其机制与抑制 Notch 通路的过度活化进而调节结肠上皮细胞增殖和分化相关。

第四节 研 究 展 望

一、人工智能、大数据、远程监测助力 IBD 中西医结合治疗的管理

由于 IBD 相关基因数量庞大，组织病理改变缺乏特征性，人工智能（artificial intelligence，AI）辅助技术可代替常规检测方法，在 IBD 识别、预防和治疗中将发挥重大作用。AI 可用于识别内镜下 UC 患者炎症严重程度，AI 胶囊内镜可识别不同严重程度的 CD 溃疡，AI 建立的放射组学模型可以预测中至重度长纤维化的存在，准确率优于放射科医生的判断。有研究运用 AI 肠纤维化的组织病理学分析发现，"炎症-平滑肌增生"的机制，似乎在 CD 狭窄的发病机制中起主导作用。目前的 AI 技术多数还处在研究阶段，尚未广泛应用于临床。

IBD 的终生性和不可治愈性使其成为监测的一个挑战。随着技术的进步，出现了新的疾病监测

方法，包括远程监测、远程保健和远程会诊等。监测策略将不仅考虑炎症、生理和社会心理参数（如抑郁/焦虑、弹性、睡眠、疲劳、生活质量）的评估，还应考虑饮食和肠道微生物相关的参数。检测内容包括症状和 PRO 跟踪、药物提醒、食物/营养日志和疾病相关信息等。检测可采用健身手环或手表等形式，目前的检测尚缺乏对商业应用的有效性和效益的研究，应用程序还受到缺乏集成和向医疗保健提供者传输数据能力的限制，患者"黏性"尚不足。

对通过 AI 技术、远程监测、远程保健和远程会诊等方法获得的大数据信息进行撷取、管理、处理，并整理成为对医师决策和患者诊疗、预防有价值的信息，从而助力于 IBD 的中西医结合治疗的管理。

二、中西医病证结合机制，助力中医辨证客观化与治疗精准化

目前现代医学对 IBD 的病因尚未完全明确，亦无远期疗效肯定的治疗方案，且本病病程缠绵，复发率高，与结肠癌关系明确。中医学从整体出发，强调因人、因时、因地进行个体化辨证，精准治疗，具有比较满意的疗效和卫生经济学优势。但中医治疗本病的理论和方药多源于传统"痢疾、腹痛"等的治疗经验，有一定的局限性。应该认识到 IBD 和感染导致的肠病在发病机制和治疗上的差异，进行总结和创新，借助中西医结合的思路和方法，深入探讨中医病机认识和现代发病分子机制的内在联系，如湿热与炎症的关系和相关指标，脾虚、肾虚与免疫稳态的关系和调控机制，瘀热与凝血异常、微血管和肠黏膜屏障损伤，肝脾失调与炎症—胃肠神经系统—脑-肠肽等调控通路的联系，把中医辨证与现代医学微观病理变化规律有机结合起来，统一证型和疗效标准。在丰富和发展中医药理论的同时，应争取在中医药科学内涵相关问题上取得突破，采用病证结合机制，助力中医辨证客观化与治疗精准化，以提高临床疗效，改变患者的临床结局。

三、优化治疗模式和治疗流程，提高临床疗效

中西医各自拥有独特理论体系，观察角度、思维方式和对疾病诊治模式有所不同。中医以整体观念为中心，注重个体差异，强调辨证论治，治疗方法和处方用药随着证候的不同处于不断调整之中，从而达到最佳疗效。西医倾向寻找病因，以病论治，注重患病群体的共性，治疗手段和处方变化相对较小，治疗强调规范化。临床上，应取两者所长，如运用西药时，参照中药的用药模式，合理调整治疗方案，运用中药时，参照西医对疾病的认识，如分级、分期及客观化评价指标，指导中医药辨证施治，形成具有我国特色的中西医结合诊疗模式，为 IBD 患者提供更好的治疗方法。

对 UC 而言，中西医结合治疗适用人群的选择主要根据 UC 病变程度、病变部位、病情分期、肠外表现等进行判断。轻、中度 UC 患者首先采用中医或西医治疗，如症状改善不明显，大便隐血持续阳性或结肠黏膜达不到愈合标准等，可采用中西医结合治疗。重度 UC 患者建议采用中西医结合治疗。直肠、乙状结肠、左半结肠病变患者可单用中医或西医治疗；广泛结肠病变或有肠外表现的患者可采用中西药结合治疗。活动期 UC 患者建议治疗采用中西医结合方式；缓解期可考虑中医药或西药维持治疗。难治性 UC 患者宜早期采用中西医结合治疗方式。UC 合并妊娠、贫血、营养不良等特殊情况，以及肠道炎症明显减轻，但仍有腹痛、腹泻重叠肠易激综合征的患者，可采用中西医结合的治疗方式。

对于 CD 患者，中西医结合治疗以提高疗效，降低手术率和致残率，中药着重于抗炎、抗纤维化、促进黏膜愈合、改善胃肠道功能和营养状况、防治并发症等。炎症较轻，病变部位以结肠为主，临床表现为腹痛、腹泻，辨证属湿毒蕴肠者，可应用中药祛除湿毒之邪，联合 5-ASA 以诱导和维持临床缓解，促进黏膜愈合。炎症较重，腹痛、腹泻、便血明显，辨证湿毒瘀积为主者，可在糖皮质激素、免疫抑制剂或生物制剂基础上联合中药治疗。机会性感染是 CD 常见临床问题，生物制剂

的使用，增加了患者感染的发生。邪之所凑，其气必虚。采用扶正祛邪的中西医结合治疗模式有助于预防或治疗机会性感染，减毒增效。肠道纤维化是 CD 肠道结构性损伤最主要的原因，也是影响中远期临床结局最重要的因素，目前尚无特异性抗纤维化治疗手段。CD 合并肠漏、腹腔脓肿（包块）是临床常见并发症，也是影响患者预后的重要因素，常需要内外科共同处理。中西医结合治疗对肠道纤维化和肠漏、腹腔脓肿具有明显优势。营养不良是 CD 常见临床表现，是影响患者生存质量的主要因素之一，对儿童患者会导致其生长发育不良，故营养治疗可诱导和维持 CD 的缓解。如联合中药健脾化湿，恢复胃肠道的消化吸收功能，则有助于疗效的提高。

四、引入现代化疗效评价指标和机制

明确中西医结合治疗的目标人群，中医证候评价和客观疗效评价相结合。引入规范的疗效评价指标体系，如深度缓解、内镜应答、临床有效、临床缓解。IBD 诊疗的规范化涉及诊断、治疗、疗效评价标准等多个方面。临床上，应将中医传统辨证方法和内镜、病理、放射等现代化的诊断手段相结合，提高辨证的精准度，从而提高临床疗效。把深度缓解作为治疗目标，明确中西医结合治疗的目标人群、治疗时机、具体方案，形成具有中西医结合特色的行业标准，在全国范围内推广应用，规范 IBD 的临床诊疗。同时引入达标治疗的理念，通过客观的临床生物学指标对患者疾病活动度进行评价，根据评价结果及时调整治疗方案。通过将中医证候疗效评价与临床疗效评价、内镜学评价、病理学评价、实验室检查评价、生存质量评价、安全性评价相结合，建立规范的中医药疗效、安全性评价方法和标准，客观评价中医药临床疗效。

（沈 洪 邢 敬）

参 考 文 献

钱家鸣，杨红，2017. 中国炎症性肠病研究现状和展望[J]. 中华炎性肠病杂志，1（1）：2-4.

邱丽娟，肖秋平，林丽珠，2019. 中西医结合治疗克罗恩病合并肛瘘的临床效果[J]. 中国当代医药，26（14）：196-199.

沈洪，张声生，王垂杰，等，2011. 中药分期序贯治疗轻中度溃疡性结肠炎 111 例疗效观察[J]. 中医杂志，52（13）：1108-1111.

沈洪，朱磊，胡乃中，等，2019. 虎地肠溶胶囊联合美沙拉秦肠溶片治疗活动期溃疡性结肠炎多中心、随机对照、双盲双模拟的临床研究[J]. 中国中西医结合杂志，39（11）：1326-1330.

徐治中，杜骏，杨筱，等，2022. 血竭散联合英夫利西单抗治疗克罗恩病的临床疗效观察[J]. 中国中西医结合外科杂志，28（3）：331-335.

中华医学会消化病学分会炎症性肠病学组，2018. 炎症性肠病诊断与治疗的共识意见（2018 年，北京）[J]. 中华消化杂志，38（5）：292-311.

Alrubaiy L，Hutchings H A，Louca A，et al，2022. Quality of life in patients with acute severe ulcerative colitis：long-term follow-up results from the CONSTRUCT Trial[J]. J Pers Med，12（12）：2039.

Ardelean M V，Kundnani N R，Sharma A，et al，2022. Fecal calprotectin-a valuable predictor of microscopic colitis[J]. Eur Rev Med Pharmacol Sci，26（24）：9382-9392.

Castiglione F，Imperatore N，Testa A，et al，2019. One-year clinical outcomes with biologics in Crohn's disease：transmural healing compared with mucosal or no healing[J]. Aliment Pharmacol Ther，49（8）：1026-1039.

Mak W Y，Zhao M，Ng S C，et al，2020. The epidemiology of inflammatory bowel disease：east meets west[J]. J Gastroenterol Hepatol，35（3）：380-389.

Naganuma M，Sugimoto S，Mitsuyama K，et al，2018. Efficacy of indigo naturalis in a multicenter randomized controlled trial of patients with ulcerative colitis[J]. Gastroenterology, 154 (4): 935-947.

Ng S C, Shi H Y, Hamidi N, et al, 2018. Worldwide incidence and prevalence of inflammatory boweldisease in the 21st century: a systematic review of population-based studies[J]. Lancet, 390 (10114): 2769-2778.

Paramsothy S, Rosenstein A K, Mehandru S, et al, 2018. The current state of the art for biological therapies and new small molecules in inflammatory bowel disease[J]. Mucosal Immunol, 11 (6): 1558-1570.

Shen H, Zhang S, Zhao W, et al, 2011. Randomised clinical trial: Efficacy and safety of Qing-Chang-Hua-Shi granules in a multicenter, randomized, and double-blind clinical trial of patients with moderately active ulcerative colitis[J]. Biomed Pharmacother, 139: 111580.

Turner D, Ricciuto A, Lewis A, et al, 2021. STRIDE-Ⅱ: An Update on the Selecting Therapeutic Targets in Inflammatory Bowel Disease(STRIDE)Initiative of the International Organization for the Study of IBD(IOIBD): Determining Therapeutic Goals for Treat-to-Target strategies in IBD[J]. Gastroenterology, 160 (5): 1570-1583.

第十一章 非酒精性脂肪性肝病中西医结合研究进展

第一节 概　述

非酒精性脂肪性肝病（nonalcoholic fatty liver disease，NAFLD）是指除外酒精和其他明确的损肝因素所致的肝细胞内脂肪过度沉积为主要特征的临床病理综合征，是与胰岛素抵抗（insulin resistance，IR）和遗传易感性密切相关的代谢应激性肝损伤。其疾病谱包括单纯性脂肪肝（nonalcoholic fatty liver，NAFL）、非酒精性脂肪性肝炎（nonalcoholic steatohepatitis，NASH）及其相关肝硬化。随着肥胖及其相关代谢综合征全球化的流行趋势，NAFLD 已成为欧美等发达国家和我国经济发达地区慢性肝病的重要病因，普通成人 NAFLD 患病率为 10%～30%，其中 10%～20% 为 NASH，后者 10 年内肝硬化发生率高达 25%，被认为是隐源性肝硬化的主要来源。

NAFLD 分为原发性和继发性两大类，前者与 IR 和遗传易感性有关，而后者则由某些特殊原因所致。营养过剩所致体重增长过快、肥胖、2 型糖尿病（diabetes mellitus type 2，T2DM）、高脂血症等代谢综合征相关脂肪肝，以及隐源性脂肪肝均属于原发性 NAFLD 范畴；而营养不良、全胃肠外营养、减肥手术后体重急剧下降、药物/环境和工业毒物中毒等所致脂肪肝则属于继发性 NAFLD 范畴。临床上所指的 NAFLD 通常是指原发性 NAFLD。NAFLD 的患者多无自觉症状，部分患者可出现乏力、消化不良、肝区隐痛、肝脾肿大等非特异性症状及体征。伴有超重和（或）内脏性肥胖、空腹血糖增高、血脂紊乱、高血压等代谢综合征相关症状的患者是 NAFLD 高危人群。NAFLD 的诊断需具备以下 3 项条件：①无饮酒史或饮酒含乙醇量每周小于 140g（女性＜70g）；②除外病毒性肝炎、药物性肝病、全胃肠外营养、肝豆状核变性等可导致脂肪肝的特定疾病；③组织学或影像学提示肝脏脂肪变性的证据。

生活方式干预是 NAFLD 明确有效的治疗手段，包括饮食结构调整、中等量有氧运动、纠正不良生活方式等，同时应避免体重急剧下降、滥用药物及饮酒等可能加剧肝脏损害的因素。对于所有超重、内脏性肥胖以及短期内体重增长过快的 NAFLD 患者，减轻体重是最有效的治疗手段，体重下降 5%～10% 即可明显减轻肝脏的脂肪变性、炎症以及纤维化。在药物治疗方面，抗氧化剂（如维生素 E）、胰岛素增敏剂（如噻唑烷二酮类药物）、降血脂药（如辛伐他汀）可安全用于改善 NAFLD 患者的肝功能异常、空腹血糖升高和血脂异常，但其在改善肝脏脂肪变性、气球样变性、炎症和纤维化方面的证据还比较缺乏，尤其是针对 NASH 的治疗，国际上还没有公认的药物。

绝大多数 NAFLD 预后良好，肝组织学进展缓慢甚至呈静止状态，部分患者即使已并发 NASH 和肝纤维化，如能得到及时诊治，肝组织学改变仍可逆转。NAFLD 患者也可不经 NASH 阶段而直接导致失代偿期肝硬化、肝细胞癌，也可诱发或加重 T2DM、动脉粥样硬化及其他慢性肝病。

因此，NAFLD 是当代医学领域的新挑战，也将成为一段时间内全球最主要流行的慢性肝病。

第二节 现代医学研究进展

新近研究显示，2017 年，全球肝脏相关死亡人数有 214 万例。相比 2012 年，肝癌死亡人数增加了 16.0%，肝硬化死亡人数增加了 8.7%。虽然病毒性肝炎仍然是导致肝脏相关死亡的最主要原因，但 NAFLD 已成为导致肝脏相关死亡率和发病率增长最快的因素。在我国，NAFLD 的患病率已由 2000 年的 23.8%上升至 2020 年的 29.9%，预计到 2030 年我国 NAFLD 患者总数将达到 3.14 亿，成为全球 NAFLD 患病率增长最快的国家。NAFLD 已经成为我国和国际学术界高度关注并且研究广泛的疾病领域，其主要研究进展包括以下三个方面。

一、NAFLD 更名为 MAFLD

数十年来的研究表明，"NAFLD"这一疾病命名过分强调了有无使用酒精的影响，却低估了代谢功能障碍对疾病发生发展的重要性。NAFLD 发病机制存在异质性，且疾病相关术语及定义不能准确反映疾病本质，因此对该类疾病重新命名被提上日程。2020 年，一个国际专家小组提出对脂肪性肝病（fatty liver disease，FLD）进行全新而详尽的重新定义。他们建议将 NAFLD 更名为"代谢相关脂肪性肝病"（metabolic associated fatty liver disease，MAFLD），MAFLD 的诊断应基于脂肪肝患者的代谢功能障碍。因此，MAFLD 可以与酒精性肝病以及其他原因所致的慢性肝病合并存在，而该现象在临床上也并不少见。MAFLD 相关肝硬化不再是隐源性肝硬化。临床上，NAFLD 和 MAFLD 的诊断标准大同小异，两个诊断标准都涵盖了病理学上显著的肝脏脂肪变和影像学上弥漫性脂肪肝。然而，NAFLD 需要排除过量饮酒和其他原因的肝脏疾病，MAFLD 的诊断则是基于超重/肥胖或 T2DM 抑或 2 个及以上心血管代谢危险因素同时存在。"MAFLD"这一命名突出强调肥胖、IR、血脂异常、T2DM 和系统性全身低度炎症反应在该病发生发展中的重要作用。因此，需要根据不同的标准和定义重新对 NAFLD 进行临床分类。尽管大多数患者同时符合 MAFLD 与 NAFLD 的诊断标准，但是仍有部分患者仅符合 NAFLD 或 MAFLD 诊断标准。也就是说，并不是所有的 NAFLD 都可以直接归类为 MAFLD，反之亦然。在大多数临床流行病学研究中 NAFLD 和 MAFLD 患病率略有不同，后者通常高于前者。在上海的一项纳入了 246 例经肝穿活检证实为 NAFLD 患者的多中心横断面研究中，84%的患者符合 NASH 的诊断标准，97%的患者符合 MAFLD 的诊断标准。随着代谢综合征组分数量的增加，NAFLD 患者中 NASH 和显著肝纤维化的比例均显著增加。在 MAFLD 患者中，超重与脂肪性肝炎相关，而 T2DM 与显著肝纤维化相关。更重要的是，IR 是 MAFLD 患者肝脏炎症和纤维化的最强预测指标。一项针对 9980 名成人 T2DM 和 FLD 的流行病学调查发现，NAFLD 和 MAFLD 患病率分别为 36.9%和 40.3%。其中，10%以上的 MAFLD 患者因过量饮酒或合并其他肝脏疾病而不符合 NAFLD 诊断标准。值得注意的是，符合 MAFLD 诊断标准的酒精性脂肪肝患者高达 94.6%，充分说明过量饮酒也是代谢高危因素之一；此外，MAFLD 患者中还有 5.2%合并有其他肝脏疾病。在一项入组 765 名 FLD 患者的临床研究中，NAFLD 和 MAFLD 的患病率分别为 70.7%和 79.6%。与 NAFLD 患者相比，通过剪切波弹性成像测得的肝脏硬度在 MAFLD 患者中更高，提示 MAFLD 是显著肝纤维化的初始分类，其预测脂肪肝患者显著肝纤维化的敏感度高于 NAFLD，所以 MAFLD 的诊断标准更适用于早期发现脂肪肝相关纤维化群体。

从临床流行病学来看，NAFLD 常与肥胖、T2DM 等代谢性疾病合并出现。随着肥胖和 T2DM 的流行，NAFLD 已成为我国第一大慢性肝脏疾病。其中，肥胖患者的 NAFLD 患病率高达 60%～90%，显著高于标准体重患者；T2DM 患者的 NAFLD 患病率为 28%～70%，高脂血症患者的 NAFLD

患病率为 27%～92%，都高于自然人群患病率。究其原因，主要在于 NAFLD、T2DM 及肥胖之间存在共同的病理生理学机制——IR。IR 是一种发生在多器官的病理现象，在 NAFLD 和 T2DM 患者中，除了全身性 IR 外，在肝脏、肌肉和脂肪组织中也会发生 IR，它通过诱导脂肪组织和肝脏分泌促炎因子，从而推动疾病进一步恶化。此外，久坐不动的生活方式、高脂饮食、肠道微生物菌群结构和外界因素（如空气中或食品中的污染物）等，都可能会恶化肝内代谢，导致肝脏甘油三酯合成和分泌增加，肝葡萄糖产生增加，糖异生、脂肪从头合成及相应的脂毒性增加，从而推动疾病的发生与发展。同时久坐不动的生活方式、代谢紊乱或遗传也可诱发肥胖和 IR，推动 NAFLD 发生发展。NAFLD 病理的复杂性使临床始终面临诊断、药物研发以及长期管理等多重压力，因此，从 NAFLD 到 MAFLD 的更名有效地解决了当前临床的几个关键问题：①NAFLD "排除法" 诊断的临床不适应性，代表它只在排除其他原因导致的脂肪肝情况下才存在。现已证实其可与病毒性肝炎、自身免疫性疾病、酒精性脂肪肝等疾病共存，并且它们在疾病进展上有协同作用。②关于酒精摄入量的安全界限的争议，部分观点提出的满足 NAFLD 诊断的饮酒量必须为零或接近零显然不切实际。现阶段迫切需要鉴别同时存在代谢障碍和酒精相关的肝病患者以便对其进行适当的治疗，而这一类型患者目前被排除在所有 NASH 临床试验之外。③NASH 作为疾病进展限速步骤的局限性，NASH 的炎症和纤维化固然是肝脏病理进展的关键，但是代谢功能障碍相关因素会加速炎症和纤维化进展，简单以有无 NASH 来判断疾病预后具有不确定性。④FLD 的异质性，鉴于遗传背景在发病学中的重要作用以及不同代谢障碍对疾病进程的影响，这类疾病不能以 "一刀切" 的思维来治疗和管理。

在脂肪肝基础上，只要伴有肥胖/超重、T2DM 和代谢功能障碍的三者之一即可诊断为 MAFLD，这对这类患者的临床诊断、治疗具有重要意义，但也仍然存在需要进一步探讨的地方。新的命名突出了多学科诊疗的重要性，对临床相关的基础研究工作提出了更高要求，对临床试验设计提出了更大挑战，应充分考虑异质性创新临床研究设计方式，并加强试验中的数据管理和质量控制。

NAFLD 更名为 MAFLD 产生的积极意义见图 2-11-1。

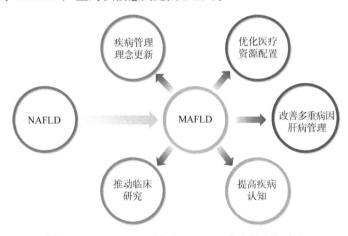

图 2-11-1　NAFLD 更名为 MAFLD 产生的积极意义

二、NAFLD 的非侵入性诊断

肝组织活检是目前鉴别 NAFL 和 NASH，以及评估纤维化程度的 "金标准"。但肝组织活检样本仅占肝脏体积的 1/5000，故不可避免地会产生抽样误差；同时，肝组织活检是一项侵入性技术，有 0.3% 的概率会出现严重并发症，因此限制了该技术在临床的普遍应用，替代肝组织学诊断和评价 NASH 的无创诊断方法成为重要的研究方向。

1. 常规影像学检查

腹部超声和计算机断层扫描（computed tomography，CT）检查是常规的影像学检查方法，用于疑似 NAFLD 患者的常规非侵入性筛选。超声影像中脂肪肝的特征性表现为肝脏体积增大，肝实质回声弥漫性增强，其诊断敏感度约为 60%～94%，特异度可达 84%～95%。但当脂肪浸润小于 30% 时，超声难以检测出脂肪肝的存在。CT 检查对于脂肪肝的诊断也能达到较高的敏感度（93%），但它对低于 30% 的脂肪变性同样不敏感，并且被检测者需要暴露在一定剂量的辐射中。此外，超声及 CT 检查难以区分 NAFL 和 NASH，它们对脂肪变、纤维化程度的评价也依赖于操作者的主观判断，故有导致主观偏倚的可能。

2. 瞬时弹性成像

瞬时弹性成像可用于肝脏脂肪含量的评价，在检测肝纤维化分期方面价值更高。在一项纳入了 992 例患者的振动控制瞬时弹性成像检查中，NAFLD 诊断的正确率达到了 94%，且该试验结论有组织学证据支持。瞬时弹性成像技术经济、便捷，可重复性好，是一种具有良好临床应用前景的肝病无创检查方法，其缺点是易受腹水及肥胖的影响。

3. 磁共振弹性成像技术

磁共振弹性成像对肝纤维化的诊断具有较高的价值，对肝脏脂肪变的诊断及脂肪含量的定量也具有较高的准确性。磁共振质子密度脂肪分数（magnetic resonance imaging-derived proton density fat fraction，MRI-PDFF）是一种运用磁共振技术对整个肝脏中的脂肪含量进行客观定量评估的成像方法，可以准确地定量肝脏脂肪含量，与肝组织病理学结果的符合率较高。对于 NAFLD 患者，质子密度脂肪分数大于 15.7% 可以预测肝纤维化风险；对于伴有 T2DM 的脂肪肝患者，质子密度脂肪分数增高可以预测心血管疾病发病风险。因此，磁共振是更安全且客观准确的检查方式，但磁共振检查价格相对昂贵，因此在临床中难以得到广泛应用。

4. 血清学指标

细胞角蛋白 18（cytokeratin-18，CK-18）是一种上皮细胞凋亡或坏死时释放的蛋白质，血清中存在 CK-18 M65 和 CK-18 M30 抗原。CK-18 片段与肝脏脂肪变性严重程度、小叶炎症和纤维化分期呈显著正相关，是 NASH 最有潜力的血清学标志物。一项纳入了 10 项研究、838 例 NAFLD 患者的 Meta 分析结果表明，CK-18 片段对 NASH 的诊断具有 83% 的敏感度和 71% 的特异度，但是人群的异质性限制了 CK-18 的进一步应用。miRNA 是一种非编码 RNA，长度约为 22 个核苷酸，其在调节细胞分裂、增殖、分化、凋亡等过程中发挥着重要作用。在一项针对 84 个血清 miRNAs 的研究中，发现与正常健康个体相比，NASH 患者血清 miRNA-122、miRNA-192 和 miRNA-375 的水平升高，并且升高幅度与肝脏组织病变程度有关。miRNA-122 在肝脏较丰富，与血清 CK-18 浓度呈正相关。如果将 miRNA-122 与 CK-18 联合起来作为 NASH 的诊断指标，有望提高诊断效率。

5. NASH 相关评分系统

欧洲学者提出的 NASHTest 由 13 项参数组成，包括年龄、性别、身高、体质量、血清甘油三酯、胆固醇、α_2 巨球蛋白、载脂蛋白 A1、触珠蛋白、γ-谷氨酰转移酶（gamma-glutamyl transferase，GGT）、丙氨酸氨基转移酶（alanine aminotransferase，ALT）、天冬氨酸氨基转移酶（aspartate aminotransferase，AST）和总胆红素（total bilirubin，TBIL）水平，其诊断 NASH 的曲线下面积（area under the curve，AUC）为 0.78，特异度达到 94%，但敏感度仅为 33%。BARD 评分系统是由 BMI、糖尿病和 AST/ALT 值，以及是否患有糖尿病比值组成的计分系统。一项 827 例患者的回顾性分析表明，BARD 评分对于 NASH 具有很高的阴性预测值（96%），可用于排除 NASH。一项对 104 例波兰 NAFLD 患者的交叉验证试验显示，当 BARD 得分为 2～4 分时，其对于肝脏晚期纤维化的阴性预测值达到 97%。

三、NASH 的药物靶点和新药研发

NASH 是 NAFLD 病情恶化的关键环节，25%的 NAFL 患者可进展为 NASH，伴随着肝细胞脂肪变、气球样变、炎症和纤维化，35%～50%的 NASH 患者会进展为肝癌，确定能够减缓、停止或逆转 NASH 和 NAFLD 进展的疗法将解决尚未满足的医疗需求，但是，目前尚无获批用于 NASH 治疗的药物。

NASH 治疗药物主要针对代谢异常、炎症和纤维化 3 个环节，其中代谢环节又分为脂代谢、糖代谢和胆酸代谢相关靶点。纠正脂代谢异常的药物包括乙酰辅酶 A 羧化酶（acetyl-CoA carboxylase，ACC）抑制剂、硬脂酰辅酶 A 去饱和酶-1（stearoyl-CoA desaturase1，SCD1）抑制剂、脂肪酸合成酶（fatty acid synthase，FASN）抑制剂、过氧化物酶体增殖受体 α/δ（peroxisome proliferator-activated receptorα/δ，PPARα/δ）激动剂、甲状腺激素 β 受体（thyroid hormone receptor beta，THRβ）激动剂等；影响糖代谢相关靶点的药物包括 PPARα/δ 激动剂、胰高血糖素样肽-1 受体（GLP-1R）激动剂等；胆酸类似药物主要为法尼醇衍生物 X 受体（farnesoid X receptor，FXR）激动剂，成纤维细胞生长因子 19（fibroblast growth factor19，FGF19）类似物也通过胆酸对 FXR 起调节作用。抑制炎症与凋亡相关药物包括凋亡信号调节激酶-1（apoptosis signal regulating kinase-1，ASK-1）、趋化因子受体 2/5（chemokine receptor 2/5，CCR 2/5）、泛-半胱天冬酶（pan-caspase）抑制剂等。

2021 年底已有超过 10 种 NASH 治疗药物进入、完成或终止临床Ⅲ期试验（表 2-11-1），其中完成Ⅲ期试验仅有 FXR 受体激动剂奥贝胆酸（Obeticholic acid，OCA），但是由于超高的安慰剂效应和治疗组 51%的严重瘙痒不良反应，FDA 认为该药物治疗收益并没有超过潜在风险，因此不支持加速批准 OCA 治疗 NASH 相关肝纤维化。其他 3 项（Cenicriviroc、Elafibranor、司隆色替）Ⅲ期临床试验因中期考核未达到终点指标而提前终止。正在进行Ⅲ期临床试验的药物有：THRβ 激动剂瑞司美替罗、PPARα/δ 激动剂拉尼兰诺、SCD1 抑制剂阿拉姆霍尔、GLP-1R 激动剂索马鲁肽等。

表 2-11-1　处于Ⅲ期临床试验药物一览表

药物	靶点	试验状态	Ⅲ期临床注册号	受试者、试验周期	纳入标准
奥贝胆酸（Obeticholic acid）（Intercept）	FXR 拮抗剂	中期	REGENERATE（NCT02548351）	2480 名受试者，18 个月	NASH 伴纤维化
瑞司美替罗（Resmetirom）（Madrigal）	THRβ 拮抗剂	进行中	REVERSE（NCT03439254）	919 名受试者，12 个月	代偿期 NASH 肝硬化
			MAESTRO-NASH（NCT03900429）	2000 名受试者，52 周	失代偿期 NASH 伴纤维化（F2-F3）
			MAESTRO-NAFLD1（NCT04197479）	700 名受试者，52 周	NALFD/NASH
拉尼兰诺（Lanifibranor）（Inventiva）	PPARα/δ 激动剂	进行中	NATiV3（NCT04849728）	2000 名受试者，72 周	NALFD/NASH
阿拉姆霍尔（Aramchol）（Galmed）	SCD1 抑制剂	进行中	ARMOR（NCT04104321）	2000 名受试者，72 周	失代偿期 NASH 伴纤维化（F2-F3）
索马鲁肽（Semaglutide）（Novo Nordisk）	GLP-1R 拮抗剂	进行中	NCT04822181	1200 名受试者，72 周	失代偿期 NASH 伴纤维化（F2-F3）

续表

药物	靶点	试验状态	Ⅲ期临床注册号	受试者、试验周期	纳入标准
Belapectin（Galectin）	Galectin 3 抑制剂	进行中	NAVIGATE（NCT04365868）	1010 名受试者，78 周	失代偿期 NASH 伴纤维化（F2-F3）
达格列净（Dapagliflozin）（南方医科大学南方医院）	钠-葡萄糖协同转运蛋白 2 抑制剂（SGLT2）	进行中	DEAN（NCT03723252）	100 名受试者，12 月	NASH 肝硬化伴门静脉高压（无食管静脉曲张）
奥替普拉（Oltipraz）（PharmaKing）	AMPK 激活剂	进行中	NCT01142749	144 名受试者，24 周	血糖控制稳定的 NASH（HbA1c<9.5%）
Cenicriviroc（Allergan）	CCR2/5 拮抗剂	终止	AURORA（NCT03017740）	1779 名受试者，12 个月	NAFLD 排除肝硬化
Elafibranor（Genfit）	PPARα/δ 激动剂	终止	RESOLVE-IT（NCT02704403）	2157 名受试者，72 周	NASH 伴纤维化
司隆色替（Selonsertib）（Gilead）	ASK1 抑制剂	终止	STELLAR-3（NCT03053050）	808 名受试者，48 周	NASH 伴桥接纤维化（F3）
			STELLAR-4（NCT03053063）	883 名受试者，48 周	NASH 合并代偿期肝硬化

治疗 NASH 的药物靶点众多，原因之一是致病机制涉及代谢、炎症、IR 及肝纤维化多个环节。基于 NASH 发病机制的复杂性以及现有药物的临床疗效和毒副作用，为了提高疗效和减少副作用，针对不同靶点的联合用药已成为临床研发的新趋势，从中医药中去寻找治疗 NASH 的有效药物成为新的选择。

第三节　中西医结合研究进展

NAFLD 呈全球流行趋势，已经取代病毒性肝炎成为我国第一大慢性肝病，因其具有全身代谢紊乱和肝脏病理进展的双重危害，是当前肝病重点防治的新领域。目前全球尚无针对性治疗的药物，从中医药中寻找有效的治疗办法成为迫切需求。NAFLD 病证结合研究是中西医结合研究最活跃的领域。一项包括了 419 个临床研究、总计 25 661 例患者的 Meta 分析表明，中医药对 NAFLD 的治疗有益，在 NASH 治疗中也起着不可忽视的作用，随着中医药在改善 NAFLD 炎症、纠正代谢紊乱等方面研究的深入，中医药已经成为 NAFLD 综合治疗的重要组成部分，是中医药在国际学术领域的新亮点。

一、NAFLD 的证候分类研究

肝郁脾虚、湿浊内停、湿热蕴结、痰瘀互结是多数中医药治疗 NAFLD 诊疗指南推荐的辨证分型标准，这些标准在一定程度上提高了中医药治疗 NAFLD 临床实践的规范化水平，有效指导了临床实践。但是，在现在的医学研究体系中，这种复合证候分类方法加大了临床辨证的难度，证候要素相互兼夹给病证结合研究的进一步深入带来了困难，从简单证候入手阐释病证关系是现阶段病证结合研究的有效途径，这就需要对 NAFLD 证候分类从"单元证候"的角度进行重构。多项临床流行病学研究采用以病统证、病证结合的研究模式，建立基于多中心、大样本临床调查的 NAFLD 证候表观数据库，应用多元统计分析方法，提出"脾（阳）虚证""湿热证""血瘀证"新的证候分类标准。通过 793 例患者证候要素动态变化的流行病学调查，提出"脾虚是 NAFLD 的基本病机，湿热或瘀血是 NAFLD 早期常见表型；随着病情进展，脾虚表型逐步突出，多数重度患者存在明显的脾阳虚表型，脾肾虚是疾病慢性化和复杂化'拐点'"的 NAFLD 病机新模式，实现 NAFLD 基本证候分类的可视化，为疾病证候分类研究提供了示范技术和方法，这一创新病机模式和证候分类可视化技术在 NAFLD 的中医体质分类中得到验证，除平和质外，气虚质、湿热质、血瘀质是 NAFLD 最常见的流行体质。新的证候分类提高了中医证候和 NAFLD 疾病进程和病理特征的匹配度，脾虚证反映了 NAFLD 的糖脂代谢紊乱状态，湿热证反映了 NAFLD 的炎症状态，血瘀证更接近 NAFLD 的纤维化阶段，这些研究结论被编入相关教材和指南，为中医药分阶段病证结合治疗 NAFLD 的临床实践提供了基本规律，推动了 NAFLD 证候组学研究的国际化进程。

二、NAFLD 湿热证的临床方证研究

湿热证是 NAFLD 最常见的临床表型，也是脂肪肝门诊最主要的证候诊断结果，病证结合的研究显示，湿热证与 NAFLD 炎症状态相关，临床上代表了 NASH 疾病的早期阶段。一项多中心、随机、阳性药物平行对照的临床试验盲法评价了胆宁片和熊去氧胆酸（优思弗）的临床疗效，结果证实二者均能有效改善 NAFLD 湿热证患者的 BMI 指数、肝区不适、乏力、食欲减退、肝功能、血脂、影像学等多项指标，其中对 BMI、主症的改善作用胆宁片优于对照组，并获得了组织学证据，为胆宁片治疗 NAFLD 的二次开发提供了关键性证据。研究还发现了胆宁片可以剂量依赖性地通过抑制肝组织氧化应激改善 α-萘异硫氰酸（ANTI）诱导的大鼠胆汁淤积和通过调节胆固醇代谢改善 NAFLD 代谢紊乱。

随着 NAFLD 患者湿热证的加重，疾病向 NASH 阶段进展，湿热蕴结于肝是 NASH 的病机共识。一项祛湿化瘀方（茵陈、生栀子、虎杖等组成）治疗 NASH 湿热证的前瞻性队列临床研究表明，该方可有效改善 NASH 患者中医证候，同时显著降低血清 ALT、AST 水平及血清低密度脂蛋白胆固醇（low-density lipoprotein cholesterol，LDL-C）、甘油三酯（triglyceride，TG）及总胆固醇（total cholesterol，TC）含量，以及改善肝脏的影像学改变。一系列的基础研究证实，其作用主要与减轻肝脏游离脂肪酸（free fatty acid，FFA）脂毒性、抑制脂质过氧化、调节肠道微生态、调节单磷酸腺苷蛋白激酶（adenosine monophosphate-activated protein kinase，AMPK）活性、升高脂联素及瘦素含量等多途径药理机制有关。

三、NAFLD 血瘀证的方证研究

湿阻气机易生痰浊，热耗阴液迫血离经，血瘀证是湿热证候的自然转归，相当于 NASH 炎症和纤维化并存的阶段。一项我国批准的 II 期临床试验采用多中心、随机、安慰剂对照、优效性试验设计，证实了中药新药降脂颗粒（生山楂、虎杖、丹参等组成）可使 NAFLD 主要疗效指标肝/脾 CT 值平均值较基线升高 0.26±0.23，显著优于安慰剂的 0.07±0.22，同时生化学指标明显改善，并获得了影像学和血清学临床证据的支持。另外一项随机区组设计的临床试验将 144 例患者分为治疗组和对照组各 72 例，在行为干预基础上加服降脂颗粒治疗，连续治疗 24 周后评价肝脏散射子定量超声、临床症状的改善情况，并进行综合疗效评价，结果证实降脂颗粒联合行为干预能有效改善患者肝脏脂肪浸润、缓解临床症状，再次证实了降脂颗粒对 NAFLD 血瘀证的有效性和安全性。

瘦素抵抗和 IR 是 NASH 肝脏病理进展的加速器。肝脏 IR 先于全身 IR 出现，而瘦素抵抗的出现是导致 NASH 慢性化复杂化的关键。降脂颗粒可以通过增强下丘脑和肝组织瘦素受体的 mRNA 表达，提高下丘脑和肝组织 JAK2/STAT3 的磷酸化水平改善瘦素抵抗，同时调控胰岛素信号通路上胰岛素受体底物（insulin receptor substrate，IRS）/蛋白激酶 B（protein kinase B，Akt）转导以及激

活脂联素/AMPK 通路治疗 NASH。代谢性炎症是 NASH 的典型特征，而肝内巨噬细胞活化是触发代谢性炎症的关键机制。降脂颗粒干预可降低内毒素水平，进而减少巨噬细胞募集并抑制 TLR4 介导的 NF-κB 活化。调节肠道菌群和胆汁酸代谢可能是其主要的作用靶点，研究发现，降脂颗粒干预可改善蛋氨酸胆碱缺乏（methionine-choline-deficiency，MCD）饮食诱导的 NASH 小鼠肝脂肪变性和炎症，基于 16S rDNA 菌群测序结合超高效液相色谱串联三重四级杆质谱（ultra-performance liquid chromatography coupled with triple quadrupole mass spectrometry，UPLC-TQMS）靶向代谢组学分析，发现降脂颗粒可增加胆汁酸转化相关的肠道微生物丰度，促进脱氧胆酸（deoxycholic acid，DCA）转化进而激活 FXR-FGF15 信号通路，FGF15 在肝脏可通过与成纤维细胞生长因子受体 4（fibroblast growth factor receptor4，FGFR4）结合抑制 NF-κB 的活化，降低炎性细胞因子 IL-1β 和 TNF-α 表达，为内源性激活胆汁酸受体治疗 NASH 提供了探索方向。

四、NAFLD 脾阳虚证的生物学基础和临床转化

（一）脾阳虚证参与 NAFLD 发生发展获得流行病学证据

一项 10 万人和 33 万人份病证结合生物样本库的浦东研究队列，采用以病统证、病证结合的研究方法，检出人群脾阳虚证患有率为 9.51%，NAFLD 患者脾阳虚证患有率为 24%，首次提供了未病和已病人群脾阳虚证流行数据。NAFLD 脾阳虚证大队列长期随访研究，发现了脾阳虚证特异性单核苷酸基因多态性（single nucleotide polymorphism，SNP）位点，可部分解释不同性别、不同年龄 NAFLD 的流行差异。应用色谱质谱联合分析技术发现 NAFLD 脾阳虚证的特征性代谢轮廓，与 T2DM 的代谢谱具有高度相似性，研究人员推测 NAFLD 脾阳虚证与 T2DM 的发生可能具有相关性。进一步采用整群随机抽样、前瞻性队列研究方法筛选高危人群，构建了 1300 例 NAFLD 脾阳虚证精准研究队列，这个为期 5 年的临床流行病学研究发现，脾阳虚组较对照组 T2DM 发生率增加了 27%，提示 NAFLD 脾阳虚证是 T2DM 的重要危险因素，为诊断和预测 NAFLD 脾阳虚证患者疾病进展提供了临床流行病学证据。

（二）系统揭示 NAFLD 脾阳虚证的生物学基础

临床流行病学研究证实，脾阳虚证是 NAFLD 的主要流行证候，NAFLD 脾阳虚证是 T2DM 的重要危险因素。在中医"异病同治"的理论指导下，围绕 IR 不同靶器官损伤性疾病，共收集了 277 例脾阳虚证患者，通过气相色谱-飞行时间质谱（GC-TOF/MS）代谢组学技术分析患者血清和尿液，最终确定了 61 种血清代谢物和 46 种尿液代谢物为脾阳虚证"异病同证"的潜在生物标志物；基于影响值和富集度 P 值途径分析，发现血清代谢途径 9 条，其中与糖代谢相关 2 条、线粒体损伤相关 3 条、能量代谢相关 2 条、炎症相关 2 条，为脾阳虚证与血糖稳态、线粒体损伤、能量代谢和代谢性炎症相关提供了临床证据。对 NAFLD、NASH 脾阳虚证患者组织样本进行免疫组化检测发现，以清道夫受体（scavenger receptor A，SR-A）为代表的传统炎症通路并不参与脾阳虚证相关代谢性炎症的发生，这一结果在 SR-A⁻模式动物中得到了证实。FXR 和内质网应激（endoplasmic reticulum stress，ERS）参与 NAFLD 脾阳虚证的发生发展。用 MCD 联合高脂饮食（high fat diet，HFD）诱导建立 NASH 动物模型，结合小鼠 FXR 敲除和敲低实验，证实了 FXR 激活可抑制细胞内蛋白激酶受体样内质网激酶（protein kinase receptor like endoplasmic reticulum kinase，PERK）/真核生物蛋白质合成起始因子（eucaryotic initiation factor2α，eIF2α）/转录激活因子 4（activating transcription factor 4，ATF4）和 CCAAT 增强子结合蛋白（CCAAT enhancer binding protein，C/EBP）同源蛋白（C/EBP homologous protein，CHOP）信号从而减轻肝内 ERS，首次发现了 NASH 进展过程中 FXR 和 ERS 之间的相互作用。FXR 和 G 蛋白耦联胆汁酸受体 5（G protein-coupled bile acid receptor 5，TGR5）

调控胆汁酸代谢在 NASH 发生发展中起关键作用，复方中药可能通过改变肠道菌群结构导致胆汁酸代谢产物 DCA 或者石胆酸（lithocholic acid，LCA）富集，从而内源性激活肠道或者肝脏的 FXR/TGR5 通路，进而发挥对 NASH 炎症和代谢紊乱的调控作用。不同中药复方富集胆酸的种类不同，激活胆汁酸受体类型也不同，但都能达到抑制肝脏炎症和脂肪变的治疗目的，这可能是中医"同病异治"理论在中医药治疗 NASH 现代药效机制中的表现。

在 T2DM 合并 NAFLD 的证候分类研究中，发现虚实证候具有绝对可分的代谢表达谱：虚证患者更多出现胆汁酸、脂肪酸、氨基酸和三羧酸循环的异常。这些广谱代谢物变化反映了虚证表型的临床复杂程度，与血糖控制不良和并发症的发生呈正相关，为使用血清代谢标志物对 T2DM 并发症患者虚实证候分类提供了一种新策略，为预后判断提供了新依据。400 例代谢综合征（metabolic syndrome，MS）不同组分脾阳虚证队列研究发现，4 种特征性代谢标志物对于揭示从 NAFLD 脾阳虚证到 T2DM 的发病机制至关重要，其中血清胆酸的差异性变化可以预测 T2DM 的发生，说明胆酸是此过程中最有前景的代谢标志物。基于超高效液相色谱-串联质谱（UPLC-MS/MS）的靶向代谢组学技术发现肝炎-肝硬化-肝癌患者血清中的 9 个差异性脂质代谢物，尤其是溶血磷脂酰胆碱（lysophosphatidylcholine，lysoPC）a C18：0、lysoPC a C18：2、lysoPC a C20：4 更为明显。进一步探讨发现，溶血磷脂酰基转移酶（lysophosphatidylcholine acyltransferase，LPCAT）可能起关键作用。在利用临床样本就 LPCAT1/4 在 T2DM、高脂血症、NASH 及代谢性肿瘤中的作用进行验证的过程中，发现 LPCAT1 在 NASH 肝组织高表达，且 LPCAT1/4 还分别在代谢性肝癌、代谢性大肠癌组织中得到了验证，提示 LPCAT1/4 有助于解释代谢性肿瘤的发生，这一发现可能是脾阳虚证在炎癌转化过程中发挥关键作用的重要证据。

（三）建立脾阳虚证病证结合代谢风险预测模型

对 341 例健康对照组和 341 例 NAFLD 组共 12 个 SNP 进行基因分型，计算 Hardy-Weinberg 平衡、等位基因和基因型频率分布、基因型关联分析、连锁不平衡和单倍型分析，发现葡萄糖激酶调节因子（glucokinase regulator，GCKR）rs1260326、rs780094 和 rs780093 在等位基因和基因型频率分布上存在显著差异，三个 SNP 都增加了罹患脾阳虚证的风险，首次获得 NAFLD 脾阳虚证易感基因的临床证据。GCKR 的基因突变在糖尿病、高脂血症、多囊卵巢综合征中均已经报道，正在成为 IR 治疗有潜力的靶标。通过 HFD 诱导 NAFLD 大鼠模型，在评价苓桂术甘汤方证效应的基础上，采用 N^6-甲基腺苷（m6A）RNA 甲基化定量试剂盒和免疫组化方法测定 m6A 水平，通过甲基化 RNA 免疫沉淀测序（methylated RNA immunoprecipitation sequencing，MeRIP-seq）检测 m6A 甲基组，逆转录聚合酶链反应（RT-PCR）和蛋白印迹法检测差异甲基化基因（differentially methylated gene，DMG）的表达水平，发现 m6A 甲基化是 NAFLD 关键表观遗传学改变，与 IR 和糖脂代谢密切相关。肥胖是 NAFLD 的主要原因，肥胖相关基因（fat mass and obesity-associated，FTO）是胖型 NAFLD 脾阳虚证另一个有前景的易感基因，对 741 名 NAFLD 患者和 825 名健康人的病例对照研究表明，我国汉族老年人 FTO rs1421085 的 C 型变异、rs8050136 的变异、rs3751812 的 T 型变异和 rs9939609 的变异与 NAFLD 风险升高有关。

采用以病统证、病证结合的研究模式，基于 5 万人的社区队列研究发现，脾阳虚证是中国老年人主要流行证候，与多种慢性病尤其是代谢病关系密切。在 5685 名中国籍老年人的队列研究中，发现 BMI、腰围（waist circumference，WC）、腰围身高比（waist-to-height ratio，WHtR）可以预测老年男性 NAFLD 脾阳虚证的发病风险，在女性则是 BMI 和 WC 预测高代谢风险。以 150 例 NAFLD 脾阳虚证患者为研究对象，通过 16S RNA 基因 V3-V4 区的高通量测序分析各组患者口腔微生物群，发现糖耐量异常的脾阳虚证组同时出现代谢表型恶化和口腔微生物群失调，潜在的疾病相关细菌属纤毛菌、卡氏菌和布雷德菌丰度显著增高，提示 NAFLD 脾阳虚证患者口腔微生物群失调可能是进展到糖尿病的典型特征，并与血糖控制不良关系密切。NAFLD 脾阳虚证可能存在特异性代谢标志物和易感基因，这些代谢物和易感基因的 SNP 改变在 NAFLD 发生发展过程中发挥重要作用，是脾阳虚证潜在的生物标志物。针对 6722 例老年代谢异常患者的队列研究结果证实，脾阳虚证的精准辨识可以提高代谢风险预测效率约 20%。

（四）从痰饮论治 NAFLD 的转化医学研究

基于前述认识，可以认为对于 NAFLD 的治疗，温阳利水是基本法则，恢复脾气散精功能，使"水精四布，五经并行"，精微得以输布，痰饮得以消散。《名医方论》就有"阳之动，始于温，温气得而谷精运"之说，叶天士也有"太阴湿土，得阳始运"的论述。温阳利水治疗 NAFLD，可拓展 NAFLD 治疗的新思路，形成 NAFLD 治疗的新方法。在"病痰饮者，当以温药和之，苓桂术甘汤主之"理论指导下，苓桂术甘汤被用于 NAFLD 脾阳虚证的治疗，首次发现了苓桂术甘汤通过肝细胞膜甲状腺激素受体途径提高脂肪酸水溶性和增加脂肪酸 β 氧化治疗 NAFLD 作用的新机制，并通过基因测序分析，从转录水平解析并验证了苓桂术甘汤治疗 NAFLD 的系统药理学机制。

一项基于苓桂术甘汤改善 NAFLD 脾阳虚证患者 IR 的剂量优化、随机、双盲、安慰剂对照临床试验中共招募了 243 名 NAFLD 患者，按 1∶1∶1 的比例随机分为标准剂量组、低剂量组或安慰剂组，以临床胰岛素抵抗指数 HOMA-IR 为替代终点指标，198 例完成 8 周治疗和 4 周随访的 NAFLD 脾阳虚证患者意向性分析（ITT 分析）表明，苓桂术甘汤显著改善了体重超标患者（$BMI > 24kg/m^2$）HOMA-IR 水平，减少了高危人群 T2DM 的发生，显著优于安慰剂对照组（$P < 0.05$），这项研究首次提供了苓桂术甘汤治疗 NAFLD 脾阳虚证改善患者 HOMA-IR 和预防 T2DM 发生的循证医学证据。值得注意的是，苓桂术甘汤对于瘦型脂肪肝（$BMI < 24kg/m^2$）患者无效，这一结果似乎更加支持了从痰饮论治 NAFLD 的科学性（肥人多痰）。对瘦型 NAFLD 证候精准分析表明，这些无效的患者往往有着更严重的脾阳虚积分并合并有血瘀证现象，解析瘦型 NAFLD 的精确证候表型及其相关表观遗传学特点和代谢轮廓，将为这类患者的精准治疗提供方案。

（五）苓桂术甘汤调节 NAFLD 糖脂代谢机制研究

在 HFD 长时间诱导建立的 NAFLD 脾阳虚证大鼠模型上，除了显著的肝脂肪变性和血脂紊乱外，还伴有大便溏薄和毛发不荣。采用整合代谢组学研究技术发现 NAFLD 脾阳虚状态出现的能量代谢和氨基酸代谢紊乱、脂肪酸氧化受抑、甘油三酯合成增加，最后导致了 IR 和代谢性炎症发生。构建苓桂术甘汤方证效应研究体系，发现苓桂术甘汤干预通过 GCKR m6A 甲基化调节糖原靶向蛋白糖原（glycogen，PTG）-细胞因子信号转导抑制因子 2（suppressor of cytokine signaling，SOCS2）-JAK/STAT 信号通路调节肝/肌糖原维持血糖稳态，肝糖原代谢可能是苓桂术甘汤治疗 NAFLD 的潜在靶点。进一步研究发现，苓桂术甘汤可以调节细胞呼吸功能，改善糖脂代谢和脂毒性炎症，甘草的药效成分 2-羟基查尔酮可能是苓桂术甘汤调节糖脂代谢的主要药效物质。基于苓桂术甘汤类方同证方证效应的研究表明，miR-138-5p 调控肉毒碱棕榈酰基转移酶 1B（carnitine palmitoyl transferase 1 B，CPT1B）的表达是脾阳虚证与能量代谢相关的方证效应基础。采用 GC-MS 测定了肝脏和粪便样品的代谢谱，代谢物组富集和途径富集分析表明，与线粒体和能量代谢相关的代谢物主要富集在糖代谢途径，通过复合反应-酶基因网络分析，获得了富集途径中与代谢产物相关的基因 GCKR，进一步验证了 GCKR 为脾阳虚证易感基因的研究结论。

脾阳虚证作为 NAFLD 的基本证候，上述研究首次通过自然人群流行数据证实了脾阳虚证在 NAFLD 发生、发展中的重要作用，找到了 NAFLD 脾阳虚证特征性代谢物 LPCAT1，证实脾阳虚证易感基因 GCKR 甲基化改变是 NAFLD 进展的重要表观遗传学事件。首次获得苓桂术甘汤改善 NAFLD 脾阳虚证 HOMA-IR 的循证证据，通过苓桂术甘汤方证效应证实了脾阳虚证与线粒体损伤、能量代谢和代谢性炎症的关系，揭示了苓桂术甘汤及其药效成分调节糖脂代谢和抑制代谢性炎症的机制。苓桂术甘汤成为国家首批重点支持的 20 个经典名方之一，也是第一个递交注册申请并获得上市许可的经典名方新药，为"病痰饮者，当以温药和之"传统理论提供了科学阐释，推动了中医传统理论和经典方剂在现代慢性疾病防治中的应用。

第四节　研究展望

NAFLD 的发生、发展受多种因素的影响，发病机制涉及 IR、脂质过氧化、代谢性炎症、肠道微生态等。NAFLD 经常与肥胖、T2DM、高脂血症、高血压等代谢综合征组分合并存在，给临床治疗带来困难。中医药正在成为开发新型 NAFLD/NASH 药物的重要来源，除了发挥中药复方多靶点整体调节的治疗优势外，中药还是发现 NAFLD/NASH 先导化合物的重要来源。过去的一段实践中，中国学者围绕中医药治疗 NAFLD/NASH 的临床研究和基础研究，如抗炎机制、代谢调节机制、炎症和代谢调控、菌群和胆汁酸相互作用等，均做出了卓有成效的工作，在国际学术界发出了中国声音，彰显了中医药特色优势。但必须看到，中医药在该领域的研究还处于起步阶段，离平视世界还有很长的路要走，还需要付出更多艰苦的努力。未来应在以下几个方面予以加强，力争取得突破。

（1）要进一步加强有组织的临床研究。要按照国际临床试验规范，组织开展组织学评价为结局指标的多中心、随机、双盲、安慰剂对照临床试验，用严谨、科学的方法评价中医药治疗 NAFLD/NASH 的临床疗效。

（2）要进一步加强方证相应的药效机制研究。建立 NAFLD/NASH 模型表型评价和方证效应共享数据库，编写不同模型的证候靶向性指导原则，提高中医药机制研究的效率和质量，要特别重视模型动物在研究体系中的应用，提升证据质量。

（3）要进一步加强有效中药复方的药效物质基础研究。中医药的优势在于临床，中医药治疗 NAFLD/NASH 的研究应该源自临床，更应该回归临床，解决临床问题。

（4）要加强有效中药复方药效物质共享资源库的建立，推动生命科学、信息科学、医学科学和中医药学的交叉结合，提高药物发现和研究效率。

（季　光　周文君　张晟安）

参 考 文 献

季光，范建高，陈建杰，等，2008. 胆宁片治疗非酒精性脂肪性肝病的多中心随机对照临床研究[J]. 中西医结合学报，6（2）：128-133.

魏华凤，柳涛，邢练军，等，2009. 793 例脂肪肝患者证候分布规律[J]. 中西医结合学报，7（5）：411-417.

Dang Y Q，Xu J J，Yang Y，et al，2020. Ling-Gui-Zhu-Gan Decoction alleviates hepatic steatosis through SOCS2 modification by N^6-methyladenosine[J]. Biomed Pharmacother，127：109976.

Gu M，Song H Y，Li Y P，et al，2020. Extract of Schisandra chinensis fruit protects against metabolic dysfunction in high - fat diet induced obese mice via FXR activation[J]. Phytother Res，34（11）：3063-3077.

Gu Z，Li D，He H，et al，2018. Body mass index，waist circumference，and waist-to-height ratio for prediction of multiple metabolic risk factors in Chinese elderly population[J]. Sci Rep，8（1）：385.

Gu Z，Wang Q，He H Y，et al，2020. Genetic variations associated with spleen-yang deficiency pattern of non-alcoholic fatty liver disease：A candidate gene study[J]. Eur J Integr Med，33：101044.

Wu T，Xie G，Ni Y，et al，2015. Serum metabolite signatures of type 2 diabetes mellitus complications[J]. J Proteome Res，14（1）：447-456.

Wu T, Yang M, Xu H C, et al, 2021. Serum bile acid profiles improve clinical prediction of nonalcoholic fatty liver in T2DM patients[J]. J Proteome Res, 20（8）: 3814-3825.

Xu J J, Wang R R, You S F, et al, 2020. Traditional Chinese medicine Lingguizhugan decoction treating nonalcoholic fatty liver disease with spleen-yang deficiency pattern: Study protocol for a multicenter randomized controlled trial[J]. Trials, 21（1）: 512.

第十二章 肝硬化中西医结合研究进展

第一节 概　　述

　　肝硬化是各种慢性肝病进展至肝脏弥漫性纤维化、假小叶形成、肝内外血管增殖为特征的病理阶段，代偿期无明显症状，失代偿期以门静脉高压和肝功能严重损伤为特征，患者常因并发腹水、消化道出血、脓毒症、肝性脑病、肝肾综合征和癌变等导致多脏器功能衰竭而死亡。

　　我国是肝病高发国家，2019 年的统计数据显示，我国近 20%的人群罹患各种原因导致的慢性肝病，其中进展至肝硬化的患者达 700 万例以上。肝硬化病程缠绵，难以根治，且易出现上消化道出血、感染、腹水、肝肾综合征、肝肺综合征等多种并发症，晚期亦可出现肝衰竭，10%以上的肝硬化患者会进展为原发性肝癌，严重危害人们的生命健康。肝硬化病因众多，病程较长，并发症多，病情危重，治疗难度大，很多环节都离不开中西医双重参与。

　　引起肝硬化的常见原因：乙型肝炎病毒和丙型肝炎病毒感染、酒精性肝病、非酒精性脂肪性肝病、自身免疫性肝病、原发性胆汁性肝硬化（原发性胆汁性胆管炎）、自身免疫性肝炎和原发性硬化性胆管炎等；遗传代谢性疾病，主要包括肝豆状核变性、血色病、肝淀粉样变、遗传性高胆红素血症、α_1-抗胰蛋白酶缺乏症、肝性卟啉病等；药物或化学毒物及寄生虫感染，主要有血吸虫病、华支睾吸虫病等；循环障碍所致肝硬化、布-加综合征和右心衰竭等；还有不能明确病因的肝硬化。大多数肝硬化只有一个病因，也有的多个病因同时作用，如乙肝、丙肝重叠感染，乙肝或丙肝患者长期大量饮酒等。此外，在主要病因的基础上，一些协同因素可以促进肝硬化的发展，如肥胖、胰岛素抵抗、某些药物等。

第二节 现代医学研究进展

　　肝硬化是多种慢性肝病的严重阶段。肝硬化的诊疗需综合考虑病因、病史、临床表现、并发症、治疗过程、检验、影像学及组织学等检查。有效病因治疗和并发症管理是肝硬化治疗的关键，在此基础上肝硬化肝功能逆转和再代偿成为可能。近年来抗乙型肝炎病毒和抗丙型肝炎病毒的药物有效性和可及性明显提高，为肝硬化有效的病因治疗提供了基础，但是非酒精性脂肪性肝病的病因治疗措施仍然缺乏。管理并发症时除了重视常见并发症，也要管理"少见"并发症。肝硬化疾病评价进展不仅可以客观地评价肝硬化的严重程度，同时也是制定肝硬化治疗方案和评价疗效重要环节。

一、肝硬化疾病评价的进展

　　肝脏合成功能及代偿能力评估、肝功能分级、影像学评估、门脉高压评估能反映肝硬化的预后及指导临床。

（一）肝脏合成功能和代偿能力评估

反映肝脏合成功能及代偿能力的指标包括血清白蛋白（albumin，ALB）、前白蛋白、凝血因子（维生素 K 依赖因子Ⅲ、Ⅶ、Ⅸ、Ⅹ）、胆固醇及胆碱酯酶等。ALB 循环半衰期为 3 周，一旦 ALB 减少，表明肝病持续时间超过 3 周。凝血因子是反映肝脏合成功能受损的早期指标，凝血酶原时间（prothrombin time，PT）、凝血酶原活动度（prothrombin time activity，PTA）、凝血酶原时间国际标准化比率（prothrombin time-international normalization ratio，PT-INR）和部分凝血酶原时间测定等是常用的反映凝血因子异常的指标，严重肝病持续 24h 内 PT 即可出现延长。因此，ALB 正常时，凝血因子指标可能降低。

（二）肝功能分级

（1）Child-Pugh 评分：包括肝性脑病、腹水、ALB、胆红素及 PT 5 个指标建立的肝硬化严重程度评估方法。根据患者分值可将肝功能分为 A、B、C 3 个等级，Child-Pugh A、B、C 级患者 1 年内发生肝病相关病死率分别为＜5%、20%、55%。

（2）终末期肝病模型（model for end-stage liver disease，MELD）及 MELD-Na 评分系统：包括血清胆红素、肌酐、INR 及肝脏病因或血清钠 5 个指标。能对肝硬化的严重程度做出较为准确的细分，可较准确地判定终末期肝病患者的预后。临床研究表明，低钠血症是肝硬化患者预后不良的独立危险因素。

（3）吲哚氰绿（indocyanine green，ICG）排泄试验：具有无创、安全、准确、灵敏、定量、可动态监测等优点。ICG 消失率和 ICG 15min 滞留率是临床常用的 2 个指标，且与 Child-Pugh 评分一致，可用于评价肝硬化患者肝脏储备功能，特别是应用于肝硬化患者术前手术风险的评估。

（三）影像学评估

肝脏硬度测定或瞬时弹性成像是无创诊断肝纤维化及早期肝硬化最简便的方法，是临床常用肝脏硬度测定工具，慢性乙型肝炎（CHB）：胆红素正常、ALT＜5×参考值上限（ULN）的 CHB 患者，肝硬度测定值（LSM）17.0kPa 考虑肝硬化，LSM＜10.6kPa 排除肝硬化可能；胆红素、ALT 正常的 CHB 患者 LSM 12.0kPa 考虑肝硬化。慢性丙型肝炎（CHC）：LSM 14.6kPa 考虑肝硬化，LSM＜10.0kPa 可排除肝硬化。

（四）门脉高压评估

1. 内镜检查

胃、肠镜仍然是筛查消化道静脉曲张及评估出血风险的"金标准"。90%的肝硬化患者静脉曲张发生在食管和（或）胃底，胃镜检查可直接观察食管及胃底有无静脉曲张，了解其曲张程度和范围，并可确定有无门脉高压性胃病。10%左右的肝硬化患者静脉曲张发生在十二指肠、小肠及大肠等少见部位，称为"异位静脉曲张"。

2. 肝静脉压力梯度测定

肝静脉压力梯度（hepatic venous pressure gradient，HVPG）测定在肝硬化分期、并发症发生和治疗目标评估中具有较重要价值。HVPG 正常参考值为 3～5mmHg（1mmHg=0.133kPa）。HVPG 在 6～10mmHg 为轻度门脉高压症，可无食管胃静脉曲张或轻度的食管胃静脉曲张；HVPG＞10mmHg 时，为显著门脉高压，可有明显的食管胃静脉曲张；HVPG 在 12～16mmHg 时，出现腹水、食管胃静脉曲张破裂出血的风险增加，1 年病死率为 10%～30%；HVPG＞16mmHg 病死率增加；HVPG＞22mmHg，可出现难控制或反复发生的失代偿期肝硬化并发症，如顽固性腹水、难控制的食管胃静脉曲张破裂出血、肝功能严重障碍，1年病死率为 60%～100%。

二、肝硬化西医诊断的进展

肝硬化临床可分为代偿期、失代偿期、再代偿期及肝硬化逆转。对肝硬化西医诊断不同分期的诊断，是制定治疗方案的重要依据。

（一）代偿期肝硬化的诊断依据

（1）组织学符合肝硬化诊断。

（2）内镜显示食管胃静脉曲张或消化道异位静脉曲张，除外非肝硬化性门脉高压。

（3）B超、LSM 或 CT 等影像学检查提示肝硬化或门脉高压特征：如脾大、门静脉≥1.3cm，LSM 测定符合不同病因的肝硬化诊断界值。

（4）无组织学、内镜或影像学检查者，以下检查指标异常提示存在肝硬化（需符合 4 条中的 2条）：①血小板计数（PLT）$<100×10^9$/L，且无其他原因可以解释；②血清 ALB<35g/L，排除营养不良或肾脏疾病等其他原因；③国际标准化比值（INR）>1.3 或 PT 延长（停用溶栓或抗凝药 7天以上）；④AST/PLT 比率指数（APRI）：成人 APRI 评分>2。

（二）失代偿期肝硬化的诊断依据

具备肝硬化的诊断依据；出现门脉高压相关并发症，如腹水、食管-胃底静脉曲张破裂出血、脓毒症、肝性脑病、肝肾综合征等。

三、肝硬化的治疗进展

肝硬化诊断明确后，应尽早开始综合治疗。重视病因治疗，必要时抗炎抗肝纤维化，积极防治并发症，随访中应动态评估病情。若药物治疗欠佳，可考虑胃镜、血液净化（人工肝）、经颈静脉肝内门腔内支架分流术（TIPS）介入治疗，符合指征者进行肝移植前准备。

（一）病因治疗进展

病因治疗是肝硬化治疗的关键，只要存在可控制的病因，均应尽快开始病因治疗。

1. HBV 所致的肝硬化病因治疗

应最大限度地长期抑制 HBV 复制，减轻肝细胞炎症坏死及肝脏纤维组织增生，延缓和减少肝功能衰竭、肝硬化失代偿、肝细胞癌和其他并发症的发生，改善患者生活质量，延长其生存时间。对于部分适合条件的患者，应追求临床治愈，或功能性治愈。常用的抗病毒药物包括恩替卡韦（ETV）、富马酸替诺福韦酯（TDF）等。大量研究数据显示，采用 ETV 治疗可强效抑制病毒复制，改善肝脏炎症，安全性较好，长期治疗可改善乙型肝炎肝硬化患者的组织学病变，显著降低肝硬化并发症和肝细胞癌的发生率，降低肝脏相关和全因病死率。应用 TDF 治疗 CHB 患者的多中心临床研究结果显示，其可强效抑制病毒复制，耐药发生率低。所有丙型肝炎病毒（HCV）RNA 阳性的患者，不论是急性还是慢性，以及肝功能是否正常，均应在专科医生指导下接受规范的抗病毒治疗。

2. 酒精性肝硬化的病因治疗

戒酒和营养支持，可减轻酒精性肝病的严重程度，改善已存在的继发性营养不良，对症治疗酒精性肝硬化及其并发症，对于已经发展到酒精性肝炎和酒精性脂肪性肝纤维化患者还需加用保肝、降酶治疗，阻止肝病进展，减少肝硬化、肝细胞癌及并发症的发生。

3. 自身免疫性肝病病因治疗

患者如不进行临床干预，可迅速进展为肝硬化或终末期肝病。目前非特异性免疫抑制，泼尼松（龙）联合硫唑嘌呤治疗或者泼尼松（龙）单药治疗作为自身免疫性肝病的标准治疗方案。

（二）抗炎抗肝纤维化治疗进展

无法进行病因治疗，或充分病因治疗后肝脏炎症和（或）肝纤维化仍然存在或进展的患者，可考虑给予抗炎抗肝纤维化的治疗。常用的抗炎保肝药物有甘草酸制剂、双环醇、多烯磷脂酰胆碱、水飞蓟素类、腺苷蛋氨酸、还原型谷胱甘肽等。

（三）肝硬化并发症的防治进展

1. 肝硬化腹水治疗进展

一线治疗包括限制盐的摄入（4～6g/d），合理应用螺内酯、呋塞米等利尿剂。二线治疗包括合理应用缩血管活性药物和其他利尿剂，如特利加压素、盐酸米多君及托伐普坦；腹腔穿刺大量放腹水及补充人血白蛋白及饮食调理为主。三线治疗包括肝移植、腹水浓缩回输、肾脏替代治疗等。顽固性腹水推荐三联治疗：利尿药物、白蛋白和缩血管活性药物。不推荐使用多巴胺等扩血管药物。

2. 肝硬化消化道出血治疗进展

出血急性期应禁食水，合理补液。可用特利加压素、生长抑素及其类似物或垂体后叶素降低门脉压力。应用 PPI（也可用 H_2RA）抑酸，提高胃液 pH 值，有助于止血。使用抗菌药物，三代头孢菌素或喹诺酮类，疗程 5～7 天。必要时输注红细胞，血红蛋白浓度目标值为≥70g/L。对凝血功能障碍患者，可补充新鲜血浆、凝血酶原复合物和纤维蛋白原等。血小板明显减少可输注血小板。维生素 K_1 缺乏可短期使用维生素 K_1（5～10mg/d）。食管胃底静脉曲张破裂出血，药物治疗效果欠佳时可行急诊内镜下套扎、硬化剂或组织黏合剂治疗，药物联合内镜治疗的效果和安全性更佳。急性出血的高危患者应接受早期（72h 内）TIPS 治疗。胃静脉曲张出血可首选球囊阻断逆行静脉血管硬化术（balloon-occluded retrograde transvenous obliteration，BRTO）。内镜联合药物是一线治疗，TIPS 是二线治疗。食管胃静脉曲张出血且合并门脉血栓形成的患者，可考虑首选 TIPS 治疗。常用药物为非选择性 β 受体阻断剂（NSBB）或卡维地洛，其应答标准为：HVPG≤12mmHg 或较基线水平下降≥10%；若不能检测 HVPG，则应使静息心率下降到基础心率的 75%或 50～60 次/分。门脉高压性胃病和肠病出血门脉高压性胃病出血多表现为慢性出血和缺铁性贫血，首选治疗药物是 NSBB，并应补充铁剂。

3. 肝硬化合并感染治疗进展

肝硬化患者可出现多个部位多种病原体的感染，其中最常见的部位是腹腔，表现为 SBP。腹腔感染的病原体以革兰氏阴性杆菌最为常见。一旦出现感染征象，应及时进行病原学检查，尽快开始经验性抗感染治疗。获得病原学检测及药敏结果后，尽快转化为目标性抗感染治疗。

4. 肝硬化肝性脑病（HE）治疗进展

早期识别、及时治疗是改善 HE 预后的关键。去除发病诱因是非常重要的治疗措施，如常见的感染、消化道出血及电解质紊乱，同时需注意筛查是否存在异常门体分流道。促进氨的排出、减少氨的生成、清洁肠道、减少肠源性毒素吸收、纠正氨基酸失衡是主要的治疗方法，可使用乳果糖、拉克替醇、L-鸟氨酸、L-门冬氨酸及利福昔明-α 晶型等。

第三节 中西医结合研究进展

我国肝硬化患者多为 HBV 感染所致，应最大限度地长期抑制 HBV 复制，减轻肝细胞炎症坏死及肝纤维组织增生，延缓和减少肝功能衰竭、肝硬化失代偿、肝细胞癌和其他并发症的发生，改善患者生命质量，延长生存时间。国内先后制定了《肝硬化中西医结合诊疗共识》《肝纤维化中西医结合诊疗指南》等文件，对肝硬化的中西医临床诊疗发挥了重要的指导作用。有效的抗肝纤维化治疗亦尤为重要，近 5 年来的临床研究取得了显著进展，ETV 抗病毒联合抗肝纤维化中成药对肝纤维化、肝硬化组织学改善率显著高于单用 ETV。临床病例的回顾性分析研究显示，既往是否经过抗肝纤维化中成药治疗是影响肝硬化预后结局的独立保护因素。

一、代偿期肝硬化中西医结合治疗进展

肝纤维化是肝硬化的病理基础，《肝硬化诊治指南》指出：对某些疾病无法进行病因治疗，或充分病因治疗后肝脏炎症和（或）肝纤维化仍然存在或进展的患者，可考虑给予抗炎抗肝纤维化的治疗。

（一）抗肝纤维化治疗进展

抗肝纤维化的研究主要集中在中医药临床和实验研究领域。临床研究主要根据肝纤维化的病机特点，形成活血化瘀法、扶正祛瘀法、益气活血法、养阴活血法、疏肝健脾法、滋肾柔肝法、软坚消癥法等，并确立相应的方药。中西医结合高级别临床研究主要集中在中成药联合核苷类抗病毒药物应用方面。一项评价复方鳖甲软肝片联合 ETV 治疗 72 周疗效的研究中，将用药后肝活检组织学纤维化分期（Ishank）较基线水平减退≥1 期为有效逆转作为评价指标，结果显示在显著肝纤维化或肝硬化的慢性乙型肝炎（CHB）患者中，ETV 联合复方鳖甲软肝片纤维化消退率（40.0%，143/358）显著优于单用 ETV（31.8%，110/347，$P=0.0069$），联合组肝病理组织学逆转率显著高于单用 ETV 组（41.5% vs. 30.7%，$P=0.0103$）。另一项 RCT 研究显示：安络化纤丸联合 ETV 治疗 CHB 患者 78 周，对肝纤维化基线 Ishank≥3 期的改善率（54.74%，52/95）显著高于单用 ETV 组（33.33%，16/48，$P=0.016$）；Ishank 5/6 期的改善率提高了 10 个百分点。一项扶正化瘀（FZHY）联合 ETV 治疗 52 例初治的 Ishank≥3 期的 CHB 患者研究发现：FZHY 联合 ETV 治疗组纤维化的逆转率（82% vs. 54%，$P<0.05$）及坏死炎症改善率（59% vs. 25%，$P<0.05$）均显著高于单用 ETV 组；采用双光子二次谐波分析肝组织 80 余项胶原蛋白参数，结果显示联合治疗组较单用 ETV 组有 5 项参数显著下降，证实抑制 HBV 复制与抗肝纤维化中药联合治疗的优效性。

（二）抗肝纤维化降低乙肝肝硬化患者肝癌的发生率

首都医科大学附属北京地坛医院对 1049 例乙肝肝硬化住院患者进行的回顾性研究显示：抗肝纤维化中成药治疗是预防乙肝肝硬化患者 3 年内发生肝癌的独立保护因素（$P<0.05$），抗肝纤维化+抗病毒联合组患者 3 年内肝癌发生率显著低于抗病毒单用组（10.3% vs. 15.4%，$P<0.05$）。一项病例对照研究发现，FZHY 联合抗病毒药物组肝细胞癌的发生风险显著低于抗病毒药物单用组（校正风险比=0.32，95%可信区间：0.19～0.53，$P<0.001$），肝细胞癌的发生风险随着 FZHY 使用时间的延长而降低；进一步分层分析显示，不同（Child-Turcotte-Pugh，CTP）分级的患者均从 FZHY 治疗中受益。另一项纳入 1000 例初治 CHB 患者的随机双盲安慰剂对照研究显示，分别给予 ETV+复方鳖甲软肝片（BRC）、ETV+安慰剂治疗 72 周，之后每 6 个月随访 1 次，结果显示 ETV+BRC 和 ETV+安慰剂组 7 年肝细胞癌累积发病率分别为 4.7% vs. 9.3%（$P=0.008$）。提示 ETV+BRC 联合治疗可进一步降低 CHB 和晚期纤维化或肝硬化患者肝细胞癌和肝脏相关死亡的风险，这对肝细胞癌预防具有重要的临床意义。

二、失代偿期肝硬化中西医结合治疗进展

并发症的出现预示肝硬化进入失代偿期，如不能及时有效治疗，可出现多种并发症及肝功能衰竭，预后不良。此期运用西医治疗原发疾病联合中医辨证论治减少并发症发生，是中西医结合治疗是肝硬化失代偿期的重要策略。改善肝硬化患者的预后，提高失代偿期患者生存质量及生存期，是失代偿期肝硬化临床治疗的主要目标。

（一）肝硬化腹水中西医结合治疗进展

腹水是失代偿期肝硬化最常见的并发症，大约 20% 的肝硬化患者首次就诊时即出现腹水，肝硬化腹水患者 2 年病死率约为 50%。由于腹水的存在，肝硬化患者更容易发生细菌感染、电解质紊乱、肾损伤、营养不良等其他并发症。有效控制腹水是肝硬化治疗的重要环节，对限钠、利尿治疗有应答反应的轻中度肝硬化腹水患者预后较好，但仍有 15%～20% 的肝硬化腹水患者对大剂量利尿剂无应答反应，属于难治性腹水（refractory ascites，RA），而 RA 的 1 年病死率可高达 60%～70%。近 5 年来，基于临床和基础研究的进展，国内外多个肝硬化腹水指南进行了更新，但肝硬化腹水尤其是 RA 的诊治仍是临床的热点和难点问题，需要中西医结合综合防治。

肝硬化腹水是中西医结合的治疗优势领域。中医将其作为一个独立的病证，称之为"臌胀"。肝、脾、肾三脏功能失调是形成臌胀的关键病机，气滞、血瘀、水停是其基本病理因素。

1. 肝硬化腹水中医治疗

臌胀治疗的核心是祛水消胀，而中医治疗方法又分利水、逐水、放水 3 个层次，外治法也有不同，腹水消退后还要进行适当的善后治疗，形成序贯完整的治疗过程。利水常涉及行气利水、健脾利水、温阳利水、活血利水、宣肺利水、养阴利水等治法。利水的常见复方如五苓散、五皮饮等；单味药如车前子、冬瓜皮、大腹皮、茯苓皮、地骷髅等。逐水常涉及峻泻逐水、缓下逐水、逐水消肿等治法，其复方如十枣汤、舟车丸、疏凿饮子、禹功散等，单味药如甘遂、大戟、芫花、商陆、牵牛子等，中病即止。腹水利之不下、逐之不去者，可应用穿刺放腹水的方法，临床严格掌握适应证与禁忌证。同时可配合中医外治法，起到协同和增效作用，适用于腹水较多、口服药未全获效或一时服药困难者。常用有肚脐贴敷、穴位贴敷和针灸等，用之得当会收到意外效果。腹水消退后常用健脾益气、养血柔肝、补肾填精等善后巩固治疗，扶助正气，防止腹水再生，为改善肝硬化预后创造条件。

2. 扶正祛邪法治疗肝硬化腹水

1998～2018 年发表的 16 个临床对照研究的 Meta 分析表明，健脾利水法联合西药治疗肝硬化腹水的有效率高于西医常规治疗组，且对白蛋白等肝功能指标的改善优于西医常规治疗组。纳入 10 个临床对照研究的 Meta 分析发现，五苓散加减联合西药治疗对肝硬化腹水的临床疗效优于单纯西药，Child-Pugh 评分改善优于对照组，且不良反应发生率低。另一项研究显示，近 20 年来治疗肝硬化腹水应用频次最多的温阳利水方剂包括真武汤、附子理苓汤和实脾饮，温阳利水类中药复方联合西医常规治疗在腹水治疗总有效率、改善肝功能方面优于单纯西医治疗。李秀惠教授团队以一贯煎加楮实子、猪苓联合西医常规治疗（利尿剂减半+白蛋白 10～20g/d+间断性腹腔穿刺放液）肝肾阴虚型肝硬化腹水，结果发现滋肾柔肝法能较好地改善肝功能，促进腹水消退，减少利尿剂的使用剂量，避免大剂量利尿剂所致的严重不良反应发生。

3. 中医外治法治疗肝硬化腹水

肝硬化腹水患者多伴有门静脉高压性胃肠病变，食欲较差，胃肠道症状突出，加之发生上消化道出血后需要禁饮食，上述情况都限制了口服中药汤剂的应用。内病外治是中医治疗学的一大特色，中药保留灌肠、中药敷脐及针灸等外治法为肝硬化腹水的治疗开辟了新的途径。

（1）中药保留灌肠：通过直肠给药，达到黏膜局部高渗状态从而发挥"透析样作用"；抑制肠

源性内毒素的产生和吸收，有助于肝功能的恢复和腹水的消退，避免了苦寒中药对胃黏膜的刺激。中药保留灌肠通常选择大黄、茵陈、赤芍、白及等通腑降浊、清热活血及护膜生肌药物作为一般基础治疗，加退黄合剂（药物组成为茵陈、赤芍、金钱草、郁金和大黄等）保留灌肠、逐水方穴位敷贴（药物组成为黄芪、甘遂、大腹皮、干姜和冰片）中医外治疗法联合西医治疗能够提高 24h 尿量、减轻体质量，改善门静脉血流动力学，降低门静脉压力，降低胆红素、内毒素水平。

（2）中药敷脐：慢性乙型肝炎肝硬化顽固性腹水患者，给予托伐普坦等常规西药，加用王灵台的经验方水臌贴（黄芪、肉桂和砂仁等）敷脐，增加 24h 尿量，降低腹围，且无不良反应发生。一项多中心随机对照试验研究表明利水消鼓贴（牵牛子、车前子、大黄、薏苡仁、木香、甘遂）治疗肝硬化腹水安全有效，为中药敷脐治疗肝硬化腹水提供高质量的证据。

（3）针灸：在常规治疗基础上，加温阳逐水饮药物和温针灸，28 天腹水消退和症状改善治疗组均优于对照组（P<0.05），总有效率治疗组显著高于对照组（P<0.05）。肖卫敏等研究发现，在常规治疗基础上加用针灸透穴，针刺中脘、水分、气海等穴位，治疗 4 周，总有效率治疗组（98%）优于对照组（85.7%）（P<0.05）。

（4）夜间加餐治疗肝硬化腹水：近年研究表明肝硬化患者营养风险发生率高达 44.4%，提示营养因素在肝硬化病情进展及并发症发生方面起到促进作用。赵文霞教授团队在中医肝病实脾理论指导下，对肝硬化腹水患者进行夜间加餐，改善了患者的营养状态，提高了生存质量，减少了腹水的复发，改善了预后。

（二）消化道出血中西医结合治疗

食管-胃底静脉曲张破裂出血（EVB）是肝硬化患者最常见的可致死性并发症，内镜治疗联合 NSBB 对 EVB 的二级预防取得较为理想的疗效。但临床研究观察 21 个月发现：结扎治疗联合纳洛多尔 EVB 再出血发生率仍为 23%，静脉曲张闭塞后的复发率为 26%，再出血死亡率为 6.7%。因此进一步提高 EVB 二级预防的疗效，需要中医药的参与。

上消化道出血属于"呕血""便血"范畴，其治疗四大原则是"止血、消瘀、宁血、补血"。临床在治疗上提出禁食不禁中药，应用白及、三七粉、云南白药和中药碳剂能显著缩短患者止血时间、住院时间，减少输血量。在胃镜下喷洒超微大黄粉溶液抑制呕血或黑便、升高血红蛋白含量的作用较为显著。应用凉血止血的牡丹皮、地骨皮，达到宁血的目的，应用和血止血的茜草、三七粉，达到消瘀止血的目的，出血停止后，应用健脾和胃的党参、当归，具有补虚升血的作用。

内镜下食管曲张静脉结扎术联合中医辨证论治在肝硬化 EVB 二级预防中的协同作用显著，中西医组内镜结扎后 13～24 个月的再出血率显著低于西医组（2% vs. 12%，P=0.045），中西医组再出血病死率显著低于西医组（2% vs. 12%，P=0.045），且门静脉高压性胃病的总有效率显著高于西医组（90% vs. 77%，P=0.04），为结扎联合中医药提高 EVB 二级预防的综合疗效提供了新策略。

（三）肝性脑病中西医结合治疗进展

肝性脑病（hepatic encephalopathy，HE）是由严重肝病引起的以代谢功能紊乱为基础的中枢神经系统功能失调综合征。其治疗以支持疗法、祛除诱因、减少肠源性毒物和调节神经递质平衡四方面为主。随着中医药对肝性脑病的病因病机、辨证分型及方药治疗认识的提高，中西医结合诊治肝性脑病的疗效不断提高。

中医学并无"肝性脑病"病名，无黄疸型属于中医学"神昏"范畴，有黄疸型属于"急黄"范畴，病因均为湿热疫毒充斥三焦，迫入营血，终致内陷心包而发病。依据肝性脑病的临床表现，临床医家将肝性脑病分为四型：①以神志淡漠、嗜睡、四肢不温、腹大胀满为主症的痰浊闭阻证；②以身热烦躁、神昏谵语为主症的痰热蒙窍证；③以头晕目眩、手足徐动甚则神昏抽搐、伴有出血倾向为主症的阴虚风动证；④以昏迷、眼开口张、手撒肢冷、二便失禁、脉微欲绝为主症的阴阳俱脱证。

1. 肝-肠-脑轴理论进展

基于肝肠循环，脑-肠轴的理论，中医专家提出"脑-肠同治"，从"通腑开窍，通腑保肝"入手，应用清上通下法，消除积滞，祛除内热，达到醒脑开窍的目的。常用三承气汤类、大柴胡汤以通腑开窍，配合中药大黄煎剂保留灌肠，临床疗效显著。

2. 肝性脑病治疗进展

在西医常规基础治疗的基础上，加用大黄煎剂（醋制大黄、乌梅各30g）或清肠合剂（生大黄、石菖蒲、乌梅各30g，生枳壳15g，锡类散6g）保留灌肠，加减菖蒲郁金汤（石菖蒲20g，郁金30g，生大黄20g，乌梅15g，枳实15g，厚朴15g）全结肠灌注透析，治疗肝性脑病能显著提高患者认知能力、缩短昏迷时间，有效降低血氨、内毒素水平，促进肝功能恢复，提高肝性脑病的整体有效率。通过解毒导滞给病邪以出路，有助于调理肝、脑、大肠功能，祛除痰、瘀、毒邪，提高临床治疗效果。中药灌肠方除使用具有荡涤肠腑的峻猛药物之外，也配伍了具有醒神开窍及顾护脾胃之品。

（四）脾功能亢进中西医结合治疗进展

脾大、脾功能亢进（简称脾亢）是肝硬化门脉高压的表现。肝硬化后血液回流受阻，导致长期脾窦淤血，脾内纤维组织增生，脾大和单系多系血细胞减少，脾亢增加了患者感染及髓细胞增生，从而导致脾脏吞噬清除血细胞的功能增强，出血的概率增加，严重影响患者的生活质量。中医多运用扶正化瘀散结法、益气活血软坚法、活血软坚散结法、益脾肾通络祛瘀法等多法联合治疗脾亢。

1. 扶正化瘀散结法临床治疗

扶正化瘀胶囊、复方鳖甲软肝片/鳖甲煎丸等目前被广泛运用于临床。扶正化瘀胶囊主要适用于瘀血阻络、肝肾不足证者；复方鳖甲软肝片适用于瘀血阻络、气血亏虚兼热毒未尽证者。给予肝硬化脾亢患者扶正化瘀胶囊或复方鳖甲软肝片联合ETV治疗6个月，在改善门静脉宽度、脾脏厚度、脾静脉宽度、升高血小板和白细胞计数方面效果优于单用ETV。在维生素C、复方氨基酸对症支持治疗的基础上，以加味归脾汤或养肝健脾补血汤治疗肝硬化脾亢3个月，临床症状、血常规、脾脏厚度等变化，治疗组显著优于对照组（$P<0.01$）。

2. 益气活血软坚法临床治疗

益气活血软坚法是临床常用治法，气行则血行，活血才能消瘀，软坚才能缩脾。临床专家在抗病毒及基础治疗的基础上，应用益气活血抗纤方治疗乙肝肝硬化合并脾亢124例，治疗12周后，治疗组门静脉、脾静脉内径缩小，治疗组肝硬化门脉高压疗效优于对照组（$P<0.05$）。

3. 活血软坚散结法临床治疗

鳖甲煎丸是经典名方，具有活血化瘀、软坚散结功能，鳖甲煎丸联合异甘草酸镁对HBV感染失代偿期肝硬化患者的临床研究显示二者联用能够降低门静脉内径、脾静脉内径、脾脏厚度，改善肝功能指标，降低肝纤维化指标提示其具有抗肝纤维化、降低门脉高压、减少肝硬化患者食管-胃底静脉出血、缩脾、升血小板及白细胞、调节免疫等作用。王灵台教授团队的真实世界研究显示114例患者在西药治疗基础上加用大黄䗪虫胶囊治疗1年后，患者脾脏厚度及长度明显缩小，且以脾脏厚度在50～69mm、脾脏长度在100mm以下患者脾脏缩小最明显（$P<0.05$）；白细胞（white blood cell，WBC）、血红蛋白（hemoglobin，Hb）、血小板（platelet，PLT）、APRI均明显升高；回归分析发现服用大黄䗪虫胶囊为是否发生肝硬化失代偿和（或）肝癌风险的有益暴露因素，相对危险度（relative risk，RR）为0.35，95%可信区间为0.12～1.01。

4. 多法联合治疗脾亢

中医专家采用多种治法联合治疗脾亢效果更明显。临床用清下消补方（大黄、龟甲、炙鳖甲、茵陈蒿、满天星、半枝莲、党参等）合复方鳖甲软肝片口服治疗失代偿期肝硬化脾大70例，3个用后观察发现其在缩小脾长径、改善肝功能及恢复血细胞等方面疗效明显。益气和血方口服，外敷缩脾膏联合 ETV 对乙肝肝硬化脾亢的回顾性研究发现其在改善患者的临床症状，提高生活质量，提升白细胞、血小板计数，减小脾脏大小及门静脉直径等方面优于对照组。

（五）自发性细菌性腹膜炎中西医治疗进展

自发性细菌性腹膜炎（spontaneous bacterial peritonitis，SBP）是在肝硬化腹水基础上发生的腹腔感染。SBP 的发生是肝病患者病情进展的重要标志，因为肝硬化腹水患者一旦合并了 SBP，会导致病情急速进展，出现感染性休克、肝肾功能衰竭、肝性脑病等并发症，病死率可达 20%～30%。研究表明，肝硬化腹水患者若合并了 SBP，病死率甚至可高达 30%～50%，所以及时诊断并给予有效治疗对改善 SBP 患者的预后尤为重要。

SBP 的发病机制尚未完全阐明，目前普遍认为肝硬化失代偿期患者长期门脉高压，导致肠道黏膜屏障淤血、水肿、功能损害，肠黏膜通透性增加，肠道运输功能降低，肠内细菌、内毒素繁殖和患者免疫力下降，易发生细菌移位（bacterial translocation，BT）是导致 SBP 的重要原因，尽管目前抗生素在治疗肝硬化 SBP 方面体现出明显的作用，但革兰氏阴性菌对喹诺酮类的耐药性显著增加，可能引起耐药菌与真菌的双重感染，加重病情。多项研究显示，中药灌肠能有效改善患者的症状及肝功能，降低血清内毒素水平，降低肝细胞损伤，从而降低肝硬化患者的病死率。提示中西医结合是 SBP 临床治疗的新策略。

临床上中药保留灌肠直接作用于肠道来治疗肝硬化 SBP 最为常用，起到了调节肠道菌群、减少BT、改善肠道黏膜屏障的作用。在常规抗生素治疗基础上加用清泻邪毒方灌肠治疗能够较好地改善患者的症状，降低腹水白细胞计数，腹水多形核白细胞数量、血清 C 反应蛋白、降钙素原、IL-6等炎症指标，改善肝功能。给予肝硬化并发 SBP 患者脐周微波照射联合中药高位保留灌肠每天 1次，持续 10 天的方案治疗，能够明显减少患者腹水的白细胞和中性粒细胞、降钙素原，改善肝功能。采用芍丹承气汤灌肠治疗湿热瘀结证肝硬化 SBP 患者，能够改善患者临床症状、体征、肝脏功能、凝血功能、炎症反应及肠道功能，降低 3 个月内再次并发 SBP 的风险。

第四节　研究展望

中西医结合治疗肝硬化是中西医两种医学体系的相依相融，既需要理论的衔接与互融，也需要实践的渗透与互补，病证互鉴，吸纳各自的优势，在不同阶段和不同环节进行科学对接和合理嵌入，从而提高中西医结合治疗肝硬化的疗效，改善患者预后。

中药复方治疗肝硬化的临床研究发展充分显示了中医药的临床实践优势，适应现代临床发展需要，应用现代研究方法，展现中医药治疗的临床价值。但复方中药如何进一步适应新形势下的现代临床发展大趋势，亟须解决深化研究的关键技术问题。

（1）复方中药具有成分复杂、多途径作用的特点，也是制约研究深入发展的难点，其药效物质基础及作用机制研究应有所发展，明晰中药复方有效成分与作用靶点及其有效多成分的配伍作用机制，仍是具有挑战性的突破口，同时有益于逐步提高复方中药的质量控制标准的问题。

（2）中西医结合治疗肝硬化前瞻性设计的临床信息资料库亟待建立，开展多中心，大样本，随机对照中西医结合治疗肝硬化及相关并发症的临床研究，加快建立系统的临床诊疗资料随访数据库，为临床提供高质量的循证医学证据。

（3）中医外治法治疗肝硬化具有简便、有效、价廉、不良反应少等优点，且克服了口服药物首过效应对肝脏的影响，值得临床推广。但多数临床报道为单方或验方的临床经验或观察，缺少大样本随机对照临床研究作为循证医学证据，辨证分型缺乏统一标准，中药外用剂型多为粗放加工应用，缺乏统一的标准及理论研究，有待进一步深入研究和探讨。而且应在临床疗效观察的基础上结合代谢组学及分子生物学，以客观评价中医外治法防治肝硬化不同时期、不同并发症的效果，为中医外治法治疗肝硬化提供现代药理学依据。构建规范化肝硬化的中西医结合诊疗方案，促进肝硬化及其并发症的防治向更高水平发展。

（赵文霞　尚东方　赵晨露）

参 考 文 献

贾寒，2021. 肝硬化病因演变及 NAFLD 相关肝硬化临床特点分析[D]. 北京：北京大学医学部.

徐列明，刘平，沈锡中，等，2019. 肝纤维化中西医结合诊疗指南[J]. 中国中西医结合杂志，39（11）：1286-1295.

徐小元，丁惠国，李文刚，等，2017. 肝硬化腹水及相关并发症的诊疗指南[J]. 临床肝胆病杂志，33（10）：1847-1863.

张声生，王宪波，江宇泳，2017. 肝硬化腹水中医诊疗专家共识意见（2017）[J]. 临床肝胆病杂志，33（9）：1621-1626.

中华医学会肝病学分会，2019. 肝硬化诊治指南[J]. 中华肝脏病杂志，27（11）：846-865.

中华医学会肝病学分会，中华医学会消化病学分会，中华医学会内镜学分会，2016. 肝硬化门静脉高压食管胃静脉曲张出血的防治指南[J]. 临床肝胆病杂志，32（2）：203-219.

中华医学会消化病学分会，中华医学会肝病学分会，2013. 中国肝性脑病诊治共识意见（2013 年，重庆）[J]. 中华肝脏病杂志，21（9）：641-651.

Ghorbani S，Yong V W，2021. The extracellular matrix as modifier of neuroinflammation and remyelination in multiple sclerosis[J]. Brain：144（7）：1958-1973.

Ji D，Chen Y，Bi J，et al，2022. Entecavir plus Biejia-Ruangan compound reduces the risk of hepatocellular carcinoma in Chinese patients with chronic hepatitis B [J]. J Hepatol，77（6）：1515-1524.

Rong G，Chen Y，Yu Z，et al，2022. Synergistic effect of Biejia-Ruangan on fibrosis regression in patients with chronic hepatitis B treated with entecavir：A multicenter，randomized，double-blind，placebo-controlled trial[J]. J Infect Dis，225（6）：1091-1099.

Tony S M，Shaaban M E A，Mohamed A I M，et al，2022. Effect of entecavir and tenofovir disoproxil fumarate on hepatocellular carcinoma in subjects with chronic hepatitis B：a meta-analysis[J]. Beni Suef Univ J Basic Appl Sci，11（1）：1-9.

Xiao J，Wang F，Wong N K，et al，2019. Global liver disease burdens and research trends：Analysis from a Chinese perspective[J]. J Hepatol，71（1）：212-221.

第一节　概　述

慢性胆囊炎一般是由长期存在的胆囊结石所致的胆囊慢性炎症，或急性胆囊炎反复发作迁延而来，其临床表现差异较大，可表现为无症状、反复右上腹不适或腹痛，也可出现急性发作。其典型腹部超声检查表现为胆囊壁增厚（壁厚≥3mm）、毛糙，合并胆囊结石可表现为胆囊内强回声及后方声影。根据胆囊内是否存在结石，分成结石性胆囊炎与非结石性胆囊炎。胆囊结石分成胆固醇结石或以胆固醇为主的混合性结石和胆色素结石，中国人群中胆固醇结石占70%以上。

随着我国人民生活水平逐渐提高，慢性胆囊炎、胆囊结石发病率近年来呈上升趋势。我国胆囊结石主要的发病危险因素包括油腻饮食、肥胖、脂肪肝、糖尿病、高血压、高脂血症、缺乏运动、不吃早餐和胆囊结石家族史等。可能的保护因素包括增加运动、高纤维饮食、多吃水果、多吃坚果、素食和饮咖啡等。

慢性胆囊炎患者较为常见的症状是反复发作的右上腹不适或右上腹痛，常伴有胆源性消化不良，表现为嗳气、饭后饱胀、腹胀和恶心等症状。其发作常与油腻饮食、高蛋白饮食有关。胆囊结石患者可能会发生胆绞痛，系由结石嵌顿于胆囊颈部或胆囊管诱发胆囊、胆道平滑肌及奥迪（Oddi）括约肌痉挛收缩而引起的绞痛，常在饱食或油腻饮食后发作，表现为右上腹或上腹部持续疼痛伴阵发性加剧，可向右肩背部放射，如嵌顿结石因体位变动或解痉等药物解除梗阻，则绞痛即可缓解。

常规腹部超声检查是诊断慢性胆囊炎、胆囊结石最常用、最有价值的检查方法，对胆囊结石诊断准确率可达95%以上。CT检查能良好地显示胆囊壁增厚，但不能显示X线检查阴性的结石。CT检查对慢性胆囊炎的诊断价值与腹部超声相似，但对胆囊结石的诊断不具优势。MRI检查在评估胆囊壁纤维化、胆囊壁缺血、胆囊周围组织水肿、胆囊周围脂肪堆积等方面均优于CT检查，主要用于鉴别急性和慢性胆囊炎。

对于慢性胆囊炎、胆囊结石患者，应按是否有症状、是否有并发症分别进行个体化治疗。治疗目标为祛除病因、缓解症状、预防复发、防治并发症。胆囊结石及慢性胆囊炎的发病与饮食及肥胖有关，建议规律、低脂、低热量膳食，并提倡定量、定时的规律饮食方式。无症状的胆囊结石患者可不实施治疗；而有症状的患者如不宜手术，且腹部超声检查评估为胆囊功能正常、X线检查阴性的胆固醇结石，可考虑口服药物溶石治疗，常用的药物有熊去氧胆酸。对有胆源性消化不良症状的患者宜补充促进胆汁合成和分泌的消化酶类药物，如复方阿嗪米特肠溶片。胆绞痛急性发作期间应予禁食及有效的止痛治疗。对无症状的胆囊结石患者，建议随访观察，不推荐预防性胆囊切除。

慢性胆囊炎、胆囊结石患者一般预后良好。无症状患者推荐每年进行1次随访，随访内容包括体格检查、肝功能实验室检查和腹部超声检查。

第二节 现代医学研究进展

目前尚无全国性慢性胆囊炎、胆囊结石流行病学资料。国内报道成人慢性胆囊炎患病率为 0.78%～3.91%，胆囊结石患病率为 2.3%～6.5%。女性胆囊结石患病率高于男性，男女比为 1：(1.07～1.69)。我国胆囊结石患病率随年龄增长而上升。一项覆盖 24 个省市的针对体格检查人群的大型调查显示，20～29 岁人群胆囊结石患病率为 1.1%，30～39 岁患病率为 2.6%，40～49 岁患病率为 4.4%，50～59 岁患病率为 8.0%，60～69 岁患病率为 8.3%，70 岁患病率为 11.2%。

多数慢性胆囊炎、胆囊结石患者无明显症状，无症状者约占所有患者的 70%。对胆囊结石自然病程的流行病学调查显示，无症状胆囊结石出现相关症状的年发生率为 0.7%～2.5%，出现并发症（如急性胆囊炎、急性胰腺炎和梗阻性黄疸等）的年发生率为 0.1%～0.3%。胆囊结石是慢性胆囊炎的主要病因，慢性结石性胆囊炎占所有慢性胆囊炎的 90%～95%。胆囊结石作为临床多发病越来越受到人们的关注，目前主要研究进展包括以下四个方面：

一、肠道菌群与胆囊结石的关系

近年来相关研究表明，肠道菌群与胆囊结石的形成密切相关，基于以往的报道，肠道菌群参与多种疾病的发生发展已被证实，关于其与胆囊结石的关系仍处于探索之中。胆道连接于肝脏和肠道，肠道菌群可调节经肝脏合成排入肠道的胆汁酸，同时肠道菌群的结构和分布又受胆汁酸的影响。胆汁酸代谢紊乱是胆囊结石形成的关键一步，肠道细菌可能通过调节胆汁酸的肝肠循环进一步影响胆囊结石的形成。具体调节过程分为：①结合胆汁酸能被肠道细菌产生的胆汁酸盐水解酶（bile salt hydrolase，BSH）水解成游离胆汁酸；②游离胆汁酸被具有 7α-脱羟酶活性的肠道细菌转化为次级胆汁酸。任何干扰此过程的因素都会导致胆汁酸代谢紊乱。

（一）胆汁酸的肠肝循环

肝实质细胞以胆固醇为原料通过经典途径以及替代途径合成胆汁酸。前者主要以胆固醇 7α-羟化酶（cholesterol 7α-hydroxylase，CYP7A1）介导，后者则以甾醇 27-羟化酶（CYP27A1）介导。胆固醇首先转化为游离状态的初级胆汁酸鹅去氧胆酸（CDCA）和胆酸（CA），再与牛磺酸及甘氨酸结合形成结合型胆汁酸储存于胆囊，当进食刺激后，胆汁经胆囊收缩排入肠腔，帮助脂质物质在小肠的吸收，在此过程中 CYP7A1 作为唯一限制性合成酶，发挥着重要作用。除了以结合初级胆汁酸的形式被回肠末端重吸收外，一小部分结合胆汁酸先经 BSH 催化形成游离胆汁酸，游离胆汁酸再经过肠道菌群的脱羟作用，形成次级胆汁酸脱氧胆酸（DCA）及石胆酸（LCA），最终被重吸收，由此完成胆汁酸的肠肝循环。

（二）具有 BSH 的细菌与胆汁酸代谢

目前已经鉴定具有 BSH 的细菌包括拟杆菌属、梭菌属、双歧杆菌属、乳酸杆菌以及肠球菌属。研究表明乳杆菌 ATCC4005 分离出的 BSH 能够使大鼠血清胆固醇水平降低 58%。肠道细菌通过产生 BSH 将结合胆汁酸水解成游离状态的胆汁酸如 CDCA、CA 等，激活法尼醇 X 受体（FXR），FXR 是参与肠肝循环调控胆汁酸代谢的重要受体，在肝脏、肠道等器官均可见表达。在肝脏的小异源二聚体伴侣（SHP）以及在肠道的成纤维细胞生长因子 15/19（FGF15/19）都能被 FXR 诱导，SHP 可以减少肝受体同源物 1（LRH1）的生成，而 FGF19 作用于肝脏的成纤维细胞生长因子受体 4（FGFR4）及 β-Klotho 受体，二者最终通过抑制 CYP7A1 的活性，减少胆汁酸的合成。当肠道菌群紊乱，BSH

活性增强，游离胆汁酸在肠道聚集，此时机体发动 FXR 负反馈途径，抑制胆汁酸合成，胆汁酸合成减少，使得胆固醇过饱和，由于影响肠道菌群的因素仍然存在，导致机体胆汁酸的正向合成途径不能完全发挥，从而增加了胆固醇结石形成的机会。

（三）具有 7α-脱羟酶活性的细菌与胆汁酸代谢

游离胆汁酸可被肠道中具有 7α-脱羟酶活性的细菌转化为次级胆汁酸。目前 7α-脱羟基菌在肠道中的分布情况仍处于探索之中，已知梭菌属、毛螺科以及消化链球菌科具有 7α-脱羟活性，这些菌群虽然只占全肠细菌的百分之一，但对宿主发挥的作用却是巨大的。相关研究表明，胆固醇结石的形成与 7α-脱羟酶活性有关，肠道菌群中 7α-脱羟酶活性增高能够促进胆固醇结石的形成，其机制可能是因为次级胆汁酸受 7α-脱羟酶活性调控，该酶活性增高，次级胆汁酸的生成就会增多，但人体自身不能对次级胆汁酸如 DCA 进行 7α-羟化形成 CA，也不能将胆汁池中的 DCA 通过代谢的方式去除，因此，这些次级胆汁酸就会在胆汁中积累到很高的水平，增加了胆固醇结石形成的可能。

就目前而言，关于肠道菌群与胆固醇结石发病机制的研究仍在探索中，期待新的基因组测序技术的发展能够更加系统地探究胆固醇型胆囊结石中肠道菌群结构的变化特点，以及肠道菌群变化与胆固醇型胆结石之间的关系，以便采用益生菌制剂等方法调节肠道菌群从而达到预防或治疗的效果。

二、代谢综合征与胆囊结石的关系

代谢综合征是指一群与胰岛素抵抗相关的症候群，一般由肥胖、高血脂、高血糖、高血压等组成。在中东地区其患病率高达 25%。有研究者认为，代谢综合征为胆囊结石的高危险因素，代谢综合征会加速无症状性胆囊结石发展为有症状性胆囊结石。

（一）肥胖与胆囊结石

随着我国经济的快速发展，人民生活水平的提高，饮食习惯由五谷杂粮向高脂高蛋白转换，肥胖已成为突出问题。$BMI \geqslant 28kg/m^2$ 一直被认为与胆囊结石密切相关，尤其是女性患者。其次女性在妊娠状态下，体质量迅速增加，且面临各种代谢的紊乱，也容易导致胆囊结石。究其机制，可能与瘦素有关。瘦素是肥胖基因编码产物，主要由白色脂肪细胞呈脉冲式分泌，夜间分泌水平最高，之后迅速下降，具有鲜明的昼夜节律性。一项国外研究指出胆囊结石患者的血清瘦素与健康人存在显著性差异，瘦素与胆囊结石形成有一定的相关性。正常脂肪组织能够维持体内各种代谢稳态，而过量的脂肪组织会使瘦素水平增高，最终将导致胰岛素抵抗，而胰岛素抵抗会促使机体进行脂代谢来获取能量，从而使胆固醇合成增加，胆汁中胆固醇高分泌和胆囊蠕动功能障碍，导致结石形成。如果每周坚持适量的有氧运动，能够激活体内的多种激酶，促进脂肪氧化进而改善胰岛素抵抗，起到预防胆囊结石的作用。

（二）高血脂与胆囊结石

高血脂主要表现为血中甘油三酯、胆固醇、载脂蛋白 A1、载脂蛋白 B 的增高。高血脂与胆囊结石尤其是胆固醇胆囊结石的形成有着密切关系。有研究证实，胆囊结石患者的血清瘦素、总胆固醇、脂蛋白 a、甘油三酯和载脂蛋白 B 水平均显著升高，但载脂蛋白 A1 与高密度脂蛋白胆固醇（high density lipoprotein cholesterol，HDL-C）水平显著降低。另外，国外一项研究基于大数据分析检测了与血脂相关的基因，发现了 6 个新的胆囊结石易感位点，为从基因层面靶向预防胆囊结石的发生提供了可能。这也提示可以从血脂方面入手进一步探索胆囊结石的致病因素和保护因素，从而靶向性进行干预，有望在一定限度内减少胆囊结石的患病风险。高密度脂蛋白在机体逆向转运胆固醇中起着关键作用，同时激活多种脂肪酶，促进脂质代谢和分解。有学者研究发现，胆囊结石组与非结石组相比，胆囊结石组血清高密度脂蛋白呈现显著性降低，而血清低密度脂蛋白显著增高。可能是降低的高密度脂蛋白不足以使肝脏合成更多的胆汁酸，从而导致胆固醇过饱和，有利于胆囊结石的形成。

（三）高血糖与胆囊结石

高血糖主要表现为高胰岛素血症及胰岛素抵抗，是胆囊结石的危险因素之一。研究显示人体高血糖会增加新发胆囊结石的风险。β-羟基-β-甲基戊二酸单酰辅酶 A（β-hydroxy-β-methyl-glutaryl coenzyme A，HMG-CoA）还原酶是肝脏中内源性合成胆固醇的关键限速酶，通过调节该酶的活性能够调节体内胆固醇的动态平衡，高胰岛素能够促进 HMG-CoA 还原酶的合成。高胰岛素还能够诱导低密度脂蛋白受体（low density lipoprotein receptor，LDL-R）的产生，促使其表达上调及活性增强，LDL 与 LDL-R 结合，促进 LDL 由血液进入肝脏，增加肝脏胆固醇的合成，导致胆汁中分泌的胆固醇增多。还有学者认为胰岛素抵抗导致脂联素表达减少，抑制胰岛素受体I激活及其下游的磷脂酰肌醇 3 激酶信号通路转导，脂肪酸转运蛋白 1（fatty acid transport protein 1，FATP1）mRNA 表达下降，脂肪细胞释放大量的游离脂肪酸导致大量胆固醇脂合成。

胆囊结石的形成与诸多因素有关，代谢综合征的各组分如肥胖、高血脂、高血糖等与胆囊结石的发生关系密切，但是仍有很多问题尚未阐明，需要进一步深入研究，以便为胆囊结石的筛查、诊断、治疗及预防等提供临床参考。

三、胆石症的检测指标研究进展

（一）胆石症相关分子检测

分子检测诊断技术可不受结石解剖位置的影响，较好地预测胆结石患者的患病风险，但在临床应用相对较少。CXC 趋化因子配体 16（CXC chemokine ligand 16，CXCL16）是一种膜结合蛋白，可与磷脂酰丝氨酸和氧化型低密度脂蛋白的清除因子结合，抑制氧化型低密度脂蛋白降解，诱发胆囊结石。CCK-18 是一种调节胆囊收缩运动的肽类激素，能与胆囊平滑肌上的受体结合诱导胆囊排空，当 CCK-18 分泌增加时，胆囊的收缩功能受到抑制，进而引发胆石症。检测血清 CXCL16 及 CCK-18 的表达水平有助于临床诊断复杂性胆石症。研究表明，胆石症合并胆道感染及全身炎症反应综合征时，检测 PCT、CRP 和 WBC 计数有助于诊断胆石症合并胆道感染，并评估感染的严重程度。胆石症患者血清中 miR-287、HMGB1 和 CCK-18 水平显著高于健康人，提示其可作为判断胆结石患病风险的潜在生物学指标。

（二）胆石症相关细胞检测

胆道系统中存在一种间质组织细胞（TC）和 Cajal 间质细胞（ICC），其主要分布于胆囊、肝外胆管和 Oddi 括约肌在内的胆管系统中。TC 和 ICC 可能与胆石症、急性胆囊炎、胆总管囊肿和胆囊间质瘤的发展有关。ICC 可触发胃肠道的节律性收缩，并参与胃肠道的神经调节。在胆石症患者病理标本中，可观察到 ICC 从胆囊肌层到黏膜固有层的重新分布，而在非结石性胆囊炎患者标本中，大部分 ICC 位于肌组织内。ICC 数量的减少以及它们在胆囊壁中的重分布导致了胆囊的运动异常，最终可导致胆汁淤积和结石形成。

（三）胆石症相关影像学检查

腹部超声作为首选检查项目，可直接显示胆囊结石，也可通过显示胆总管、肝内或肝外胆道的扩张而间接提示胆总管结石，但对小结石检出率低。CT 对胆色素性结石检出率较低，但有研究提出了一种自动选择高质量 CT 图像的数据筛选方法及一种深度学习方法——Yolov3-ARCH 神经网络，用于胆结石的识别。使用该方法可自动标记结石的位置，也可识别结石的类型。胆总管结石的术前评估工具还包括磁共振胰胆管造影（magnetic resonance cholangiopancreatography，MRCP）和内镜逆行胰胆管造影（endoscopic retrograde cholangiaopancreatography，ERCP），可作为常规实验室和影像学检查的补充，其对小结石及阴性结石检出率高。

四、胆囊结石的药物靶点研究进展

治疗症状性胆囊结石的金标准仍然是腹腔镜胆囊切除术。亲水性胆汁酸作为溶石药物仅在少量的胆固醇结石亚组患者中有较为有限的作用，但溶石治疗的高复发率、低成本的特性和手术治疗风险之间的成本-效益难以衡量，随着药物研发的不断深入，如高围手术期风险、胆囊胆固醇贮积症儿童、孕妇等症状性胆囊结石人群的治疗方案的制定尚有较广的研究空间。继熊去氧胆酸之后尚未开发出防治胆囊结石的高效药物，目前的研究提出许多具有前景的药物作用位点多集中于胆固醇稳态，其中尚有许多分子亦可能是药物治疗研发的未来靶点：孕烷受体、甾体应答元件结合蛋白等与胆汁胆固醇分泌有关的分子，HMG-CoA 还原酶和胆固醇 7α-羟化酶（CYP7A1）等肝细胞中可影响胆汁胆固醇转运改变的酶、SRB-1 等肝细胞中控制胆固醇代谢的酶等。值得一提的是，国内学者在动物实验中已经证实了陈皮、丹参具有抑制 HMG-CoA 还原酶、降低肝细胞胆固醇比例和胆固醇饱和指数的作用。缩胆囊素 1 受体（CCK-1R）激动剂促进胆囊运动而减少胆汁淤积，从而可能降低胆结石形成风险。富含脂肪和蛋白质的食物经过近端小肠时，小肠黏膜上皮 I 细胞分泌 CCK 进入循环，通过 CCK-1R 信号级联反应促进胆囊平滑肌的运动和 Oddi 括约肌的松弛，促进胆汁向肠道的释放。一项 C57BL/6 小鼠胆结石模型研究发现，血浆和胆汁胆固醇水平升高与胆系内皮细胞损伤、CCK-1R 表达降低、胆囊活动能力下降相关。

研究证实，大多数胆汁胆固醇过饱和患者不形成胆囊结石，胆固醇结晶成核是胆囊结石形成的决定性因素。黏蛋白（MUC）是胆结石成核的重要促成因素，其促进胆固醇胶束和水合物晶体的形成，并协同胆管上皮细胞损伤促进色素结石的生成。迄今已发现 20 多种 MUC 基因，至少 9 种（*MUC1*，*MUC2*，*MUC3A*，*MUC3B*，*MUC4*，*MUC5AC*，*MUC5B*，*MUC6* 和 *MUPCDH*）在胆囊相关疾病中表达。胆囊结石患者的胆囊组织标本中发现了 MUC2 和 MUC5AC 的过表达，并强烈提示二者与胆囊黏液的过度分泌相关。同样，当 MUC2 和 MUC5AC 在胆汁黏蛋白中的比例增加时，胆道中的黏液变得更加黏稠，MUC2 和 MUC5AC 直接促进了胆结石的核形成和核增大。目前修饰 *MUC2*、*MUC5AC* 基因以试图防治胆囊结石的研究尚空白，针对致石关键基因以及胆固醇结晶成核这一关键步骤的多角度干预将有重要的防治意义。

近年的研究提出了非手术治疗胆结石的多种可能性，而学界对于溶石药物、胆囊结石责任基因的调控研究较为缺乏。随着研究的不断深入，影响胆固醇合成和肠吸收的药物、影响胆汁脂质分泌的法尼醇 X 受体（FXR）激动剂、肝 X 受体（LXR）拮抗剂可能会在不久的将来作为预防胆结石形成的药物进入临床试验阶段。

第三节 中西医结合研究进展

慢性胆囊炎、胆石症是消化系统临床常见疾病，轻者影响患者的生活质量，重者可能发展为急症，甚至危及生命，因而在临床上越来越得到重视。胆囊炎及胆石症可采取中西医结合的治疗方式，根据病情、发病急缓，胆囊结石可采取手术治疗及非手术治疗的方式；慢性胆囊炎不伴息肉、结石者，治疗多采用非手术疗法。中西医结合治疗慢性胆囊炎胆石症与常规西药相比，在治愈率、总有效率、疼痛积分和缩短住院时间方面存在优势。

一、胆囊结石的"碎-排-溶-防-切-取"治疗体系

20 世纪 50 年代以来，经过临床中西医医师的共同努力，已初步建立起较为完整的胆囊结石中西医综合治疗体系，包括保留胆囊的碎石、排石、溶石、防治与取石以及胆囊切除术，即"碎-排-溶-防-切-取"治疗体系。实践证明这一体系中的各种方法均有相应的适应证，也存在着各自的利弊，只有对之正确地选择应用以及加以科学地发展提高，才能使之成熟，提高胆囊结石的近远期治疗效果。

胆石症的非手术治疗涉及"碎、排、溶、防"综合措施，而中医药因具有多重治疗作用，在胆石症非手术治疗体系中占有相当重要的地位。新近对中医药的科学研究也已证实，不少用于治疗胆石症的常用中草药从肝胆器官局部到分子水平具有较为理想的"排、溶、防"结石的综合药理作用。体外震波碎石疗法（extracorporeal shock wave lithotripsy，ESWL）曾一度流行并应用于胆囊结石的治疗中，其应用范围与口服溶石治疗相同。有研究提示，ESWL 术后 1 年，胆结石的清除率为 60%～90%，而术后 10 年的结石复发率达到 54%～60%；行 ESWL 后配合熊去氧胆酸治疗可以降低胆结石的复发率，但仍有近 36% 的患者在 ESWL 后再次行胆囊切除。20 世纪 90 年代分别有一项关于 ESWL 治疗症状性胆囊结石的 Meta 分析和随机对照临床研究，两项研究均比较了 ESWL 与腹腔镜胆囊切除术的治疗费用，其中 Meta 分析认为 ESWL 的费用相对较低，而随机对照临床研究则认为两者费用相当；两项研究都一致认为 ESWL 后续的药物治疗费用会较高。曾经流行过的排石疗法经实践证明存在诸多风险，尤其是胆囊管细长又扭曲，极易形成结石嵌顿而引起急性感染，并且又有诱发胆源性急性胰腺炎可能。因此即使对于胆囊收缩功能良好的泥沙样结石患者，也要谨慎选择。

对于无症状性胆囊结石患者，非手术治疗的意愿一般较强烈。口服药物溶石治疗只适用于胆囊收缩功能正常且结石 X 射线显影阴性的患者。有研究显示，联合应用熊去氧胆酸和鹅去氧胆酸口服 6 个月，对于胆结石直径在 15mm 以下的患者溶石率可达 52%～62.8%；而单用熊去氧胆酸口服的溶石率为 24%～38%，由于鹅去氧胆酸可引起明显的腹泻，故限制了其临床使用。口服溶石中药有辨证溶石和专方溶石，常用药物有柴胡、金钱草、大黄、郁金、鸡内金、青皮、枳壳、川楝子、威灵仙、茵陈等。

胆囊结石的中西医结合治疗中，"切""取"迄今仍是主要治疗手段。作为胆囊结石的确定性治疗，百多年来剖腹胆囊切除术一直是手术治疗的金手段。然而，随着微创外科理念的强化和技术的不断创新与发展，其地位已发生了根本性变化。近年，腹腔镜下胆囊切除术和经腹部小切口胆囊切除术随着技术的不断成熟以及相应手术器械设备的改进，以其创伤轻、痛苦小、恢复快的优势，正逐步取代经典的剖腹胆囊切除术，成为治疗胆囊结石首选的手术方式。

但无论手术与否，近年的临床和实验研究已证明，中医药在胆囊炎发作期的综合治疗（包括围手术处理）中能够发挥重要作用。针对现代外科认识的全身炎症反应、免疫失衡、肠屏障功能障碍等环节，不少种类的中药及中成药在减轻炎症反应、降低胆道手术并发症、加速康复等方面均显示出优于单独西药治疗的效果。现代中药药理学研究表明，大黄素可抑制 NF-κB 和 P38 的活性，从而减少 IL-6、IL-8 和 TNF-α 等炎症介质的表达；柴胡皂苷可抑制 NOD2 介导的 NF-κB 通路，从而减轻炎症介质的释放，达到抗炎作用；以大黄、柴胡为主要成分的中药复方诸如大柴胡汤、柴胡桂枝干姜汤等都取得了显著的临床疗效。

对于慢性胆囊炎，具有疏肝清热通腑作用的中成药胆宁片、金胆片、消炎利胆片等，在减少发作、减轻症状、改善生活质量等方面均取得了较好的临床疗效，与同类公认的具有抗炎、利胆等作用的西药相比，显示出中药治病独特的综合优势。其中，中药胆宁片通过较为系列和完整的基础与

临床研究，明确了其在改善胆囊收缩功能、改善胆汁热力学平衡、调节胆汁成分、缓解肝脂肪变性等方面的作用机制，得到了学术界的广泛认同，探索出"保胆取石加中药预防结石复发"的新模式，该模式为胆道疾病的中西医结合治疗提供了一种新的思路。

二、慢性胆囊炎胆石症的中医药治疗进展

慢性胆囊炎胆石症可归属于中医学中"胁痛""黄疸""腹痛""胆胀"等范畴。《灵枢·胀论》载："胆胀者，胁下痛胀，口中苦，善太息。"首先记载了胆胀的主要症状。东汉张仲景的《伤寒论》中，也有许多类似胆石症临床体征和治疗方药的内容，如"太阳病不解，转入少阳者，胁下硬满，干呕不能食，往来寒热，尚未吐下，脉沉紧者，与小柴胡汤""身黄如橘子色，小便不利，腹微满者，茵陈蒿汤主之"等。胆石症病位在肝胆，涉及脾脏，病理因素与痰、湿、瘀、热密切相关，病因主要为情志失调、饮食不节或虫积等导致胆失疏泄，胆液久瘀不畅，聚而为石。最常见的证型为肝郁气滞、肝胆湿热、肝阴不足、瘀血阻滞、热毒内蕴等5个证型。

（一）经方施治

中医在临床上运用大柴胡汤、茵陈蒿汤等经方治疗慢性胆囊炎胆石症积累了丰富的经验。一项临床研究采用大柴胡汤加减治疗胆石症、胆囊炎 150 例，并与常规的抗炎、止痛西医疗法相对照，结果显示治疗组总有效率（93.33%）明显优于常规组（80%），且治疗组腹痛消失时间及 WBC 水平恢复正常时间亦均短于对照组，差异有统计学意义；研究发现，大柴胡汤可通过促进胆汁分泌，升高胆汁中胆汁酸水平、降低胆固醇水平，并降低胆囊黏蛋白分泌及基因表达，以改善胆囊动力学环境，从而达到溶、排胆囊胆固醇结石的作用。茵陈蒿汤可以有效排出豚鼠胆囊内的色素性结石，并可降低胆汁中 Ca^{2+} 水平，防止胆结石进一步形成。此外，茵陈蒿汤还可通过上调肝代谢酶和转运蛋白水平促进胆红素代谢，降低血清中 TBil、DBil、ALT 等生化指标，从而明显改善胆汁流速、胆汁淤积及肝功能。现代药理学研究结果表明，大柴胡汤、茵陈蒿汤均具有保肝利胆、抗炎抑菌、提高免疫等作用。二者可通过促进胆汁分泌与排泄，松弛 Oddi 括约肌，提高胆汁中胆汁酸水平，发挥抑石、排石的作用。

（二）验方治疗

验方是指临床医家根据慢性胆囊炎胆石症病因病机，结合自身临证经验所创立的具有疏肝利胆排石作用的方药。一项随机、双盲、安慰剂平行对照、多中心临床试验观察胆石片治疗结石性胆囊炎的临床疗效，胆石片由牛胆水、火硝、鸡内金、枳壳、香附、木香、延胡索等组成，具有疏肝利胆、行气止痛的功能，其组方符合慢性胆囊炎肝胆气郁证的辨证要求。对 120 例伴有结石的慢性胆囊炎患者，分别采用胆石片及胆石片模拟剂进行为期 4 周的治疗，以中医证候积分和腹部超声检查进行疗效评价。结果提示胆石片能有效治疗伴有胆囊结石的慢性胆囊炎，并有良好的安全性。另一项双盲、双模拟、随机平行对照临床试验观察利胆清微丸治疗慢性胆囊炎湿热蕴结兼血瘀证患者的疗效及安全性，利胆清微丸处方由茵陈、柴胡、黄芩、郁金、延胡索、三七、豆蔻、薄荷、连翘组成，疗程为 1 个月，观察治疗前后相关症状及腹部体征变化情况和超声检查，结果提示利胆清微丸对于治疗慢性胆囊炎湿热蕴结兼血瘀证有良好效果且安全有效。多项研究通过对胆固醇结石模型小鼠进行干预，探讨了经验方大黄灵仙胶囊（方用生大黄、威灵仙、金钱草、芒硝、枳壳、泽兰、柴胡、鸡内金、郁金、磁石、黄芪、甘草）调控肝细胞转运蛋白的作用机制。结果发现大黄灵仙胶囊可以改变炎性因子 TNF-α、IL-6、IL-1β 的表达水平，进而发挥稳定肝胆管侧膜 ABC 家族和 EGR-1 蛋白的转录，使之趋于正常水平，最终改变或改善病理性胆汁的分泌及其代谢物的作用。基于胆石症之胆失疏泄，胆液久瘀不畅，聚而为石的基本病机，验方在组方用药上也有一定规律。常用药包

括疏肝理气的柴胡、郁金、白芍，清热利湿的茵陈、大黄、栀子等，利胆排石的海金沙、金钱草、鸡内金等。

（三）中药联合针灸治疗

中药联合针刺治疗慢性胆囊炎胆石症可以取长补短，迅速缓解症状、提高疗效，具有良好的发展前景。针刺能够协助中药促进胆囊收缩、扩张胆管，以利排石，且能够缓解患者胆石症急性发作时的疼痛。一项随机对照试验将 94 例慢性胆囊炎胆石症患者随机分为对照组和观察组各 47 例，对照组予熊去氧胆酸片，观察组予大柴胡汤加减联合针刺治疗。取穴：胆俞、梁门、日月。方用柴胡 10g，丹皮 10g，木香 10g，枳壳 10g，延胡索 10g，虎杖 10g，山栀子 10g，大黄 15g，鸡内金 15g，丹参 15g，海金沙 30g，金钱草 30g。治疗 3 个月，观察组总有效率（95.7%）明显优于对照组（59.6%），差异有统计学意义。

在现代医学理念的影响下，胆囊炎胆石症的治疗已不是单纯的非手术或手术治疗，也不是单纯的中医或西医治疗，在治疗疾病的同时，越来越多的治疗手段都在考虑如何让患者获得最大收益，这也是中西医结合治疗的内涵所在。

第四节 研究展望

慢性胆囊炎、胆囊结石的发生与多种因素相关。肠道微生物群的研究对于胆石症的防治提供了调整菌群的新思路，雌激素可促进内源性胆固醇合成，代谢异常如胰岛素抵抗可导致胆石症的发生。分子检测、细胞病理检测、影像学手段对于胆石症的检测有积极作用，应结合临床需求选择适合的检测方法。深入研究慢性胆囊炎胆石症的病因、生成机制及相关因素具有重要意义。

对于慢性胆囊炎、胆囊结石患者的治疗原则，目前已经初步达成共识，应按是否有症状、是否存在并发症而分别采取个体化治疗。治疗目标为控制症状，预防复发，防治并发症。中医药治疗慢性胆囊炎胆石症具有方法多样、无创伤、不良反应及副作用小、配合手术治疗复发率低等优势。因此，发挥中医药标本兼治的特色，可以有效解决目前西医治疗所面临的瓶颈，是未来非手术治疗慢性胆囊炎胆石症的发展方向。但目前针对中医药治法的研究还存在不足，今后需在以下方面逐步加以完善：

（1）进一步完善高水平的临床研究模式，如前瞻性队列研究和随机对照研究。关于慢性胆囊炎胆石症方面的文献数量不少，但高级别证据质量的文献报告数量仍显不足，尤其是设计和实施良好的前瞻性大宗病例队列研究、病例对照研究，以及基于此类文献二次分析的高质量 Meta 分析较少。现有文献报道的大部分临床试验存在设计不规范，样本量小、盲法及随机化不足，缺少后期追踪随访等诸多缺陷，影响了研究结果的准确性与可重复性。这也是一些重要的指南未能及时制定或修订更新的原因之一。

（2）进一步加强药效机制研究。因中药复方成分复杂，通过多靶点、多途径整合发挥作用，因而难以阐明具体作用靶点及机制。且目前大部分针对中药复方的研究，尚未进行拆方研究和正交实验，故未能明确其主要药效成分，也缺乏对有效成分的药理学研究，更缺少具体的交互作用机制及因果关系的研究。

（3）进一步加强有效复方基础研究。目前关于中医药治疗胆囊炎及胆石症的基础研究不够深入：如针灸（含耳穴）单用及与中药联合应用、中药联合手术、中西药物联用等诸多方法治疗该病的实验研究文献报道甚少，缺乏详细的机制探讨，难以为临床提供科学、客观的证据。

（刘　力　赵唯含）

参 考 文 献

白济东，薛荣泉，白永乐，等，2020. 代谢综合征与胆囊结石的关系[J]. 临床肝胆病杂志，36（3）：701-703.

何相宜，施健，2019. 中国慢性胆囊炎、胆囊结石内科诊疗共识意见（2018 年）[J]. 临床肝胆病杂志，35（6）：1231-1236.

李军祥，陈誩，梁健，2018. 胆石症中西医结合诊疗共识意见（2017 年）[J]. 中国中西医结合消化杂志，26（2）：132-138.

徐敬昌，叶辉，王大松，2018. 药物防治胆囊结石研究进展[J]. 临床肝胆病杂志，34（11）：2453-2457.

赵瀚东，高鹏，詹丽，2022. 肠道菌群及其代谢物在胆囊胆固醇结石形成中的作用机制[J]. 临床肝胆病杂志，38（4）：947-950.

周群，王毅兴，刘平，等，2018. 胆石症的中医药治疗研究进展[J]. 临床肝胆病杂志，34（11）：2458-2463.

Di Ciaula A，Wang D Q，Portincasa P，2018. An update on the pathogenesis of cholesterol gallstone disease[J]. Curr Opin Gastroenterol，34（2）：71-80.

Molinero N，Ruiz L，Milani C，et al，2019. The human gallbladder microbiome is related to the physiological state and the biliary metabolic profile[J]. Microbiome，7（1）：100.

Shabanzadeh D M，Sørensen L T，Jørgensen T，2016. Determinants for gallstone formation：a new data cohort study and a systematic review with meta analysis[J]. Scand J Gastroenterol，51（10）：1239-1248.

Su P Y，Hsu Y C，Cheng Y F，et al，2019. Strong association between metabolically -abnormal obesity and gallstone disease in adults under 50 years[J]. BMC Gastroenterol，19（1）：117.

第十四章

急性胰腺炎中西医结合研究进展

第一节　概　　述

急性胰腺炎（acute pancreatitis，AP）是多种病因导致胰腺组织自身消化所致的胰腺水肿、出血及坏死等炎症损伤的消化系统急症，具有较高的发病率（全球年发病率约 13～45/10 万人），且呈逐年增长的趋势。临床上常以急性腹痛及血淀粉酶或脂肪酶升高为特征，或伴有胰腺炎症、水肿或坏死等影像学表现；AP 病因众多，胆石症仍是我国 AP 的主要病因，目前高脂血症已超过酒精成为 AP 的第二大病因。

AP 可分为轻症急性胰腺炎（mild acute pancreatitis，MAP）、中重症急性胰腺炎（moderately severe acute pancreatitis，MSAP）及重症急性胰腺炎（severe acute pancreatitis，SAP），多数 AP 为轻症，且多为自限性，MSAP 及 SAP 约占 20%。AP 的诊断需具备以下 3 项标准中的 2 项：①急性持续性中上腹疼痛；②血淀粉酶或脂肪酶至少高于正常值 3 倍以上；③腹部影像学检查符合 AP 影像学改变。AP 在疾病进程中常出现并发症，包括局部并发症如急性胰周液体积聚（acute peripancreatic fluid collection，APFC）、急性坏死物积聚（acute necrotic collection，ANC）、胰腺假性囊肿（pancreatic pseudocyst）、包裹性坏死（walled-off necrosis，WON）等及全身并发症如休克、消化道出血、慢性胰腺炎、糖尿病、代谢异常、多脏器功能衰竭、胰性脑病等。

AP 治疗包括寻找并去除病因及控制炎症，主要以内科治疗为主，必要时通过内镜或外科手术干预。具体内科治疗措施包括气管支持、抑制胰液分泌、控制炎症、镇痛、预防和抗感染等；对于胆总管结石、胰腺分裂、胆囊结石、胰腺癌等原因所致 AP，可根据病情选择内镜、腹腔镜或手术治疗；针对胰腺假性囊肿、胰腺脓肿等并发症必要时可行经皮穿刺引流、内镜引流及外科引流等手术治疗。

MAP 多为自限性，病死率小于 1%～3%，而 MSAP 及 SAP 病死率可达 13%～35%；目前 AP 的诊治仍面临巨大挑战。

第二节　现代医学研究进展

一、病理生理机制

近年来，对于 AP 发病中关键机制研究已取得诸多实质性进展，如组织蛋白酶 B 多方位作用、病理性钙超载、线粒体功能障碍、自噬受损、内质网应激和未折叠蛋白反应等。

（一）组织蛋白酶 B 多方位作用

正常情况下，胰蛋白酶在腺泡细胞及胰腺导管中以无活性的酶原形式存在，胰蛋白酶原进入肠腔后，在肠激酶的作用下转化为具有活性的胰蛋白酶。胰管梗阻、酒精、外伤等可致胰腺腺泡细胞内酶原颗粒胞吐过程受限，促使溶酶体与腺泡细胞内酶原融合，继而被溶酶体内组织蛋白酶 B（溶酶体酶）活化为胰蛋白酶，引起胰腺组织的自我消化。新近研究表明胰蛋白酶原活化亦发生在对胰腺炎产生免疫应答的巨噬细胞内，这一发现挑战了长期以来认为胰蛋白酶原的异常激活只发生在腺泡细胞内的传统观点；研究发现，组织蛋白酶 B 于该部分巨噬细胞内高表达，当其吞噬胰蛋白酶原时，胰蛋白酶原于巨噬细胞内活化，从而进一步加重 AP 病情。

此外，组织蛋白酶 B 的释放会诱发细胞坏死性凋亡，混合家族激酶域样蛋白（mixed lineage kinase domain like，MLKL）被受体相互作用蛋白激酶 3（receptor interacting protein kinase 3，RIPK3）磷酸化为寡聚体后可转移至细胞膜，导致细胞膜破裂和内容物溢出；通过基因调控或受体相互作用蛋白（receptor-interacting protein，RIP）抑制剂调控 RIPK1-RIPK3 通路，可能是 AP 治疗的新思路。

（二）病理性钙超载、线粒体功能障碍

腺泡细胞中 Ca^{2+} 浓度的病理性升高，是 AP 的核心事件。正常生理状态下，胞质内升高的 Ca^{2+} 由两种 ATP 依赖性钙通道迅速清除：滑面内质网钙通道（the smooth ER Ca^{2+} channel，SERCA）将 Ca^{2+} 移回内质网，细胞膜钙通道（plasma membrane Ca^{2+} channel，PMCA）将 Ca^{2+} 移出细胞，从而维持细胞内 Ca^{2+} 稳态。酒精和胆汁酸可以破坏这种稳态，并通过肌醇 1，4，5-三磷酸受体[Ins（1，4，5）P3R]信号通路诱发整体、持续性细胞内 Ca^{2+} 升高。基于毒性 Ca^{2+} 浓度为中心的理论研制的 ORAI1 通道抑制剂，能够阻止 Ca^{2+} 进入腺泡细胞，防治胰腺腺泡细胞坏死，减少局部及全身损伤。

线粒体通过合成 ATP 为细胞提供能量，在 AP 过程中，细胞钙毒性会诱发线粒体通透性转换孔（mitochondrial permeability transition pore，MPTP）开放，致使线粒体膜电位丧失，引起 ATP 生成障碍，最终导致腺泡细胞坏死；有研究表明，MPTP 抑制剂 TRO40303 能够抑制线粒体通透性转变孔开放、防止 ATP 消耗，具有潜在治疗 AP 的作用，其临床应用正在探索中。

（三）自噬受损、内质网应激及未折叠蛋白反应

自噬是细胞代谢过程中对胞质内受损、缺陷或老化的细胞器、长寿命蛋白质和脂质等降解并回收其成分以满足生物新陈代谢的营养和能量需要的主要细胞途径；自噬过程由自噬相关基因（autophagy related gene，ATG）调控，且依赖溶酶体相关膜蛋白 2（lysosome associated membrane protein 2，LAMP-2）与溶酶体融合；*ATG5*、*ATG7* 或 *LAMP-2* 敲除可导致自噬受损，从而加重 AP，调控自噬可改变 AP 病程，达到治疗目的。双糖海藻糖能提高自噬的效率，缓解胰腺损伤、控制 AP 严重程度，有望成为 AP 的潜在治疗药物。

内质网应激是指未折叠/错误折叠蛋白在内质网腔内的积累；胰腺常见毒素（如酒精及其代谢产物）可导致内质网应激，增加蛋白质的生产需求，如胰蛋白酶原、胰凝乳蛋白酶原、脂肪酶和溶酶体组织蛋白酶 B 等，并且降低细胞处理和回收多余的蛋白质的能力（即线粒体功能障碍及自噬功能受损等）。

未折叠蛋白反应（unfolded protein response，UPR）是指当出现内质网应激时，应激信号会通过内质网膜传递至细胞核，激活特定信号通路以恢复内质网稳态。UPR 主要通过肌醇需求酶 1（inositol requires enzyme1，IRE1）、激活转录因子 6（activating transcription factor 6，ATF6）、蛋白激酶 RNA 样 ER 激酶（protein kinase RNA-like ER kinase，PERK）等通路进行调节：①通过降低蛋白质合成和转位以减少进入内质网的蛋白质；②增强内质网处理未折叠蛋白的能力；③当上述调节及启动自噬等不能恢复内质网稳态时，UPR 最终激活细胞凋亡通路。有趣的是，广泛存在的羟甲基

戊二酰辅酶 A 还原酶抑制剂（hydroxy methylglutaryl coenzyme A reductase inhibitor），即他汀类（statins）药物，可促进 UPR；观察性研究发现，他汀类的使用与 AP 的发生率和严重度相关，其中一项大样本临床研究纳入了 3 967 859 名 AP 患者，其中 707 236 名患者接受了辛伐他汀治疗，中位日均剂量为 20.3mg/天，中位使用时间为 2.3 年，结果提示：使用辛伐他汀的患者 AP 发生率低于对照组（非他汀使用患者），且辛伐他汀日均剂量增加与 AP 风险呈负相关。另一项研究将 110 名入院时服用他汀类药物的受试者与 210 名未服用他汀类药物的受试者进行匹配，发现服用他汀类药物的患者发生多系统器官衰竭（multisystem organ failure，MSOF）、SAP 和坏死的概率较低。

在 AP 发病中，上述机制相互关联，形成了复杂的关系网络；如病理性钙超载可诱发线粒体功能障碍，进一步引起胰蛋白酶原异常激活；线粒体功能障碍可引起消耗 ATP 的自噬过程受损，而自噬受损同样可导致胰蛋白酶原异常激活，同时诱发内质网应激；UPR 可缓解内质网应激，起到细胞保护作用，但当内质网应激程度超过 UPR 上限时，则将启动细胞凋亡途径。

（四）免疫调节

AP 起病的第一阶段是胰腺局部炎症，随后进入第二阶段，即免疫细胞的激活、炎症信号通路的激活及炎症介质的分泌，继而导致全身系统炎症反应；部分患者可进入第三阶段即免疫抑制，此时容易并发感染。在 AP 病程中，促炎的全身炎症反应综合征（systemic inflammatory response syndrome，SIRS）与代偿性抗炎反应综合征（compensatory anti-inflammatory response syndrome，CARS）常交替或重叠出现，机体内促炎与抗炎反应在整个过程中相互制衡、交替变化，最终决定着 AP 的严重程度及预后。这种促炎/抗炎动态平衡一旦被打破，无论是促炎反应还是抗炎反应占优势，都有可能使 AP 病情恶化，导致患者死亡；如促炎反应过度应答，大量炎性因子入血，趋化炎性细胞攻击其他远端器官，可造成多器官功能障碍综合征（multiple organ dysfunction syndrom，MODS），形成 SAP 的第 1 个死亡高峰；若抗炎反应长期占优势，易引起免疫抑制，机体对后期肠道细菌移位不敏感，肠道细菌移位，造成感染和二次打击，形成 SAP 的第 2 个死亡高峰。

早期的 AP 免疫调控措施，主要针对机体内促炎反应进行单一性的阻断性治疗，这类早期炎症阻断性治疗存在两方面问题：其一，患者体内各种炎性因子之间构成了相互作用的复杂网络，单一抑制其中某种炎性因子治疗效果欠佳；其二，促炎/抗炎反应和炎性因子、炎症细胞是动态变化的，应分时段、分情况进行处理，而不可单一、持续地进行抗炎治疗。目前，一些新出现的 AP 免疫调节治疗措施正在由免疫阻断向免疫调节转变，针对的对象也从单一的细胞因子扩大至免疫细胞及相关蛋白等。在 AP 病程中，调节中性粒细胞及 $CD4^+$ T 细胞的凋亡，可减轻早期 AP 炎性应答，缓解严重程度；近年来，间充质干细胞（mesenchymal stem cell，MSC）被证明具有免疫调节功能，有研究者利用骨髓来源的 MSC 治疗 SAP 大鼠，结果显示其可显著改善胰腺组织坏死，减少炎症细胞浸润、降低炎性介质和细胞因子的表达。

二、分 类 标 准

AP 的发病率在全球范围内呈上升趋势，虽然大约 2/3 的 AP 患者是轻型，但剩下 1/3 的患者仍有着相当高的发病率和死亡风险，考虑到这种异质性，临床需要可靠的严重程度分类标准以识别不同类型患者。1992 年于亚特兰大举行的国际专题讨论会制定了 AP 分类标准，为局部和全身并发症提供了描述性术语，并将其分为轻度和重度；经过 20 年发展，随着对 AP 病理生理、相关并发症、影像学、治疗等方面的认识不断深入，2012 年国际上引入了 2 个新的分类标准：修订后亚特兰大分类（revised Atlanta classification，RAC）和基于决定因素分类（determinant-based classification，DBC）。

RAC 提供了 AP 的 3 类严重程度分类：轻型、中度重型和重型；DBC 是基于与 AP 严重程度相关的因素，即局部（胰腺、胰周坏死）和系统（单个器官 SOFA 评分≥2 分或单个器官损伤达到某一阈值）决定因素进行评估，除此以外的其他临床事件被视为并发症，不参与严重程度分级，DBC 提供了 4 类严重性分类。RAC 和 DBC 的重要的区别在于预测病死率时胰腺坏死感染（infected pancreatic necrosis，IPN）的重要性不同。来自西班牙的研究团队认为，DBC 分类中的重型包含了临床预后不同的患者，应当予以区分；而并发症方面，RAC 分类纳入了所有的并发症，使得中度重型的患者过于宽泛，而 DBC 分类仅考虑了无菌性坏死和 IPN 2 个并发症，忽略了其他并发症对结局的影响；因此，2016 年该研究团队基于一项前瞻性多中心研究，提出了修订后基于决定因素分类（modified determinant-based classification，MDBC），研究认为 MDBC 在病死率预测上优于 DBC 和 RAC，在预测并发症发生率上与 DBC 相似，但优于 RAC。

　　尽管上述 3 个分类均关注到器官功能衰竭（organ failure，OF）对 AP 预后的影响，且以 48h 作为分界，明确了区分一过性和持续性 OF 的时间界限，但是遵循现有的标准依然无法覆盖所有的临床情况。上述分类标准具体如下（表 2-14-1）：

表 2-14-1　AP 分级诊断系统

	轻型	中度重型	重型	
RAC	无器官功能衰竭且无局部并发症/系统并发症	一过性器官功能衰竭且（或）有局部并发症/系统并发症但无持续器官功能衰竭	持续器官功能衰竭	
	轻型	中型	重型	危重型
DBC	无坏死且无器官功能衰竭	无菌性坏死且（或）一过性器官功能衰竭	感染性坏死或持续器官功能衰竭	感染性坏死且持续器官功能衰竭
MDBC		一过性器官功能衰竭且无局部并发症	一过性器官功能衰竭且有局部并发症	持续器官功能衰竭且无局部并发症	持续器官功能衰竭且有局部并发症

　　注：RAC：修订后亚特兰大分类；DBC：基于决定因素分类；MDBC：改良 DBC 分类；局部并发症包括感染性胰腺坏死、肠穿孔和腹腔出血。

三、评 分 系 统

　　考虑到 AP 不同的临床病程及严重病例的高死亡率，对 AP 患者进行危险分层能够帮助判断预后，评估患者出现持续性器官衰竭、IPN 和死亡的风险。目前临床上已用于判断预后的风险评分系统大部分是基于患者临床特征、实验室参数或影像特征，并在入院时或 48h 内进行评估。包括：Ranson 标准（1974）、Glasgow-Imrie 评分（1978）、急性生理和慢性健康评估 II（APACHE II）、序贯性器官衰竭评估（SOFA）、CT 严重程度指数（CTSI）、AP 床旁严重程度指数（BISAP）评分（2008）、日本 AP 严重程度评分（JSS）及胰腺炎活动评分系统（PASS）等。①Ranson 评分需进行 2 次评估，48h 才能建立，不能动态观察，且在不同的研究中特异度及敏感度均较差。②APACHE II 评分旨在评估 ICU 内的病死率，对预测 AP 的预后具有较高的敏感度，但其参数过于繁杂，实用性较差，其中一些指标不易在 ICU 外获得。③BISAP 共有 5 个预测住院病死率的变量：血尿素氮、精神神经状态异常、全身炎症反应综合征、年龄和胸腔积液，其规定 BISAP 评分≥3 分为 SAP；欧洲内镜协会指南建议使用 BISAP 评分早期预测 AP 严重程度和病死率。④近年来南加州胰腺研究小组构建了 PASS 系统以实时评估 AP 患者的疾病活动状况，其主要包括五大参数：器官衰竭、全身炎症反应综合征、腹痛、静脉注射吗啡用量、固体食物耐受性（表 2-14-2）；在基于大样本前瞻性队列研究中验证了 PASS 评分与 AP 患者临床预后的相关性，并确定了 PASS 评分在出入院时的特定阈值，以促进 PASS 评分系统在临床中的应用。⑤影像学评分系统，如目前广泛使用的改良 CT 严重指数评分（MCTSI），也可用于评估胰腺炎的程度和严重性，然而，在症状出现后 72h 内获得的 MCTSI 评分可能会低估或错误地划分严重程度，因此并不建议在入院时单纯根据 CT 胰腺坏死情况进行严重程度评估，建议在病程后期进行 CT 检查，以充分认识 MSAP、SAP 患者的病情进展程度（表 2-14-3）。上述评分系统可以帮助确定适当的治疗级别（ICU 与非 ICU），根据疾病的预测严重程度指导预期管理，但其仍不能完全取代临床判断。

表 2-14-2　PASS 评分系统

项目	分数	备注
器官衰竭	每个系统器官衰竭×100	器官衰竭定义：依据改良 Marshall 评分进行器官功能衰竭诊断
		机械通气属于呼吸器官衰竭
		新发透析属于肾脏器官衰竭
全身反应炎症综合征	每项标准×25	心率＞90 次/分
		体温＞38℃或＜36℃
		白细胞（WBC）＞12×10⁹/L 或＜4×10⁹/L
		呼吸＞20 次/分
		（取 12h 窗口期内极值；如过去 12h 内无血细胞数据，则取最近一次）
腹痛	腹痛程度（0~10）×5	取 12h 窗口期内最高数值
静脉注射吗啡用量	吗啡等效剂量×5	统一使用静脉用吗啡等效剂量计算
固体食物耐受性	（是=0，否=1）×40	回顾性研究中：基于饮食顺序的改变评估
		前瞻性研究中：可耐受至少 50%的固体食物而不增加腹痛或呕吐

表 2-14-3　改良 CT 严重指数评分（MCTSI）

特征		评分
胰腺炎症反应	正常胰腺	0
	胰腺和（或）胰周炎性改变	2
	单发或多个积液区或胰周脂肪坏死	4
胰腺坏死	无胰腺坏死	0
	坏死范围≤30%	2
	坏死范围＞30%	4
胰腺外并发症，包括胸腔积液、腹水、血管或胃肠道受累等		2

注：MCTSI 评分为炎症反应+坏死+胰腺外并发症评分之和；MCTSI 评分＜4 分为 MAP；MCTSI 评分≥4 分为 MSAP 或 SAP。

除了评分系统，个体生物标志物在 AP 中也具有一定预测价值：①入院后 48h CRP 绝对值＞190mg/dL 或 CRP 升高值＞90mg/dL 可作为预测 AP 严重程度的临界值；②IL-6（＞50pg/mL）在早期预测 MSAP/SAP 方面具有优势，可用于指导临床决策；③其他还包括血尿素氮、肌酐、降钙素原、红细胞比容、血清 Ca^{2+} 浓度等，但预测精度差异较大，在临床往往缺乏指导意义。

四、饮 食 管 理

目前认为，轻中度 AP 早期给予固态、低脂饮食是安全的，而不用先流食后固态饮食；这种早期积极营养支持策略可降低轻中度 AP 患者的住院时间；如果 3~5 天内轻中度 AP 患者不能耐受经口进食，可以考虑肠内营养；但对于 SAP，早期肠内营养（发病 24h 内）与 72h 开始经口进食（按需）相比，并不能改善预后。

五、微 创 手 术

关于胰腺坏死积聚（WOPN）介入的治疗指征、时机及方式一直存在争议，治疗方法包括微创手术（视频辅助的腹膜后清创术或腹腔镜）、内镜下膀胱肠造瘘术（包括或不包括直接内镜下坏死切除术）和经皮导管引流术等。目前，阶梯式微创内镜干预被认为是 WOPN 最佳干预方式：先采取微创措施（经皮导管引流或囊肠吻合），当患者的临床治疗结果不理想时，进一步选择最具侵入性的选择（坏死切除）；这种逐步治疗的方法使新器官衰竭的发生率降低了 28%，使主要并发症、多器官衰竭、穿孔、瘘管或死亡等复合终点的发生率降低了 29%。

第三节　中西医结合研究进展

一、急性胰腺炎的方证研究

AP 属于中医"胁痛""胃脘痛""腹痛"等范畴，多数学者认为，该病的发病与暴饮暴食肥腻之物，产生结石造成胆道阻滞，抑或六淫邪气侵袭导致肝气不舒，造成脾失运化，致湿热内阻于胰有关；临床多将其分为腑实热结证、肝胆湿热证、肝郁气滞证、瘀热（毒）互结证，分别予大承气汤合大柴胡汤加减、茵陈蒿汤合龙胆泻肝汤、柴胡疏肝散、泻心汤合膈下逐瘀汤治疗。

（一）腑实热结证——大承气汤合大柴胡汤

大承气汤源自《伤寒论》，由大黄、厚朴、枳实和芒硝四味药组成，具有通里攻下，峻下热结之功，主治大便不通、频转矢气、脘腹痞满、腹痛拒按、按之硬，甚或潮热谵语、手足濈然汗出之阳明腑实证，是通里攻下代表方。其作用机制包括：①自身作为 5-羟色胺受体 7（5-hydroxytryptamine 7 receptor，$5\text{-HT}_7\text{R}$）拮抗剂或通过抑制 5-HT 的生成间接抑制 $5\text{-HT}_7\text{R}$ 的激活，改善肠道环形肌的过度松弛，促进肠动力的恢复；②抑制高迁移率族蛋白 B1（high mobility group box protein 1，HMGB1）介导的 NF-κB 和 p38 MAPK 信号通路，从而缓解炎症因子大量释放所致的"瀑布效应"，减轻 SAP 炎症反应。

大柴胡汤源自《金匮要略》，由柴胡、大枣、黄芩、生姜、半夏、大黄、炒白芍、枳实八味药组成；此方和解少阳、内泄阳明，主治伤寒少阳枢机不利兼阳明腑实证。其作用机制包括：①通过促进血红素加氧酶-1 表达，升高 IL-10、降低 TNF-α，减轻炎症反应；②通过调节 p38 MAPK 磷酸化、MAPKAPK2 活化抑制 NF-κB 的表达，缓解过度激活的全身炎症反应。

（二）肝胆湿热证——茵陈蒿汤合龙胆泻肝汤

茵陈蒿汤始见于汉代医圣张仲景的《伤寒论》，由茵陈、栀子、大黄三味药组成；此方清热利湿、疏肝利胆，治疗里热炽盛、与湿相搏、壅滞中焦、瘀热在里之肝胆湿热证。其作用机制包括：①降低炎症因子 TNF-α 及 IL-1β，抑制炎症反应，减轻 SAP 诱导的胰腺组织病理损伤；②通过抑制自噬和促进细胞凋亡减轻 SAP 损伤，与调控 lncRNA-PVT1/miRNA-30a-5p 信号通路有关。

龙胆泻肝汤源于《医方集解》，由龙胆草、栀子、黄芩、泽泻、车前子、当归、生地黄、柴胡、大黄、瓜蒌、甘草组成，多用于肝胆湿热证；其可下调 AP 血清 HMGB1 及晚期糖基化终产物受体（receptor of advanced glycation end product，RAGE）水平，抑制炎症反应。

（三）肝郁气滞证——柴胡疏肝散

柴胡疏肝散源自《景岳全书》，方药组成有北柴胡、香附、川芎、陈皮、枳壳、白芍、甘草，诸药合用，共奏疏肝、解郁、行气、止痛之功。其可能作用于 BCL2L1、PTGS2、MCL1、RAF1、IL-6、AKT1 等多个靶点，通过 PI3K-Akt、细胞凋亡、AGE-RAGE 等信号通路调控炎症、细胞凋亡及免疫水平。

（四）瘀热（毒）互结证——泻心汤合膈下逐瘀汤

泻心汤源自《金匮要略》，由大黄、黄芩、黄连三味药组成，有清热泻火，消痞通便的作用。其有效组分可抑制 TNF-α、IL-1β 和 NO，减轻其介导的炎症级联放大效应，改善全身炎症反应和器官功能损伤程度。

膈下逐瘀汤出自清代王清任《医林改错》，是其中五大活血化瘀名方之一，药物组成主要有五灵脂、当归、川芎、桃仁、牡丹皮、赤芍、乌药、玄胡索、甘草、香附、红花、枳壳；其可调节 AP 患者肠道菌群失调，提高优势菌群的比例。

二、SAP "热病观" 及 "益活清下" 综合治法

四川大学华西医院中西医结合科团队提出了以热病气分、血分、脏衰、恢复分期概括 SAP 证候类型及病机传变规律的热病理论，并基于上述理论总结出了"益活清下"的综合治法，具体如下：①气分证初期典型表现为阳明腑实证，治则以通里攻下为主，佐以疏肝理气、清热解毒。②在血分、脏衰证期主要表现为热入营血导致热深厥深的厥脱证；或湿热火毒之邪与血相搏而形成的脏腑痈疡证和热瘀血证；以及由于邪毒弥漫三焦、五脏六腑皆受病而形成的诸多脏衰证候；治则以清热解毒、益气救阴为主，佐以通里攻下、活血化瘀。③恢复期表现为气血两虚，气滞血瘀，湿邪困脾；治则以补益气血、健脾除湿、活血化瘀药物进行调理。上述治则又以益气救阴、活血化瘀、清热解毒、通里攻下法为主，简称"益活清下"法。临床回顾性研究证实，中医热病理论较好地诠释了 SAP 的证候特点和病机传变规律，"益活清下"非手术治疗对 SAP 是有效的治疗方法，中药治疗 SAP 具有多靶位、综合调节的特点，并贯穿于 4 期的始终。

在上述理论基础上，SAP 恢复期的病机可进一步概括为阳明有热、少阳有郁、太阴有寒、瘀饮（湿）并存，其病位当处表里之外，即半表半里，病性归为阴证厥阴病，治法也当以和解为主，以柴胡桂枝干姜汤合当归芍药散为主方治之。柴胡桂枝干姜汤方中柴胡、黄芩入少阳，解热除烦，疏利肝胆；干姜、甘草主太阴，温补脾阳，桂枝补中益气、交通寒热阴阳，姜、草、桂辛甘合用，以温扶中州；栝楼根、牡蛎清热生津、润燥开结以除阳明之燥结。另针对 SAP 恢复期厥阴病者还兼瘀、饮（湿）之特性，合用当归芍药散以增利水活血之功，方中当归、芍药、川芎入血分以化瘀行滞，共以调肝；泽泻、白术、茯苓入气分以利水渗湿，合以健脾，全方药简力专，重在调肝健脾、活血利水（湿）。

三、重视全程应用通腑导滞法治疗 SAP

SAP 的症候应归属于中医阳明腑实证范畴，通腑导滞是其治疗的基本大法。浙江中医药大学附属第一医院消化内科团队提出了应用通腑导滞法治疗 SAP 应涵盖疾病全程的新理念。对 SAP 来说，通腑导滞法是目前广为接受的治疗共识，张仲景在《伤寒论》中针对通腑导滞的应用提出"中病即止"的管理目标，其考核的内容即为"得快利即止"，其旨在于大便通畅、腹痛减轻后，应停止通腑导滞以免伤及正气；由于 SAP 具有特殊的发病机制及病程经过，如将"得快利即止"作为其"中病即止"的目标则显得不足。

临床上 SAP 分为 3 个阶段，即急性炎症反应期、全身炎症感染期和残余感染期。SAP 发生时肠功能衰竭、肠黏膜屏障破坏、细菌移位，引发肠源性的细菌感染，对胰腺等靶器官造成"二次打击"，并促使全身炎症反应综合征和多器官功能障碍综合征的发生，即 SAP 在急性反应期后仍存在

继发感染的风险，而肠功能衰竭、肠黏膜屏障受损与继发感染具有相关性。基于此，通腑导滞"中病"的目标如仅限于大便通畅、腹痛缓解，则其治疗的过程也仅止于急性炎性反应期，这样其后续的肠源性细菌移位导致的感染仍存在发生的可能。因此，对 SAP 来说，通腑导滞的"中病"含义应与张仲景所述的"中病"含义不同，将"得快利即止"作为 SAP "中病"的目标是不够的。对于 SAP 开展通腑导滞治疗更应关注后续的继发感染，并将通腑导滞涵盖疾病治疗全过程；相应地对于中止通腑导滞的界限，不仅要结合腹痛缓解、大便通畅等临床症状的变化，更应结合增强 CT 上胰腺渗出、炎症指标 CRP、相应的生化指标是否恢复正常，以及肠蠕动是否持续保持正常等观察内容，并应将这些内容作为决定是否停止通腑导滞治疗的依据，以防止后续感染的发生。

在相应的临床研究中，将 52 例 SAP 阳明腑实证患者根据治疗方法不同分成治疗组 27 例和对照组 25 例，治疗组在常规西医内科治疗的基础上，加用统一的通腑导滞法方案给予全程治疗至缓冲期；对照组在常规西医内科治疗的基础上，仅在疾病早期阶段（即至大便排出）加以通腑导滞法治疗，并且治疗未规范统一；继而比较两组实验室指标、量表评分、中医临床证候积分、腹痛评分、胃肠功能障碍及不良事件发生率。结果提示规范的通腑导滞法全程治疗 SAP 患者能更快地缓解腹痛，改善胃肠功能障碍，降低继发感染、死亡等不良事件的发生率，改善患者预后。

相关的动物实验研究表明，全程运用大承气汤加味方通腑导滞不仅能有效降低早期炎症介质 TNF-α 的释放，而且能抑制 SAP 晚期炎症介质 HMGB1，较单纯早期治疗能更好地减轻胰腺及小肠损伤；此外，亦能够降低肠系膜淋巴结（mesenteric lymph node，MLN）细菌移位阳性率，保护肠黏膜屏障，以及降低肝细胞损伤，改善肝功能，从而提高生存率。

此外，研究团队就承气汤类方不同给药途径与给药时间对 SAP 在肠功能恢复及疗效指标方面的影响进行了系统评价和网络 Meta 分析，该研究共纳入 27 项随机对照试验，包含 1825 例患者，6种治疗方法，包括西医常规措施、西医常规措施联合承气汤类方早期经口给药（口服或胃肠营养管注入）、联合早期灌肠、联合早期经口给药加灌肠、联合全程经口给药、联合全程经口给药加灌肠。结果提示常规西医措施联合承气汤类方在促进肠功能恢复、降低炎症及预后方面均优于常规西医措施，应用承气汤类方有利于提高 SAP 的临床疗效。针对 SAP，开展承气汤类方剂进行治疗，临床上合理的给药方式与途径会有助于缓解临床病情，改善临床预后，但需要注意的是：①要重视早期应用；②关注全程治疗；③在给药途径上不仅要重视口服，也应重视局部灌肠给药，特别是在 SAP 早期阶段；④治疗的目标应关注肠功能及 CRP 恢复，以降低继发感染率、多器官功能障碍综合征发生率及病死率，提高疗效。

第四节　研究展望

随着不断的探索与发展，目前针对 AP 的基础及临床研究日渐深入，但 SAP 仍有较高病死率，如何充分发挥中西医结合的优势、提高 SAP 诊疗能力、改善病情重症化、降低病死率等仍是未来需要努力的方向，需从以下几方面进行完善。

（1）可靠、全面的分类标准及评分系统有助于客观、准确、及时地评估病情，制定合适的治疗方案，判断预后及风险，目前已存在的分类标准及评分系统尚不能完全覆盖所有的临床情况，未来仍需进一步完善、优化。

（2）目前中医药、中西医联合治疗 AP 临床研究仍存在实验设计不合理、样本量少等不足，进一步需开展多中心大规模前瞻性队列、随机对照临床研究等，以期提供高级别高质量证据支持。此外，还需要加强中药单体、单药及复方制剂治疗 AP 的基础研究，利用先进的实验手段阐明药效机制，为寻找有效成分、新药研发等奠定基础。

（3）肠黏膜屏障的修复与保护是 SAP 治疗策略中如何稳定病情以降低病情进展，减少后续感染及病死率的关键所在，通腑导滞具有促进胃肠蠕动、保护肠黏膜屏障、减少细菌移位的作用，因此今后在中医药的研究上，应深入关注通腑导滞在肠黏膜屏障保护上的作用，深入探讨通腑导滞在SAP病程中的合理应用的标准与规范，应建立标准化治疗的研究平台，除动物模型外，新型的细胞学研究也有望为这类研究提供平台，譬如类器官模型的构建等。

（钦丹萍　杨　强）

参 考 文 献

黄萍，李永红，黄宗文，等，2007. 分析中西医结合治疗重症急性胰腺炎 2271 例[J]. 世界华人消化杂志，15（33）：3549-3552.

黄萍，李永红，蒋俊明，2008. 蒋俊明教授热病观及益活清下理论体系总结[J]. 四川中医，26（1）：1-2.

康鸿鑫，唐文富，2020. 唐文富教授从厥阴病论治重症急性胰腺炎恢复期临证经验[J]. 四川中医，38（7）：22-25.

钦丹萍，2010. 西医疾病开展中医药治疗的若干思考[J]. 浙江中医药大学学报，（5）：639-640.

钦丹萍，金艳，杨强，等，2018. 规范并全程应用通腑导滞法治疗重度急性胰腺炎阳明腑实证临床观察[J]. 中医杂志，59（7）：586-590.

钦丹萍，魏霞，方国栋，等，2015. 全程应用大承气汤加味方对重症急性胰腺炎模型大鼠肠黏膜屏障的影响[J]. 中国中西医结合杂志，35（12）：1482-1489.

王佳，钦丹萍，张绍珠，2015. 张仲景阳明腑实腹痛诊治理论对急性胰腺炎治疗的指导意义[J]. 中医杂志，56（11）：922-925.

魏霞，钦丹萍，王耀东，等，2021. 承气汤类方对重症急性胰腺炎肠功能作用及预后的网状 Meta 分析[J]. 中医杂志，62（20）：1827-1836.

夏庆，黄宗文，蒋俊明，等，2006. 以"益活清下"为主的中西医结合综合疗法治疗重症急性胰腺炎 1161 例疗效报告[J]. 中国中西医结合急救杂志，13（3）：131-134.

Bakker O J, van Brunschot S, van Santvoort H C, et al, 2014. Early versus on- demand nasoenteric tube feeding in acute pancreatitis[J]. N Engl J Med, 371（21）：1983-1993.

Buxbaum J, Quezada M, Chong B, et al, 2018. The Pancreatitis Activity Scoring System predicts clinical outcomes in acute pancreatitis: findings from a prospective cohort study[J]. Am J Gastroenterol May, 113（5）：755-764.

Jung K H, Song S U, Yi T, et al, 2011. Human bone marrow-derived clonal mesenchymal stem cells inhibit inflammation and reduce acute pancreatitis in rats [J]. Gastroenterology, 140（3）：998-1008.

Lee P J, Modha K, Chua T, et al, 2017. Association of statins with decreased acute pancreatitis severity: a propensity score analysis[J]. J Clin Gastroenterol, 52（8）：742-746.

Márta K, Szabó A N, Pécsi D, et al, 2017. High versus low energy administration in the early phase of acute pancreatitis（GOULASH trial）：protocol of a multicentre randomised double-blind clinical trial[J]. BMJ Open, 7（9）：e015874.

Sendler M, Weiss F U, Golchert J, et al, 2018. Cathepsin B-mediated activation of trypsinogen in endocytosing macrophages increases severity of pancreatitis in mice[J]. Gastroenterology, 154（3）：704-718. e10.

van Santvoort H C, Besselink M G, Bakker O J, et al, 2010. A step-up approach or open necrosectomy for necrotizing pancreatitis[J]. N Engl J Med, 362（16）：1491-1502.

Wu B U, Pandol S J, Liu I L, 2015. Simvastatin is associated with reduced risk of acute pancreatitis: findings from a regional integrated healthcare system[J]. Gut, 64（1）：133-138.

Zubia-Olaskoaga F, Maraví-Poma E, Urreta-Barallobre I, et al, 2016. Comparison between revised atlanta classification and determinant-based classification for acute pancreatitis in intensive care medicine. Why do not use a modified determinant-based classification?[J]. Crit Care Med, 44（5）：910-917.